临床护士一本通丛书

口腔科护士一本通

刘 帆 主 编

中国健康传媒集团
中国医药科技出版社

内 容 提 要

本书为临床护士一本通丛书之一。本丛书根据临床专科护理发展和专科护理岗位的需求，按照国家卫生健康委员会关于实施医院护士岗位管理的指导意见，由中华护理学会各专业委员会组织三甲医院护理部主任精心编写而成，旨在指导临床护理操作技能更加规范化。该书针对口腔科护理操作的目的和意义、操作步骤、操作难点及重点、注意事项、操作并发症及处理等内容进行了详细的叙述，可使每一位护理人员参照操作步骤均能准确进行各项操作。本书内容翔实，字句精炼，适合各级医疗机构口腔科护理人员和高等院校护理学专业师生参考使用。

图书在版编目（CIP）数据

口腔科护士一本通 / 刘帆主编. — 北京：中国医药科技出版社，2025.5. — （临床护士一本通丛书）.
ISBN 978 - 7 - 5214 - 5248 - 8

Ⅰ. R473.78

中国国家版本馆 CIP 数据核字第 2025PG2073 号

美术编辑 陈君杞
版式设计 诚达誉高

出版 **中国健康传媒集团**｜中国医药科技出版社
地址 北京市海淀区文慧园北路甲 22 号
邮编 100082
电话 发行：010 - 62227427 邮购：010 - 62236938
网址 www.cmstp.com
规格 710×1000mm ¹⁄₁₆
印张 26¾
字数 464 千字
版次 2025 年 5 月第 1 版
印次 2025 年 5 月第 1 次印刷
印刷 河北环京美印刷有限公司
经销 全国各地新华书店
书号 ISBN 978 - 7 - 5214 - 5248 - 8
定价 99.00 元

获取新书信息、投稿、为图书纠错，请扫码联系我们。

胡莉为（四川大学华西口腔医院）

唐阳露（四川大学华西口腔医院）

黄姝绮（四川大学华西口腔医院）

颜　文（四川大学华西口腔医院）

薛程予（四川大学华西口腔医院）

前言

随着口腔医学的快速发展，口腔护理学作为其重要组成部分，也在不断演进。口腔护理不仅需要扎实的护理学基础，还需紧密结合口腔医学的专业特点，掌握各类护理操作技术。然而，在临床实践中，口腔科护士面临着诸多挑战，如护理操作复杂多样，各种新技术、新理念不断涌现等。因此编写一本针对口腔护理操作技术的实用手册显得尤为必要。

本书的编写正是为了满足口腔科护士在临床工作中快速获取知识、规范操作的实际需求，旨在为口腔科护士提供一本"口袋书"，帮助他们在繁忙的工作中随时查阅所需信息，确保护理操作的规范性和安全性，提升护理质量，提高工作效率，保障患者安全。本书的主要特点有以下几个方面。

（1）内容全面，实用性强：本书涵盖了口腔科护理的常见操作技术，从基础护理到专科护理，从常规操作到特殊技术，内容丰富，可满足不同层次护士的需求。

（2）文字翔实，易于理解：本书以简洁明了的文字和清晰的逻辑结构呈现护理操作的每一个步骤。通过详细的文字描述和分步骤的讲解，确保护士能够快速理解并掌握操作要点。

（3）模块化设计，查阅便捷：采用模块化编排，将护理操作分为多个章节，每个章节细分为具体的操作项目，护士可根据需求快速定位相关内容。

（4）结合临床，学以致用：本书以临床需求为导向，可帮助护士将理论知识与临床实践紧密结合，提升临床应对能力。

本书的出版，旨在为口腔科护理人员提供一本实用、便捷的工具书，助力口腔科护理事业的发展。我们期待本书能够成为口腔科护士日常工作中的良师益友，为患者提供更安全、更优质的护理服务。

因编写时间所限，书中难免存在不足之处，恳请各位同行和读者批评指正，以助我们不断完善。

刘　帆

2025 年 1 月

目录

Contents

第一章

基础护理操作技术

第一节 卫生学洗手技术

卫生学洗手技术指通过特定的步骤和手法，去除手部皮肤污垢、碎屑和部分暂居菌，预防接触感染，减少传染病的传播，是一种科学、规范的手卫生消毒方法。临床常用方法为七步洗手法。

【操作目的及意义】

1. 清除细菌：清除手上的污垢和部分暂居菌。

2. 预防感染：切断经手传播感染的途径。

【操作步骤】

1. 评估

（1）环境评估：环境宽敞、明亮，温湿度适宜，洗手设施符合要求。

（2）用物评估：用物准备齐全，排列有序且均在有效期内。

2. 操作准备

（1）护士准备：仪表端庄、着装整洁，衣、帽、口罩、鞋等符合规范，取下手上饰物及手表，收好袖口。

（2）物品准备：洗手液、非接触式自来水龙头和水槽、纸巾或烘干手机。

3. 操作方法

七步洗手法：打开非接触式水龙头，取适量洗手液。

（1）内：洗手掌，流水湿润双手，涂抹洗手液，掌心相对，手指并拢相互揉搓。

（2）外：洗背侧指缝，手心对手背沿指缝相互揉搓，双手交换进行。

（3）夹：洗掌侧指缝，掌心相对，双手交叉沿指缝相互揉搓。

（4）弓：洗指背，弯曲各手指关节，半握拳把指背放在另一手掌心旋转揉搓，双手交换进行。

（5）大：洗拇指，一手握另一手大拇指旋转揉搓，双手交换进行。

（6）立：洗指尖，弯曲各手指关节，把指尖合拢在另一手掌心旋转揉搓，双手交换进行。

（7）腕：洗手腕、手臂，揉搓手腕、手臂，双手交换进行。

4. 操作评价

（1）流程：用物准备齐全，放置合理，操作流程流畅。

（2）效果：操作熟练、规范，手部无污垢，去除部分暂居菌，未溅湿工作服，周围环境未污染。

【操作重点及难点】

1. 确保每个部位都得到彻底清洁，特别是污垢较多的地方，如指甲缝、关节处。对于戴戒指或其他装饰品的手部，需要取下装饰品后再进行清洁。

2. 确保按照七步洗手法的完整步骤进行，不可省略或简化。

3. 揉搓时间不少于 15 秒，整个洗手过程持续时间应达到 40～60 秒，以确保彻底清洁手部。

【注意事项】

1. 正确掌握洗手时机（两前三后）：无菌操作前、接触患者前，接触患者体液血液后、接触患者环境后、接触患者后。

2. 洗手水流不宜过大，以防止溅湿工作服。

【操作并发症及处理】

手部皮肤皲裂或脱皮：使用含有滋润成分的洗手液或香皂。

第二节　无菌操作技术

无菌操作技术是指在医疗、护理操作中，防止一切微生物侵入机体和保持无菌物品及无菌区域不被污染的操作技术，是防止病原微生物传播给他人的一系列操作方法。

【操作目的及意义】

预防感染：防止病原微生物进入人体内。

【操作步骤】

1. 评估

（1）环境评估：环境宽敞、明亮，操作前 30 分钟停止打扫。

（2）用物评估：用物准备齐全，排列有序且均在有效期内。

2. 操作准备

（1）护士准备：仪表端庄，着装整洁，七步洗手法洗手，戴口罩、帽子。

（2）物品准备：无菌治疗包、治疗盘、弯盘、瓶镊罐、无菌溶液、无菌手套、75% 乙醇、无菌纱布、无菌棉球、笔。

3. 操作方法

（1）铺无菌治疗盘：①打开无菌治疗包放于治疗盘中，将上层治疗巾折成扇形，开口边缘向外，治疗巾内面构成无菌区，注意手不可触及治疗巾内面。②用无菌持物钳夹取灭菌指示标识查看灭菌效果，并将治疗包内治疗碗、镊子有序摆放。③用无菌持物钳分别夹取适量棉球、纱布放于盘中。④将上层治疗巾覆盖无菌盘，开口处向下折，两侧边缘分别向下折，露出治疗盘边缘。⑤注意保持无菌治疗巾内物品的无菌。

（2）取用无菌溶液：①检查、核对瓶签上的药品名称、剂量、浓度、有效期，检查瓶盖有无松动、瓶体有无裂缝、溶液有无变色、有无浑浊或沉淀物。②打开瓶盖，手指不可触及瓶口。③手持溶液瓶，瓶签朝向掌心，倒出少量溶液冲洗瓶口，再倒出溶液至无菌容器中。④倒溶液后，将瓶盖盖好，并在瓶签上注明开瓶日期及时间。

（3）戴、脱无菌手套：①核对无菌手套的型号、有效期。②打开手套包装。③两手捏住手套反折部分，取出手套，将两手套对合，一手捏住，另一手对准五指伸入手套内戴好。④已戴手套的手指伸入另一手套反折的内面，同样方法戴好另一手。⑤双手调整手套位置，将手套反折部分翻转，将手套与手贴合。⑥操作完毕，一手捏住另一手套腕部外面翻转脱下；再将脱下手套的手指插入另一手套内，将其翻转脱下。

（4）无菌持物钳的使用：①检查无菌持物钳及容器的灭菌日期。②打开无菌持物钳容器盖。③手持无菌持物钳，钳端闭合，垂直取出。④使用时保持钳端向下，不可倒转向上。⑤用后闭合钳端，垂直放回容器内，打开钳的轴节，盖上容器盖。

4. 操作评价

（1）流程：用物准备齐全，放置合理，操作流程流畅。

（2）效果：技术熟练，操作中始终坚持无菌原则，无菌物品、无菌溶液、无菌容器未受污染。

【操作重点及难点】

1. 无菌操作时，必须明确无菌区域与非无菌区。

2. 操作者与无菌区域保持一定距离，并面向无菌区。

【注意事项】

1. 远距离取物时，应将瓶镊罐一起移至操作处，就地使用，以防无菌持物钳在空气中暴露过久而污染。

2. 一次性物品包装外标签模糊、已过有效期、封包漏气、破损等均不可再使用。

3. 准备好的无菌盘若不立即使用，应注明铺盘时间，有效时间不超过4小时。

4. 已倒出的溶液即使未被污染，也不可再倒回瓶内；已开启的溶液瓶内溶液在24小时内使用。

5. 已戴手套的手不可触及未戴手套的手及另一手套的内面；未戴手套的手不可触及手套的外面。

6. 发现手套破损，立即更换。

7. 戴无菌手套后，双手应始终保持在腰部或操作台面水平以上、视线范围以内。

8. 一套无菌物品，只供一位患者使用，以防交叉感染。

【操作并发症及处理】

污染：如在操作中发生物品污染，则更换物品并重新操作。

第三节　穿脱隔离衣

隔离衣是用于保护医务人员避免受到血液、体液和其他感染性物质污染，或用于保护患者避免感染的防护用品，防止病原体的传播，避免交叉感染。

【操作目的及意义】

1. 控制传染源：能够阻挡患者的体液、分泌物等可能携带的病原体。

2. 切断传播途径：能够减少医护人员与患者之间的直接接触，从而降低病原体通过接触传播的风险。

3. 保护易感人群：医护人员和患者中的易感人群可以得到更好地保护，避免受到病原体的感染。

【操作步骤】

1. 评估

（1）环境评估：环境宽敞、明亮，温湿度适宜，配洗手设施。

（2）用物评估：用物准备齐全，排列有序且均在有效期内。

2. 操作准备

（1）护士准备：护士着装整洁、规范，洗手，戴口罩、帽子。

（2）物品准备：隔离衣、挂衣架、洗手设备（手刷、手消毒液、擦手纸）、污衣袋及污物桶。

3. 操作方法

（1）穿隔离衣：①选择合适的隔离衣，检查有无破损。②手持衣领取下隔离衣，两手将衣领的两端向外折，使内面向着操作者，并露出袖口。③一手持衣领，另一手伸入一侧袖内，持衣领的手向上拉衣领，将衣袖穿好；换手持衣领，同法穿另一衣袖。④两手持领子中央，沿着领边向后将领口扣好或系好衣领。⑤扣袖扣或系上袖带，解开腰带活结。⑥将隔离衣的一边向前拉，直至触到边缘后用手捏住，同法捏住另一侧，两手在背后将两侧边缘对齐，向一侧折叠，一手按住折叠处，另一手将腰带拉至背后折叠处，腰带在背后交叉后回到前面打一活结系好。⑦双手置于胸前。

（2）脱隔离衣：①解腰带，在前面打一活结。②解开两袖扣或袖带并固定好，在肘部将部分衣袖塞入工作服衣袖内，充分暴露双手。③七步洗手法洗手。④解开领扣或领带。⑤一手伸入另一侧袖口内，拉下衣袖过手（遮住手），再用衣袖遮住的手在外面握住另一衣袖的外面并拉下袖子，两手在袖内使袖子对齐，双臂逐渐退出。⑥一手自衣内握住肩缝，随即用另一手拉住衣领，使隔离衣外面向外两边对齐，挂在衣架上，不再穿的隔离衣将清洁面向外卷好，投入污衣袋或回收袋内。⑦用物处置。

4. 操作评价

（1）流程：用物准备齐全，放置合理，操作流程流畅。

（2）效果：操作规范、熟练，脱隔离衣时未污染面颈部；洗手时，隔离衣未被溅湿、污染。

【操作重点及难点】

1. 穿隔离衣系腰带时，注意手勿触碰隔离衣的内面及操作者自己的衣服。

2. 解开领口或领带之前需行七步洗手法洗手。

【注意事项】

1. 隔离衣只能在规定区域内穿脱，穿前检查有无潮湿、破损，长短需能全部遮盖工作服。

2. 隔离衣每日更换，如有潮湿或污染应立即更换。

3. 穿好隔离衣后，双臂保持在腰部以上的视线范围内，不得进入清洁区，避免接触清洁物品。

4. 脱下的隔离衣还需使用时,如挂在半污染区清洁面向外,挂在污染区则污染面向外。

【操作并发症及处理】

1. 隔离衣污染:立即停止操作,更换隔离衣。

2. 易感人群发生感染:严格遵守穿脱隔离衣的操作规程。

第四节 皮内注射技术

皮内注射是将少量药物或生物制品注射于皮肤的表皮与真皮之间的一种注射技术。广泛应用于药物过敏试验、预防接种和局部麻醉等领域,是一种安全、有效的医疗操作。

【操作目的及意义】

1. 药物过敏试验:通过将少量高纯度的药液或生物制品注射到皮肤的真皮层内,通过观察皮肤的反应,从而判断患者是否对特定药物过敏。

2. 预防接种:疫苗在局部形成小皮丘,有利于疫苗的吸收和免疫反应的发生。

3. 局部麻醉的先驱步骤:通过注射局部麻醉药物,使手术部位表浅的神经受到阻滞,从而达到麻醉的效果,减轻患者的疼痛和不适感。

【操作步骤】

1. 评估

(1)环境评估:环境宽敞、明亮、舒适、安全,温湿度适宜。

(2)用物评估:用物准备齐全,排列有序且均在有效期内。

(3)患者评估:①健康状况:全身健康状况。既往史:有无心脏病、糖尿病、血液病、过敏史,注射部位皮肤的状况。②口腔状况:评估患者口腔卫生情况。③心理–社会状况:是否存在紧张、焦虑心理;对皮内注射术的治疗意义、方法的了解。

2. 操作准备

(1)护士准备:护士着装整洁、规范;卫生洗手,戴口罩。

(2)物品准备:医嘱单/注射卡、药液、0.1%肾上腺素注射液、1ml注射器、棉签、消毒液、弯盘、速干洗手液、锐器盒。

(3)患者准备:患者了解操作目的、方法和注意事项。

3. 操作方法

(1)核对:患者基本信息与医嘱单一致,检查药液并按要求配制药液。

(2)消毒:选取合适的注射部位,消毒皮肤,待干。

（3）核对：再次核对患者身份信息，确保无误。

（4）穿刺：一手绷紧局部皮肤，一手持注射器，针头斜面向上，与皮肤呈5°刺入皮肤，待针头斜面完全进入皮内，放平注射器。

（5）注射：用紧绷皮肤的手固定针栓，注入药液，使局部形成皮丘。

（6）观察：注入规定药量之后，迅速拔针，不可按压局部，并观察反应。

（7）核对：操作后再次核对患者，协助患者取舒适体位。

（8）健康指导：向患者交待注意事项，记录时间，观察用药后反应。

（9）用物处置，洗手。

4. 操作评价

（1）流程：用物准备齐全，放置合理，操作流程流畅。

（2）效果：操作规范、熟练，注射部位选择正确，进针角度、深度适宜，与患者有效沟通，关爱患者。

【操作重点及难点】

1. 严格执行查对制度，做药物过敏试验者，注射前应详细询问患者的用药史、过敏史、家族遗传史，如有过敏史，则不可对有过敏的药物进行皮试。

2. 进针角度不宜过大，避免将药液注入皮下，影响结果的判断和观察。

【注意事项】

1. 做药物过敏试验者，事先准备好急救药品，防止意外发生。

2. 严密观察患者用药后反应。

3. 注射部位不可按揉。

【操作并发症及处理】

1. 注射失败：立即停止注射，向患者解释失败原因，取得理解后再次注射。

2. 过敏性休克

（1）立即停药，将患者平卧，就地抢救。

（2）立即皮下注射0.1%肾上腺素注射液0.5~1mg，症状不缓解者，遵医嘱隔20~30分钟再次皮下注射或静脉注射0.1%肾上腺素注射液0.5mg，直至脱离危险。

（3）建立静脉通道，予保暖。

（4）给予吸氧，呼吸抑制时予呼吸兴奋剂；呼吸停止，行人工呼吸；有条件者予插入气管导管，借助人工呼吸辅助通气；喉头水肿引起窒息时尽快气管切开。

（5）遵医嘱静脉滴注 10% 葡萄糖注射液或平衡液扩充血容量；若血压仍不回升，遵医嘱予多巴胺注射液静脉滴注。

（6）心搏骤停时，立即给予心肺复苏。

（7）密切观察病情，记录患者生命体征。

（8）动态评估治疗及护理效果，为进一步处理提供依据。

3. 局部组织反应

（1）局部皮肤出现水疱时，用消毒液消毒，再用无菌注射器将水疱内液体抽出。

（2）注射部位发生溃烂、破损，则按外科换药处理。

（3）发生其他局部组织反应者，进行对症处理，预防感染。

第五节 皮下注射技术

皮下注射是指将少量药液或生物制剂通过针头注入皮肤以下的脂肪组织中，但不超过肌肉层的一种给药方式。临床常用于胰岛素注射、预防接种等小剂量药液的注射。

【操作目的及意义】

1. 治疗用药：药物可直接进入血液循环，迅速发挥药效。

2. 预防接种：刺激机体产生免疫力，预防相关疾病的发生。

3. 局部麻醉给药：将药物准确地输送到目标区域，实现局部麻醉的效果。

【操作步骤】

1. 评估

（1）环境评估：环境宽敞、明亮、舒适、安全，温湿度适宜。

（2）用物评估：用物准备齐全，排列有序且均在有效期内。

（3）患者评估：①健康状况：全身健康状况。既往史：有无心脏病、糖尿病、血液病、过敏史，注射部位皮肤的状况。②口腔状况：评估患者口腔卫生情况。③心理 - 社会状况：是否存在紧张、焦虑心理；对皮下注射术的治疗意义、方法的了解。

2. 操作准备

（1）护士准备：护士着装整洁、规范；卫生洗手，戴口罩。

（2）物品准备：医嘱单/注射卡、药液、1ml/2ml 注射器、棉签、消毒液、弯盘、速干洗手液、锐器盒。

（3）患者准备：患者了解操作目的、方法及注意事项。

3. 操作方法

（1）核对：患者信息与医嘱单一致，检查药液并按要求配制药液。

（2）消毒：选取注射部位，常选用上臂三角肌下缘、两侧腹壁、后背、大腿前侧和外侧等部位；使用消毒液消毒局部皮肤，待干。

（3）核对：再次核对患者信息，确保无误。

（4）穿刺：排尽注射器内空气，一手绷紧局部皮肤，一手持注射器针头斜面向上，与皮肤呈 30°～40°角刺入皮肤，进针深度为针尖的 2/3。

（5）注射：抽动活塞，见无回血后缓慢注入药液，同时安抚患者情绪，分散患者注意力。

（6）拔针：迅速拔针，用无菌干棉签按压片刻，观察患者反应。

（7）核对：操作后再次核对患者信息，协助患者取舒适体位。

（8）健康指导：向患者交待注意事项，记录。

（9）用物处置，洗手。

4. 操作评价

（1）流程：用物准备齐全，放置合理，操作流程流畅。

（2）效果：操作规范、熟练，注射部位选择正确，进针角度、深度适宜，与患者有效沟通，关爱患者。

【操作重点及难点】

1. 对于消瘦的患者，可捏起局部组织。

2. 进针角度不宜超过 45°。

3. 当药液 <1ml 时选择 1ml 注射器抽吸药液，保证药物剂量准确。

【注意事项】

1. 对长期注射者，应有计划地更换注射部位。

2. 刺激性过强的药物不宜进行皮下注射。

【操作并发症及处理】

1. 硬结形成：立即更换注射部位，硬结形成部位根据医嘱选择 40% 硫酸镁湿热敷等处理。

2. 低血糖反应：立即监测血糖，同时口服糖水；严重者，遵医嘱静脉注射 50% 葡萄糖 40～60ml，症状仍不改善者，积极进行抢救。

3. 局部皮肤淤血：若是皮下小血肿，早期采用冷敷促进血液凝固，48小时后采用热敷促进淤血的吸收和消散；较大的血肿，早期可采取无菌注射器抽出血液后再加压包扎。

第六节　肌内注射技术

肌内注射是一种常用的药物注射治疗方法，指将一定量的药液通过注射器注入肌肉组织内的方法，以达到治疗的目的。临床上常用于注射刺激性较强或药量较大的药物。

【操作目的及意义】

1. 快速起效：用于不宜或不能口服或者静脉注射的药物，且要求比皮下注射更迅速发挥药效。

2. 稳定药效：药物在肌肉组织中吸收较慢，药物释放速度相当稳定，确保药物被准确地输送到肌肉中。

【操作步骤】

1. 评估

（1）环境评估：环境宽敞、明亮、舒适、安全，温湿度适宜。

（2）用物评估：用物准备齐全，排列有序且均在有效期内。

（3）患者评估：①健康状况：全身健康状况。既往史：有无心脏病、糖尿病、血液病、过敏史，注射部位皮肤状况。②口腔状况：评估患者口腔卫生情况。③心理－社会状况：是否存在紧张、焦虑心理；对肌内注射术的治疗意义、方法的了解。

2. 操作准备

（1）护士准备：仪表端庄，着装整洁，洗手、戴口罩。

（2）物品准备：医嘱单/注射卡、药液、注射器、棉签、消毒液、弯盘、速干洗手液、锐器盒。

（3）患者准备：了解操作目的、方法及注意事项。

3. 操作方法

（1）核对：患者信息与医嘱单一致，检查药品并按要求配制药液。

（2）部位选择：取适当的体位，如侧卧位、俯卧位、仰卧位、坐位，使用床帘、屏风遮挡患者，保护患者隐私。①臀大肌注射定位方法：十字法：从臀裂顶点向左或右划一水平线，从髂嵴最高点向下做一垂直平分线，将臀部分为四个象限，外上象限避开内角为注射部位。连线法：从髂前上棘到尾骨连线的外三分之一为注射部位。②臀中肌、臀小肌注射定位方法：方法1：以示指尖和中指尖分别置于髂前上棘和髂嵴下缘处，在髂嵴、示指、中指之间构成一个三角形区域，注射部位在示指和中指构成的角内。方法2：髂前上棘外侧三横指处（以患者手指的宽度为标准）为注射部位。③股外侧肌注射定位方法：大腿中段外侧，成人一般取髋关节下10cm 至膝关节上 10cm，宽 7.5cm。④上臂三角肌注射定位方法：上臂外侧，肩峰下 2~3 横指处。

（3）消毒：选取注射部位，使用消毒液消毒，待干。

（4）核对：再次核对患者信息，确保无误。

（5）注射：左手拇指、示指绷紧局部皮肤，右手持注射器，中指固定针栓，将针头迅速垂直刺入 2.5cm（针尖 2/3）；松开左手，抽动活塞，见无回血，缓慢注入药液，同时安抚患者情绪，分散患者注意力。

（6）拔针：注射完成后，快速拔针，轻压片刻，观察患者反应。

（7）核对：操作后再次核对患者信息，协助患者取舒适体位，记录。

（8）健康指导：向患者讲解注意事项。

（9）用物处置，洗手。

4. 操作评价

（1）流程：用物准备齐全，放置合理，操作流程流畅。

（2）效果：操作规范、熟练，选取注射部位正确，注射方法正确，保护患者隐私，关爱患者。

【操作重点及难点】

1. 应尊重、保护患者隐私，避免患者暴露。

2. 注射应避开损伤血管、神经。

3. 注射时应固定针栓，以防针尖从根部折断，难以取出。

4. 进针后应先确认无回血，再注药，防止药液注入血管。

【注意事项】

1. 2 岁以下婴幼儿选择臀中肌、臀小肌注射，不宜选用臀大肌，因婴幼儿尚未发育成熟，注射时有损伤坐骨神经的危险。

2. 消瘦者及患儿的进针深度酌减。

3. 需长期注射者，应有计划地更换注射部位，避免硬结的发生。

4. 若需同时注射两组或以上药物时，注意药物配伍禁忌。

5. 熟练掌握无痛注射技术，做到"两快一慢"：进针、拔针快，推药慢。

【操作并发症及处理】

1. 疼痛：嘱患者全身放松、深呼吸，帮助患者分散注意力，减轻疼痛。

2. 针口渗液：立即用无菌棉签按压注射部位，至不渗为止；对于有硬结的注射部位，注射前后适当热敷，加快局部血液循环，促进药液吸收。

3. 针头阻塞：立即拔针，更换针头、注射部位再次进行注射。

4. 神经损伤：及时评估患者的反应，若发现神经支配区麻木或放射痛，应考虑药物注入神经内的可能性，须立即改变进针方向或停止注射；对可能有神经损伤者，早期行理疗、热敷，促进炎症消退和药物吸收，同时可使用神经营养药物治疗，促进神经功能的恢复；对理疗、热敷一段时间无改善，中度以上完全性神经损伤，则外科治疗，如手术探查，进行神经松解术。

第七节　静脉注射推药技术

静脉注射是自静脉注入药液的方法，常用静脉包括四肢浅静脉、头皮静脉、股静脉。

【操作的目的及意义】

1. 注入药物：用于药物不宜口服、皮下注射、肌内注射或需迅速发挥药效时。药物因浓度高、刺激性大、量多而不宜采取其他注射方法。

2. 辅助诊断：注入药物做某些诊断性检查。

3. 营养治疗：静脉营养治疗。

【操作步骤】

1. 评估

（1）环境评估：环境宽敞、明亮、舒适、安全，温湿度适宜。

（2）用物评估：用物准备齐全，排列有序且均在有效期内。

（3）患者评估：①健康状况：全身健康状况。既往史：有无心脏病、糖尿病、血液病、过敏史，患者意识、肢体活动能力、对药的认知及合作程度；穿刺部位皮肤状况、静脉充盈度、管壁弹性，注射部位皮肤的状况。②口腔状况：评估患者口腔卫生情况。③心理－社会状况：是否存在紧张、焦虑心理；对静脉注射推药的治疗意义、方法的了解。

2. 操作准备

（1）护士准备：仪表端庄，着装整洁，洗手、戴口罩、戴手套。

（2）物品准备：无菌盘、医嘱单/注射卡、药液、注射器、棉签、胶布、砂轮、一次性无菌手套、消毒剂、止血带、弯盘、速干洗手液、锐器盒，必要时备小垫枕。

（3）患者准备：了解操作目的、方法及注意事项、配合要点，药物作用及其副作用；穿刺部位皮肤及血管情况良好。

3. 操作方法

（1）核对：患者信息与医嘱单一致，检查药品并按要求配制药液置于无菌盘内。

（2）消毒：协助患者取舒适体位，选择穿刺血管，备胶布，消毒穿刺处皮肤，直径>5cm，待干，在穿刺部位上方7cm处扎止血带。

（3）核对：再次核对患者信息和药液，排气。

（4）穿刺：一手绷紧皮肤，一手持注射器，示指固定针栓，针尖斜面向上，与皮肤呈15°~30°角自静脉上方或侧方潜行刺入静脉。

（5）推注药液：见回血后，再沿静脉进针少许，松开止血带，固定针头，缓慢推注药液。

（6）拔针：注射完成，将无菌棉签放于穿刺点上方，快速拔除针头，按压至穿刺点无出血为止。

（7）核对：再次核对患者信息，协助患者取舒适体位。

（8）健康指导：向患者讲解注意事项，记录。

（9）用物处置，洗手。

4. 操作评价

（1）流程：用物准备齐全，放置合理，操作流程流畅。

（2）效果：操作规范、熟练，选取注射部位正确，一次性穿刺成功，严格执行无菌操作及查对制度，保护患者隐私，关爱患者。

【操作重点及难点】

1. 对于肥胖、水肿患者，静脉难以辨认，可沿静脉解剖位置，用手按压局部，使静脉充分显露后再进行穿刺。

2. 对于老年、营养不良、脱水患者皮下脂肪较少，血管不充盈，可予局部热敷、按摩，待血管充盈后再进行穿刺，注射时可固定穿刺的静脉。

【注意事项】

1. 选择粗直、弹性好、易固定的静脉，避开关节和静脉瓣。

2. 根据患者年龄、病情及药物性质，掌握推药速度，注意观察患者局部皮肤及全身反应。

3. 对于长期注射者，应有计划地由远心端到近心端选择静脉。

4. 推注对组织有强烈刺激性的药物，一定要确认针头在静脉内后方可推注药液，以免药液外渗导致组织坏死。

【操作并发症及处理】

药物外渗

（1）立即停止注射：防止更多药液渗透至周围组织。

（2）回抽药液：确保在无菌操作的前提下，尽量回抽渗漏到皮下的药液，以减少药液对组织的刺激和损伤。

（3）局部封闭：根据外渗药物的性质，选择合适药物进行局部封闭。

（4）冷敷或热敷：根据外渗药物的性质、外渗情况，选择合适的冷敷或热敷方法。

第八节 静脉留置针输液技术

静脉留置针由针芯、外套管、针柄及肝素帽等组成，可用于静脉输液、输血及动、静脉采血等，其材料与血管的相融性好，柔软无刺激，能在血管内保存较长时间。静脉留置针输液技术可以保护静脉，减少反复穿刺而造成血管损伤和患者的痛苦。

【操作目的及意义】

1. 给药：保持通畅的静脉通路，便于给药和紧急情况时的抢救。

2. 保护：保护患者的静脉，避免反复穿刺，尤其适用于长期输液、年老体弱、血管穿刺困难的患者。

【操作步骤】

1. 评估

（1）环境评估：环境宽敞、明亮、舒适、安全，温湿度适宜。

（2）用物评估：用物准备齐全，排列有序且均在有效期内。

（3）患者评估：①健康状况：全身健康状况。既往史：有无心脏病、糖尿病、血液病、过敏史，患者意识、肢体活动能力、对药的认知及合作程度；穿刺部位皮肤状况、静脉充盈度、管壁弹性，注射部位皮肤状况。②口腔状况：评估患者口腔卫生情况。③心理－社会状况：是否存在紧张、焦虑心理；对输液的治疗意义、方法的了解。

2. 操作准备

（1）护士准备：仪表端庄，着装整洁，洗手、戴口罩。

（2）用物准备：输液执行单/医嘱单、药液、输液器、静脉留置针、棉签、敷贴、胶布、消毒剂、止血带、弯盘、速干洗手液、锐器盒，必要时备小垫枕。

（3）患者准备：了解操作目的、方法及注意事项、配合要点，药物作用及其副作用。

3. 操作方法

（1）核对：患者信息与医嘱单一致，核对并按要求配制药液。

（2）准备：备胶布、敷贴，消毒瓶口，检查输液器质量，将输液器插头插入瓶塞直至插头根部，关闭上端调节器；将输液瓶（袋）挂于输液架上，排尽空气，检查墨菲氏滴管下端有无气泡，关闭下端调节器。

（3）消毒：协助患者取舒适体位，消毒穿刺处皮肤，直径 >5cm，待干，在穿刺部位上方 7cm 处扎止血带。

（4）核对：连接留置针，打开调节器，排尽导管针内气体，关调节器，再次核对患者信息。

（5）穿刺：嘱患者握拳，绷紧皮肤，固定静脉，右手持留置针，在血管的上方，使针头与皮肤呈 15°～30°角进针，见回血后压低角度，再进入少许。左手固定留置针，右手撤针芯少许，将针芯与外套管一起送入静脉内，撤除针芯，放入锐器盒。

（6）固定：松开止血带，打开调节器，嘱患者松拳；用无菌透明敷贴妥善固定留置针，注明留置日期和时间。

（7）调节滴速：根据患者年龄、病情、药物性质等调节输液滴速。

（8）核对：操作后再次核对患者信息，协助患者取舒适体位。

（9）健康指导：向患者讲解注意事项，记录。

（10）用物处置，洗手。

4. 操作评价

（1）流程：用物准备齐全，放置合理，操作流程流畅。

（2）效果：操作规范、熟练，选取注射部位正确，一次性穿刺成功，严格执行无菌操作及查对制度，保护患者隐私，关爱患者。

【操作重点及难点】

1. 对于肥胖、水肿患者，静脉难以辨认，可沿静脉解剖位置，用手按压局部，使静脉充分显露后再进行穿刺。

2. 对于老年、营养不良、脱水患者皮下脂肪较少，血管不充盈，可予局部热敷、按摩，待血管充盈后再进行穿刺，注射时可固定穿刺的静脉。

【注意事项】

1. 选择粗直、弹性好、易固定的静脉，避开关节和静脉瓣。

2. 根据患者年龄、病情及药物性质，掌握推药速度，注意观察患者局部皮肤及全身反应。

3. 对于长期注射者，应有计划地由远心端到近心端选择静脉。

4. 推注对组织有强烈刺激性的药物，一定要确认针头在静脉内后方可推注药液，以免药液外渗导致组织坏死。

【操作并发症及处理】

1. 静脉炎：立即拔管，抬高患肢，以促进静脉回流，缓解症状；局部外用药物，如硝酸甘油贴、山莨菪碱等外涂以及 40% 硫酸镁溶液湿敷；超短波理疗，每日 1 次，每次 15~20 分钟；如合并感染，遵医嘱给予抗生素治疗；中药外敷，可起到消炎、止痛的作用。

2. 空气栓塞：立即停止输液，避免加重反应；将患者置于左侧卧位、头低足高，有助于气体浮向右心室尖部，避免阻塞肺动脉入口；高流量高浓度吸氧，一般为 6~8L/分钟，以提高血氧浓度，减轻缺氧症状；遵医嘱给药，并做好用药观察；若患者发生心搏骤停时，立即进行心肺复苏；严密观察患者生命体征、病情变化，有无并发症，做好护理记录。

第九节　静脉血标本采集技术

静脉血标本采集是将静脉血抽出体外的方法，为血液检查提供标本，用来测定血液指标，帮助医生做病情诊断，是临床常见的护理技术。

【操作目的及意义】

1. 检验：测量血液中某些物质的含量，查找血液中的病原菌。

2. 辅助诊断：监测病情变化，为诊断疾病、判断病情进展程度以及治疗疾病提供参考。

【操作步骤】

1. 评估

（1）环境评估：环境宽敞、明亮、舒适、安全，温湿度适宜。

（2）用物评估：用物准备齐全，排列有序且均在有效期内。

（3）患者评估：①健康状况：全身健康状况。既往史：有无心脏病、糖尿病、血液病、过敏史，患者意识、肢体活动能力、对药的认知及合作程度；穿刺部位皮肤状况、静脉充盈度、管壁弹性，注射部位皮肤的状况。②口腔状况：评估患者口腔卫生情况。③心理－社会状况：是否存在紧张、焦虑心理；对静脉血采集的治疗意义、方法的了解。

2. 操作准备

（1）护士准备：仪表端庄，着装整洁，洗手、戴口罩。

（2）用物准备：注射盘、双向采血针、真空采血管、止血带、治疗巾、胶布、标本条码（标明科室、床号、姓名、住院号、标本类型、标本采集时间）、无菌棉签、消毒剂、弯盘、速干洗手液、锐器盒、医用垃圾桶，必要时备小垫枕。

（3）患者准备：了解操作目的、方法及注意事项、配合要点。

3. 操作方法

（1）准备：根据检验目的选择正确的采血管，检查采血管是否完好，在采血管外贴上标本条码。

（2）核对：患者信息与标本条码一致，备胶布及无菌棉签。

（3）消毒：协助患者取舒适体位，嘱患者握拳，选择合适静脉，将治疗巾铺于小垫枕上，置于穿刺部位下，在穿刺部位上方 7cm 处扎止血带，消毒穿刺处皮肤，直径 >5cm，待干。

（4）核对：再次核对患者信息与标本条码一致。

（5）穿刺：取下采血针护套，一手拇指绷紧静脉下端皮肤，一手持采血针，针尖斜面向上，与皮肤呈 15°~30°角穿刺静脉，见回血后沿静脉走行进针少许，用胶布妥善固定。

（6）留取标本：将采血针另一端拔掉护套刺入采血管，当血液流入采血管时松止血带，采血至需要量。

（7）拔针：抽血毕，拔出针头，用棉签按压至无出血。

（8）核对：患者信息与标本条码一致。

（9）健康指导：向患者讲解注意事项，记录。

（10）用物处置，洗手。

（11）送检：将标本及时送检。

4. 操作评价

（1）流程：用物准备齐全，放置合理，操作流程流畅。

（2）效果：操作规范、熟练，选取注射部位正确，一次性穿刺成功，严格执行无菌操作及查对制度，保护患者隐私，关爱患者。

【操作重点及难点】

1. 对于肥胖、水肿患者，静脉难以辨认，可沿静脉解剖位置，用手按压局部，使静脉充分显露后再进行穿刺。

2. 对于老年、营养不良、脱水患者皮下脂肪较少，血管不充盈，可予局部热敷、按摩，待血管充盈后再进行穿刺。

3. 采血毕，注意按压部位及时间，避免出现皮下血肿。

【注意事项】

1. 若需要抽取空腹血，应提前告知患者禁食。

2. 血液注入带有抗凝剂的采血管后，立即轻轻旋转摇动采血管，使血液和抗凝剂充分混合，防止血液凝固影响检查结果。

3. 采集血培养标本时，应严格执行无菌操作，防止污染，采血管内不可混入防腐剂、消毒剂、药物等，以免影响检验结果。标本应在使用抗生素前采集，如已使用应在检验单上注明。

4. 若需同时抽取不同种类的血标本，应先注入血培养瓶，再注入抗凝管，最后注入干燥试管。

5. 严禁在输液、输血的针头处取血标本，应在对侧肢体采集。

6. 对凝血时间延长的患者，增加按压时间。

【操作并发症及处理】

1. 局部皮肤淤血：若是皮下小血肿，早期采用冷敷促进血液凝固，48小时后采用热敷促进淤血的吸收和消散；较大的血肿，早期可采取无菌注射器抽出血液后再加压包扎。

2. 晕厥：立即停止操作，保持空气流通，给予患者吸氧；将患者置于平卧位，以增加脑部供血；适当保暖，持续观察病情变化并记录。

第十节　快速血糖检测技术

快速血糖检测技术是指通过采取毛细血管末梢血液，使用便携式血糖仪进行监测，反映机体血糖值的一种检测技术。快速血糖监测可直接了解机体实际血糖水平，帮助判断病情，反映治疗效果，为诊断和治疗提供依据。

【操作目的及意义】

监测：测量实时血糖值，了解身体糖代谢变化，为诊断和治疗提供参考。

【操作步骤】

1. 评估

（1）环境评估：宽敞、明亮、舒适、安全，温湿度适宜。

（2）用物评估：用物准备齐全，排列有序且均在有效期内。

（3）患者评估：①健康状况：全身健康状况。既往史：有无心脏病、糖尿病、血液病、过敏史，患者意识、双手指尖皮肤、温度、进餐情况。②口腔状况：评估患者口腔卫生情况。③心理－社会状况：是否存在紧张、焦虑心理；对快速血糖检测的治疗意义、方法的了解。

2. 操作准备

（1）护士准备：护士着装整洁、规范；洗手、戴口罩。

（2）用物准备：①治疗盘内：血糖仪、血糖试纸、一次性末梢采血针、无菌棉签。②治疗盘外：消毒液、治疗巾、快速手消毒液，必要时（糖水、小垫枕）。

（3）患者准备：了解快速血糖监测的操作目的、方法、注意事项、配合要点。

3. 操作方法

（1）核对：携用物至患者床旁，核对患者信息。

（2）体位：协助患者取舒适体位。

（3）选择部位：消毒双手，移治疗盘于床旁桌上，打开治疗盘，取治疗巾置于患者操作手下，一般选择无名指、中指和小指的指尖两侧。

（4）消毒：取消毒液消毒手指，待干。

（5）穿刺：使用末梢采血针穿刺手指，弃去第一滴血，取棉签擦拭。

（6）检测：将血糖试纸插入血糖仪检测，并告知患者血糖值。

（7）止血：撤去治疗巾，用棉签按压止血。

（8）记录：洗手、记录。

（9）健康指导：向患者讲解饮食及运动知识。

（10）用物处置。

4. 操作评价

（1）流程：用物准备齐全，放置合理，操作流程流畅。

（2）效果：操作规范、熟练，测量血糖过程顺利，患者无不适。

【操作重点及难点】

1. 严格执行查对制度及无菌操作技术。

2. 遵循血糖仪质控程序，以确保结果的精密度和可靠性，避免检测过程中出现误差。

3. 为减轻患者疼痛，测血糖以中指和无名指侧面最为常用，两个手指日常使用频率较低，表皮厚度较薄，神经感觉不会特别灵敏。

4. 采血前可揉搓双手并轻轻按摩指端，采血时不过度挤压指端，让血自然流出，以免混有组织液造成结果偏差。

【注意事项】

1. 选择与血糖仪相匹配的试纸条，测量时不要移动试纸，避免影响结果。

2. 取出试纸时应避免手指直接接触测试区，取出后立即盖紧瓶盖。

3. 应一次性采取足量血液，避免对患者二次损伤。

4. 监测时不要移动血糖试纸和血糖仪，等待屏幕显示血糖测定值，避免数值错误。

5. 注意采血部位清洁后再消毒，多次测量需交替轮换采血部位。

【操作并发症及处理】

1. 出血：适当按压出血部位，凝血功能障碍患者按压时间可适当延长。

2. 酒精过敏：立即停止相应操作，脱离过敏原，轻者可自行缓解，重者立即进行相应急救处理。

第十一节　氧气吸入技术

氧气吸入是供给患者氧气，提高肺泡内氧分压，提高动脉血氧分压及血氧饱和度，增加动脉血氧含量，纠正各种原因造成的缺氧，促进代谢，维持机体生命活动的一种治疗方法。以鼻导管吸氧为例，操作技术如下所述。

【操作目的及意义】

1. 供氧：增加体内血氧容量，增加肺泡氧分压，促进人体的新陈代谢。

2. 纠正缺氧：降低肺动脉压力，纠正低氧血症对机体的影响。

【操作步骤】

1. 评估

（1）环境评估：环境宽敞、明亮、安全、舒适，温湿度适宜。

（2）用物评估：用物准备齐全，排列有序且均在有效期内。

（3）患者评估：①健康状况：全身健康状况。既往史：有无呼吸系统疾病，患者意识、合作程度、缺氧程度，双侧鼻腔通畅、呼吸道通畅情况，有无堵塞；鼻腔黏膜有无破损，鼻中隔有无偏曲。②口腔状况：评估患者口腔卫生情况。③心理 – 社会状况：是否存在紧张、焦虑心理；对氧气吸入的治疗意义、方法的了解。

2. 操作准备

（1）护士准备：护士仪表端庄，着装整洁，洗手，戴口罩。

（2）物品准备：①治疗盘内：治疗碗（内盛冷开水）、棉签、氧气湿化瓶、鼻氧管。②治疗盘外：氧气流量表、扳手（氧气筒供氧设备）、弯盘、无菌注射用水、手电筒、氧气记录卡、速干手消毒液、医嘱单。

（3）患者准备：患者了解操作目的、方法和注意事项。

3. 操作方法

（1）核对：患者信息与医嘱单一致。

（2）体位：协助患者取舒适体位，用湿棉签清洁双侧鼻腔。

（3）不同供氧方式吸氧：①中心供氧：先取下中心供氧活塞，用湿棉签擦拭气源接头内灰尘，将流量表接在中心供氧接口，检查连接完好性，保证有效给氧。②氧气瓶供氧：打开氧气瓶开关吹尘，关闭开关，安装氧气流量表，检查氧压表性能的完好性和密闭性，保证有效给氧。

（4）湿化：向湿化瓶内倒入 1/2～2/3 的无菌注射用水，安装湿化瓶；检查装置是否漏气。

（5）调节：连接鼻氧管，打开流量开关，根据医嘱调节氧流量。

（6）检查：将鼻氧管开口端放入治疗碗冷开水中湿润，并检查鼻氧管是否通畅。

（7）核对：再次核对患者信息。

（8）固定：将鼻氧管置入患者鼻腔内，并固定于双耳旁或枕后，根据患者情况，调整系带松紧度。

（9）健康指导：向患者及家属告知吸氧的注意事项等，整理床单元。

（10）核对：核对患者信息、氧流量，记录开始吸氧时间。

（11）停氧：①中心供氧：停氧时先取下鼻氧管，再关闭流量表开关。②氧气瓶供氧：停氧时先取下鼻氧管，然后关闭流量表开关，再关闭氧气瓶总开关，最后打开流量表开关，排尽余气后关闭。

（12）清洁：取下鼻氧管放入污物袋，清洁面部，协助患者取舒适体位。

（13）健康指导：向患者讲解停氧后事宜，记录停氧时间。

（14）处理：取下氧气流量表，洗手，记录。

（15）用物处置。

4. 操作评价

（1）流程：用物准备齐全，放置合理，操作流程流畅。

（2）效果：操作规范、熟练，氧流量调节准确，鼻导管固定妥当，松紧适宜，吸氧有效。

【操作重点及难点】

1. 正确安装氧气装置，管道或面罩连接紧密，保持吸氧管路通畅，无打折、分泌物堵塞或扭曲，避免无效吸氧。

2. 根据病情调节合适的氧流量，用氧过程中密切观察患者呼吸、神志、氧饱和度及缺氧程度改善情况等。

3. 保持呼吸道通畅，注意气道湿化，以免气道干燥。

4. 吸氧时先调节好氧流量再与患者连接，停氧时先取下鼻导管或面罩，再关闭氧流量表。

5. 注意用氧安全，向患者及家属做好解释工作，并取得配合。

【注意事项】

1. 妥善固定鼻氧管，避免氧气管滑脱。

2. 注意用氧安全，做好"四防"：防火、防油、防震、防热，加强对患者及家属的宣教。

3. 操作中动作应轻柔，如遇阻力，排除鼻中隔偏曲可能，严禁强行插管；选择质地柔软、粗细合适的吸氧管。

4. 长时间吸氧者，注意保持室内湿度，做好鼻腔湿化，防止鼻黏膜干燥；拔吸氧管前，若出现吸氧管与鼻黏膜粘黏，可用湿棉签或石蜡油湿润，待结痂物松脱后再拔除吸氧管；防止损伤鼻黏膜。

5. 动态评价吸氧效果。

【操作并发症及处理】

1. 无效吸氧：检查供氧装置、供氧压力、管道连接是否漏气、是否扭曲、折叠；吸氧前检查患者呼吸道是否通畅；吸氧过程中及时清除呼吸道内分泌物，保持气道通畅；遵医嘱或根据患者病情调节吸氧流量；严密观察患者缺氧症状有无改善，必要时监测血氧饱和度。

2. 鼻出血：出现鼻出血，进行局部止血，更换给氧方式。

第十二节　雾化吸入技术

雾化吸入是指应用雾化装置将药液分散成细小的雾滴以气雾状喷出，使其悬浮在气体中经鼻或口由呼吸道吸入的方法，达到预防和治疗疾病的目的。吸入药物除了对呼吸道局部产生作用外，还可通过肺组织吸收而产生全身性疗效。雾化吸入技术具有奏效较快、药物用量较小、不良反应较轻的优点，临床应用广泛。常用的雾化吸入技术有超声波雾化吸入、氧气雾化吸入和手压式雾化器雾化吸入。

【操作目的及意义】

1. 祛痰镇咳：减轻呼吸道黏膜水肿，稀释痰液，帮助祛痰。

2. 改善通气：解除气管痉挛，保持呼吸道通畅，常用于支气管哮喘等患者。

3. 控制感染：治疗呼吸道感染，有消炎、止咳、祛痰的作用。

4. 湿化气道：常用于呼吸道湿化不足、痰液黏稠、气道不畅者，也可作为气管切开术后常规治疗手段。

【操作步骤】

1. 评估

（1）环境评估：环境宽敞、明亮、安全、舒适，温湿度适宜。

（2）用物评估：用物准备齐全，排列有序且均在有效期内。

（3）患者评估：①健康状况：全身健康状况。既往史：有无哮喘、心脏病、糖尿病、血液病、过敏史，患者意识、咳痰能力及痰液性质，呼吸频率、节律、深度，患者面部及口腔黏膜状况。②口腔状况：评估患者口腔卫生情况。③心理－社会状况：是否存在紧张、焦虑心理；对雾化吸入的治疗意义、方法的了解。

2. 操作准备

（1）护士准备：护士着装整洁、规范；洗手、戴口罩。

（2）物品准备：雾化器、雾化机、雾化药、治疗巾。

（3）患者准备：了解雾化吸入治疗的目的、方法和注意事项。

3. 操作方法

（1）核对：患者信息与医嘱单一致。

（2）体位：协助患者取坐位/半坐位，颏下铺治疗巾。

（3）清洁：检查口腔，清醒患者协助漱口，清除口腔分泌物及食物残渣，若有活动性义齿需取出。

（4）检查：雾化吸入机放置床头柜，连接电源，检查性能。

（5）核对：再次核对患者信息和药物，注入雾化器药杯内。

（6）雾化：打开雾化机开关，调节适当的雾量，将口含式雾化器放入患者的口中，或将面罩雾化器放在口鼻处。引导患者深呼吸，使药液到达呼吸道深处，更好地发挥药物作用。对于进行气管切开术患者，可将面罩直接放置在气管切开术部位。吸入时间 15～20 分钟。

（7）雾化结束：取下雾化器，关闭电源开关，放置治疗车上。

（8）核对：再次核对患者、药物信息及患者用药后反应。

（9）操作后处理：①协助患者漱口。用纱布清洁面部，取下治疗巾。②根据患者病情指导有效咳嗽的方法。③整理床单位，取舒适体位。④洗手、记录。

（10）用物处置。

4. 操作评价

（1）流程：用物准备齐全，放置合理，操作流程流畅。

（2）效果：操作规范、熟练，各部件及管道衔接好、无漏气，操作过程密切观察病情，关爱患者，保证患者安全。

【操作重点及难点】

1. 雾化前 1 小时内尽量避免进食，防止恶心、呕吐导致误吸。

2. 使用前检查雾化装置连接是否完好，有无漏气。

3. 雾化时间以 15～20 分钟为宜。

4. 雾化停止后及时漱口，特别是使用激素类药物后，减少真菌感染等。

5. 雾化过程中，密切观察患者，及时协助排痰，可予以拍背吸痰等方法。

【注意事项】

1. 雾化器一人一用，避免交叉感染。

2. 应选择合适的雾化器，指导患者选择合适的体位。

3. 应控制雾化时间，及时清理痰液，以免堵塞呼吸道。

【操作并发症及处理】

1. 过敏反应：立即终止雾化吸入；迅速建立静脉通道；协助医生进行治疗，遵医嘱应用抗过敏药物；密切观察生命体征及病情变化。

2. 呼吸困难：一旦出现呼吸困难，协助患者取半坐位或坐位，暂停雾化吸入并报告医生；可予以拍背，鼓励患者咳嗽排痰，抽吸痰液，必要时氧气吸入，保持呼吸道通畅；密切观察病情变化。

第十三节　吸　痰　术

吸痰术是利用负压吸引的原理，用导管经口鼻或人工气道，将呼吸道内的痰液清除，以保持呼吸道通畅的一种方法。

【操作目的及意义】

1. 保持呼吸道通畅：清除呼吸道分泌物。

2. 预防并发症：预防吸入性肺炎、肺不张、窒息等并发症。

【操作步骤】

1. 评估

（1）环境评估：环境宽敞、明亮、舒适、安全，温湿度适宜。

（2）用物评估：用物准备齐全，排列有序且均在有效期内。

（3）患者评估：①健康状况：全身健康状况。既往史：有无呼吸系统疾病、心脏病、血液病、过敏史，口鼻有无出血，听诊痰鸣音，评估面色、唇色，必要时评估患者血氧饱和度。②口腔状况：评估患者口内有无异物、分泌物。③心理 – 社会状况：是否存在紧张、焦虑心理；对吸痰治疗的意义、方法的了解。

2. 操作准备

（1）护士准备：护士着装整洁、规范；洗手，戴口罩。

（2）物品准备：①治疗盘内：一次性吸痰管、无菌手套、治疗杯（内盛0.9%氯化钠溶液）、压舌板。②治疗盘外：手电筒、手消毒液、听诊器。

（3）患者准备：患者了解吸痰的目的、方法、注意事项和配合要点。

3. 操作方法

（1）核对：患者信息与医嘱单一致。

（2）体位：协助患者取舒适体位，患者头转向操作者，检查患者口腔，取下活动义齿，昏迷患者可使用压舌板等。

（3）听诊：解开患者衣领，听诊患者痰鸣音。

（4）拍背：根据听诊痰鸣音位置，为患者从下到上、由外向内拍背。

（5）检查：负压装置性能，调节负压大小，成人为 0.04~0.06MPa，儿童为 0.02~0.04MPa，新生儿为 13.3kPa。

（6）连接：打开治疗盘，戴手套，连接吸痰管，试吸少量 0.9% 氯化钠溶液，检查是否通畅，湿润吸痰管前端。

（7）吸痰：左手反折吸痰管末端或开放调压孔，右手戴手套保持无菌，持吸痰管前端，轻柔地插入气道，然后左手放松导管末端或封闭调压孔，螺旋式吸痰。

（8）关闭负压：吸痰结束，冲洗吸痰管和负压吸引管，关闭负压装置，取下吸痰管，反脱手套将吸痰管包裹弃于医疗垃圾桶。

（9）安置患者：整理床单位，协助患者取舒适体位，向患者宣教。

（10）记录：洗手，记录。

（11）用物处置。

4. 操作评价

（1）流程：用物准备齐全，放置合理，操作流程流畅。

（2）效果：操作规范、熟练，有效吸出痰液，关爱患者，患者无不适。

【操作重点及难点】

1. 操作时应严格无菌操作，动作轻柔，以免损伤患者气道黏膜。

2. 每次吸痰时间不超过 15 秒，吸痰时密切观察患者面色和呼吸。

3. 吸痰管插入深度合理，吸痰过程中密切关注患者病情及生命体征变化。

【注意事项】

1. 负压不可过大，插管时不应有负压，以免损伤呼吸道或口腔黏膜。

2. 吸痰过程中应密切观察患者的呼吸，每次吸痰时间小于 15 秒，若痰液未一次性吸净，稍作休息后再次抽吸。

3. 根据患者实际情况选择大小适宜的吸痰管。

【操作并发症及处理】

1. 低氧血症：立即停止吸痰，判断患者发生低氧血症的原因。如因痰液过多引起气道堵塞，造成低氧血症，则选择合适口径的吸痰管再次吸痰；若因单次吸痰时间过长造成低氧血症，则立即停止吸痰，遵医嘱给予吸氧，建议操作前 30~60 秒提高吸氧浓度。

2. 呼吸道黏膜损伤：立即停止吸痰，判断损伤情况。若轻微损伤，则做好患者解释工作，观察患者病情变化；若损伤严重应报告医生对症处理。

第十四节　机械辅助排痰技术

机械辅助排痰技术是指利用物理振动与叩击原理，排出和移动肺内小气道分泌物及代谢废物，解决呼吸道分泌物排出困难等问题，保障患者呼吸道通畅和改善肺部通气功能，是临床科室常用的操作技术。

【操作目的及意义】

1. 保持呼吸道通畅：有效清除呼吸道分泌物，改善肺通气。

2. 预防并发症发生：减轻或预防呼吸道阻塞、肺部感染、肺不张、肺脓肿等。

【操作步骤】

1. 评估

（1）环境评估：环境宽敞、明亮、舒适、安全，温湿度适宜。

（2）用物评估：用物准备齐全，排列有序且均在有效期内。

（3）患者评估：①健康状况：全身健康状况。既往史：有无心脏病、血液病、过敏史，排痰情况，是否能耐受振动，有无胸部接触部位皮肤及皮下感染、气胸、肺肿瘤、未局限的肺脓肿、肺部血栓、肺出血、咯血，凝血机制是否异常（如有出血倾向）等。②口腔状况：评估患者口腔卫生情况。③心理 - 社会状况：是否存在紧张、焦虑心理；对机械辅助排痰治疗的意义、方法的了解。

2. 操作准备

（1）护士准备：护士着装整洁、规范；洗手，戴口罩。

（2）物品准备：快速手消毒液、机械排痰仪、插板、一次性头套、吸痰管、一次性手套、负压引流装置。

（3）患者准备：了解机械辅助排痰技术的目的、方法、注意事项和配合要点。

3. 操作方法

（1）核对：携用物至患者床旁，核对患者信息与医嘱单一致。

（2）检查：检查负压吸引装置是否通畅，调节压力大小，成人为 0.04~

0.06MPa，儿童为 0.02~0.04MPa。

（3）连接：连接电源，选择合适的叩击头，并套上一次性头套，避免交叉感染。

（4）调节频率：选择振动排痰机的频率（20~30cps）及时间（每日 2~4 次，每次 5~20 分钟）。

（5）体位：协助患者取侧卧位或者坐位（根据排痰仪种类选择）。①背心款：协助患者穿上背心。②普通款：直接将叩击头作用于胸廓，一手轻轻握住叩击头手柄，另一手引导叩击头，轻加压力，以便感觉患者的反应。

（6）排痰：普通款式振动顺序为：从下至上，由外而内，每个部位叩击 30 秒左右，然后移动到下一个部位，直至整个胸廓（避开肩胛骨及脊柱）。对于感染部位，应延长叩击时间，增加频率，并用手对叩击头增加压力，促进其深部排痰。做完一侧，给患者翻身，再做另一侧。振动排痰后应及时吸痰。

（7）观察：排痰后要观察其痰量、性质、颜色的变化。

（8）安置患者：协助患者取舒适体位，整理床单位，便于患者休息。

（9）记录：洗手，记录。

（10）用物处置。

4. 操作评价

（1）流程：用物准备齐全，放置合理，操作流程流畅。

（2）效果：操作规范、熟练，有效排出痰液，有效改善肺部通气，患者无不适。

【操作重点及难点】

1. 确保机器处于完备状态，若遇到设备问题，应及时处理调节排痰仪器。

2. 使用过程中，密切观察患者呼吸状态，避免患者出现窒息等紧急情况。

【注意事项】

1. 操作前检查排痰仪器性能是否良好，连接是否正确。

2. 操作前应先检查口腔内有无异物，避免患者使用过程发生误吞误吸。

3. 每日治疗 2~4 次，在餐前 1~2 小时或餐后 2 小时进行治疗，避免胃内容物反流引起呛咳。

4. 操作前可给予患者雾化治疗，促进痰液松动，以便于排出痰液。

5. 操作中应密切观察患者意识及生命体征变化，观察有无并发症发生。

6. 操作后，消毒仪器，保持清洁卫生，避免交叉感染。

【操作并发症及处理】

1. 呼吸困难：一旦出现呼吸困难，应立即给予吸痰，必要时给予吸氧，严密观察病情变化，行相应急救处理。

2. 疼痛：立即停止排痰仪的使用，根据患者耐受程度调节治疗频率；完全不可耐受的患者应停止使用，观察病情变化。

第十五节　口腔护理操作技术

口腔护理是指护士根据患者的病情、口腔卫生状况及自理能力，通过采用不同的清洁工具和方法指导、协助或实施口腔清洁，保障患者维持良好的口腔卫生和促进口腔功能的正常恢复，是临床护理工作中的重要环节。

【操作目的及意义】

1. 清洁：保持口腔清洁、湿润，预防口腔感染等并发症。

2. 除味：去除口腔异味，促进食欲，确保患者舒适。

3. 评估病情：评估口腔变化（如黏膜、舌苔及牙龈等），为病情诊断提供依据。

【操作步骤】

1. 评估

（1）环境评估：环境宽敞、明亮、舒适、安全，温湿度适宜。

（2）用物评估：用物准备齐全，排列有序且均在有效期内。

（3）患者评估：①健康状况：全身健康状况。既往史：有无血液病、过敏史，患者意识状态、配合程度。②口腔状况：患者口腔清洁状况，口唇有无干裂，口腔内有无皮瓣、溃疡、出血，有无活动义齿、松动牙。③心理 – 社会状况：是否存在紧张、焦虑心理；对口腔护理治疗的意义、方法的了解。

2. 操作准备

（1）护士准备：护士着装整洁、规范；洗手，戴口罩。

（2）物品准备：治疗盘内备口腔护理包（内有治疗碗或弯盘、棉球、弯止血钳 2 把、压舌板）、水杯（内盛漱口溶液）、吸管、棉签、液体石蜡、手电筒、纱布数块、治疗巾及口腔护理液。治疗盘外备有手消毒液。

必要时备开口器。

（3）患者准备：患者了解口腔护理的目的、方法、注意事项及配合要点。

3. 操作方法

（1）核对：备齐用物，携至患者床旁，核对患者信息与医嘱单一致。

（2）体位：协助患者侧卧或仰卧，头偏向一侧，面向护士。

（3）铺巾：铺治疗巾于患者颔下，置弯盘于患者口角旁。

（4）清点：倒漱口液，润湿并清点棉球数量。

（5）湿润：湿润口唇，若口唇干裂，需使用石蜡油湿润。

（6）漱口：协助患者用吸管吸水漱口。

（7）评估：嘱患者张口，操作者一手持手电筒，一手持压舌板观察口腔情况。昏迷患者或牙关紧闭者可用开口器协助张口。

（8）清洁：用弯止血钳夹取含有口腔护理液的棉球，拧干。①患者咬合上下牙齿，用压舌板撑开左侧颊部，纵向擦洗牙齿左外侧面，由臼齿洗向门齿，同法擦洗牙齿右外侧面。②嘱患者张开上下牙齿，擦洗牙齿左上内侧面、左上咬合面、左下内侧面、左下咬合面，弧形擦洗左侧颊部。同法擦洗右侧牙齿。③擦洗舌面、舌下及硬腭部。④擦洗完毕，再次清点棉球数量。

（9）再次漱口：协助患者再次漱口，纱布擦净口唇。

（10）操作后评估：评估口腔清洁情况。

（11）润唇：口唇涂液体石蜡或润唇膏，酌情涂药，撤去弯盘和治疗巾，撤去治疗盘。

（12）整理：协助患者取舒适体位，整理床单位，便于休息。

（13）记录：洗手，记录。

（14）健康指导：向患者讲解饮食知识，应进食无渣或少渣饮食，少量多餐，每次进食完毕后，应及时清洁口腔。

（15）用物处置。

4. 操作评价

（1）流程：用物准备齐全，放置合理，操作流程流畅。

（2）效果：操作规范、熟练，口腔清洁、无口臭，患者无不适。

【操作重点及难点】

1. 意识障碍患者禁止漱口，以免引起误吸。

2. 操作前后应清点棉球数量，避免棉球遗留在口腔内。

3. 弯止血钳时，棉球应包裹止血钳尖端，避免直接触碰黏膜及牙龈。

擦洗动作应轻柔，避免碰伤皮瓣、黏膜及牙龈。

4. 棉球不可重复使用，一个部位一个棉球，避免口内伤口交叉感染。

5. 棉球不可过湿，避免水分过多造成误吸。

6. 擦洗硬腭部时，勿过深，避免引起恶心、呛咳。

【注意事项】

1. 宜选择 35℃左右的漱口水，以免牙齿遇骤冷骤热的刺激，导致牙龈出血、牙神经痉挛疼痛，引起患者不适。

2. 擦洗时尽量避免棉球接触患者咽喉部，以免引起恶心、呛咳。

3. 擦洗前后都应注意观察患者口腔黏膜和口内伤口情况。

4. 及时清除口内分泌物及多余水分，避免引起误吸。

5. 保持口腔外包扎敷料和患者衣服干燥，不被浸湿。

【操作并发症及处理】

1. 恶心、呕吐：立即停止操作，嘱患者放松，操作时动作轻柔，擦洗舌及腭部时不要触及咽喉部，以免引起恶心。

2. 口腔黏膜损伤：立即停止操作，密切观察伤口情况，必要时予以相应的药物治疗。

第十六节　鼻　饲　术

鼻饲术是通过鼻腔插入导管经咽喉进入食管到达胃部或空肠部，从导管内灌注流食、水分和药物等为无法经口进食患者给予营养、药物的技术，以达到促进恢复的目的。

【操作目的及意义】

提供营养：对于无法经口进食患者，通过胃管注入流质食物，确保患者能够摄取充足的营养、水分及药物，助力其早日康复。

【操作步骤】

1. 评估

（1）环境评估：环境宽敞、明亮、舒适、安全，温湿度适宜。

（2）用物评估：用物准备齐全，排列有序且均在有效期内。

（3）患者评估：①健康状况：全身健康状况。既往史：有无心脏病、糖尿病、血液病、过敏史，患者吞咽功能、鼻腔通畅情况，鼻腔黏膜有无破损，鼻中隔有无偏曲。②口腔状况：评估患者口腔卫生情况，有无异物。③心理-社会状况：是否存在紧张、焦虑心理；对鼻饲治疗的意义、方法的了解。

2. 操作准备

（1）护士准备：护士着装整洁、规范；洗手，戴口罩。

（2）物品准备：①治疗盘内：一次性 50ml 注射器，无菌纱布，治疗碗（内放石蜡纱布，无菌镊）。②治疗盘外：鼻饲液、温开水、无菌手套、一次性胃管、治疗巾、棉签、听诊器、胃管标识、弯盘、胶布、手消毒液。

（3）患者准备：患者了解鼻饲的目的、方法、注意事项和配合要点。

3. 操作方法

（1）核对：携用物至患者床旁，核对患者信息与医嘱单一致。

（2）体位：协助患者取半卧位或者坐位；昏迷患者取去枕平卧位，头向后仰。

（3）铺巾：洗手，将一次性治疗巾围于患者颌下，清洁鼻腔。

（4）测量：戴手套，检查胃管是否通畅，测量胃管插入长度（前额发际到胸骨剑突处或由耳垂经鼻尖至胸骨剑突的距离，成人 45~55cm，婴幼儿 14~18cm）。

（5）置管：用石蜡油纱布润滑胃管前端，一手持纱布托住胃管，另一手将胃管插入一侧鼻腔至 10~15cm 时，根据患者具体情况进行插管：①清醒患者：嘱患者吞咽，顺势将胃管向前推进，直至预定长度。②昏迷患者：左手将患者头部托起，使下颌靠近胸骨柄，增大咽部通道的弧度，使管端沿后壁滑行，插入胃管至预定长度；检查胃管未盘旋于口内后进行初步固定。

（6）证实胃管在胃内：①在胃管末端连接注射器抽吸，有胃液被抽出。②置听诊器于患者胃部，快速经胃管向胃内用注射器注入 10ml 空气，听到气过水声。③将胃管末端置于盛水的治疗碗内，无气泡逸出。

（7）固定：确认胃管在胃内后，用胶布将胃管固定于颊部，粘贴好胃管标识。

（8）注液：测量鼻饲液温度，先注入少量温开水，再缓慢注入鼻饲液或药液。

（9）冲管：鼻饲完毕后，再注入少量温开水冲洗胃管，将胃管末端塞紧或反折用纱布包好。

（10）健康指导：向患者及家属讲解注意事项，饮食宣教。

（11）洗手，记录。

（12）用物处置。

4. 操作评价

（1）流程：用物准备齐全，放置合理，操作流程流畅。

（2）效果：操作规范、熟练，一次性置管成功，患者无呼吸困难等不适。

【操作重点及难点】

1. 置管前应充分评估患者意识、配合程度，鼻中隔有无偏曲，鼻腔黏膜情况，动作轻柔，避免置管过程中损伤患者鼻腔黏膜、胃黏膜等。

2. 置管过程中，应密切观察患者有无呛咳、呼吸困难等不良反应。

3. 鼻饲液温度以 38～40℃ 为宜，避免过烫、过冷，造成患者胃黏膜受损或腹泻。

4. 鼻饲管应固定妥善，置管长度、置管时间标识清楚，避免扭折，防止意外滑脱。

【注意事项】

1. 在置管过程中，若患者出现呛咳、呼吸困难、发绀等症状，表明可能误入气管，此时应立即拔出导管，并让患者休息，直至不适症状消失后，方可重新尝试置管。

2. 在插管时动作应保持轻柔，特别是在通过食管狭窄部位时，要特别小心以避免损伤食管黏膜。

3. 若插入过程中遇到阻力，应检查患者的口腔，确认胃管是否在口咽部盘旋，或者可以稍微抽出胃管，然后谨慎地重新插入。

4. 对于长期使用鼻饲管的患者，应定期更换鼻饲管，并且每日进行口腔护理，以维护患者口腔卫生。

【操作并发症及处理】

1. 鼻、咽黏膜损伤或出血：使用呋麻滴鼻液进行滴鼻并使用冰盐水进行填塞以达到止血效果。

2. 胃黏膜损伤：使用抑酸药物，以保护胃黏膜。

3. 胃食管反流、误吸：立即停止鼻饲，抬高床头，头偏向一侧，迅速抽吸出气道内吸入物以及胃内容物，以防止进一步反流。

第十七节　导　尿　术

导尿术是指在严格无菌操作下，用导尿管经尿道插入膀胱引流尿液的方法，是在泌尿系统腔道中使用的逆行性操作。

【操作目的及意义】

1. 引流尿液：为尿失禁、昏迷、会阴附近有伤口不宜自行排尿者进行尿液引流，以减轻痛苦。

2. 协助临床诊断：留取未受污染的尿液样本进行细菌培养；测量膀胱容量、压力及检查残余尿液；行尿道或膀胱造影等检查。

3. 治疗：为膀胱肿瘤患者进行膀胱化疗。

【操作步骤】

1. 评估

（1）环境评估：环境宽敞、明亮、舒适、安全，温湿度适宜。

（2）用物评估：用物准备齐全，排列有序且均在有效期内。

（3）患者评估：①健康状况：全身健康状况。既往史：有无心脏病、血液病、过敏史，膀胱充盈度、会阴部皮肤黏膜情况及清洁程度。②口腔状况：评估患者口腔卫生情况。③心理－社会状况：是否存在紧张、焦虑心理；对导尿治疗的意义、方法的了解。

2. 操作准备

（1）护士准备：护士着装整洁、规范；洗手，戴口罩。

（2）用物准备：一次性导尿包（内含初步消毒用物：小方盘，内盛数个消毒液棉球袋，镊子，纱布，手套；再次消毒及导尿用物有：手套，孔巾，弯盘，气囊导尿管，内盛4个消毒液棉球袋，镊子2把，自带无菌液体的10ml注射器，润滑油棉球袋，标本瓶，纱布，集尿袋，方盘，外包治疗巾）、手消毒液、弯盘。

（3）患者准备：患者了解操作目的、方法、注意事项和配合要点。

3. 操作方法

（1）核对：患者基本信息与医嘱单一致。

（2）保护隐私：拉上床帘，确保患者隐私得到妥善保护。

（3）体位摆放：操作者站在患者右侧，协助患者脱去对侧裤腿盖在近侧腿上，对侧用被子遮盖腿部，取屈膝卧位，双腿外展，暴露外阴。

（4）检查：再次核对患者信息，检查并打开导尿包，取垫巾垫于患者臀部，置弯盘于患者两腿之间。

（5）初次消毒：擦洗顺序，女：阴阜－大阴唇－小阴唇－尿道口至肛门；男：取无菌纱布裹住阴茎将包皮向后推暴露尿道口，自尿道口向外向后旋转擦拭尿道口。

（6）连接：打开导尿包内层，戴无菌手套，铺孔巾，检查尿管气囊有无漏气、是否通畅，连接引流袋，润滑尿管前端。

（7）再次消毒：擦洗顺序为女：尿道口－小阴唇－尿道口；男：一手用纱布包住阴茎将包皮向后推，暴露尿道口。另一只手持镊子夹消毒棉球再次消毒尿道口、龟头及冠状沟。由内向外，自上而下。

（8）导尿：嘱患者深呼吸，一手固定（女：小阴唇；男：阴茎），另一手持尿管对准尿道口轻轻插入，女性：4～6cm/男性：20～22cm，见尿后女性患者再插1cm/男性患者再插1～2cm，向气囊注入10ml无菌液体，轻拉尿管证实尿管已到位。

（9）固定：妥善固定引流袋，并粘贴尿管标识。

（10）健康指导：向患者及家属讲解注意事项。

（11）洗手，记录。

（12）用物处置。

4. 操作评价

（1）流程：用物准备齐全，放置合理，操作流程流畅。

（2）效果：操作规范、熟练，操作过程中关爱患者，保护患者隐私，导尿成功，患者无不适。

【操作重点及难点】

1. 严格遵守无菌操作，以预防尿路感染。

2. 在导尿前进行充分评估，确保选择合适尺寸的导尿管。

3. 精确评估女性尿道口的位置，以避免在插管过程中误入阴道。

4. 熟悉男性尿道的弯曲和狭窄部位，掌握减少阻力的正确技巧。

【注意事项】

1. 确保导尿管的通畅、固定，防止其受到压迫、扭曲、堵塞或意外滑脱。

2. 集尿袋的放置不应超过膀胱的高度，并应避免对其进行挤压，以防止尿液逆流。

3. 在插入导尿管时，操作需轻柔，以避免损伤尿道黏膜。

4. 首次导尿量应控制在1000ml以内，以防止腹内压力急剧下降引起膀胱出血和可能引发的头晕、休克等症状。

【操作并发症及处理】

1. 尿道黏膜损伤：轻微的尿道黏膜损伤通常会自行缓解，无须采取特殊治疗措施。如果症状持续加重，必须及时进行处理，查明原因并采取相应的治疗措施。

2. 尿路感染：立即更换导尿管，并保持尿道口的清洁卫生。密切留意患者的主诉并观察尿液状况，一旦发现异常，应立即处理。在病情允许的情况下，建议患者增加饮水量，以冲洗尿道，减少尿路感染的风险。在必要时，应使用抗生素进行治疗。

第十八节　压力泵预防下肢静脉血栓技术

压力泵预防下肢静脉血栓技术是指根据周期性的充气原理，对下肢进行大面积的挤压、按摩，增加有静脉血栓风险患者的静脉血流，从而大幅提升血流速度，降低血液淤滞，达到预防深静脉血栓形成的目的。

【操作目的及意义】

1. 预防血栓：改善血液循环，预防血栓形成和肢体水肿。

2. 增加肢体氧合度：防止肌肉萎缩和肌肉纤维化。

【操作步骤】

1. 评估

（1）环境评估：环境宽敞、明亮、舒适、安全，温湿度适宜。

（2）用物评估：用物准备齐全，排列有序且均在有效期内。

（3）患者评估：①健康状况：全身健康状况。既往史：有无心脏病、糖尿病、血液病、过敏史，有无血栓形成，患者的肢端有无伤口。②口腔状况：评估患者口腔卫生情况。③心理 – 社会状况：是否存在紧张、焦虑心理；对使用压力泵预防下肢静脉血栓治疗的意义、方法的了解。

2. 操作准备

（1）护士准备：护士着装整洁、规范；洗手、戴口罩。

（2）物品准备：快速手消毒液、压力泵、一次性脚套。

（3）患者准备：患者了解操作的目的、方法、注意事项和配合要点。

3. 操作方法

（1）核对：患者基本信息与医嘱单一致。

（2）卧位：协助患者平卧位。

（3）连接：连接电源，协助患者套一次性脚套，避免交叉感染。

（4）调节：根据患者病情选择合适的压力、频率及时间。

（5）观察：观察患者治疗时的反应。

（6）洗手，记录。

（7）用物处置。

4. 操作评价

（1）流程：用物准备齐全，放置合理，操作流程流畅。

（2）效果：操作规范、熟练，有效预防血栓形成，患者无不适。

【操作重点及难点】

1. 充分评估患者的病情，选用合适的压力、频率及时间。

2. 熟练掌握压力泵预防血栓技术，准确评估预防下肢血栓效果。

3. 每次使用后严格消毒充气腿护套，防止交叉感染。

【注意事项】

1. 治疗过程中应注意观察肢端的肤色变化情况，并询问患者的感觉，根据情况及时调整治疗剂量。若患者感觉异常或感觉痛苦，立即暂停使用，每次使用应在 30 分钟之内。

2. 对老年、血管弹性差的患者，压力值从小开始，逐步增加，到耐受为止。

3. 患者如果有暴露肢体，请注意穿一次性棉质隔离衣或护套，防止交叉感染；若有出血伤口则应暂缓治疗。

4. 机器运行时，防止管道扭曲、受压，否则影响气流及效果。

5. 近期下肢深静脉血栓形成，肢体重度感染未得到有效控制，大面积溃疡性皮疹，有出血倾向，血压不稳定，深部血栓静脉炎，心功能不全，急性炎症性皮肤病患者禁用。

【操作并发症及处理】

1. 下肢酸胀：应立即停止使用压力泵，并重新调节压力泵气压大小。

2. 皮下淤血：立即停止使用压力泵，并评估淤血面积和淤血部位。对于轻微淤血，可加强观察；对于严重淤血，应立即通知医生进行紧急处理。

第十九节　心电监护技术

心电监护技术是指通过对患者的血压、呼吸、心率、心律以及血氧饱和度等指标进行连续性监测。临床通过心电监护仪对患者的生命体征进行观察后可实施针对性治疗，进而提高患者的生存质量。

【操作目的及意义】

1. 监测：患者心率、血压、血氧饱和度等生命体征参数变化。

2. 预警：为病情诊断及治疗提供信息支持，及时发现危急情况，提高医疗护理质量。

【操作步骤】

1. 评估

（1）环境评估：环境宽敞、明亮、舒适、安全，温湿度适宜。

（2）用物评估：用物准备齐全，排列有序且均在有效期内。

（3）患者评估：①健康状况：全身健康状况。既往史：有无心脏病、血液病、过敏史，皮肤情况，有无酒精、电极片粘胶剂过敏史。②口腔状况：评估患者口腔卫生情况。③心理－社会状况：是否存在紧张、焦虑心理；对心电监护治疗的意义、方法的了解。

2. 操作准备

（1）护士准备：护士着装整洁、规范；洗手、戴口罩。

（2）物品准备：心电监护仪、电极片、0.9%氯化钠溶液/乙醇棉球、弯盘、镊子，免洗手消毒液。

（3）患者准备：患者了解操作目的、方法、注意事项和配合要点。

3. 操作方法

（1）核对：患者基本信息与医嘱单一致。

（2）体位：协助患者取平卧或半卧位。

（3）开机：接通电源，开机，检查仪器，连接电极片。

（4）清洁：解开患者衣扣，用酒精/0.9%氯化钠溶液棉球清洁电极粘贴相应部位，待干。

（5）接导联线，电极片粘贴相应部位，具体部位：RA（白）：胸骨右缘锁骨中线第一肋间；LA（黑）：胸骨左缘锁骨中线第一肋间；C（棕）：胸骨左缘第四肋间；RL（绿）：右锁骨中线肋缘处；LL（红）：左锁骨中线肋缘处。

（6）调节参数：①心率：选择Ⅱ导联，调出动态的心电图图像及波形大小、波形速度、报警范围（患者基础心率±20%）。②血氧饱和度：将血氧饱和度探头放至患者指端，调出波形大小，设定报警限度（≤90%）。③血压：将血压袖带绑至患者肢端，松紧以能通过一指为宜，根据病情调出自动测血压的间隔时间、报警范围（患者基础血压±20%）。

（7）健康指导：向患者及家属讲解注意事项。

（8）洗手，记录。

（9）用物处置。

4. 操作评价

（1）流程：用物准备齐全，放置合理，操作流程流畅。

（2）效果：操作规范、熟练，电极片安置位置正确，报警上、下限设置合理，关爱患者，保护患者隐私，正确识别心电图波形，观察患者生命体征，及时发现异常。

【操作重点及难点】

1. 确保电极片准确地放置在正确位置，以防止放置不当引起波形异常，进而导致对病情的误判。

2. 确保血压袖带的松紧程度适宜，以能放下一指为宜，定时更换血压袖带测量部位，以免长时间加压造成肢端血运循环障碍。

【注意事项】

1. 在放置电极片时，应避开中心静脉置管、伤口、瘢痕、起搏器及电除颤部位。

2. 报警阈值根据患者具体情况准确设定，并确保报警声音保持开启状态。

3. 在操作过程中，应注意遮挡操作环境，保护患者隐私和保暖。

4. 确保导线固定妥当，防止导线缠绕。

5. 由于电极片长期使用易脱落，建议定期更换电极片，以免影响准确性及监测质量，同时保持皮肤清洁。

6. 密切观察电极片周围皮肤情况，避免发生过敏，撤去电极片时动作轻柔，避免撕伤皮肤。

7. 心电监护放至阴凉干燥处，以免阳光直晒引起电缆线老化、脆化，影响使用。

【操作并发症及处理】

1. 局部皮肤不良反应：通常不需要特别处理，移除电极后观察即可。对于严重情况，考虑进行抗过敏治疗。

2. 局部血液循环受阻：应立即更换监测位置，抬高受影响肢端，并密切观察血液循环是否有所改善。如果未好转，应考虑局部进行热敷。同时，要定期检查血压计袖带和血氧饱和度探头的松紧程度，以及肢体末端的血液循环状况，并定期更换监测部位，定时进行巡视。

第二十节　简易呼吸球囊辅助呼吸技术

简易呼吸球囊辅助呼吸技术是通过人工挤压球囊，打开前方活瓣，将氧气压入与患者口鼻贴紧的面罩内，达到人工通气的目的，是辅助或进行人工通气的常用技术，也是临床上最简单的一种人工机械通气方式。

【操作目的及意义】

改善通气：维持和增加机体通气量，纠正危及生命的低氧血症。

【操作步骤】

1. 评估

（1）环境评估：环境宽敞、明亮、舒适、安全，温湿度适宜。

（2）用物评估：用物准备齐全，排列有序且均在有效期内。

（3）患者评估：①健康状况：全身健康状况。既往史：有无心脏病、血液病，意识水平、呼吸状况和血氧饱和度，检查患者呼吸道是否畅通，用氧的安全性。②口腔状况：评估患者口内有无异物。③心理 – 社会状况：是否存在紧张、焦虑心理；对使用简易呼吸球囊辅助呼吸治疗的意义、方法的了解。

2. 操作准备

（1）护士准备：护士着装整洁、规范；洗手、戴口罩。

（2）物品准备：供氧装置；治疗盘内：简易呼吸器一套（面罩、呼吸囊、氧气连接管、储氧袋）、纱布、10ml 注射器、口咽通气道、弯盘；笔、听诊器；必要时准备压舌板、开口器、舌钳。

（3）患者准备：患者平卧，确保呼吸道通畅，口腔内无异物或活动义齿。

3. 操作方法

（1）检查：简易呼吸器各部件（面罩、单向阀、压力安全阀、球体、储气袋、连接管）性能是否完好；各部件是否连接紧密。

（2）判断意识：拍打双肩，同时于双耳侧呼唤。启动应急反应系统，通知相关医护人员准备抢救车及除颤仪，准确报告施救地点，确认抢救开始时间。

（3）判断颈动脉（气管外侧 2～3cm 胸锁乳突肌前缘凹陷处）搏动，去被，解开衣扣，观察胸部起伏，判断有无呼吸或喘息样呼吸，时间 5～10 秒。

（4）评估：颈椎无损伤，去枕平卧。

（5）检查呼吸道：轻柔地转动头部，检查口腔和鼻腔，清除任何可见的异物，如活动义齿，并为舌后坠患者放置适当的口咽通气管。

（6）连接氧气：将简易呼吸囊与氧气源相连，并将氧流量调节至 8～10L/min。

（7）人工辅助呼吸（位于患者头部一侧）：使用"EC"手法固定面罩（即一手拇指和示指呈"C"形，确保面罩紧密贴合患者面部，使面罩边缘完全密封；同时，该手的其余三根手指呈"E"形托起下颌，保持下颌角与耳垂的连线垂直于水平面，以确保面罩与口部的密封性）。另一只手挤压呼吸囊，以使胸廓充分抬起，频率保持在 10 次/分钟。

（8）观察：观察生命体征，包括血氧饱和度、面色以及四肢末梢循环状况，并报告抢救成功的时间。随后停止使用呼吸囊辅助通气，转为鼻导管或面罩吸氧。

（9）洗手，记录。

（10）用物处置。

4. 操作评价

（1）流程：用物准备齐全，放置合理，操作流程流畅。

（2）效果：操作规范、熟练，动作敏捷而迅速，确保操作方法的准确性，人工通气有效。

【操作重点及难点】

1. 在进行挤压过程时，应仔细观察以下效果：①胸廓是否正常起伏。②面罩内是否有雾气产生。③单向阀是否正常工作。④通过感受手挤压呼吸囊的阻力来判断气道是否通畅。⑤监测生命体征，特别是血氧饱和度是否有所改善。⑥观察面色和口唇是否变得红润。

2. 成人送气频率 10～12 次/分钟（5～6 秒送气一次），挤压吸呼比 1∶（1.5～2）；儿童及婴儿送气频率 12～20 次/分钟（3～5 秒送气一次）。

3. 成人每次潮气量：500～600ml；儿童：150～200ml（8ml/kg）；婴儿：30～50ml。

【注意事项】

1. 监测患者的呼吸频率和深度，观察发绀及血氧饱和度（SPO_2）的变化。

2. 在连接氧气设备时，确保氧气接口连接稳固。

3. 选择合适的球囊和面罩，以确保最佳的使用效果。

4. 人工通气时间应控制在合理范围内，仅适用于临时替代呼吸机的紧急情况。若需长期使用，应尽快建立高级人工气道并进行机械通气。

【操作并发症及处理】

1. 胃胀气和胃内容物反流误吸：立即停止辅助通气，并迅速清除食管及气管内的异物，确保呼吸道畅通无阻。若胃反流量较大，可实施气管插管以维持呼吸道的通畅。

2. 通气不足或过度通气：检查面罩与患者脸部的贴合情况，确保通过挤压气囊提供的潮气量和送气频率符合要求。

第二十一节　除　颤　术

电除颤是指通过施加特定量的电流冲击心脏，帮助心脏从异常的电活动状态中恢复，重新建立正常的窦性心律。这是一种在临床上广泛使用的急救技术。

【操作目的及意义】

除颤：建立正常心律，纠正患者心律失常。

【操作步骤】

1. 评估

（1）环境评估：环境宽敞、明亮、舒适、安全，温湿度适宜。

（2）用物评估：用物准备齐全，排列有序且均在有效期内。

（3）患者评估：①健康状况：全身健康状况。既往史：有无心脏病、血液病，意识状态，心脏情况，心律失常类型，是否有心脏起搏器，局部皮肤是否完整。②口腔状况：评估患者口内有无异物。③心理－社会状况：是否存在紧张、焦虑心理；对除颤治疗的意义、方法的了解。

2. 操作前准备

（1）护士准备：护士着装整洁、规范；洗手、戴口罩。

（2）物品准备：除颤仪、电极膏、吸氧装置、无菌纱布、急救药品、记录单、笔、快速手消毒液。

（3）患者准备：患者平卧在硬板床上或平地，无金属物品、导电物质，胸部区域充分暴露。

3. 操作方法

（1）判断意识：拍双肩，同时患者双耳侧呼唤，确认患者意识丧失，确认患者室颤，立即按呼叫铃，通知医生，记录抢救时间。

（2）评估：现场环境安全。

（3）体位：患者平卧，松开衣扣暴露胸部，左上肢外展。

（4）连接：除颤仪连接电源，开机，遵医嘱选择非同步或同步状态，选择除颤能量。准备电极板涂电极膏，确认电极板放置位置：心底部（胸骨右缘第二肋间）和心尖部（左侧第五肋间与腋前线的交点处），电极板中心在腋中线上；紧贴皮肤，两电极板之间相距 10～15cm。

（5）再次确认：患者需要除颤，充电，操作者及其他人未接触病床后，进行放电。

（6）观察：监测心律，判断是否需要再次进行除颤。确认患者无须进一步除颤后，清洁并检查除颤部位的皮肤状况。

（7）关机：关闭仪器，断开电源连接，清洁电极板后，确保除颤仪已充电并处于待用状态。

（8）洗手，记录。

（9）用物处置。

4. 操作评价

（1）流程：用物准备齐全，放置合理，操作流程流畅。

（2）效果：操作规范、熟练，患者的心律失常被及时发现并得到有效控制，确保患者安全，无皮肤灼伤等并发症。

【操作重点及难点】

1. 选择适当的除颤能量至关重要。

2. 准确放置电极板。

3. 正确进行充电与放电操作。

【注意事项】

1. 在对植入性起搏器的患者进行除颤时，应确保避开起搏器部位至少 10m。

2. 电极膏应均匀涂抹，两电极板之间的距离至少应保持在 10cm。

3. 在电极板与患者皮肤接触前，确保患者皮肤干燥。严禁使用酒精纱布，以防止灼伤。

4. 在放电前，必须确保无人接触患者和病床，以避免触电事故。若发生误充电，应在除颤仪上进行放电处理，切勿空放电，且严禁电极板相互撞击。

【操作并发症及处理】

1. 心律失常：保证电解质和酸碱平衡。在出现传导阻滞、窦性停搏或窦性阻滞的情况下，可使用异丙肾上腺素、阿托品等药物来提升心率和改善传导。

2. 低血压：通常这种情况是暂时性的，大多数情况下在几小时内可自行恢复。若血压持续下降并严重影响到重要器官的血液供应，则需持续静脉注射升压药物，例如去甲肾上腺素、多巴胺等。

3. 心肌损伤：需密切观察心电图和心肌酶的变化，并根据病情变化遵照医嘱使用血管活性药物。

4. 栓塞：应根据栓塞的具体位置进行相应的抗凝治疗。

5. 皮肤烧伤：轻微烧伤无须特殊处理，但若烧伤严重，则需涂抹创伤膏以保护受损的皮肤表面。

第二十二节　心肺复苏技术

心肺复苏是对由于外伤、疾病、中毒、意外低温、淹溺和电击等各种原因，导致呼吸停止、心脏停搏，必须紧急采取重建和促进心脏、呼吸有效功能恢复的一系列措施。

【操作目的及意义】

1. 挽救生命：通过实施基础生命技术，建立患者的循环、呼吸功能。

2. 保证重要脏器的血液供应。

【操作步骤】

1. 评估

（1）环境评估：环境宽敞、明亮、舒适、安全，温湿度适宜。

（2）用物评估：用物准备齐全，排列有序且均在有效期内。

（3）患者评估：①健康状况：全身健康状况。既往史：有无心脏病、血液病，呼吸和颈动脉搏动情况。②口腔状况：评估患者口内有无异物。③心理-社会状况：是否存在紧张、焦虑心理；对心肺复苏治疗的意义、方法的了解。

2. 操作准备

（1）护士准备：护士着装整洁、规范。

（2）物品准备：纱布、开口器、口咽通气管、弯盘、手电筒、舌钳、压舌板。

（3）患者准备：患者平卧于地面或硬板床。

3. 操作方法

（1）呼救：拍打患者双肩两侧、呼喊并判断意识、同时呼救、报告抢救开始时间。

（2）判断：判断患者有无呼吸；通过摸颈动脉搏动，气管侧 2~3cm、胸锁乳突肌前缘凹陷处有无大动脉搏动，检查时间 5~10 秒。

（3）检查：检查患者有无颈椎损伤，患者去枕平卧于硬板床上或地上，解开衣领和腰带，暴露胸部，保持头、颈、躯干在同一轴线上。

（4）选取部位：确定按压部位：两乳头连线中点。

（5）按压手法：一手掌根部放于按压部位，另一手平行重叠于其上，双手指交叉，两手手指紧紧相扣，手指不能接触胸壁皮肤。

（6）按压姿势：以髋关节为支点，挺直腰部，双手臂垂直，利用肩、肘、腕的力量向下按压胸廓，按压过程中身体无摇晃，按压时始终观察患者面部。

（7）按压深度与频率：使胸骨下陷 5~6cm，按压频率 100~120 次/分钟，放松时使胸廓充分回弹。

（8）观察口腔：清除口腔、气道内分泌物或异物，有义齿者应取下。

（9）开放气道：左手置于患者前额用力向下压，同时右手示指和中指置于患者下颌骨下缘，将颏部向前上抬起（如颈椎有损伤可采用托下颌法打开气道），保证气道开放成一条直线。

（10）人工呼吸：将纱布置于口部，捏鼻包嘴，一手捏住患者鼻孔，另一手保持托颏状态，吹气 2 次，每次通气量 400～600ml，10～12 次/分钟。吹气毕，放开鼻孔，让气体自然由口鼻逸出。按压与通气比为 30∶2。

（11）再次判断：按压与通气 5 个循环后判断呼吸、脉搏、意识等，观察时间 5～10 秒，如发生室颤，立即除颤。

（12）操作完毕，洗手，记录。

（13）用物处置。

4. 操作评价

（1）流程：用物准备齐全，放置合理，操作流程流畅。

（2）效果：操作规范、熟练，气道开放有效，心脏按压有效。

【操作重点及难点】

1. 按压的频率及深度。

2. 开放气道方法正确。

【注意事项】

1. 开放气道前判断是否有颈部外伤；有颈部外伤者，以双手抬颌法开放气道。

2. 胸外按压时要确保足够的速度和深度，尽可能不中断胸外按压，每次胸外按压后要让胸廓充分地回弹，以保证心脏得到充分的血液回流。

3. 人工通气时，避免过度通气。

4. 胸外按压时肩、肘、腕在一条直线上，并与患者身体长轴垂直。按压时，手掌掌根不能离开胸壁。

【操作并发症及处理】

1. 肋骨骨折：患者抢救成功后，遵医嘱石膏固定或者用外科手术等方法治疗。

2. 损伤性血、气胸：患者抢救成功后，行外科手术等方法治疗。

3. 心脏创伤：卧床休息，做心电监护，行进一步治疗。

第二章

口腔基础护理操作技术

第一节　四手操作技术

四手操作技术是指在口腔治疗全过程中，医生、护士采取舒适的坐位，患者采取放松的仰卧位，医护双手（四手）同时完成各项操作，平稳、准确而迅速地传递所用器械、材料，从而提高工作效率，保证工作质量的标准化牙科治疗操作技术。

【操作目的及意义】

1. 提高舒适度：降低医、护、患的压力和疲劳。

2. 提升工作效率：保持视野清晰，降低医护操作时长，缩短患者诊疗时间。

3. 保障质量与安全：高效医护配合，降低差错事故发生率，避免职业暴露。

【操作步骤】

1. 评估

（1）环境评估：环境宽敞、明亮、舒适、安全，温湿度适宜。

（2）用物评估：用物准备齐全、排列有序且均在有效期内。

（3）患者评估：①健康状况：全身健康状况。既往史：有无系统性疾病，重点评估有无血液病、传染病及过敏史等。②口腔状况：口腔局部状况，是否存在张口受限等。③心理－社会状况：配合程度，是否存在紧张、焦虑心理，对操作方法与意义的了解。

2. 操作准备

（1）护士准备：着装整洁，洗手，戴口罩，戴护目镜或防护面罩。

（2）物品准备：①口腔综合治疗台、医生和护士专用座椅、器械车

（柜）。②专科疾病诊疗所用设备、器械及材料。③口腔治疗盘、护目镜、凡士林、吸引器管等。

（3）患者准备：了解四手操作目的、方法、注意事项和配合要点。

3. 操作方法

（1）核对：与医生、患者核对操作牙位。

（2）接诊患者：迎接患者上椅位，指导含漱，系胸巾，佩戴护目镜。

（3）调节椅位：根据治疗牙位调节患者体位呈平卧位，诊疗椅背呈水平或抬高 7°~15°，脊柱放松，头顶部与口腔综合治疗台头托顶部相平，头托上下浮动不超过 8°，患者上颌的咬合面与地面垂直，头部左右可转动 45°。

（4）调节灯光：灯光开启后由腹部缓慢移动至口腔，再根据治疗牙位调节灯光照射角度，避免直射患者眼睛。上颌操作时灯光宜照射到𬌗平面或调至与地面约呈 90°角的位置，通过口镜反射照射在牙面上，下颌操作时灯光宜直接照射到牙面上，灯光到口腔的焦点距离宜为 60~80cm。

（5）医、护、患体位

1）医生体位：采用平衡舒适坐位。紧靠椅背就座，座椅椅背支持下背部；脚平放在地面上，大腿与地面平行或膝盖稍低于臀部。两腿自然分开；身体长轴及上臂垂直于地面，双肘部贴近肋部，双手保持在心脏水平；两瞳孔连线呈水平位，头部微向前倾，眼与患者口腔距离为 30~35cm。

2）护士体位：腰部贴近靠背，左肘部可放置于弯形靠背上；腿部宜与牙椅平行，尽可能靠近牙椅；大腿与地面平行，双脚放置于座椅脚踏环上，视线应高于医生视线 10~15cm。

3）患者体位：仰卧于口腔综合治疗台，靠背抬高 7°~15°，确保脊柱完全放松；头部转向不超过 45°，避免颈部过度扭曲或拉伸。

（6）医、护、患位置关系：以患者面部为中心假想成一个钟面，患者头顶为 12 点位。医生工作区为 7~12 点方向，右下颌操作常选 7~9 点位，左侧下颌操作多选 10~11 点位，上颌操作多选 12 点位。静止区为 12 点~2 点位，此区可以放置器械车（柜）。护士工作区为 2~4 点方向。传递区为 4~7 点位，便于医护进行器械的交换与传递。

（7）器械的握持方法：使用不同的器械，其握持方法不同，临床上常用的器械握持方法有六种，即握（执）笔式、改良握（执）笔式、掌握式、掌-拇式、指套式和抓持法。

（8）器械的传递方法：临床上常用的器械传递方法为握笔式传递法和掌-拇握式传递法。

1）握笔式传递法：护士的拇指、示指和中指握持器械的非工作端传递给医生，医生的拇指、示指和中指以握笔式接过器械后，护士松手。

2）掌－拇握式传递法：护士采用掌－拇握式握持器械的工作端传递给医生，确认医生握持稳固后松手。

（9）器械的交换方法：即医护进行器械交换的方法。临床上常用的器械交换方法为单手器械交换法和双手器械交换法，单手器械交换法又分为平行器械交换法和旋转器械交换法，其中平行器械交换法为临床最常用的器械交换方法，即护士左手的拇指、示指和中指握持下一步需要使用器械的非工作端于传递区，先用小指接过医生使用后的器械，将其勾回手掌中，再传递下一步需要使用的器械给医生。对于较大的器械或设备无法使用单手进行器械交换时，可使用双手器械交换法。

（10）吸引技术：通过负压系统吸除口腔诊疗过程中产生的冷却水、水雾、碎屑及唾液、血液的技术。临床上吸引器管的握持方法有握（执）笔式、掌－拇式和反掌－拇式握持。强力吸引器管常选用掌－拇式和反掌－拇式握持。

（11）诊疗结束：将椅位复位，指导患者漱口，传递纸巾嘱患者擦拭口周，取护目镜、胸巾，引导患者至休息区行术后健康宣教，必要时预约复诊时间。

（12）用物处置。

4. 操作评价

（1）流程：严格遵循无菌原则及四手操作技术必需的节力、安全、高效原则，医护全程操作协调，配合默契。

（2）效果：握持、传递与交换器械方法正确，操作过程患者无不适。

【操作重点及难点】

1. 根据治疗牙位正确调节椅位及患者体位，避免出现头低脚高位以引起患者不舒适或紧急状况发生。

2. 治疗过程中及时调节灯光，并注意避免灯光直射患者眼睛及避免医护手部出现投射阴影影响操作视野。

3. 熟悉治疗步骤及所需器械、设备，传递和交换器械、设备应位于传递区，遵循稳、准、轻、快原则，保证无错误、无污染、无碰撞，保障医、护、患的安全。

4. 诊疗操作全过程中，应及时吸去患者口腔内的唾液、水及碎屑等，保持诊疗部位的视野清晰。使用吸引技术时，吸引位置应正确，避免遮挡医生视线及引起患者咽反射，动作应轻柔，避免损伤患者黏膜。可配合三用枪使用，协助医生冲洗、干燥操作牙位。

【注意事项】

1. 遵循节力、安全及身体动作分级原则，避免医护压力过度累积和疲劳加剧。

2. 掌握诊疗先后次序、器械传递与交换的原则，严禁在患者头面部进行传递与交换，避免意外伤害。

3. 传递锐利器械时，应采取保护措施，避免发生职业暴露。

4. 灵活使用吸引技术，保持术野清晰，避免干扰操作。

5. 诊疗全过程应密切观察患者病情变化及个人需求，保障患者安全，提升就诊体验。

【操作并发症及处理】

1. 职业暴露：停止操作，立即启动职业暴露应急预案。

2. 牙龈损伤：操作轻柔，避免过度压迫牙龈，如有损伤，局部涂抹消炎或镇痛药物。

3. 黏膜损伤：吸引导致黏膜出现损伤时，应禁止在该部位再次吸引，更换部位采取点吸或滑动方法进行吸引。

4. 软组织损伤：立即停止操作，根据损伤程度，对症处理，必要时遵医嘱局部涂抹红霉素软膏或给予止血、缝合处置。

第二节 橡皮障隔离术

橡皮障隔离术是指采用橡皮障布隔离牙齿，解决口腔治疗操作中的唾液、血液、牙体碎屑等隔离问题，提高工作效率和保障患者安全，是目前牙体修复和牙髓治疗过程中最有效的隔离方法。

【操作的目的及意义】

1. 隔湿：保持手术视野清晰。

2. 隔离：防止器械误吞、误吸。

【操作步骤】

1. 评估

（1）环境评估：环境宽敞、明亮、舒适、安全，温湿度适宜。

（2）用物评估：橡皮障及辅助用物准备齐全、排列有序且均在有效期内。

（3）患者评估：①健康状况：全身健康状况。既往史：有无系统性疾病、传染病及过敏史，重点评估有无颞下颌关节疾病与橡胶过敏史。②口腔状况：口角黏膜有无受损，隔离牙位邻牙间隙及局部清洁状况。③心理－社会状况：配合程度，是否存在紧张、焦虑心理，对操作方法与意义的了解。

2. 操作准备

（1）护士准备：着装整洁，洗手，戴口罩，戴护目镜或防护面罩。

（2）物品准备：橡皮障布、打孔器、橡皮障夹、橡皮障夹钳、橡皮障支架、口镜、探针、润滑剂、牙线、楔线、钝头充填器、牙科冲洗空针、封闭剂、咬垫、棉签、记号笔、隔离纸巾等。

（3）患者准备：了解橡皮障隔离术的目的、方法、注意事项和配合要点。

3. 操作方法

（1）核对：与医生、患者核对操作牙位。

（2）保护：传递涂抹润滑剂的棉签给医生行口唇及唇角保护。

（3）检查：传递口镜及探针给医生检查隔离牙卫生情况及与邻牙间隙情况。

（4）定位：检查橡皮障布完整无破损、弹性良好，粗糙面向上、光滑面向下放置；并根据隔离牙齿标记牙位孔和定位孔。

（5）打孔：根据隔离牙齿位置选择合适的孔洞进行打孔，确保打孔成功，孔洞边缘光滑无破损。

（6）试夹：选择合适的橡皮障夹，取适量的牙线缠绕橡皮障夹的翼部及弓部，传递给医生试夹。

（7）安装

1）橡皮障布优先法：将橡皮障布传递给医生，协助其放置在隔离牙齿后，再传递装有橡皮障夹的橡皮障夹钳，协助其安装在隔离牙齿上。

2）橡皮障夹优先法：传递橡皮障夹给医生，协助其安装至隔离牙后，再传递打好孔的橡皮障布，用钝头充填器协助由弓部至翼部安装至橡皮障夹下面。

3）弓法：先将橡皮障布安装至橡皮障夹弓部，然后传递给医生安装至隔离牙齿，再用钝头充填器将橡皮障布从弓部安装至翼部下面。

4）翼法：临床上最常用的方法。先将橡皮障布安装至橡皮障夹的两翼，然后用橡皮障夹钳夹住传递给医生，待医生安装至隔离牙齿后，再传递钝头充填器，协助医生将橡皮障布安装至翼部下面。

（8）固位：传递牙线给医生，协助将橡皮障布安装到位。

（9）咬垫：必要时，传递咬垫给医生，放置在隔离牙齿对侧。

（10）安装支架：根据治疗需要，可采用支架在上橡皮障布在下方法或支架在下橡皮障布在上方法，医护共同安装支架。

（11）封闭性检查：传递抽吸有0.9%氯化钠溶液的牙科用冲洗空针给医生行封闭性检查，待其静待10秒后无渗漏为宜。

（12）拆除橡皮障：清洁橡皮障布后，拆除橡皮障系统。

（13）用物处置。

4. 操作评价

（1）流程：用物准备齐全，放置合理，操作过程流畅。

（2）效果：技术熟练，充分暴露视野，隔离效果良好，患者无不适。

【操作重点及难点】

1. 确保打孔成功，如遇到错位牙、多颗牙或牙列缺损时应注意及时调整孔洞距离。

2. 打孔器孔洞内有残留橡皮障布时，应用气枪吹尽，避免用探针等尖锐器械处理。

3. 试夹时要拴保护线，避免橡皮障夹断裂发生误吞、误吸。

4. 采用翼法安装时，将橡皮障夹安装至隔离牙齿上时应注意近远中方向牵拉，避免橡皮障布堆积在橡皮障夹下面。

5. 安装橡皮障支架后应充分暴露治疗区域。

【注意事项】

1. 橡皮障布应保存在阴凉干燥处且在有效期内，避免老化变脆造成撕裂。

2. 操作时应动作轻柔，避免将橡皮障夹夹到牙龈上。

3. 安装好的橡皮障避免遮挡患者鼻部。

4. 有橡胶过敏史的患者可采取非橡胶材料橡皮障布或采用隔离纸巾进行隔离，避免发生过敏反应。

5. 拆除橡皮障后应检查口内是否有遗留橡皮障碎屑，避免误吞误吸。

【操作并发症及处理】

1. 橡皮障夹误吞/误吸：立即停止操作，启动应急预案，行相应急救处理。

2. 橡胶过敏：立即取下橡皮障，冲洗，冷敷，必要时予以药物治疗。

3. 颞下颌关节脱位：立即取下橡皮障，进行复位或转诊至颞下颌关节科。

第三节　口腔冲洗技术

口腔冲洗技术是指利用特制的装置，使用具有清洁或治疗作用的液体以一定的压力注入口腔，去除口内分泌物及坏死组织，达到清洁、抗感染、促进伤口愈合的作用，是颌面外科常用的口腔护理方法。

【操作目的及意义】

1. 清洁：保持口腔清洁、湿润。

2. 除味：去除患者口腔异味、牙垢。

3. 抗感染：有效减少口腔内的细菌、真菌。

4. 促进伤口愈合。

【操作步骤】

1. 评估

（1）环境评估：环境宽敞、明亮、舒适、安全，温湿度适宜。

（2）用物评估：用物准备齐全，排列有序且均在有效期内。

（3）患者评估：①健康状况：全身健康状况。既往史：有无血液病、过敏史。②口腔状况：评估患者伤口有无渗血和渗液、假膜形成，口内有无活动义齿。③心理 – 社会状况：意识状态，是否存在紧张、焦虑心理；对口腔冲洗治疗的意义、方法的了解。

2. 操作准备

（1）护士准备：着装整洁，洗手，戴口罩，戴护目镜或防护面罩。

（2）物品准备：①治疗盘内：吸痰杯 1 个、0.9% 氯化钠溶液、一次性手套、吸痰管 1 根、压舌板 1 个、棉签 2 根。②治疗盘外：冲洗用漱口液、冲洗器、手电筒、石蜡油、弯盘、治疗巾、快速手消毒液等其他物品。③负压吸引装置。

（3）患者准备：了解口腔冲洗技术的目的、方法、注意事项和配合要点。

3. 操作方法

（1）核对：携用物至患者床旁，核对患者信息与医嘱单一致。

（2）负压压力调节：检查负压吸引装置是否通畅，调节压力为 0.04 ～ 0.06MPa，已达到冲洗的最佳吸引力。

（3）调整输液架位置，移床旁桌、床旁椅。

（4）体位：抬高床头 30°，协助患者仰卧，头偏向护士一侧，以利于操作，避免呛咳。

（5）铺巾置盘：消毒双手，戴口罩，移治疗盘于床旁桌上，打开治疗盘。取治疗巾围于患者颌下，置弯盘于口角旁，以保护患者衣物不被浸湿。

（6）检查：用棉签蘸取 0.9% 氯化钠溶液浸润患者嘴唇，用压舌板轻轻拉开患者口角，观察口腔卫生状况和黏膜情况，观察口腔内牙弓夹板、结扎丝有无脱落、断开、移位以及口腔卫生情况。

（7）排气：挂漱口液瓶于输液架上，排气，关闭开关。

（8）连接：左手戴上手套，并将吸痰管连接负压吸引装置，将吸痰管放入 0.9% 氯化钠溶液中试吸，评估负压是否通畅。

（9）冲洗：嘱患者张口，右手持冲洗管，将管出水端靠近口腔冲洗的部位，左手持吸痰管配合吸液，边冲边吸。在冲洗过程中应注意观察患者有无误吸呛咳。冲洗顺序与口腔护理方法相同。

（10）冲洗完毕，取下吸痰管及手套，弃于医疗废物桶内，取下漱口液放于治疗车下层。

（11）再次检查：再次检查口腔清洁情况，评价口腔冲洗效果和口唇干燥情况，必要时用石蜡油轻轻涂在口唇上。

（12）操作后处理：①撤去弯盘和治疗巾，撤去治疗盘。②协助患者取舒适体位，整理床单位，便于患者休息。③移回床旁桌、床旁椅；洗手，取下口罩，做好记录。

（13）健康指导：向患者讲解饮食知识，应进食无渣或少渣饮食，少量多餐，每次进食完毕后，应及时清洁口腔。

（14）用物处置。

4. 操作评价

（1）流程：用物准备齐全，放置合理，操作流程流畅。

（2）效果：操作规范、熟练，口腔内无食物残渣，口腔内伤口无出血，冲洗时患者无恶心、呕吐、呛咳、误吸等现象，口腔内结扎丝、托槽和𬌗板无脱落移位，咬合关系正常。

【操作重点及难点】

1. 口腔冲洗的顺序需按照左外侧面，由臼齿洗向门齿，同法冲洗牙齿右外侧面，冲洗牙齿左上内侧面、左上咬合面、左下内侧面、左下咬合面，弧形擦洗左侧颊部。同法冲洗右侧牙齿。

2. 冲洗时要注意灵活调整冲洗压力，及时吸出口内多余液体，避免打湿衣服。

【注意事项】

1. 患者选择适宜温度的漱口水，避免冷热刺激引起牙龈出血等不适。

2. 应根据冲洗部位调整冲洗压力，避免压力过大导致黏膜损伤。

3. 及时吸出冲洗液或分泌物，避免患者发生误吸。

4. 冲洗时，吸痰管尽量避免接触患者咽喉部，以免引起恶心、呛咳。

5. 冲洗前后都应注意观察患者口腔黏膜和口内伤口情况。

6. 患者操作中动作应轻柔，避免损伤黏膜及牙龈。

【操作并发症及处理】

1. 误吸：立即停止操作，使患者置于侧卧位，行相应急救处理。

2. 口角牵拉伤：立即停止操作，观察伤口情况，必要时行药膏涂抹治疗。

3. 创面出血：立即停止操作，查找出血部位及原因，通知医生，行相应处理。

第四节　口腔局部冲洗上药术

口腔局部冲洗上药术是指使用冲洗液和药物对口腔局部进行冲洗、治疗，以达到清洁、抗感染、止痛等治疗目的的一种方法。

【操作目的及意义】

1. 清洁：去除口腔局部病变区域的细菌和食物残渣。

2. 抗感染：减轻局部炎症，促进病变组织愈合。

3. 止痛：缓解患者疼痛症状。

【操作步骤】

1. 评估

（1）环境评估：环境宽敞、明亮、舒适、安全，温湿度适宜。

（2）用物评估：用物准备齐全、排列有序且均在有效期内。

（3）患者评估：①健康史：全身健康状况。既往史：有无系统性疾病，重点评估有无血液病、传染病及过敏史。②口腔状况：口腔黏膜完整性。③心理-社会状况：配合程度，是否存在紧张、焦虑心理，对操作方法与意义的了解。

2. 操作准备

（1）护士准备：着装整洁，洗手，戴口罩，戴护目镜或防护面罩。

（2）物品准备：0.9%氯化钠溶液、药物（根据治疗需要选择0.12%葡萄糖氯己定溶液、3%过氧化氢溶液、碘甘油或盐酸米诺环素软膏等）、棉签、口镜、探针、牙科冲洗用空针、一次性注射器、棉球、隔离纸巾、凡士林等。

（3）患者准备：了解口腔局部冲洗上药术的目的、方法、注意事项和配合要点。

3. 操作方法

（1）核对：与医生、患者再次核对操作牙位及治疗药物。

（2）保护：传递蘸有凡士林的棉签给医生进行口角保护。

（3）检查：传递口镜及探针给医生检查病变区域情况。

（4）冲洗：根据需要选择合适的牙科冲洗用空针，将0.9%氯化钠溶液或药物注入病变区域，进行冲洗。

（5）上药：用棉签或注射器等方式将药物涂抹或注射到病变区域。

（6）清理：使用棉球清理口腔内多余的药物，及时吸引多余冲洗液。

（7）用物处置。

4. 操作评价

（1）流程：严格遵守无菌操作原则，操作过程流畅。

（2）效果：冲洗药物选择合理，冲洗浓度适宜，操作过程患者无不适。

【操作重点及难点】

1. 冲洗时注意控制冲洗力度，避免损伤黏膜。

2. 上药时确保药物均匀涂抹，覆盖整个病变区域。

3. 操作过程中注意患者的舒适度，避免引起疼痛。

【注意事项】

1. 药物应妥善保存，避免污染和过期。

2. 操作前注意检查冲洗针头连接是否紧密，避免冲洗过程中针头脱落。

3. 操作时应动作轻柔，避免刺激患者。

4. 上药后应告知患者注意事项，如避免立即进食等。

5. 对药物过敏的患者应选择合适的替代药物，避免引发过敏反应。

6. 操作结束后检查口腔内是否有残留的棉球、棉签或冲洗液等，避免误吞误吸风险。

【操作并发症及处理】

1. 药物过敏：立即停止使用该药物，进行冲洗，必要时予以药物治疗。

2. 口腔黏膜损伤：暂停操作，进行局部处理，如涂抹消炎药膏等。

3. 误吸药物：立即停止操作，进行应急处理。

第五节　计算机程控局部麻醉技术

计算机程控局部麻醉技术通过计算机控制麻醉药物的注射速度和剂量，以实现更加精确和安全的麻醉效果。这种技术的目的在于减少患者在麻醉过程中的疼痛和不适，提高麻醉的效率和安全性。

【操作目的及意义】

1. 精准麻醉：提高治疗效率，提升医疗质量。

2. 减轻疼痛：提升患者配合程度，提高患者满意度。

【操作步骤】

1. 评估

（1）环境评估：环境宽敞、明亮、舒适、安全，温湿度适宜。

（2）用物评估：用物准备齐全、排列有序且均在有效期内，计算机程控局部麻醉仪性能良好。

（3）患者评估：①健康史：全身健康状况。既往史：有无系统性疾病、传染病史，重点评估既往麻醉以及手术史、药物过敏史。②口腔状况：评估口腔黏膜的完整性，观察是否有破损、溃疡、炎症等病变；评估牙齿和牙周组织的状况，包括牙齿的松动度、龋坏程度、牙周袋的深度等；确定需要进行麻醉的部位和范围；评估口腔内是否有肿胀、肿物等异常情况。③心理 - 社会状况：患者的配合程度，是否存在紧张、焦虑心理，以及对操作方法与意义的了解。

2. 操作准备

（1）护士准备：着装整洁，洗手，戴口罩，戴护目镜或防护面罩。

（2）物品准备：口镜、牙用镊、探针、吸引器管、防护膜、口杯、敷料、凡士林棉签、表面麻醉剂、无菌棉签、碘伏棉签、卡局芯式麻醉剂、驱动装置、一次性带柄注射器针头、脚踏。

（3）患者准备：①了解计算机程控局部麻醉技术的目的、方法、注意事项和配合要点。②签署知情同意书。

3. 操作方法

（1）调节椅位：根据注射部位调节患者椅位。

（2）核对信息：核对局部麻醉药的名称、浓度、剂量、有效期及患者身份信息。

（3）检查设备：检查设备是否齐全：主机、电源线、脚踏等。

（4）连接线路：连接电源线、脚踏线。

（5）带柄注射针头准备：根据注射方法选择一次性带柄注射针头规格。

（6）放置药物：打开开关，评估仪器状态，消毒卡局芯式麻醉剂两端待用，取出一次性带柄注射针头，将卡局芯式麻醉剂插入一次性带柄注射针头的药筒盒内就位，将手柄插入计算机程控局部麻醉装置的针头帽插屉内备用，再将药筒盒的开口端插入装置顶部的插槽内，并逆时针旋转 1/4 周固定，药筒盒与驱动装置连接好后，设备将自动排出导管及针头中的空气。

（7）消毒：准备无菌棉签、表面麻醉剂、碘伏棉签。

（8）传递手柄：将注射器手柄递予医生，同时协助医生取下注射针帽并放回针帽插孔。注射过程中根据诊室环境，设置合适的音量并随时观察仪器的工作状态。

（9）漱口：协助患者漱口。

（10）取出药物：按住自动排气/回缩按键 4 秒，活塞会自动回缩至底部，顺时针旋转 1/4 周，取出卡局芯式麻醉剂，手柄与卡式安瓿放入锐器盒。

（11）术后宣教：治疗完毕，向患者交待注意事项。

（12）用物处置：分类处理治疗后器械消毒、灭菌备用。

4. 操作评价

（1）流程：用物准备齐全，放置合理，操作流程流畅。

（2）效果：技术熟练，严格执行无菌原则，患者无不适。

【操作重点及难点】

1. 麻醉过程中密切观察患者全身情况，若有不适应立即停药，必要时进行生命体征监测，避免出现不良反应。

2. 该技术涉及复杂的计算机程序和设备操作，操作人员应掌握设备的参数设置以及故障排除方法，避免因设备操作不当或设备故障导致麻醉中断或效果不佳。

3. 传递注射器手柄时，针头斜面方向应与所注射部位的牙周膜方向一致。

【注意事项】

1. 安装和拆卸药筒时应一步到位，避免在插槽内来回旋转。

2. 麻醉过程中，注射器的放置位置应保持在患者的视线之外，避免对患者造成视觉恐惧。

3. 整个操作过程中，嘱患者如有不适，举左手示意，以避免针刺伤发生。

4. 传递和拆除计算机程控局部麻醉系统时必须严格遵守操作原则，注意安全防护，尤其是操作结束后应将预弯针头复形后再单手回套针帽，避免针刺伤发生。

5. 嘱患者麻醉术后 1～2 小时内勿咬嘴唇，慎用患侧咀嚼，勿食过烫食物，以免咬伤与烫伤。

【操作并发症及处理】

1. 血肿：①立即停止注射，压迫止血。②局部冷敷，减轻肿胀和疼痛。③24 小时后可改为热敷，促进血肿吸收。④若血肿较大，影响呼吸或其他重要功能，应及时就医进行手术处理。

2. 感染：①局部加强消毒，保持清洁。②给予抗生素治疗。③若形成脓肿，应及时切开引流。

3. 神经损伤：①立即停止注射。②给予神经营养药物，如维生素 B_1、维生素 B_{12} 等。③进行物理治疗，如针灸、按摩等，促进神经恢复。④定期复查，观察神经恢复情况，若神经损伤严重且长时间不恢复，应请神经外科医生会诊。

4. 局部麻醉药中毒：①立即停止注射局部麻醉药。②保持呼吸道通畅，给予氧气吸入。③若出现惊厥，可给予地西泮等镇静药物。④维持循环功能，如补充血容量、使用升压药等。⑤密切观察病情变化，及时进行对症处理。

5. 过敏反应：①立即停止使用可疑的局部麻醉药。②轻者可给予抗过敏药物，如苯海拉明、氯雷他定等。③重者应立即进行抢救，如皮下注射肾上腺素、给予糖皮质激素、保持呼吸道通畅等。

第六节 牙周塞治剂调拌技术

牙周塞治剂是用于牙周手术后的特殊敷料，在牙周手术后将其覆盖在术区表面，可以保护创面，同时起到压迫止血和固定龈瓣的作用。

【操作目的及意义】

1. 保护创面：手术后创面的保护。

2. 止血：压迫手术创面，减少术后出血。

3. 固定龈瓣：保证龈瓣附于骨面，有利于愈合。

【操作步骤】

1. 评估

（1）环境评估：环境宽敞、明亮、舒适、安全，温湿度适宜。

（2）用物评估：用物准备齐全，排列有序且均在有效期内；塞治剂未受潮，丁香油质地清澈。

（3）患者评估：①健康史：全身健康状况。既往史：有无系统性疾病，重点评估有无血液病及过敏史，有无长期使用激素或抗代谢药物。②口腔状况：评估手术创面大小。③心理 – 社会状况：配合程度，是否存在紧张、焦虑心理，对牙周塞治术方法与意义的了解。

2. 操作准备

（1）护士准备：着装整洁，洗手，戴口罩。

（2）物品准备：调拌包（玻板一块、金属调拌刀两把、牙用镊一把）、瓶镊罐、牙周塞治剂、丁香油、取粉勺、75% 乙醇棉球、棉球/棉签、0.9% 氯化钠溶液。

（3）患者准备：了解牙周塞治术的目的、方法、注意事项及配合要点。

3. 操作方法

（1）核对：检查用物有效期、材料名称、性状。

（2）操作台准备：打开调拌包，取一把调拌刀置于玻板右侧，将牙用镊和另一把调拌刀放于玻板左侧，调整玻板位置于调拌包中间。

（3）取材料：再次核对塞治剂、丁香油有效期；根据手术区面积大小，取适量塞治剂和丁香油在玻板上，粉液比例为3∶1。

（4）分粉：左手拇指及示指固定玻板下方，手指不能超过玻板边缘1cm，右手持金属调拌刀，将粉剂逐次分为3等份。

（5）调拌：将第一份塞治剂加入丁香油中，采用旋转推开折叠法将粉液混合，同样方法加入第二份、第三份，每次加粉后充分碾压材料，确保粉液充分混合，直至调成面团状，并形成与手术创口大小形状相似的条状。调拌时间1~2分钟。

（6）材料放置：协助医生将牙周塞治剂分段或整条送入创面，传递0.9% 氯化钠溶液棉球或棉签加压成形，使材料厚薄均匀、宽窄适宜、表面光滑地附着于手术创面，及时清理多余材料。

（7）用物处置：用镊子取乙醇棉球擦拭调拌刀，再从上往下、从左至右依次擦拭玻板。

4. 操作评价

（1）流程：用物准备齐全，放置合理，操作流畅，调拌手法正确，规定时间内完成调拌。

（2）效果：材料质地均匀、细腻、软硬度适宜。

【操作重点及难点】

1. 严格按照说明书比例准确取粉剂和液剂，以确保塞治剂的硬固时间和硬度适中。

2. 正确选用塞治剂类型，确保塞治剂与牙周组织的相容性。

3. 控制调拌时间，避免塞治剂提前硬固。

4. 调拌手法熟练，以确保塞治剂粉、液混合充分且均匀无气泡。

【注意事项】

1. 术前应充分评估患者情况，避免出现牙周塞治剂或丁香油过敏反应。

2. 牙周塞治剂调拌的硬度取决于手术的种类：牙龈切除术时应偏硬，能较好地起到压迫止血的功能；翻瓣术或骨成形术时应较软，避免过度压迫软组织或造成龈瓣移位，不利于伤口愈合。

3. 牙周塞治剂放置时应让开系带，避免塞治剂硬固后妨碍系带的活动。

4. 严格遵循无菌技术原则，避免调拌过程中污染器械及材料。

【操作并发症及处理】

1. 过敏反应：立即取出塞治剂，用0.9%氯化钠溶液冲洗手术区域及相应黏膜，必要时给予抗过敏治疗。

2. 塞治剂脱落：检查调拌是否均匀，放置时确保塞治剂与牙周组织充分贴合。

3. 牙龈损伤：操作时注意力度，避免过度压迫牙龈。

4. 感染：严格遵守无菌操作规程，必要时术后给予抗生素预防感染。

第七节 藻酸盐印模材料调拌技术

藻酸盐印模材料是一种弹性不可逆的水胶体印模材料。常用的有藻酸钠、藻酸钾、藻酸铵，分为粉剂型和糊剂型两种。粉剂与水调和使用，糊剂与胶结剂配合使用。藻酸盐印模材料凝固后具有适度的柔软性和弹性，用于口腔印模的制取。

【操作目的及意义】

制取模型：用于口内印模的制取。

【操作步骤】

1. 评估

（1）环境评估：环境宽敞、明亮、舒适、安全，温湿度适宜。

（2）用物评估：用物准备齐全、排列有序且均在有效期内。

（3）患者评估：①健康状况：全身健康状况，有无病史及材料过敏史。②口腔情况：口腔状况良好，口腔黏膜无破损、无溃疡。③心理－社会状况：是否存在紧张、焦虑心理，对藻酸盐印模材料取模流程及注意事项的了解情况。

2. 操作准备

（1）护士准备：着装整洁，洗手，戴口罩，戴护目镜或防护面罩。

（2）物品准备：藻酸盐粉剂印模材料、清水、托盘、量杯、橡皮调拌碗、调拌刀。

（3）患者准备：了解藻酸盐印模材料取模的目的、方法、注意事项和配合要点。

3. 操作方法

（1）操作前准备：操作前检查用物均在有效期内，印模材料无潮解、清水澄清、无杂质；核对患者信息，确认治疗牙位、修复方式及材料用量；与患者进行有效的沟通，指导患者配合医生完成印模制取以减轻制取过程中的不适感，将椅位调节至适宜的舒适体位并指导患者进行漱口；根据患者牙弓大小、形态选择合适的托盘，协助医生试托盘。

（2）调拌材料

1）按产品说明书中水粉比的要求，先取适量的粉于橡皮碗内，再加入适量的水。

2）左手将橡皮碗握在掌心，右手握住调拌刀，将材料与水轻轻混匀，混合时注意动作轻柔，以免将材料溅出橡皮碗，干扰后续操作。

3）待材料充分混合均匀后，左手将橡皮碗向下倾斜45°，右手使调拌刀的刀面与橡皮碗碗壁接触，用刀面进行碾压、刀尖推赶、刀刃收刮的方式快速进行调拌，调拌时间参照产品说明书要求，调拌转速200转/分钟。

4）调拌过程中，左手大拇指沿顺时针方向推动橡皮碗，使橡皮碗在掌心内旋转，右手同时沿顺时针方向转动手腕交替使用调拌刀的刀面和刀刃，一边调拌一边收刮，使材料调拌均匀且橡皮碗壁没有材料残留。

5）材料调拌均匀后，用调拌刀在橡皮碗内反复对材料进行挤压、排气。

6）将调拌好的材料上托盘。上颌托盘：先将材料在碗壁收成团状，用调拌刀将形成团状的材料从托盘最高处腭顶中央盛入，然后左右推入，盛入上颌托盘。将碗内剩余材料收整干净，清理调拌碗和调拌刀；下颌托盘：材料调拌好后，先用调拌刀将材料在橡皮碗碗壁挤压形成条状，然后将条状材料由托盘远中端向近中端旋转盛入下颌托盘，清理调拌碗和调拌刀。

（3）印模消毒与灌注：待材料凝固后，协助医生将托盘从患者口内取出。用流动水冲洗印模，冲洗掉印模表面的污渍和微生物。用密闭容器将印模送至模型室进行消毒并灌注。

（4）用物处置：操作后用物分类处置，消毒备用。

4. 操作评价

（1）流程：用物准备齐全，放置合理，操作流程流畅。

（2）效果：调拌完成的材料光滑、细腻、无颗粒，具有良好的流动性，可塑性强，能保证印模材料的强度和弹性，准确有效地记录患者口内的情况；材料取量适中，装入托盘均匀、无缺隙、无浪费。

【操作重点及难点】

1. 橡皮碗握于左手手指指腹，掌心悬空，右手轻握调拌刀。

2. 调拌过程中左手大拇指沿顺时针方向推动橡皮碗，右手同时沿顺时针转动手腕。

3. 调拌方法为：刀面碾压、刀尖推赶、刀刃收刮。

【注意事项】

1. 调拌器具应保持清洁、干燥，材料取用后应加盖密封存放，以免材料潮解。

2. 调拌时材料取量适中，水粉比按产品说明书要求进行取量，调拌好的材料装入托盘应均匀、无缺隙、无浪费。

3. 藻酸盐印模材料的固化时间受水温的影响。水温升高或降低或相应地缩短可延长材料的凝固时间。

4. 制取完成的印模应及时进行石膏模型的灌注，防止印模中的水分丢失引起体积变化，从而影响石膏模型的精确度。

【操作并发症及处理】

呛咳：取模时一旦发生呛咳，立即停止操作，指导患者调节呼吸方法，用鼻吸气、嘴呼气以减轻不适反应。

第八节 手用硅橡胶印模材料调拌技术

硅橡胶是一种高分子弹性印模材料，是应用于一步法及二步法印模技术的加成型硅橡胶，由重体和轻体两部分组成。重体主要由油泥状的基质和催化剂两部分组成，具有弹性好、精确度高、体积变化小等特点。手用硅橡胶印模材料调拌技术是指采用规范的操作手法将重体的基质和催化剂进行充分混合，达到符合印模制取需要的性状的一项操作技术。适用于各类修复治疗的精细印模制取。

【操作目的及意义】

1. 制取印模：精细印模的制取。

2. 制作导板：提高修复精度。

【操作步骤】

1. 评估

（1）环境评估：环境宽敞、明亮、舒适、安全，温湿度适宜。

（2）用物评估：用物准备齐全、排列有序且均在有效期内。

（3）患者评估：①健康状况：全身健康状况、呼吸系统状况。既往史：有无长期使用激素或抗代谢药物，有无橡胶过敏史。②口腔状况：口腔软组织情况，口内余留牙情况，牙弓大小以及有无正畸托槽。③心理 - 社会状况：是否存在紧张、焦虑心理；对手用硅橡胶印模材料调拌技术的了解程度。

2. 操作准备

（1）护士准备：着装整洁，洗手，戴口罩，戴护目镜或防护面罩。

（2）物品准备：硅橡胶印模材料、轻体自动混合枪、一次性混合头、口内注射头、计时器、钢性托盘、量勺、纸巾、调拌刀、调拌纸等。

（3）患者准备：了解手用硅橡胶印模材料调拌技术的目的、注意事项及配合要点。

3. 操作方法

（1）核对：与医生、患者再次核对操作项目与牙位。

（2）保护：传递涂抹润滑剂的棉签给医生行口唇及唇角保护。

（3）检查：检查所需物品的有效期。设定计时器时间，待用。

（4）试托盘：护士根据患者口内情况、牙弓大小等选取合适的钢性托盘传递予医生，协助医生试托盘。托盘试好后，护士用纸巾接过，放置在治疗盘内待用。

（5）模型制取

1）护士将安装好的轻体自动混合枪递予医生。

2）用量勺按1∶1的比例分别取基质和催化剂，用调拌刀切除多余材料，置于调拌纸上，取后及时为基质和催化剂加盖。

3）清洁量勺及调拌刀。

4）护士用双手指腹将基质和催化剂快速进行混合揉捏，直至材料混合均匀、无花斑纹。

5）将混合好的材料搓成条状放入托盘内，用手指轻压出牙列形状并在工作区压 6mm 浅凹，同时医生用自动混合枪将轻体材料注入患者口内工作区的牙体上。

6）护士接过自动混合枪，并将托盘递予医生放入患者口内取模。

7）启动计时器。

8）材料凝固过程中要随时观察患者的感受并给予相应的指导，减少患者的不适感。

9）材料凝固后，协助医生将托盘从患者口内取出。

（6）模型处置

1）在流动水下冲洗印模，冲洗掉表面的污渍和微生物。

2）将印模置于密闭容器中静置 30 分钟后，再送至模型室进行消毒并灌注。

（7）用物处置：调节椅位，协助患者整理面容。分类处理用物，消毒备用。

4. 操作评价

（1）流程：用物准备齐全，放置合理，操作流程流畅。

（2）效果：技术熟练，操作过程中医护配合无误，材料揉捏均匀，印模成功制取。

【操作重点及难点】

1. 调拌材料时应手法正确，用指腹充分混合揉捏材料，调拌出的材料均匀、细腻、无花纹斑，符合临床要求。避免使用指尖或掌心，导致材料在混合时受力不均或掌心温度较高，加速材料的凝固，进而影响印模的制取。

2. 在操作时护士应用清洁的裸手或戴厂家提供的手套进行材料揉捏，避免油污或硫化物对硅橡胶的聚合产生影响，导致印模制取失败。

【注意事项】

1. 重体材料取量时，应严格按照比例要求进行制取，取后及时加盖，避免材料被污染。

2. 由于硅橡胶印模材料的强度较大，应选用钢性托盘进行印模制取，避免模型变形。

3. 硅橡胶有弹性记忆恢复时间，印模制取后应静置 30 分钟再进行石膏模型的灌注。

4. 患者口内余留牙松动度较大、倒凹多、有正畸装置等，不建议使用硅橡胶印模材料制取模型。

【操作并发症及处理】

橡胶过敏：立即取出，清除口内残留材料，冲洗，冷敷，必要时予以药物治疗。

第九节　机调硅橡胶印模材料调拌技术

硅橡胶是一种高分子弹性印模材料，由重体和轻体两部分组成。机调硅橡胶印模材料调拌技术是指采用规范的操作方法将重体的基质和催化剂进行充分混合后与轻体相结合，达到符合印模制取需要的性状的一项操作技术。适用于各类修复治疗的精细印模制取。

【操作目的及意义】

1. 印模制取：精细印模的制取。

2. 导板设计：导板的制作。

【操作步骤】

1. 评估

（1）环境评估：环境宽敞、明亮、舒适、安全，温湿度适宜。

（2）用物评估：所有用物准备齐全、排列有序且均在有效期内。

（3）患者评估：①健康状况：全身健康状况，有无病史及材料过敏史。②口腔情况：口腔软组织情况，黏膜有无破损、溃疡，口内余留牙情况及牙弓大小等。③心理–社会状况：是否存在紧张、焦虑心理，对印模制取流程及注意事项的了解情况和对治疗效果的期望值。

2. 操作准备

（1）护士准备：着装整洁，洗手，戴口罩，戴护目镜或防护面罩。

（2）物品准备：口腔治疗盘、计时器、机调硅橡胶印模材料、钢性托盘、纸巾。

（3）患者准备：了解硅橡胶取模的目的、方法、注意事项和配合要点。

3. 操作方法

（1）调和前准备

1）查看材料及用物的性能，检查是否处于有效期内，根据产品说明书的材料硬固时间，设置计时器时间。

2）拔除硅橡胶重体套筒塞子并丢弃，从套筒中推出少量材料至手中的纸巾上，推出足够的材料，直至基质和催化剂能够同时排出，确保正确的调和比例。

3）去除套筒口的剩余印模材料，将选择好的混合头安装在套筒包装上，顺时针旋转 90°使其固定。

（2）模型制取

1）先将细部印模材混合枪递予医生。

2）启动计时器，与医生同步开始操作。医生将细部印模材注入患者基牙间隙及颈缘，护士将装有硅橡胶重体材料的托盘递予医生。

3）将制取好的印模消毒处理后，放置 30 分钟后进行灌注。

（3）用物处置：操作后用物分类处置，消毒备用。

4. 操作评价

（1）流程：用物准备齐全，放置合理，操作流程流畅。

（2）效果：技术熟练，材料取量适中，装入托盘均匀、无缺隙、无浪费；调和完成的材料均匀、细腻、无花斑纹。

【操作重点及难点】

1. 在向托盘注入印模材料时应将托盘置于一次性混合头底部，根据硅橡胶混合机的速度匀速移动托盘由非工作端向工作端缓慢注入硅橡胶印模材料直至充满整个托盘，使托盘内的材料均匀无缺隙。

2. 调和时严格按照产品说明书比例进行取量。

3. 材料装上托盘和细部印模材在预备体周围的涂敷必须同时完成。

【注意事项】

1. 器具应保持清洁、干燥。

2. 由于硅橡胶的硬度较大，为了避免制取的模型变形，要选取钢性托盘。

3. 因硅橡胶的弹性较好，有弹性记忆恢复时间，故印模制取后需静置 30 分钟后再灌注。

4. 材料取量适中，装入托盘均匀、无缺隙、无浪费。

5. 用硅橡胶制取的印模不宜长期放置在潮湿环境中，禁止浸泡在消毒液中，以免体积膨胀，影响印模的准确性。

6. 材料再次使用时才取下混合头，检查基质和催化剂可否同时顺利挤出，然后再安放一个混合头。

【操作并发症及处理】

橡胶过敏：立即取出，清除口内残留材料，冲洗，冷敷，必要时予以药物治疗。

第十节 机用聚醚橡胶精细印模材料调拌技术

聚醚橡胶是指由含环氧基的环醚化合物经开环聚合而得到的饱和烃聚醚弹性体，属于弹性不可逆印模材料，是一种人工合成橡胶。因其具有良好的弹性、精确性、硬度、准确性及亲水性，主要用于嵌体、冠、桥及种植修复印模的制取。

【操作目的及意义】

印模制取：精细印模的制取。

【操作步骤】

1. 评估

（1）环境评估：环境宽敞、明亮、舒适、安全，温湿度适宜。

（2）用物评估：用物准备齐全、排列有序且均在有效期内。

（3）患者评估：①健康状况：全身健康状况，有无病史及材料过敏史。②口腔情况：口腔软组织情况，黏膜有无破损、溃疡；口内余留牙情况及牙弓大小等。③心理－社会状况：是否存在紧张、焦虑心理，对硅橡胶印模材料模型制取流程及注意事项的了解情况。

2. 操作准备

（1）护士准备：着装整洁，洗手，戴口罩，戴护目镜或防护面罩。

（2）物品准备：口腔治疗盘、口内注射头、计时器、机混聚醚印模材料、钢性托盘、纸巾。

（3）患者准备：了解聚醚橡胶取模的目的、方法、注意事项和配合要点。

3. 操作方法

（1）调和前准备

1）在使用前检查聚醚混合机驱动杆是否上紧。

2）查看材料及用物的性能，检查是否处于有效期内，根据产品说明书的材料硬固时间，设置计时器时间。

（2）模型制取

1）将一次性混合头连接于聚醚混合机上。

2）先将聚醚材料注满口内注射头后递予医生，再根据聚醚混合机的速度匀速移动托盘由非工作端向工作端缓慢注入聚醚硅橡胶印模材料直至充满整个托盘后递予医生（医生将托盘放入患者口内时启动计时器）。

3）将制取好的印模消毒处理后，放置30分钟后进行灌注。

（3）用物处置：操作后用物分类处置，消毒备用。

4. 操作评价

（1）流程：用物准备齐全，放置合理，操作流程流畅。

（2）效果：技术熟练，材料取量适中，装入托盘均匀、无缺隙、无浪费；调拌完成的材料均匀、细腻、无花斑纹。

【操作重点及难点】

1. 在向托盘注入印模材料时应将托盘置于一次性混合头底部，根据聚醚混合机的速度匀速移动托盘由非工作端向工作端缓慢注入聚醚硅橡胶印模材料直至充满整个托盘，使托盘内的材料均匀、无缺隙。

2. 根据托盘大小，当托盘印模材料灌注到一半时，提醒医生开始在口内基牙处注射印模材料，以便托盘注满后立即送入口内取模。否则，口内基牙周围的印模材料塑形快，会使制取的印模扭曲变形。

3. 在口内基牙周围注射材料后，立即将载满印模材料的托盘就位，并保持托盘不动，不要加压。

4. 由于有负压的存在，特别是上颌印模，需要从后牙一侧的牙龈处移除托盘。如果有困难可在牙齿和印模之间喷入一些空气或水。

【注意事项】

1. 器具应保持清洁、干燥。

2. 在新装载后的印模材料第一次取模时，放弃最开始所挤出的 3mm 材料，然后再将继续挤出的材料进行使用。材料的颜色必须均匀一致。

3. 由于聚醚橡胶的硬度较大，为了避免制取的模型变形，要选取钢性托盘。

4. 因聚醚橡胶的弹性较好，有弹性记忆恢复时间，故印模制取消毒后需静置 30 分钟再灌注。

5. 材料取量适中，装入托盘均匀、无缺隙、无浪费。

6. 用聚醚橡胶制取的印模不宜长期放置在潮湿环境中，以免体积膨胀，影响印模的准确性。

【操作并发症及处理】

橡胶过敏：立即取出，清除口内残留材料，冲洗，冷敷，必要时予以药物治疗。

第十一节　印模消毒操作技术

口腔印模是指采用口腔印模材料制取口腔相关组织的印模，反映与修复相关的口腔软、硬组织的解剖形态及相互关系，简称阴模。印模消毒操作技术是指采用规范的清洗消毒方式和步骤对口腔印模进行消毒使其达到无害化处理的一项技术。

【操作目的及意义】

防止交叉感染：口腔印模直接接触患者口内的唾液或血液，采用规范的清洗消毒方式和步骤对口腔印模进行消毒，以确保口腔印模制备和处理过程中医护人员、技术工作人员和患者的人身安全，防止交叉感染，并提高口腔修复的质量水平。

【操作步骤】

1. 评估

（1）环境评估：环境宽敞、明亮、舒适、安全，温湿度适宜。

（2）用物评估：用物准备齐全、排列有序且均在有效期内。

2. 操作准备

（1）护士准备：着装整洁，洗手，戴口罩，戴护目镜或防护面罩。

（2）物品准备：流动水、纸巾、三用枪头、印模、0.5% 次氯酸钠溶液或 2% 戊二醛溶液。

3. 操作方法

（1）藻酸盐类水胶体印模材料

1）检查：印模制取完成后，应仔细检查并使用镊子小心取出印模上的异物、碎屑等。

2）清洗：在流动自来水下冲洗 15 秒，轻吹至印模表面无明显积水，或用洁净的一次性纸巾轻吸至无明显积水。

3）消毒：使用当天配制的 0.5% 次氯酸钠溶液彻底喷洒印模所有表面，并用消毒剂湿润的一次性纸巾完整包裹 10 分钟。

4）二次清洗：印模消毒后，在流动自来水下冲洗 15 秒，去除明显积水后，灌注石膏模型。

5）用物处置。

（2）硅橡胶类和聚醚类弹性体印模材料

1）检查：印模制取完成后，应仔细检查并使用镊子小心取出印模上的异物、碎屑等。

2）清洗：在流动自来水下冲洗 15 秒，轻吹至印模表面无明显积水，或用洁净的一次性纸巾轻吸至无明显积水。

3）消毒：使用配制的 0.5% 次氯酸钠溶液或 2% 戊二醛溶液浸泡印模所有表面 10 分钟。

4）二次清洗：印模消毒后，在流动自来水下冲洗 15 秒，去除明显积水后，灌注石膏模型。

5）用物处置。

4. 操作评价

（1）流程：用物准备齐全，放置合理，操作流程流畅。

（2）效果：技术熟练，印模清洗消毒有效且未影响模型精确度。

【操作重点及难点】

1. 印模消毒前应去除多余水分，避免稀释消毒液浓度而影响消毒效果。

2. 消毒剂的配制需结合《中华人民共和国药典（2025 年版）》和产品说明书要求进行制备，以保证使用浓度和消毒时间。

3. 印模清洗消毒后应按要求灌注石膏模型。

4. 印模制取过程中所需的橡皮碗、调拌刀、印模托盘等，应按规定达到相应的消毒、灭菌水平和储存要求。

【注意事项】

1. 应定期对印模的消毒效果进行监测。

2. 冲洗消毒印模时注意自身防护，以免唾液、血液污染自身或交叉感染。

3. 采取正确的清洗消毒方法，以免影响修复体精密度及消毒效果。

【操作并发症及处理】

1. 印模变形：采用正确的清洗消毒方法，以免印模变形影响修复体精密度。

2. 血液、唾液喷溅：冲洗消毒印模时注意自身防护，以免唾液或血液污染自身或交叉感染。

第十二节 石膏模型灌注技术

石膏模型灌注术是指将石膏和水按一定比例调和均匀后，按照一定的规范注入印模中，将印模灌注成石膏模型的一项操作技术。

【操作目的及意义】

1. 记录关系：将印模灌注成石膏模型，用于记录口腔各部分组织形态及关系。

2. 制作模具：用于制作研究模型和教学模具等。

【操作步骤】

1. 评估

（1）环境评估：环境宽敞、明亮、舒适、安全，温湿度适宜。

（2）用物评估：用物准备齐全、排列有序且均在有效期内。

2. 操作准备

（1）护士准备：着装整洁，洗手，戴口罩，戴护目镜或防护面罩。

（2）物品准备：已完成消毒的印模、石膏、清水、口杯、量杯、玻璃板、棉签、调拌碗、调拌刀、小刀。

3. 操作方法

（1）检查修整模型：检查印模是否符合临床灌模要求，如有过长的边缘，需用小刀修整印模。

（2）调和石膏

1）先取50ml水于橡皮碗内，再加入100g石膏，使水面刚刚没过石膏面。

2）静置30秒，利用石膏的重力使石膏与水自然混合至没有游离水，可使调和初期调和物内气泡混入量减至最小。

3）一手握住橡皮碗，一手用调拌刀将石膏与水调拌成光滑、均质、无气泡的糊状，操作时间约1分钟。

4）将调拌好的石膏放在桌上或振动器上振动，逐出石膏中的空气泡后再进行模型灌注。

（3）灌注模型

1）灌注上颌模型时，先用调拌刀取出少许石膏，放于印模上颌腭顶处；灌注下颌模型时，先用调拌刀取出少许石膏，放于印模舌侧。

2）一手轻轻振动托盘柄使石膏充盈印模的牙冠部分，然后继续用调拌刀添加石膏，直到盛满整个印模为止。

3）调拌刀将橡皮碗内剩余石膏倒于玻璃板上，将印模翻转于其上，轻轻调整印模托盘使印模颌面与玻璃板平行。

（4）模型静置：将模型灌注后静置30分钟。

（5）模型取出：待石膏凝固变硬后，将模型从玻璃板上取下，用小刀除去托盘周围多余的石膏和印模材料，左手握着托盘，右手顺着石膏牙长轴方向，轻轻将印模松动后取下并分离出模型。

（6）用物处置。

4. 操作评价

（1）流程：用物准备齐全，操作流程流畅。

（2）效果：技术熟练，灌注的石膏模型精确无误。

【操作重点及难点】

1. 灌注模型前为了保持原来的印模边缘，使模型上具有黏膜转折处的形态，可用调拌刀将石膏盖过印模周围边缘约 3mm，然后除去多余石膏。

2. 石膏的调拌时间要适当，一般操作时间约 1 分钟。

3. 模型底部的厚度要求有一定的厚度，上颌为 4.0～4.5cm，下颌为 3.5～4.0cm。

4. 若基牙为孤立牙或扭转牙，为避免灌注的石膏牙折断，可以先在该牙印模上插入牙签或大头针以增加该牙的强度。

【注意事项】

1. 模型灌注前应仔细观察印模与托盘是否有分离现象。

2. 模型灌注前印模上的气泡或其他缺损凹陷应修补，保持印模的完整性。

3. 调拌时先取水后加入石膏并静置约 30 秒后再进行调拌，调拌速度不宜过快，防止调拌过程中产生气泡。

4. 清水、石膏粉取量准确以保证石膏的稀稠度适宜。不要在操作中随意添加水或石膏。

5. 藻酸盐印模要及时灌注，橡胶印模应静置 30 分钟后再进行灌注。

6. 模型灌注完成修整后要及时做好标记，防止遗失或混淆。

【操作并发症及处理】

1. 石膏牙折断或模型破损：脱模时应小心地顺着石膏牙长轴方向取下，脱模后如石膏牙折断或模型破损，应将折断牙或破损断块保存，待模型干后用粘固剂固定于原位。

2. 灌注的石膏模型不准确：制取完成的印模应及时进行石膏模型的灌注，防止印模中的水分丢失引起体积变化，从而影响石膏模型的精确度。藻酸盐印模材料制取的印模，应及早灌注；高分子弹性印模材料有弹性回缩时间，在灌注前应仔细阅读产品说明书，按要求的时间灌注。如灌注的石膏模型不准确，应重新取模后再次灌注。

第十三节 玻璃离子水门汀调拌技术

玻璃离子水门汀调拌技术是指用旋转推开研磨法将粉剂、液剂充分混合，解决因调拌材料技术不当影响材料粘接力度、窝洞垫底抗压、抗拉强度等龋洞修复成形材料的质量问题，保障调拌材料均匀、细腻、无气泡、无颗粒、表面光滑，临床常用于牙缺损的充填修复、固定修复体及正畸装置与牙齿的粘接、窝洞的垫底及垫高咬合。

【操作目的及意义】

1. 粘接：金属烤瓷冠、桥、嵌体、不锈钢牙冠、正畸带环、正畸装置与牙齿的粘接。

2. 修复：龋洞、楔状缺损、根面、桩核修复。

3. 基底和垫底：窝洞的垫底、垫高咬合。

【操作步骤】

1. 评估

(1) 环境评估：环境宽敞、明亮、舒适、安全，温湿度适宜。

(2) 用物评估：用物准备齐全、排列有序且均在有效期内。

(3) 患者评估：①健康状况：全身健康状况。既往史：有无肝病、糖尿病、血液病史，有无长期使用激素或抗代谢药物，有无对金属和乳胶过敏史。②口腔状况：患牙色泽，对冷、热、酸、甜刺激的表现，有无自发痛、夜间痛，疼痛能否定位，治疗牙位局部清洁状态。③心理 – 社会状况：是否存在紧张、焦虑心理；对此项操作的治疗意义、方法、预后的了解。

2. 操作准备

(1) 护士准备：着装整洁，洗手，戴口罩，戴护目镜或防护面罩。

(2) 物品准备：治疗巾、瓶镊罐、75% 乙醇棉球、敷料罐、玻璃离子水门汀粉剂和液剂、粉勺、调拌纸、塑料调拌刀。

(3) 患者准备：了解玻璃离子水门汀调拌技术的目的、方法、注意事项和配合要点；全身情况及口腔局部情况良好。

3. 操作方法

(1) 核对：与医生、患者再次核对患者姓名、年龄、操作牙位、用途（修复时需选择与患者牙色适应的色调）、粘接材料的名称。

(2) 确定：根据治疗目的，确定材料调拌性状，核对材料粉液比量。

(3) 检查：治疗巾有效期，无菌调拌刀灭菌日期，包装有无破损。

(4) 整理：展开治疗巾，夹取 1 个纱球放入治疗巾内；放置调拌纸于治疗巾中间，将调拌刀放于调拌纸右侧。

(5) 取粉：核对玻璃离子水门汀粉剂名称、型号、规格、有效期、颜色、性状有无变质。轻拍瓶底抖松瓶内粉末，用配套勺子根据用途按产品说明书取适量粉剂于调拌纸上 1/3 处，旋紧瓶盖，放回原处。

(6) 取液：核对玻璃离子水门汀液剂名称、型号、规格、有效期、有无变色、沉淀或絮状物，倒立瓶口，手指轻弹瓶身排气，用拇指、示指、中指轻轻挤压瓶体，根据用途按产品说明书垂直滴适量液剂于调拌纸下 1/3 处，粉液间距为 1~2cm，用纱球擦拭液剂瓶口，旋紧瓶盖，放回原处。

(7) 分粉：护士左手固定调拌纸，右手用抓持法用调拌刀将粉剂平均分为两份。

（8）调拌：①将粉末逐次加入液体中，用旋转推开研磨法将粉液充分混合。②将粉剂加入液体时一定要混合均匀再加入第二份粉剂。③根据型号和规格按产品使用说明书，第一部分粉剂调拌时间 5～10 秒，第二部分粉剂调拌时间 15～20 秒，整个调拌时间应在 30 秒内完成。④待材料充分调匀至所需性状后折叠挤压排出气泡；⑤调拌完成后，快速将材料收拢传递给医生。

（9）用物处置：丢弃已用调拌纸，取 75% 乙醇纱球一个，清洁调拌刀，送消毒供应室处理，正确处理用物，操作完毕工作台干净、整洁。

4. 操作评价

（1）流程：用物准备齐全，放置合理，操作流程流畅，严格遵守无菌操作原则。

（2）效果：技术熟练，调拌材料细腻、均匀、无气泡、无颗粒、表面光滑，稠度适合治疗需要，无余粉。

【操作重点及难点】

1. 使用量具取量粉剂、液剂，根据用途不同，粉、液比例应准确。

2. 调拌刀工作端前 1/2～1/3 紧贴调拌纸，使调拌刀与调拌纸充分接触，其角度≤5°。

3. 调拌材料均匀、细腻、无气泡、无颗粒，表面光滑，如粘接带环、冠、桥时调拌材料呈拉丝状，使其具有良好的流动性；如充填洞型或垫高咬合调拌材料呈面团状，不粘调拌刀。

4. 深洞接近牙髓（牙本质 <1mm）者，需在近髓处衬一薄层可固化的氢氧化钙护髓，以促进修复性牙本质形成，再进行修复，避免疼痛。

【注意事项】

1. 玻璃离子水门汀的粉剂和液剂应置于阴凉干燥处，避光保存，避免高温降低性能。

2. 传递材料时应在四手操作传递区，避免与口腔黏膜或皮肤接触。

3. 取粉时应用手轻拍瓶底，避免震荡和倒置。

4. 调拌时应旋转推开研磨、折叠挤压，避免产生气泡。

5. 调拌时间应控制在 30 秒，避免过长或过短，以免影响材料的抗压和抗拉强度及粘接力度，影响成形材料的质量。

6. 每次使用后应立即拧紧瓶盖，避免材料受潮。

【操作并发症及处理】

1. 正畸装置或修复体误吞/误吸：立即停止操作，启动应急预案，行相应急救处理。

2. 材料与口腔黏膜或皮肤接触：立即用乙醇棉球或纱布去除，直接清水清洗，必要时予以药物治疗。

3. 颞下颌关节脱位：立即停止操作，进行复位或转诊至颞下颌关节科。

第十四节　磷酸锌水门汀调拌技术

磷酸锌水门汀主要用于髓腔垫底、窝洞暂时充填及修复体粘接。磷酸锌水门汀在凝固前所释放的游离酸，被认为是引起牙髓炎症或充填后即刻痛的直接原因，故不建议用于活髓牙的垫底。

【操作目的及意义】

1. 垫底：垫平洞底（髓腔壁和轴壁），形成窝洞，承受充填压力和咀嚼力的作用。

2. 充填：根管治疗后暂时性充填。

3. 粘接：粘接固定修复体，如嵌体、冠桥、桩核等。

【操作步骤】

1. 评估

（1）环境评估：环境宽敞、明亮、舒适、安全，温湿度适宜。

（2）用物评估：用物准备齐全，排列有序且均在有效期内；磷酸锌水门汀粉剂未受潮，磷酸锌水门汀液剂无浑浊、无絮状物。

（3）患者评估：①健康史：全身健康状况。既往史：有无系统性疾病，重点评估有无过敏史。②口腔状况：患牙充填类型及洞型大小。③心理-社会状况：配合程度，是否存在紧张、焦虑心理，对使用磷酸锌水门汀治疗的意义、方法及预后了解。

2. 操作准备

（1）护士准备：着装整洁，洗手，戴口罩。

（2）物品准备：调拌包（玻板1块、金属调拌刀2把、牙用镊1把）、瓶镊罐、磷酸锌水门汀粉剂、磷酸锌水门汀液剂、取粉勺、调拌纸、清洁用水（内含水勺）、无菌纱球。

（3）患者准备：了解使用磷酸锌水门汀的目的、方法、注意事项及配合要点。

3. 操作方法

（1）核对：检查用物的有效期、材料名称、性状。

（2）操作台准备：打开调拌包，取一把调拌刀放于玻板右侧，将牙用镊及另一把调拌刀放于玻板左侧，调整玻板位于治疗巾中间，用镊子取出纱球放于治疗巾右上方。

（3）取材料：再次核对磷酸锌水门汀粉、液名称及有效期，松解粉剂，用粉勺取适量粉剂放置于玻板上 1/3 处，将液体滴于玻板下 1/3 处，粉液间距为 3～4cm。

（4）调拌：左手拇指及示指固定玻板下方，手指不能超过玻板边缘 1cm，右手持金属调拌刀，将粉剂分次加入液体中，用旋转推开折叠手法将粉液混合，充分碾压材料，确保粉液已充分混合，直至调成所需形状。

（5）排气、成形：把材料调至所需性状后将材料收拢，用折叠法把材料中气泡排尽，放置于调拌纸上及时传递给医生。

（6）用物处置：取一勺清水置于玻板中间，用调拌刀以旋转推开方式清洁玻板，两把调拌刀相互刮除多余材料。用牙用镊取干纱球擦拭调拌刀后从上往下、从左至右依次擦拭玻板。

4. 操作评价

（1）流程：用物准备齐全，操作流程熟练，调拌手法正确，规定时间内完成调拌。

（2）效果：材料质地均匀、细腻、无气泡、无变色。

【操作重点及难点】

1. 准确掌握粉液量及调拌比例，避免粉液过多或过少影响材料终末性能。

2. 调拌过程中准确使用调拌手法，避免材料调拌不充分。

3. 把握好调拌力度，避免用力过大造成材料变色。

4. 准确评估材料用途，注意调拌性状。用于窝洞垫底时，调成面团状；用于暂时充填时，调成稠糊状；用于粘接时，调成拉丝状。

【注意事项】

1. 充分评估诊室温度、湿度，适宜室温 23℃，相对湿度 55%～65%。避免室温、相对湿度过高，从而加快材料的固化，缩短操作的时间。

2. 使用前检查材料的有效期、性能；取出材料后应及时盖好瓶盖，以防受潮；剩余材料不能放回原材料中，避免影响材料质量。

3. 严格遵照材料的粉液比进行调拌，且禁止一次性将粉剂加入液体中，应采用逐次加入的方法将粉剂加入液体中，而不能加液体于粉剂中；

避免错误的粉液比及加粉方式影响材料的终末性能。

4. 注意材料的固化时间，一般调拌时间为 60 秒左右，避免调拌时间过长或过短影响材料质量与性能。

【操作并发症及处理】

过敏反应：立即取出磷酸锌水门汀充填物，用盐水冲洗窝洞及相应黏膜，必要时给予抗过敏治疗。

第三章

牙体牙髓护理操作技术

第一节 盖髓术的护理技术

盖髓术是指在接近牙髓的牙本质表面或已暴露的牙髓创面上，覆盖能使牙髓组织恢复的制剂，以达到保护牙髓、消除病变的目的，是一种保存活髓的方法。可分为直接盖髓术和间接盖髓术。直接盖髓术是将盖髓剂覆盖牙髓暴露处，使牙髓组织免于新的损伤刺激，促进牙髓愈合修复，以保持牙髓活力的方法，多用于外伤性和机械性露髓患牙的保髓治疗。间接盖髓术则是将盖髓剂覆盖在接近牙髓的牙本质表面，以保存牙髓活力的方法，主要用于治疗无牙髓炎临床表现的深龋患牙。

【操作目的及意义】

1. 保护牙髓：隔绝外界刺激，保留牙髓活力，促进牙髓组织修复和再生。

2. 消除病变：消除牙髓病变，防止炎症扩散，促进修复性牙本质形成，从而恢复牙齿的正常生理功能。

【操作步骤】

1. 评估

（1）环境评估：环境宽敞、明亮、舒适、安全，温湿度适宜。

（2）用物评估：用物准备齐全、排列有序且均在有效期内。

（3）患者评估：①健康状况：全身健康状况。既往史：有无系统性疾病，重点评估有无肝病、高血压、糖尿病、血液病、传染病及过敏史，有无长期使用激素或抗代谢药物。②口腔状况：患牙色泽，对冷、热、酸、甜刺激的表现，有无自发痛、夜间痛，疼痛能否定位。③心理–社会状况：配合程度，是否存在紧张、焦虑心理，对盖髓术的治疗方法、意义及预后的了解。

2. 操作准备

（1）护士准备：着装整洁，洗手，戴口罩，戴护目镜或防护面罩。

（2）物品准备：口腔诊疗常规用物（口腔治疗盘、吸引器管、三用枪头、口杯、护目镜等）、局部麻醉用物、橡皮障隔湿用物、窝洞预备器械（牙科手机、车针、挖器等）、充填器械、调拌套装、药物（盖髓剂、玻璃离子水门汀、1%次氯酸钠溶液、0.9%氯化钠溶液等）、其他用物（棉球、纱球、小棉棒、光固化机、面镜等）。

（3）患者准备：①了解盖髓术的目的、方法、注意事项和配合要点。②拍摄X线根尖片。③签署知情同意书。

3. 操作方法

（1）直接盖髓术

1）核对：与医生、患者核对操作牙位。

2）口周保护：传递凡士林棉签予医生行口唇及唇角保护。

3）局部麻醉：安装、传递卡局式注射器，协助医生进行局部麻醉。

4）安置橡皮障：根据患者牙位准备橡皮障、橡皮障夹、橡皮障夹钳及其他辅助工具，并协助医生进行安装。

5）窝洞预备：根据窝洞制备要求准备手机、车针，并协助医生进行备洞，注意牵拉患者口角、及时吸唾，保持术野清晰。

6）消毒止血：准备1%次氯酸钠溶液及小棉球，协助医生进行消毒止血，清除血凝块。

7）放置盖髓剂：准备消毒棉球和盖髓剂，协助医生进行盖髓处理。医生使用0.9%氯化钠溶液缓慢冲洗窝洞，清除血凝块及残存的次氯酸钠，严密隔湿下用消毒棉球拭干窝洞，将盖髓剂覆盖于暴露的牙髓上；护士全程用吸引器管及时吸净口内的血液及唾液，及时冲洗、吹干口镜，保持术野清晰。

8）充填：协助医生行充填处理，可采用一步直接盖髓术或两步直接盖髓术。一步直接盖髓术即盖髓后直接用玻璃离子垫底，复合树脂充填；两步直接盖髓术即盖髓后窝洞内放置一小的湿棉球，用玻璃离子封闭窝洞，1~2周后无任何症状且牙髓活力正常，可去除暂封材料及棉球，复合树脂永久充填。

9）拆除橡皮障：传递橡皮障夹钳，协助医生拆卸橡皮障。

10）用物处置：分类处理治疗后器械，消毒、灭菌备用。

11）术后宣教：①告知患者避免用患侧咀嚼，防止暂封物脱落，影响疗效。②治疗结束后告知患者近几天可有轻度冷热不适感，若疼痛剧烈随时就诊。③嘱患者 2 周后复诊。

（2）间接盖髓术

1）核对：与医生、患者核对操作牙位。

2）口周保护：传递凡士林棉签予医生行口唇及唇角保护。

3）局部麻醉：安装、传递卡局式注射器，协助医生进行局部麻醉。

4）安置橡皮障：根据患者牙位准备橡皮障、橡皮障夹、橡皮障夹钳及其他辅助工具，并协助医生进行安装。

5）去龋：准备球钻、挖匙，协助医生进行去龋处理。用大球钻低速去除龋损组织，再以挖匙去除近髓处的软龋，尽可能去除所有龋损组织或仅保留少许近髓软龋，应注意避免穿髓。可采用选择性去龋，窝洞洞缘和侧壁去龋至硬化牙本质，窝洞髓壁和轴壁则保留韧化牙本质，以避免露髓。

6）放置盖髓剂：准备消毒棉球和盖髓剂，协助医生进行盖髓处理。医生用消毒棉球拭干窝洞后，于近髓处放置盖髓剂。

7）充填：协助医生行充填处理。盖髓后直接行永久充填为一步祛龋法间接盖髓术，也可采用分步祛龋法间接盖髓术。对于分步去龋法，盖髓后用玻璃离子暂封窝洞，观察 3～6 个月，复诊时如无症状，去除充填材料，观察窝洞牙本质是否硬化，如仍有软化牙本质，去除后行复合树脂充填；如均为硬化牙本质，直接复合树脂充填。

8）拆除橡皮障：传递橡皮障夹钳，协助医生拆卸橡皮障。

9）用物处置。

4. 操作评价

（1）流程：术前用物准备齐全、放置合理；术中操作流畅，与医生配合默契；术后用物处置及时、规范，健康教育详尽。

（2）效果：传递和交换器械及时、准确，术中有效吸唾，保证术野清晰，操作过程中患者无不适。

【操作重点及难点】

1. 勿用强压缩空气吹干窝洞，避免刺激牙髓组织。

2. 龋洞近髓时，为防止露髓，必要时递送锐利挖匙去除剩余腐质。

3. 准备盖髓剂时，严格遵循无菌操作原则。调拌类盖髓剂遵照产品说明书进行准备。

4. 玻璃离子水门汀调拌的成形材料均匀、细腻、无颗粒、无气泡，表面光亮，呈面团状，不粘调拌刀。

【注意事项】

1. 严格遵守无菌操作原则，确保手术区域无污染，降低术后感染风险。

2. 准确、迅速地传递医生所需器械，确保手术顺利进行。

3. 密切观察手术进展和患者反应，及时报告异常情况。

【操作并发症及处理】

1. 术后疼痛：症状轻者可观察，如症状逐渐缓解可不予处理。如症状未缓解甚至加重者应及时就诊，必要时行根管治疗。

2. 意外穿髓：视情况行牙髓切断术或根管治疗术。

第二节　复合树脂直接粘接修复术的护理技术

复合树脂直接粘接修复术是指使用复合树脂材料，通过粘接结合的方式修复牙体缺损的方法，具有美观、保存牙体组织、牙体预备操作相对简单、对牙体组织的粘接固位良好、易于修补等优点，广泛应用于龋病和各种原因导致的牙体硬组织缺损修复。

【操作目的及意义】

1. 修复牙体缺损：修复因龋病、外伤和磨损等造成的牙体硬组织缺损，恢复牙齿形态和功能。

2. 改善牙齿美观：通过分层充填和塑形，达到与天然牙齿相媲美的美学效果。

3. 保护牙髓组织：最大限度保护牙髓组织，减少术后敏感和疼痛的发生。

【操作步骤】

1. 评估

（1）环境评估：环境宽敞、明亮、舒适、安全，温湿度适宜。

（2）用物评估：用物准备齐全、排列有序且均在有效期内，光固化机性能良好。

（3）患者评估：①健康状况：全身健康状况。既往史：有无系统性疾病，重点评估有无高血压、心脏病、糖尿病、血液病、传染病及过敏史，是否对树脂材料过敏。②口腔状况：有无患牙大面积缺损或缺损部位咬合过紧；是否为重度磨耗或夜磨牙；能否有效隔湿；是否为深龋患者。③心理 – 社会状况：配合程度，是否存在紧张、焦虑心理，对复合树脂直接粘接修复术的治疗方法、意义及预后的了解。

2. 操作准备

（1）护士准备：着装整洁，洗手，戴口罩，戴护目镜或防护面罩。

（2）物品准备：口腔诊疗常规用物（口腔治疗盘、吸引器管、三用枪头、口杯、护目镜等）、局部麻醉用物、橡皮障隔湿用物、窝洞预备器械

（牙科手机、车针、挖器等）、充填器械（各型树脂充填器、雕刻刀等）、成形器械（楔子、聚酯薄膜或成型片、成型片夹、排龈线等）、调𬌗及修形抛光器械（咬合纸、抛光碟、抛光条、金刚砂针）、材料（盖髓剂、酸蚀剂、流体树脂、复合树脂材料）、其他（棉球、纱球、比色板、小棉棒、光固化机、面镜等）。

（3）患者准备：①了解复合树脂直接粘接修复术的目的、方法、注意事项和配合要点。②佩戴护目镜。③拍摄 X 线根尖片。④签署知情同意书。

3. 操作方法

（1）核对：与医生、患者核对操作牙位。

（2）口周保护：传递凡士林棉签予医生行口唇及唇角保护。

（3）局部麻醉及手术区清洁：安装、传递卡局式注射器，协助医生进行局部麻醉。局部麻醉后对治疗区进行清洁，去除牙石、菌斑、食物残渣等。

（4）色度选择：协助医生、患者在自然光线下根据修复牙和邻牙的颜色，选择色泽合适的复合树脂材料。先确定修复牙的色系，再确定彩度和明度。比色前清洁患牙和邻牙表面，减少色素对比色的影响。

（5）安置橡皮障：根据患者牙位准备橡皮障、橡皮障夹、橡皮障夹钳及其他辅助工具，并协助医生进行安装。

（6）牙体预备：高速手机上安装裂钻或球钻，低速手机上安装球钻，协助医生进行牙体预备，操作过程中注意牵拉患者口角、及时吸唾，保持术野清晰。根据预备需要，传递挖器或专用祛龋器械行腐质去除。

（7）盖髓：深龋患者护士需准备盖髓剂，协助医生进行盖髓和流体树脂垫底。

（8）邻面成形系统放置：如涉及邻面接触区，应协助医生根据缺损大小及位置选择、放置合适的邻面成形系统。

（9）酸蚀：准备酸蚀剂，协助医生进行酸蚀窝洞，并冲洗和吹干。

（10）粘接：按照使用说明，用小毛刷蘸取处理剂和（或）粘接剂，传递给医生，待医生涂布后，传递三用枪吹匀牙面，将光固化机传递给医生或协助医生进行光固化。

（11）树脂充填：遵医嘱准备适量树脂材料，分次取适量的树脂材料置于合适的充填器上传递给医生进行树脂充填，直至充填满窝洞恢复外形。及时用纱球擦去器械上多余的材料。充填过程中及时吸唾，保持术区干燥。

（12）光固化：协助医生佩戴护目镜，传递光固化机，完成逐层光照固化，光照时间 10~20 秒。

（13）拆除橡皮障：传递橡皮障夹钳，协助医生拆除橡皮障。

（14）修形与抛光：传递咬合纸，按照由粗到细原则安装合适调拾抛光车针，协助医生修整外形和调整咬合，使用三用枪和吸引器管保持术野清晰。修复体涉及邻面则需传递抛光碟、抛光条，协助医生进行修复体打磨、抛光。

（15）健康宣教：术后嘱患者勿用患牙咬硬的食物，以免牙齿崩裂；如有不适，及时复诊。

（16）用物处置：分类处理治疗后器械，消毒、灭菌备用。

4. 操作评价

（1）流程：术前用物准备齐全、放置合理；术中操作流畅，与医生配合默契；术后用物处置及时、规范，健康教育详尽。

（2）效果：传递和交换器械及时、准确，术中有效吸唾，保证术野清晰，树脂挖取适量、无浪费，充填过程隔湿效果良好，操作过程中患者无不适。

【操作重点及难点】

1. 适时挤出的粘接剂应遮光保存，避免光照后提前固化；且根据窝洞大小选择大小合适、颜色不一的涂药棒，避免处理剂和粘接剂混淆。

2. 根据窝洞的大小、形状、位置选择合适的充填器械。

3. 树脂充填遵循分层充填光照的原则，注意挖取树脂时要适量。

4. 医生进行充填时，护士手持无菌纱球，靠近医生工作区域，及时为医生擦净器械。

5. 取树脂时注意接触过患者的充填器械不能重复取材，应事先估计树脂用量一次取足，分次传递，如所取树脂不够充填用量，应该用无菌器械重新取树脂材料。

6. 定期检测光固化机强度，保证输出功率符合固化要求。

【注意事项】

1. 局部麻醉前详细询问患者是否有过敏史。

2. 及时吸唾，保持术野清晰。

3. 严格隔湿，避免出现充填体脱落。

4. 行健康宣教，告知患者行前牙美学修复和切角缺损修复的患者不能用患牙撕咬硬物。

5. 深龋患者术后如出现夜间痛、自发痛等症状应立即就诊。

【操作并发症及处理】

1. 意外穿髓：指在备洞的过程中，出现健康牙髓的意外暴露，主要与对髓腔不熟悉、髓腔解剖形态变异和操作不当有关。意外穿髓时牙髓多为正常牙髓，处理应视患者年龄、患牙部位和穿髓孔大小而选择不同的牙髓治疗方法。

2. 充填后疼痛：①牙髓性疼痛：充填修复后出现冷、热刺激痛，但无明显延缓痛或仅有短暂的延缓痛，症状轻者可观察，如症状逐渐缓解可不予处理。如症状未缓解甚至加重者则应去除充填物，经安抚治疗无症状后再重新充填。②牙周性疼痛：主要为咬合痛和持续性自发痛，与温度刺激无关。轻度牙龈炎者，局部冲洗上药，去除悬突，消除局部刺激物。接触点恢复不良者应重新充填，必要时需要做嵌体或全冠，以恢复正常接触关系。

3. 充填体脱落：去除原有残存充填物，针对存在的问题，按照备洞原则修整洞型，操作过程严格隔湿，充分酸蚀，完全固化。

4. 牙齿折断：主要由于牙体组织本身抗力不足所致。对部分折裂者可去除部分充填物后，修整洞型重新填充。如固位和抗力不够，可行粘接修复术、附加固位钉修复术、嵌体或冠修复。完全至髓底者应予拔除。

5. 继发龋：多发生在洞缘、洞底或邻面牙颈部等部位，主要与备洞时未去净龋损组织、洞缘未在自洁区和微渗漏有关。一经诊断为继发龋，应去除充填物，清除腐质，修整洞型，重新填充。

第三节　玻璃离子水门汀充填术的护理技术

玻璃离子水门汀充填术是一种牙科修复技术，主要使用玻璃离子水门汀作为充填材料来修复牙齿缺损。

【操作目的及意义】

1. 恢复牙齿形态和功能：玻璃离子充填术可以修复牙齿的缺损，恢复其正常的形态和功能。

2. 保护牙髓：在去除龋坏组织后，使用玻璃离子充填可以减少对牙髓的刺激，保护牙髓免受进一步的损害。

3. 预防继发龋：玻璃离子中含有的氟化物可以缓慢释放，有助于预防继发龋齿的发生。

【操作步骤】

1. 评估

（1）环境评估：环境宽敞、明亮、舒适、安全，温湿度适宜。

（2）用物评估：用物准备齐全、排列有序且均在有效期内。

（3）患者评估：①健康史：全身健康状况。既往史：系统性病史、传染病史、药物过敏史等。②口腔状况：患牙牙位、色泽、形态、病变程度，对冷、热、酸、甜刺激的表现，有无疼痛。③心理 – 社会状况：配合程度，是否存在紧张、焦虑心理；患者对操作治疗方法与意义的了解。

2. 操作准备

（1）护士准备：着装整洁，洗手，戴口罩，戴护目镜或防护面罩。

（2）物品准备：口腔诊疗常规用物（口腔治疗盘、吸引器管、三用枪头、口杯、护目镜等）、局部麻醉用物、橡皮障隔湿用物、窝洞预备器械（牙科手机、车针、挖器等）、充填器械、调拌套装（牙科用水门汀粉剂、水门汀液剂、专用量勺、调拌刀、调拌纸）、其他用物（凡士林、无菌纱球、75%乙醇棉球、治疗巾等）。

（3）患者准备：了解玻璃离子水门汀充填术的目的、方法、注意事项和配合要点；签署知情同意书。

3. 操作方法

（1）核对信息：核对患者信息，引导患者至椅位。

（2）术前告知：向患者做好解释工作，并告知术中注意事项。

（3）局部麻醉、安装橡皮障：遵医嘱安装注射器或计算机局部麻醉程控系统，准备碘伏棉签及麻醉药，协助安装橡皮障，及时吸唾，调整灯光。

（4）牙体预备：安装牙科手机及车针，再次确认治疗牙位。医生去腐备洞时，协助吸净唾液及冲洗液，保持术野清晰，及时调整光源，准确传递器械，保持器械清洁。

（5）邻面成形系统放置：如涉及邻面接触区，应协助医生根据缺损大小及位置选择、放置合适的邻面成形系统。

（6）消毒：用75%乙醇棉球对预备后的组织进行消毒，吹干。

（7）调拌材料

1）核对：检查材料有效期；调拌刀、调拌纸清洁、干燥，表面平整，处于备用状态。

2）取调拌刀：治疗巾平铺操作台面，调拌纸置于治疗巾上，非工作端取出调拌刀。

3）取粉剂：轻拍瓶体，使其均匀，根据治疗需要量使用专用量勺取若干勺粉剂，置于调拌纸上1/3处，加盖瓶盖。

4）取液剂：瓶体倒置，垂直于调和纸上，轻弹瓶体成分排气。根据瓶口大小及瓶内剩余液剂量，使用适当力量挤压瓶体，取出适量液体。瓶口距调和纸板高度 2~4cm，粉液间距 1~2cm。取完液剂后使用纱布及时清洁瓶口，加盖瓶盖。

5）分份：按材料说明书要求将粉剂一次或分次加入液体中。分次加入时，应在第一份粉剂混合均匀后再次加入第二份，依次完成调和。

6）调拌：示指与拇指按压调和纸无胶带的两边，调拌刀工作端前 1/3~1/2 贴近调拌纸板，角度小于 5°，采用推拉或旋转加压研磨的方法进行调和。在规定时间内完成调和，形状至面团状，均匀、细腻、无颗粒，无气泡，不粘调拌刀。

（8）充填：传递充填器，协助医生进行充填。

（9）修整外形：传递探针，进行修复体表面修形。

（10）涂隔水剂：材料凝固后涂抹凡士林。

（11）术后宣教：治疗完毕，向患者交待注意事项。

（12）用物处置：75% 乙醇纱球清除调拌刀，分类处理治疗后器械，消毒、灭菌备用。

4. 操作评价

（1）流程：用物准备齐全，放置合理，操作流程流畅。

（2）效果：技术熟练，充填物与窝洞完全密合，隔湿效果好。

【操作重点及难点】

1. 调拌比例：玻璃离子的粉液比例直接影响其最终的性能。如果粉剂过多，可能会导致材料过于稠密，不易操作；如果液剂过多，则可能会导致材料过于稀薄，影响粘接效果。

2. 调拌时间：调拌时间需要严格控制。如果调拌时间过短，材料可能未充分混合，影响固化效果；如果调拌时间过长，可能会导致材料过度固化，失去操作性。

3. 温度控制：环境温度会影响玻璃离子的固化时间。在温度较高的环境中，玻璃离子会更快地固化；而在温度较低的环境中，固化时间会相应延长。因此，在操作前应考虑环境温度，并采取相应的措施以确保合适的固化时间。

4. 隔湿困难：玻璃离子水门汀对水分非常敏感，充填过程中必须严格隔湿，否则会影响材料的粘接强度和固化效果。

【注意事项】

1. 材料应现用现取现调，拿取后及时加盖瓶盖，避免粉剂受潮及液体挥发。

2. 操作时应将调和纸板置于平整的桌面，以避免纸板不稳影响操作；应使液剂瓶垂直桌面平稳、缓慢地挤出，以避免液剂溅出或挤出不均匀；如出现气泡，应倒置液剂瓶并轻轻用手敲打，以避免气泡阻碍液剂正常挤出；粉剂使用前应先放于手上轻轻震荡，以避免用力摇晃导致粉剂结块。

3. 玻璃离子水门汀应使用塑料调拌刀调拌；避免使用金属调拌刀，否则会导致调和物染色。

4. 应在规定时间内完成材料调拌，避免温度过高时材料的操作时间相应变短。

5. 早期水接触及唾液污染会大大降低玻璃离子水门汀的粘接强度及固位效果。在材料表面涂防护漆或凡士林，可避免材料出现早期溶解现象。

6. 术后 24 小时内患牙不能咬物，以避免充填物折断脱落。

【操作并发症及处理】

1. 充填材料脱落：使用玻璃离子作为充填物，与周围牙体组织的粘接强度相对较弱，易发生脱落，如有脱落应及时就医。

2. 继发龋：定期复查，如果充填材料与牙面的边缘不密合，可能导致继发龋。因此，调拌时应确保材料均匀，充填时应确保材料与牙面紧密贴合，如发现龋坏应及时就诊。

第四节 牙髓切断术的护理技术

牙髓切断术是指针对仅限于冠髓感染，根髓尚未受到感染的年轻的恒牙，在局部麻醉下切除病变的冠髓，以盖髓剂覆盖于根管口牙髓截断面，从而保持根髓活力，以促进牙髓组织的愈合和功能恢复的口腔手术。

【操作目的及意义】

1. 维持牙齿正常功能：牙髓组织中含有神经、血管等，为牙齿提供营养和感觉功能。保留活髓可以使牙齿继续正常生长发育和行使功能，如咀嚼、发音等。

2. 促进牙齿继续发育：对于年轻恒牙，由于牙齿还未完全发育完成，牙髓切断术可以切除炎症性牙髓组织，同时保留正常的牙髓组织，使患牙能够更长久地保存。

【操作步骤】

1. 评估

（1）环境评估：着装整洁，洗手，戴口罩，戴护目镜或防护面罩。

（2）用物评估：用物准备齐全、排列有序且均在有效期内。

（3）患者评估：①健康史：全身健康状况。既往史：有无系统疾病史、传染病史、药物过敏史等。②口腔状况：患牙牙位、色泽、形态、病变程度、对冷、热、酸、甜刺激的表现，有无疼痛。③心理 - 社会状况：患者的治疗配合程度，是否存在紧张、焦虑心理，以及对操作方法与意义的了解。

2. 操作准备

（1）护士准备：着装整洁，洗手，戴口罩，戴护目镜或防护面罩。

（2）物品准备：口腔诊疗常规用物（口腔治疗盘、口杯、吸引器、三用枪头、咬合块、纱球、护目镜）、橡皮障隔湿用物（面弓、橡皮障布、打孔钳、橡皮障夹、橡皮障夹钳等）、制备洞形用物（牙科高速手机、牙科直手机、各类金刚砂车针等）、牙髓切断用物（牙髓切断术手术包、0.9%氯化钠溶液或1%~5.25%次氯酸钠溶液、5ml冲洗器、生物活性材料、暂封材料、玻璃离子水门汀粉和液等）、充填用物（粘接剂、光固化树脂材料、充填器、光固化机、咬合纸、调𬌗车针等）、其他用物（按需准备碘伏消毒液、表麻膏、局部麻醉药、卡局式注射器及针头或计算机局部麻醉程控系统配套注射针头、成形片等）。

（3）患者准备：了解牙髓切断术的目的、方法、注意事项和配合要点；签署知情同意书。

3. 操作方法

（1）核对信息：核对患者信息，引导患者至椅位，戴上胸巾，指导患者漱口，佩戴遮光镜，调节舒适椅位及光源。

（2）环境：操作环境应宽敞明亮，保持相对无菌。

（3）术前告知：向患者及家长做好解释工作，并告知术中注意事项。

（4）局部麻醉、安装橡皮障：遵医嘱安装注射器或计算机局部麻醉程控系统，准备碘伏棉签及麻醉药，协助安装橡皮障，及时吸唾，调整灯光。

（5）去除腐质、揭髓室顶，制备洞形：安装牙科手机及车针，再次确认治疗牙位。医生去腐备洞时，协助吸净唾液及冲洗液，保持术野清晰，及时调整光源，准确传递器械，保持器械清洁。

（6）清洁牙面及露髓孔：传递0.9%氯化钠溶液棉球，擦拭牙面及露髓孔。

（7）去除部分病变牙髓：更换牙科手机，更换吸引器管，打开牙髓切断包外层包布，准备0.9%氯化钠溶液，倒入牙髓切断包内的小药杯中备用。传递锋利的挖匙去除冠髓，0.9%氯化钠溶液冲洗，及时吸唾；传递

0.9%氯化钠溶液棉球局部消毒止血。

（8）放置盖髓剂，垫底：传递盖髓剂，协助医生放置暂封材料，调拌玻璃离子水门汀，传递充填器。

（9）充填：树脂充填、修复外形。

（10）拆除橡皮障：协助医生拆除橡皮障，关闭灯光，为患者擦拭口角，解开胸巾，引导患者离开牙椅。

（11）术后宣教：治疗完毕，向患者交待注意事项。

（12）用物处置：分类处理治疗后器械，消毒、灭菌备用。

4. 操作评价

（1）流程：用物准备齐全，放置合理，操作流程流畅。

（2）效果：技术熟练，遵守无菌操作，患者无不适。

【操作重点及难点】

1. 无菌原则：手术全过程应严格遵循无菌操作，及时吸唾隔湿，保证髓腔不被唾液污染。

2. 局部麻醉：在手术区域进行局部麻醉，以减轻患者的疼痛。

3. 牙髓切断：切除冠髓时器械需锋利，操作轻巧，切忌拉扯，避免损伤剩余牙髓。切髓后用0.9%氯化钠溶液反复冲洗，以去净感染物质，达到清创目的。

4. 定期观察：术后应定期复查，了解牙髓的活力、断面的愈合、牙根继续发育状况等。

【注意事项】

1. 治疗前告知患者操作时如有不适，举左手示意，避免头部或右手的活动干扰治疗。

2. 传递器械、药品时应尽量避开患者头部与视线，避免发生危险或造成患者恐惧、紧张。

3. 告知患者及家长术后会有不适感，1周左右缓解，如出现明显的疼痛，牙龈出现红肿或者长脓疱应及时就诊，避免病情加重。1个月内勿进食过冷过热的食物，以避免刺激牙髓。

【操作并发症及处理】

1. 术后疼痛：术后疼痛是牙髓切断术并发症最常见的症状，通常表现为持续性疼痛，可伴随胀痛、抽痛、放射痛等。通常在数小时或数天自行缓解，如出现持续疼痛及时就诊。

2. 牙髓坏死：如果术后牙髓发生坏死，可能导致牙齿疼痛甚至牙齿浮动感，这种情况下需要摘除发炎的牙髓，进行根管治疗。

3. 根尖周病变：活髓切断术后，由于牙髓坏死，细菌侵入根尖周组织，导致根尖周组织发炎。可视情况选择根管治疗、根尖周炎切除术等去除坏死组织，防止感染扩散。

4. 根管钙化：术后根管可能出现钙化，影响牙根的正常功能，可选择根管治疗有效清除根管内钙化物质，恢复牙齿正常功能，可能需要再次治疗或根管再治疗；对于根管钙化病变严重且无法根管治疗者，可能需要采取拔出患牙的措施。

第五节　显微根管治疗术的护理技术

显微根管治疗术是指利用牙科显微镜和显微器械，通过机械清创和化学处理的方法清理、成形根管，将牙髓腔内的病原刺激物（包括已发生不可复性损害的牙髓组织、细菌及其产物、感染的牙本质层等）全部清除，再经过严格的根管消毒，以及严密充填，达到消除感染源，堵塞、封闭根管空腔，消灭细菌的生存空间，防止再感染的目的。显微根管治疗与传统根管治疗最大的不同点在于牙科显微镜能提供充足的光源进入根管，并可以将根管系统放大，使术者能看清根管内部结构，确认治疗部位，在可视下进行治疗，并检查治疗质量。牙科显微镜和显微器械的应用可以减少治疗的不确定性，提高牙髓病和根尖周病治疗的成功率，是牙髓病和根尖周病治疗的基本方法和最佳选择。

【操作目的及意义】

1. 保存患牙：通过牙科显微镜的辅助，精准治疗牙髓炎、根尖炎等根管相关疾病，以保存患牙。

2. 减少并发症，提高治疗成功率：通过牙科显微镜的应用可减少治疗过程中的并发症发生率，更加精确地控制治疗全过程，降低根管治疗失败的风险。

【操作步骤】

1. 评估

（1）环境评估：环境宽敞、明亮、舒适、安全，温湿度适宜。

（2）用物评估：用物准备齐全、排列有序且均在有效期内，牙科显微镜性能良好。

（3）患者评估：①健康状况：全身健康状况，是否处于妊娠期。既往史：有无系统性疾病，重点评估有无严重高血压、糖尿病、冠心病、血液病、传染病及过敏史，有无长期使用激素或抗代谢药物，是否安装心脏起搏器等。②口腔状况：口腔卫生状况，是否存在张口受限、牙周支持组织不足；评估根管操作难度及预测治疗效果。③心理－社会状况：配合程度，是否存在紧张、焦虑心理，对显微根管治疗术的治疗方法、意义及预后的了解。

2. 操作准备

（1）护士准备：着装整洁，洗手，戴口罩，戴护目镜或防护面罩。

（2）物品准备：口腔诊疗常规用物（口腔治疗盘、三用枪头、吸引器管、口杯、护目镜等）、局部麻醉用物、橡皮障隔湿用物、牙科手机、裂钻、球钻、拔髓针、手用根管锉（K 形根管锉、H 形根管锉等）、机用镍钛锉、清洗台、挖匙、吸潮纸尖、锁镊、根管口探针、根管长度测量仪、唇钩及夹持器、根管测量尺、5ml 口腔冲洗空针、1% 次氯酸钠溶液、0.9% 氯化钠溶液、双侧开口冲洗针头、根管润滑剂（EDTA）、根管消毒糊剂、暂时封闭材料、超声治疗仪、超声手柄及工作尖、根管封闭剂、各锥度牙胶尖、牙胶尖修整器、螺旋输送器、侧压针、垂直加压器、携热器、回填仪、一次性刀片、其他用物（牙科显微镜、显微口镜、暂时封闭材料或玻璃离子水门汀、调拌套装、水门汀充填器等）。

（3）患者准备：①了解显微根管治疗术的目的、方法、注意事项和配合要点。②拍摄 X 线根尖片。③签署知情同意书。

3. 操作方法

（1）核对：与医生、患者核对操作牙位。

（2）设置牙科显微镜：协助医生设置牙科显微镜，调节各关节、目镜及瞳距等至合适位置。

（3）口周保护：传递凡士林棉签予医生行口唇及唇角保护。

（4）局部麻醉：安装、传递卡局式注射器，协助医生进行局部麻醉。

（5）安置橡皮障：根据患者牙位准备橡皮障、橡皮障夹、橡皮障夹钳及其他辅助工具，并协助医生进行安装。

（6）髓腔进入和冠部预备：遵医嘱在牙科手机上安装裂钻和球钻行髓腔预备，及时使用三用枪及吸引器管，保持术野清晰。传递根管口探针及小号根管锉探查根管。必要时根据医嘱准备超声工作尖，功率设置为 10 ~ 12 档，去除髓腔钙化物。

（7）牙髓摘除（必要时）：传递拔髓针给医生行牙髓摘除，同时协助医生清除残留在拔髓针上的牙髓组织。

（8）根管长度确定：准备根管长度测量仪，安装唇钩并置于患者口角，将夹持有根管锉的夹持器递予医生行根管长度定位，待达到工作长度时，将根管测量尺递予医生，测量工作长度并记录数据。

（9）根管预备：①将双侧开口冲洗针头安装在已抽吸 1% 次氯酸钠溶液的一次性口腔冲洗空针递予医生，并及时吸净冲洗液。用镍钛根管锉的止动片标记工作长度后按使用先后顺序依次插于清洁台；在减速手机上安装镍钛根管锉，蘸取适量乙二胺四乙酸（EDTA），依次递予医生。②每根镍钛锉从根管内取出后，将口腔冲洗空针递予医生冲洗根管，并用吸引器管及时吸去冲洗液。同时准备乙醇棉球或纱布，擦净根管锉表面的碎屑。③依次将根管主锉、根管长度测量仪夹持器、根管测量尺递予医生。

（10）超声荡洗：①将根管冲洗液递予医生，并用吸引器管及时吸去冲洗液。②在超声手柄上安装超声锉后，设置超声功率为 6~7 档，将超声手柄递予医生。

（11）根管封药（必要时）：①将吸潮纸尖递予医生吸干根管。②将根管消毒糊剂递予医生行根管封药。③根据患牙缺损大小，用水门汀充填器取适量暂时封闭材料或调拌玻璃离子水门汀后取适量递予医生暂封窝洞。

（12）根管充填

1）冷牙胶侧方加压根管充填：①遵医嘱选择主牙胶尖，将主牙胶尖标记工作长度。②用锁镊夹持主牙胶尖递予医生，待医生试好主尖后用酒精消毒备用。③用侧压器止动片标记工作长度，并插于清洁台。④准备根管封闭剂。⑤用锁镊夹主牙胶尖蘸少许根管封闭剂后递予医生，传递侧压器，再传递辅牙胶尖，并交替传递辅牙胶尖及侧压器直至根管填满。⑥将充填器或热牙胶携热器加热后递予医生去除多余牙胶后，用锁镊夹乙醇棉球递予医生清理髓腔。

2）热牙胶垂直加压根管充填：①遵医嘱准备合适锥度的牙胶尖，修剪牙胶尖尖端后标记工作长度，用锁镊夹持牙胶尖递予医生，待医生试好主尖后用酒精消毒备用。②遵医嘱准备合适的垂直加压器、携热器回填仪注射头，并用止动片标记工作长度减 3~5mm。③准备根管封闭剂。④用锁镊夹取主牙胶尖蘸取少量根管封闭剂，递予医生。⑤打开携热器，当温度升至 180~200℃ 时传递携热器手柄。交替传递垂直加压器及携热器，并及时清理携热器工作尖上的牙胶。⑥准备牙胶回填仪，待升温后，递予医生交替传递垂直加压器及牙胶回填仪手柄，直至牙胶压实根管封闭完成。用锁镊夹乙醇棉球递予医生清理髓腔。

（13）冠方封闭：根据患牙缺损大小，用水门汀充填器取适量暂时封闭材料或调拌玻璃离子水门汀后取适量递予医生暂封。协助医生开具 X 线检查申请单。

（14）拆除橡皮障：传递橡皮障夹钳，协助医生拆除橡皮障。

（15）术后宣教：①告知患者术后患牙出现轻度疼痛或不适感属于正常反应，如有剧痛反应，随时就诊。②嘱患者在根管治疗期间避免用患侧咀嚼硬物。③嘱患者术后观察一周及时行冠修复。

（16）用物处置：分类处理治疗后器械，消毒、灭菌备用。

4. 操作评价

（1）流程：术前用物准备齐全、放置合理，牙科显微镜调节准确，术中操作流畅，与医生配合默契，术后用物处置及时、规范，健康教育详尽。

（2）效果：传递和交换器械及时、准确，术中有效吸唾，保证术野清晰，患者无不适。

【操作重点及难点】

1. 牙科显微镜旋钮、手柄等贴避污膜，防止交叉感染。

2. 保持正确姿势，避免影响医生操作视线。

3. 传递器械时，应用左手小指先轻碰一下医生的右手，即给予医生"传递信号"，再传递器械并在确认医生拿稳后再松手；传递时注意引导医生将器械工作端方向朝向髓腔。

4. 抽取冲洗液时务必确认冲洗器接头是否安装紧密，防止冲洗时接头脱离，冲洗液溅出。

5. 某些根管长度测量仪和超声治疗仪会影响心脏起搏器的工作，安装心脏起搏器的患者慎用。

6. 准确传递冲洗器、根管锉等，防止锐器伤。

7. 冷牙胶侧方加压根管充填技术：①选择与所备根管尺寸相匹配的侧压器。②严格遵守产品说明书的要求调拌根管封闭剂，现用现调。③若未使用橡皮障隔离技术，在烫断牙胶尖时，注意保护患者口角及口内组织，避免烫伤。④烫断根管口多余的牙胶尖时会产生烟雾，应用强力吸引器管吸引，避免患者发生呛咳。

8. 热牙胶垂直加压根管充填技术：①选择与所备根管尺寸相匹配的垂直加压器、携热器的工作尖、回填仪工作尖。②每次使用垂直加压器、携热器、回填仪后应用乙醇棉球及时擦拭器械的工作端，既可避免根管充填材料的带出又可避免牙胶冷却后附着不易去除。③使用前应预热回填仪工作尖并将针尖部分的冷却牙胶挤出 3cm，保证注射于根管内的牙胶有更好的流动性。

【注意事项】

1. 及时吸唾，保持术野清晰。

2. 由于牙科显微镜下视野受限，在治疗过程中应密切观察患者变化。

3. 安装有心脏起搏器的患者，应慎用根管长度测量仪、超声治疗仪。

【操作并发症及处理】

1. 髓腔穿孔：牙科显微镜下对根管壁穿孔的位置、大小及形态等多个方面进行定位和评估。建立冠方通路后，对发生于髓腔底部、根管冠 1/3 及中 1/3 处的穿孔，使用生物活性材料修补。穿孔位于根管根尖 1/3 的患牙，采用生物活性材料结合根尖屏障技术进行穿孔部位与根尖孔的严密封闭。穿孔范围大、外吸收造成的不规则穿孔或无法使用非手术方法进行修复，推荐显微手术修补穿孔。

2. 根管台阶：牙科显微镜下检查台阶上段的根管，确定根管弯曲方向，超声器械适当扩大根管上段，预弯小号手用根管锉辅以根管润滑剂，来回捻动，越过台阶后小幅度上下提拉扩大和疏通台阶根方的根管，逐渐增大幅度直至根管通畅。其后依次使用后续器械预备根管。

3. 根管内分离器械：牙科显微镜下使用 GG 钻或有金刚砂涂层的超声工作尖敞开根管上端，形成能够到达折断器械断面的直线通路。采用超声工作尖围绕折断器械顶端磨除少许牙本质，形成与断针顶端大致平齐的平台，暴露器械断端。超声工作尖环绕折断物以逆时针方式（反螺纹设计的分离器械除外）逐步去除周围牙本质直至分离器械上部的数毫米游离，折断物受超声振动多会逐渐松动，并自根管内弹出。

第六节　根尖诱导成形术的护理技术

根尖诱导成形术是指针对牙根未完全形成之前发生牙髓严重病变或尖周炎症的年轻恒牙，在控制感染的基础上，用药物及手术方法保存根尖部的牙髓或使根尖周组织沉积硬组织，促使牙根继续发育和根尖形成的治疗方法。

【操作目的及意义】

1. 控制感染和炎症：通过清除根管内的感染物质和消毒根管，控制炎症，为牙根的继续发育创造有利条件。

2. 诱导牙根继续发育：在根管内放置如氢氧化钙等药物，这些药物具有抗菌、促进根尖周组织修复和诱导牙根继续发育的作用。

3. 根尖孔封闭：当牙根继续发育，根尖孔逐渐缩小并封闭后，进行永久性的根管充填。

【操作步骤】

1. 评估

（1）环境评估：着装整洁，洗手，戴口罩，戴护目镜或防护面罩。

（2）用物评估：用物准备齐全、排列有序且均在有效期内。

（3）患者评估：①健康史：全身健康状况。既往史：有无系统疾病史、传染病史、药物过敏史等。②口腔状况：评估患者口腔卫生状况是否良好，是否有不良口腔卫生习惯，患牙色泽，对冷、热、酸、甜刺激的表现，有无自发痛、夜间痛，疼痛能否定位及根尖发育的程度。③心理－社会状况：配合程度，是否存在紧张、焦虑心理，以及对操作方法与意义的了解。

2. 操作准备

（1）护士准备：着装整洁，洗手，戴口罩，戴护目镜或防护面罩。

（2）物品准备：口腔诊疗常规用物（口腔治疗盘、口杯、吸引器、三用枪头、咬合块、纱球、护目镜等）、局部麻醉用物、橡皮障隔湿用物、根管预备用物（牙科手机、各型车针、拔髓针、神经髓柄、光滑髓针、K形根管锉、H形根管锉、挖匙、5ml冲洗器、1%次氯酸钠溶液、3%过氧化氢溶液、0.9%氯化钠溶液、灭菌注射用水、超声根管荡洗物品等）、根管封药用物（消毒棉捻、氢氧化钙制剂或抗生素糊剂、充填器、暂封材料等）、根管充填用物（吸潮纸尖、消毒棉捻、碘仿氢氧化钙糊剂/齿科用根管充填剂、神经髓柄、光滑髓针、暂封材料等）、垫底及修复用物（充填器、玻璃离子水门汀、树脂材料、粘接剂、光固化机等）、其他用物（根管长度测量尺、超声治疗仪及手柄工作尖）。

（3）患者准备：了解年轻恒牙根尖诱导成形术的目的、方法、注意事项和配合要点，签署知情同意书。

3. 操作方法

（1）核对信息：核对患者信息，引导患者至椅位，戴上胸巾，指导患者漱口，佩戴遮光镜，调节舒适椅位及光源。

（2）术前告知：向患者及家长做好解释工作，并告知术中注意事项。

（3）局部麻醉、安装橡皮障：遵医嘱安装注射器或计算机局部麻醉程控系统，准备碘伏棉签及麻醉药，协助安装橡皮障，及时吸唾，调整灯光。

（4）去腐备洞：安装牙科手机及车针，及时吸唾，调整灯光，三用枪吹干口镜，保持视野清晰。

（5）去除根管内坏死牙髓，清理根管：传递拔髓针，抽取根管冲洗液传递给医生，协助医生进行根管冲洗。将K形根管锉及H形根管锉放置于治疗台，协助医生进行根管预备，传递根管冲洗液并及时吸唾，将安装好的超声根管荡洗机、消毒棉捻依次传递给医生。

（6）根管消毒、暂封：传递冲洗液，反复冲洗根管；协助记录根管长度；次氯酸钠冲洗消毒，及时吸唾；传递吸潮纸尖，协助干燥根管；将氢氧化钙糊剂、安装好的光滑髓针传递给医生，充填器取适量暂封材料传递给医生用于暂时封洞。根管封药时间为2周至1个月，直至患牙无症状、根管无渗出。

（7）根尖诱导：去除患牙冠方暂封物和根管内封药，再次进行根管冲洗。干燥根管后，将具有诱导根尖闭合作用的药物导入根尖，使诱导药物充满根管腔并接触根尖部组织，同时拍摄X线片，以确定诱导药物的充填效果。

（8）冠方封闭：根管内放置根尖诱导药物后，使用玻璃离子水门汀或树脂材料严密充填窝洞以防止微渗漏。

（9）根尖形成或闭合：根尖诱导成形治疗后，每3~6个月复查一次，至根尖形成或根端闭合为止。

（10）永久性根管充填：传递吸潮纸尖干燥根管，将碘仿氢氧化钙糊剂或齿科用根管充填材料、安装好的光滑髓针依次传递给医生。根管充填时及时用消毒棉球擦去氢氧化钙糊剂尖端的残余糊剂。

（11）垫底：调拌玻璃离子水门汀，传递充填器，协助医生隔湿垫底。

（12）树脂修复：同常规树脂修复。

（13）术后宣教：治疗完毕，向患者交待注意事项。

（14）用物处置：分类处理治疗后器械，消毒、灭菌备用。

4. 操作评价

（1）流程：用物准备齐全，放置合理，操作流程流畅。

（2）效果：技术熟练，严格执行无菌原则，患者无不适。

【操作重点及难点】

1. 术中无菌操作：严格执行无菌操作规范，防止手术感染。在传递器械、药品等给医生时，要及时回收已使用物品，保持手术区域整洁。

2. 术区隔离及挑战：优先使用橡皮障隔离术以保持术区干燥，减少感染风险和误吞误吸的可能性。由于患者张口度较小和张口时间短，使用橡皮障等隔离方法时容易出现橡皮障夹滑脱等情况。

3. 年轻恒牙不适合使用目前常用的电子根尖定位仪测量根管工作长度，因此根管预备前，需参照术前X线片，结合根管探查估测根管工作长度，避免将根管器械超出根尖孔。

4. 根尖诱导成形术需要多次复诊，一般每3~6个月复诊1次，直至根尖形成或根端闭合。

5. 根尖诱导成形术应遵循根管治疗术的基本原则，在根管预备、根管消毒和根管充填的过程中强调根管消毒过程并增加药物诱导环节。

【注意事项】

1. 治疗过程中患者如有不适需举左手示意，不能随意讲话及转动头部及躯干，避免导致口腔及面部组织意外。

2. 治疗过程中用鼻呼吸，避免误吞冲洗液、碎屑及细小治疗器械。

3. 治疗时应用橡皮障隔离，是将治疗区域与口腔内部隔离开，既隔离了唾液、龈沟液、致病微生物，还隔离治疗用的器械、材料和药物等，从而起到保持术野干燥，避免交叉感染、误吞误吸，保护口腔软组织，保证患者诊疗安全。

4. 术后24小时内勿用患侧牙咀嚼食物，避免咀嚼过硬食物，防止暂封物脱落。

5. 术后可能出现暂时性的咬合不适，若出现急性疼痛及时就诊，以避免延误治疗导致病情加重。

6. 术后注意口腔卫生，使用正确刷牙方法，保持良好口腔环境，以避免术后感染或并发症的发生。

【操作并发症及处理】

1. 感染：在根尖诱导成形术中，若根管消毒不彻底，可能会导致感染扩散，加重根尖周组织的炎症，甚至可能引起急性牙槽脓肿或上颌窦炎等并发症。需要彻底清除根管内的感染物质，加强根管消毒，控制根管内残留牙髓的炎症或根尖周组织的炎症。

2. 牙根发育异常：在牙根发育过程中，若受到炎症或感染的影响，可能会导致牙根发育异常，如牙根短小、根管粗大、管壁薄等。应根据具体情况进行相应的处理，如进行根尖屏障术或拔除患牙。

3. 牙根吸收：在根尖诱导成形术后，若炎症未能得到有效控制，可能会导致牙根吸收，影响治疗效果，应根据具体情况进行相应的处理，如进行根管治疗。

4. 药物泄露：充填不严密或暂封材料脱落，可能导致药物泄露，刺激根尖周组织。及时清除泄漏的药物，冲洗根管，重新进行根管消毒和药物诱导。

第七节　根尖屏障术的护理技术

根尖屏障术是指将具有根尖封闭效果的材料放入根尖区域，待其硬固后形成根尖止点，达到根尖封闭的效果。因外伤、龋病或发育异常需行根管治疗的年轻恒牙，常规的根管充填常因牙根未发育完成、根管口仍呈喇叭状而不能有效地封闭根尖，最终导致治疗失败。传统的根尖诱导成形术疗程长、就诊次数多，同时在这期间，由于牙根薄弱常会发生牙根折断，而根尖屏障术的应用可以有效地避免上述缺点，并获得致密的根尖封闭，提高年轻恒牙根管治疗的成功率。

【操作目的及意义】

1. 根尖封闭，保护根尖周组织：有效防止根管内感染物质进入根尖周组织，保护根尖周组织的健康和完整性。

2. 促进根尖发育，提高患牙保存率：对于根尖未发育完全的患牙，根尖屏障术还可促进根尖发育和钙化，使根尖孔逐渐闭合，提高患牙的保存率和预后效果。

【操作步骤】

1. 评估

（1）环境评估：环境宽敞、明亮、舒适、安全，温湿度适宜。

（2）用物评估：用物准备齐全、排列有序且均在有效期内；生物活性材料干燥、无潮解。

（3）患者评估：①健康状况：全身健康状况，是否处于妊娠期。既往史：有无系统性疾病，重点评估有无严重高血压、冠心病等心脑血管疾病，有无血液病、传染病及过敏史，有无长期使用激素或抗代谢药物，是否安装心脏起搏器等。②口腔状况：是否存在张口受限、牙周支持组织不足；牙根发育程度，根尖破坏的程度及范围等。③心理－社会状况：配合程度，是否存在紧张、焦虑心理；对根尖屏障术的治疗方法、意义及预后的了解。

2. 操作准备

（1）护士准备：着装整洁，洗手，戴口罩，戴护目镜或防护面罩。

（2）物品准备：口腔诊疗常规用物（口腔治疗盘、吸引器管、三用枪头、口杯、护目镜等）、局部麻醉用物、橡皮障隔湿用物、牙科手机、裂钻、球钻、拔髓针、手用根管锉（K 形根管锉、H 形根管锉等）、机用镍钛锉、清洗台、挖匙、吸潮纸尖、锁镊、根管口探针、根管长度测量仪、唇钩及夹持器、根管测量尺、5ml 口腔冲洗空针、1% 次氯酸钠溶液、0.9% 氯化钠溶液、双侧开口冲洗针头、根管润滑剂（EDTA）、根管消毒糊剂、暂时封闭材料、生物活性材料、超声治疗仪、超声手柄及工作尖、根管封闭剂、各锥度牙胶尖、牙胶尖修整器、螺旋输送器、侧压针、垂直加压器、携热器、回填仪、一次性刀片、其他用物（牙科显微镜、显微口镜、调拌刀、玻璃板、棉球等）。

（3）患者准备：①了解根尖屏障术的目的、方法、注意事项和配合要点。②拍摄 X 线根尖片。③签署知情同意书。

3. 操作方法

（1）核对：与医生、患者核对操作牙位。

（2）口周保护：传递凡士林棉签予医生行口唇及唇角保护。

（3）局部麻醉：安装、传递卡局式注射器，协助医生进行局部麻醉。

（4）安置橡皮障：根据患者牙位准备橡皮障、橡皮障夹、橡皮障夹钳及其他辅助工具，并协助医生进行安装。

（5）设置牙科显微镜：协助医生设置牙科显微镜，调节各关节、目镜及瞳距等至合适位置。

（6）去腐开髓：安装手机及钻针；吸唾，及时吹干口镜，保持视野清晰。

（7）确定工作长度：将 K 形根管锉传递给医生，拍摄 X 线根尖片，确定工作长度。

（8）根管预备、根管消毒及根管封药：具体步骤参见第三章第五节"显微根管治疗术的护理技术"。

（9）复诊检查感染是否控制：若感染未控制，则重复上述根管消毒、根管封药操作。若感染已控制，则进行后续操作。

（10）去除暂封材料：吸唾，及时吹干口镜，保持视野清晰。

（11）取根管内封药：递送根管冲洗液，准备超声治疗仪，设置荡洗频率，递予医生。

（12）干燥根管：用锁镊递送纸尖至牙科显微镜下，供医生拭干根管。

（13）准备垂直加压器：根据根管的工作长度，协助医生测量垂直加压器工作长度。

（14）生物活性材料封闭根尖 4 ~ 5mm：①如使用三氧矿化物凝聚体（MTA）：取适量 MTA 粉末，将蒸馏水滴入，用调拌刀调拌均匀，至湿沙状。将 MTA 放置在 MTA 输送器中，将垂直加压器递送给医生，供医生取用。②如使用生物陶瓷材料：取用适量材料，塑形成锥形长条，用垂直加压器递送给医生。③交替递送纸尖，供医生吸出多余水分。④递送干棉球封于髓腔内。

（15）冠方暂封：取适量的暂封材料递予医生，协助医生开具 X 线检查申请单。

（16）复诊行根管充填：具体步骤参见第三章第五节"显微根管治疗术的护理技术"。

（17）拆除橡皮障：传递橡皮障夹钳，协助医生拆除橡皮障。

（18）术后健康教育：告知患者术后每 3~6 个月复查一次，不适时随诊。

（19）用物处置：分类处理治疗后器械，消毒、灭菌备用。

4. 操作评价

（1）流程：术前用物准备齐全、放置合理，牙科显微镜调节准确；术中操作流畅，与医生配合默契；术后用物处置及时、规范，健康教育详尽。

（2）效果：传递和交换器械及时、准确，术中有效吸唾，保证术野清晰，患者无不适；MTA 调拌及时、准确，调拌过程无污染。

【操作重点及难点】

1. MTA 调拌过干或过湿都会影响使用，需注意水粉比例。若 MTA 过干，可添加少量蒸馏水重新调拌。

2. 根尖屏障术全程在牙科显微镜下操作，护理配合时用物需递送至牙科显微镜光圈范围内，医生可以直接使用。

【注意事项】

1. 根尖屏障术全程应使用牙科显微镜、橡皮障，操作中做好隔湿。

2. 因牙根未发育完全，根管长度测量仪往往无法准确测量长度，需结合 X 线根尖片。

3. 根管预备的过程中需彻底清洁根管，可用 1% 次氯酸钠结合超声荡洗进行清洁和冲洗。

4. 不同材料的硬固时间不同，生物陶瓷类为目前较为常用的根尖屏障材料，为保证材料水合作用所需的潮湿环境，可在其上方置一湿灭菌水棉球并将洞口封闭至少 4~6 小时，待材料硬固后，再行根管上部的充填。

【操作并发症及处理】

1. 牙折：牙本质粘接技术的运用能明显增强牙体抗力，根尖屏障术后采用纤维桩结合复合树脂充填根管可显著增强牙根的抗折能力，降低牙折的发生率。

2. 术后疼痛：轻者观察，重者可适当给予止痛药物，若疼痛持续加重，应复查并排除感染或其他并发症。

3. 器械分离：如器械断裂在根管内，可尝试使用超声波或特殊器械取出，若无法取出，需考虑根管治疗失败的可能。

4. 根尖屏障材料不凝固或溢出：重新操作，确保材料正确放置并完全凝固，若溢出，需清除多余材料，必要时重新进行根尖屏障术。

第八节　牙齿漂白术的护理技术

牙齿漂白是指在不改变牙齿硬组织表面形态的前提下，通过漂白剂的作用改变由疾病（氟斑牙、四环素牙、牙髓坏死等）、年龄增长、食物和饮料染色以及抽烟等原因导致的牙齿结构着色的一种方法。可分为诊室牙齿漂白术、家庭牙齿漂白术和无髓牙漂白术。

【操作目的及意义】

1. 改善牙齿着色：去除或减轻外源性、内源性和增龄性等因素引起的牙齿着色，提升患者自信心。

2. 辅助其他治疗：在某些情况下，牙齿漂白术可与其他治疗（如瓷贴面、全冠修复等）结合使用，以达到更好的美学效果。

【操作步骤】

1. 评估

（1）环境评估：环境宽敞、明亮、舒适、安全，温湿度适宜。

（2）用物评估：用物准备齐全、排列有序且均在有效期内。

（3）患者评估：①健康状况：全身健康状况。既往史：有无严重系统性疾病，重点评估有无血液病、传染病及过敏史。未满16周岁、妊娠患者禁用。②口腔状况：是否存在张口受限，漂白前牙齿的颜色，有无严重牙周疾病；高度敏感性牙齿、牙釉质发育不全或有较多缺损者禁用。③心理－社会状况：配合程度，是否存在紧张、焦虑心理，对牙齿漂白术的治疗方法、意义及预后的了解，对漂白效果的心理预期。

2. 操作准备

（1）护士准备：着装整洁，洗手，戴口罩，戴护目镜或防护面罩。

（2）物品准备：口腔诊疗常规用物（口腔治疗盘、橡皮障隔湿用物、牙科手机、吸引器管、三用枪头、口杯、护目镜等）、照相用物（相机、拉钩、反光板、开口器）、抛光用物（抛光环、抛光砂）、牙齿漂白套装、其他用物（棉球、纱球、比色板、光固化机、面镜等）；家庭牙漂白术需另备：藻酸盐印模材料、托盘、调拌刀、调拌碗、白石膏粉、压模机、打磨机、剪刀等；无髓牙冠内漂白术需另备垫底材料（玻璃离子水门汀等）。

（3）患者准备：①了解牙齿漂白术的目的、方法、注意事项和配合要点。②签署知情同意书。

3. 操作方法

（1）诊室牙齿漂白术

1）核对：与医生、患者核对操作牙位。

2）口周保护：传递凡士林棉签予医生行口唇及唇角保护。

3）清洁、抛光牙面：在牙科手机上安装抛光环，协助医生去除烟渍、结石及药物性色素等外源性牙面沉积物，使用三用枪和吸引器管及时冲洗牙面，吸除唾液，保持术野清晰。

4）术前比色、照相：使用双侧拉钩牵拉患者口腔软组织，注意动作要轻柔，同时准备好比色板，协助医生拍照，留取、记录术前资料。

5）放置开口器：传递美白专用开口器并协助医生放置，嘱患者放松，轻咬开口器。

6）隔湿：放置吸引器管。

7）牙龈保护：安装牙龈保护剂的注射头，传递给医生，协助医生涂布；传递带保护套的光固化机进行固化；传递探针，检查牙龈保护剂的固化效果。

8）漂白治疗：协助患者佩戴护目镜；安装美白凝胶的混合头，传递给医生，协助涂布。根据产品使用说明调整光照时间照射。用强吸吸除牙面凝胶，避免接触口唇。吸取凝胶完毕后再吸取清水，以清洁吸引器管表面及管道内部。

9）术后比色、照相：使用双侧拉钩牵拉患者口腔软组织，注意动作要轻柔，同时准备好比色板，协助医生拍照，留取、记录术后资料。

10）健康宣教：①告知患者漂白术后注意事项，强调不宜接触的饮食，以免牙齿着色；②如有疼痛及敏感，可遵医嘱服用止痛药物。

11）用物处置：分类处理治疗后器械，消毒、灭菌备用。

（2）家庭牙齿漂白术

1）核对：与医生、患者核对操作牙位。

2）口周保护：传递凡士林棉签予医生行口唇及唇角保护。

3）清洁、抛光牙面：同诊室牙齿漂白术。

4）术前比色、照相：同诊室牙齿漂白术。

5）取印模：按比例调拌印模材料，分别放置于上、下颌托盘上，传递给医生。

6）灌注模型：将取好的上、下颌阴模分别填满白石膏，注意边灌注边振动，减少气泡的产生。

7）压模：打开压模机，将塑料模板放在灌好的阳模上，制作个性化牙套。

8）修整并试戴牙套：将剪刀递予医生，医生修剪牙套，以牙套边缘覆盖牙龈缘以上1mm为宜。

9）打磨：要求打磨光滑。

10）教患者摘戴牙套、放置脱色剂：协助医生教会患者如何摘戴牙套、放置脱色剂和保养托盘等（睡觉前戴入，第二日晨起后取出，以清水漱口并清洁托盘。如在白天使用，戴用托盘期间勿饮水、进食及漱口等，如有不适立即向医生汇报或就诊）。

11）术后比色、照相：同诊室牙漂白术。

12）用物处置：分类处理治疗后器械，消毒、灭菌备用。

13）健康宣教：①脱色剂用量适当，勿溢出牙套范围。如果溢出，应及时去除，以防吞咽。②每次佩戴时间至少4小时（夜间更适合），每天2次。每次使用后应及时用清水冲洗干净，于干燥、阴凉处保存。③告知患者美白术后注意事项，强调不宜接触的饮食，以免牙齿着色。④如有疼痛及敏感，可遵医嘱服用止痛药物。⑤遵医嘱及时复诊。

（3）无髓牙内漂白术

1）核对：与医生、患者核对操作牙位。

2）口周保护：传递凡士林棉签予医生行口唇及唇角保护。

3）术前准备：与患者充分沟通，拍摄X线根尖片检查患牙的牙根情况及是否完善根管治疗。

4）术前比色、照相：使用双侧拉钩牵拉患者口腔软组织，注意动作要轻柔，同时准备好比色板，协助医生拍照，留取、记录术前资料。

5）安置橡皮障：根据患者牙位准备橡皮障、橡皮障夹、橡皮障夹钳及其他辅助工具，并协助医生进行安装。

6）髓腔清理：备好各型号球钻，安装于慢速牙科手机上。

7）去除部分根充物，玻璃离子水门汀垫底：根据窝洞大小调制适量玻璃离子水门汀，递予医生。

8）置入漂白剂：根据漂白剂种类，将商品化漂白剂直接递予医生使用；或将30%过氧化氢与硼酸钠粉调成糊剂，置于纸板上备用；或将10%过氧化氢脲少量置于双碟中。

9）髓腔封闭：根据窝洞大小准备玻璃离子水门汀于充填器上，传递给医生。

10）拆除橡皮障：传递橡皮障夹钳，协助医生拆除橡皮障。

11）健康宣教：①告知患者美白术后注意事项，遵医嘱及时复诊。

②如有敏感或疼痛，随时复诊。

12）用物处置：分类处理治疗后器械，消毒、灭菌备用。

4. 操作评价

（1）流程：术前用物准备齐全、放置合理；术中操作流畅，与医生配合默契；术后用物处置及时、规范，健康教育详尽。

（2）效果：术前评估充分、沟通有效，牵拉患者口角时动作轻柔，漂白过程中软组织隔离保护有效，牙面美白凝胶吸除及时，未接触患者口唇，操作过程患者无不适。

【操作重点及难点】

1. 行牙漂白术前，嘱患者做好准备如洁治，龋齿、楔状缺损要先做填充。

2. 及时吸除牙面美白凝胶，忌用水冲洗，避免接触口唇，防止刺激黏膜。及时吸取清水清洁吸引器管表面及管道内部。

3. 冠外漂白应按比例调拌印模材料，灌制模型时注意边灌注边振动，减少气泡的产生，影响模型精准度。

4. 玻璃离子水门汀调拌的成形材料均匀、细腻、无颗粒、无气泡，表面光亮，呈面团状，不粘调拌刀。

【注意事项】

1. 漂白治疗前应就漂白效果、费用及预后与患者进行充分沟通。

2. 如果使用辅助光源，医、护、患三方宜佩戴专业防护眼镜。

3. 诊室牙齿漂白术注意事项：漂白过程中注意软组织的隔离保护，若术中出现明显的牙龈和软组织不适感宜立即检查并去除软组织上附着的漂白剂，彻底清洁口腔，必要时停止使用。术中与术后的轻微不适一般无须处理，症状可在数日内消退。

4. 家庭牙齿漂白术注意事项：术前告知患者，冠外漂白治疗的效果与漂白时间和漂白药物剂量有关，若变色牙与其余牙颜色相匹配，牙齿漂白即完成。若治疗后，该单颗变色牙颜色比口内其余牙颜色浅，可以根据患者需求使用全口漂白托盘漂白其他牙齿，使颜色达到颜色一致。

5. 无髓牙漂白术注意事项：漂白期间，尽可能避免各种外源性染色因素，尤其注意饮食来源的色素；若封闭开髓孔的暂时性充填材料脱落，及时复诊更换漂白剂及充填材料。

【操作并发症及处理】

1. 牙齿敏感：指导患者漂白治疗期间及治疗后 24 小时避免进食过冷及过热食物；使用含有 3% 硝酸钾及 0.11% 氟化物的牙膏和脱敏剂可有效

预防或防止牙齿敏感的发生。如在漂白前用含硝酸钾的牙膏刷牙两周，并根据需要在托盘中涂抹硝酸钾（牙膏或专业产品）10~30分钟；建议在漂白前和漂白中使用非类固醇抗炎止痛药，如布洛芬等，两次漂白间隔至少一周。

2. 牙龈及软组织不适：术中症状明显时，宜检查并去除牙龈上附着的漂白剂；口腔专业人员指导下的家庭漂白时制作扇形托盘，减少托盘边缘对软组织的刺激；选择低浓度漂白制剂，彻底清洁口腔，必要时停止使用；术中与术后的轻微不适一般无须处理，症状可在数日内消失。

第四章

儿童口腔护理操作技术

第一节 涂氟术的护理技术

涂氟是一种预防龋齿的有效手段,通过在牙齿表面涂上含氟的制剂,形成一层保护膜,以提高牙齿的抗龋能力。氟化物可以抑制口腔中致龋菌的生长,减少细菌产酸,同时促进牙齿表面釉质的再矿化,增强牙齿的耐酸性。

【操作目的及意义】

1. 增强牙齿抗龋能力:涂氟术提高了牙釉质的耐酸度,提高了牙齿对致龋菌的抵抗力,减少了龋齿的发生。

2. 延缓龋病发展:氟可以加速牙釉质的再矿化,早期的牙釉质脱矿可以通过涂氟的方式重新沉积氟化物,从而促进再矿化。

【操作步骤】

1. 评估

(1)环境评估:环境宽敞、明亮、舒适、安全,温湿度适宜。

(2)用物评估:用物准备齐全、排列有序且均在有效期内。

(3)患者评估:①健康史:全身健康状况。既往史:有无系统性疾病史、传染病史,重点评估有无氟化物过敏史。②口腔状况:牙齿状况及口腔清洁情况。③心理–社会状况:患者及家长的治疗配合程度,是否存在紧张、焦虑心理,以及对操作方法与意义的了解。

2. 操作准备

(1)护士准备:着装整洁,洗手,戴口罩,戴护目镜或防护面罩。

(2)物品准备:口腔治疗盘、口杯、棉球、凡士林、吸引器管、三用枪头、低速弯手机、抛光毛刷、小毛刷、氟保护剂。

（3）患者准备：①了解涂氟术的目的、方法、注意事项和配合要点。②签署知情同意书。③通过行为引导，做好心理准备。

3. 操作方法

（1）核对信息：核对患者信息，引导其上椅位，戴上胸巾，指导患者漱口，唇部涂抹凡士林，佩戴遮光镜，调节舒适椅位及光源。

（2）术前告知：与患者进行沟通，对患者与家长进行安全配合指导，告知患者若有不适可举左手示意，切勿移动或抓扯医生操作的手，以免损伤口腔组织。

（3）清洁牙面：使用小毛刷对牙齿表面进行清洁，协助医生及时吸唾及清理残余，保持手术视野的清晰。

（4）隔湿、擦干：传递棉球，协助隔湿、擦干牙面，及时调整光源。

（5）涂氟：传递氟保护剂，协助医生涂氟。

（6）术后宣教：治疗完毕，协助患者下椅位，向患者及家长交待注意事项。

（7）用物处置：分类处理治疗后器械，消毒、灭菌备用。

4. 操作评价

（1）流程：用物准备齐全，放置合理，操作流程流畅。

（2）效果：技术熟练，涂氟剂用量适中，患者无不适。

【操作重点及难点】

1. 清洁牙齿：确保牙齿表面干净无垢，便于涂氟剂更好地附着。

2. 重点涂氟部位：应特别关注容易患龋的部位，如窝沟点隙及邻面等。

3. 避免唾液污染：在涂氟过程中，应尽量避免唾液污染牙齿表面，影响涂氟效果。

4. 涂氟剂的用量：涂氟剂应适量使用，避免过量或不足。

5. 操作难点：儿童配合度低，口腔操作空间相对较小，唾液分泌旺盛，容易刺激咽反射引起恶心，影响操作的顺利进行。

【注意事项】

1. 涂氟后应保持至少 30 分钟内不进食或漱口，避免影响氟化物的充分吸收和固化。

2. 涂氟过程中防止患者呛咳及呕吐，以避免引起不适或误吸。

【操作并发症及处理】

1. 氟牙症：涂氟应在专业医生的指导下进行，使用适量的氟化物。

2. 过敏反应：少数患者对含氟的涂料过敏，使用含氟涂料后，可能出现明显的牙龈红肿、牙龈出血、牙周红肿等症状。术前应做好术前评估，若有过敏症状的出现，应立即清除氟化物，轻者遵医嘱给予抗过敏药物；重者应立即实施抢救措施，如保持呼吸道通畅，皮下注射肾上腺素，给予糖皮质激素等。

第二节　窝沟封闭术的护理技术

窝沟封闭术又称点隙窝沟封闭，是指不去除牙体硬组织，在牙面、颊面或舌面的点隙裂沟涂布一层粘接性树脂，保护釉质不受细菌及代谢产物侵蚀，达到预防龋病发生的一种有效防龋方法。

【操作目的及意义】

封闭窝沟：牙面上点隙裂沟被高分子材料覆盖后，可能会变得更加光滑，使食物不易残留在牙齿表面。

【操作步骤】

1. 评估

（1）环境评估：环境宽敞、明亮、舒适、安全，温湿度适宜。

（2）用物评估：用物准备齐全、排列有序且均在有效期内。

（3）患者评估：①健康史：全身健康状况。既往史：有无系统性疾病史、传染病史、药物过敏史。②口腔状况：评估牙齿现状，咬合面有无窄深的窝沟点隙或患龋倾向，判断是否需要进行窝沟封闭治疗。③心理 - 社会状况：患者及家长的配合程度，是否存在紧张、焦虑心理，对操作方法与意义的了解。

2. 操作准备

（1）护士准备：着装整洁，洗手，戴口罩，戴护目镜或防护面罩。

（2）物品准备：口腔治疗盘、口杯、棉球、凡士林、吸引器管、三用枪头、低速弯手机、抛光刷、涂药棒、酸蚀剂、窝沟封闭剂、光固化机。

（3）患者准备：①了解窝沟封闭术的目的、方法、注意事项和配合要点。②签署知情同意书。③通过行为引导，做好心理准备。

3. 操作方法

（1）核对信息：核对患者信息，引导其至椅位，戴上胸巾，指导患者漱口，唇部涂抹凡士林，佩戴遮光镜，调节舒适椅位及光源。

（2）术前告知：与患者进行沟通，对患者与家长进行安全配合指导，告知患者若有不适可举左手示意，切勿移动或抓扯医生操作的手，以免损伤口腔组织。

（3）清洁牙面：安装牙科手机及毛刷，蘸取适量清洁剂，清洁牙面时协助吸唾；吸引器管置于患牙旁，注意保护颊、舌等软组织，保持视野的清晰，及时调整光源。根据医嘱安装毛刷或慢速车针。

（4）酸蚀、冲洗：手指按压隔湿棉卷置于患牙颊或舌侧，协助隔湿。传递酸蚀剂，准确计时 20~30 秒（乳牙 60 秒）。医生使用三用枪进行高压冲洗时，将吸引器管置于患牙旁，及时吸走冲洗液和唾液，以免患者发生呛咳。

（5）涂布窝沟封闭剂：协助医生吹干牙面，调整光源。注意隔湿吸唾，保持牙面的干燥。依次传递窝沟封闭剂、光固化机，协助固化，注意隔湿。

（6）检查：检查封闭效果，传递咬合纸，根据医生需要安装车针，调整咬合高点，及时吸唾。

（7）术后宣教：治疗完毕，协助患者下椅位，向患者与家长交待注意事项。

（8）用物处置：分类处理治疗后器械，消毒、灭菌备用。

4. 操作评价

（1）流程：用物准备齐全、放置合理，操作流程流畅。

（2）效果：技术熟练，窝沟封闭剂均匀涂布，无气泡产生，患者无不适。

【操作重点及难点】

1. 彻底去除杂质：如果牙面清洁不彻底，残留的杂质会影响封闭剂与牙面的粘接效果。

2. 精准控制时间：恒牙酸蚀 20 秒、乳牙酸蚀 60 秒，并注意保护口腔黏膜组织。

3. 严格干燥：窝沟封闭术的成败与隔湿效果密切相关，因此治疗过程中护士应注意观察患者口内唾液分泌情况，及时更换干燥的棉卷，保持治疗区域全程干燥。

4. 封闭剂的涂布：适量涂布，均匀分布，避免气泡产生。

5. 操作难点：儿童配合度低，口腔操作空间相对较小，唾液分泌旺盛，在操作过程中容易因口腔器械的刺激引起咽反射，影响操作的顺利进行。

【注意事项】

1. 冲洗过程中及时吸走冲洗液和唾液，避免患者发生呛咳。

2. 使用光固化机固化时注意为医、护、患佩戴护目镜，避免光束对眼睛造成损害。

3. 应行健康宣教并嘱定期复查，以避免因封闭剂脱落而未能及时发现，导致龋齿的发生或加重。

【操作并发症及处理】

1. 材料脱落：封闭材料脱落是窝沟封闭术最常见的并发症。封闭材料通常是树脂或封闭剂等，在口腔环境中可能会逐渐受到损害，导致脱落。此外，摄入过多的黏性食物、不正确的口腔卫生习惯或医生操作不当等因素都可能导致封闭材料脱落。若有封闭剂脱落应重做窝沟封闭。

2. 龋齿：若术后不注意口腔卫生，易导致龋坏形成，出现牙齿变黑、疼痛等症状。应指导家长督促患者养成良好的口腔卫生习惯，如晚上刷牙后至睡前避免进食。相邻牙面易发生食物嵌塞应使用牙线协助清理。

3. 咬合不适：封闭剂可能导致牙齿出现暂时性的不适，通常会在几天内适应，应做好术后宣教。

4. 过敏反应：极少数人可能对封闭剂中的某些成分过敏，应进行术前评估。若出现过敏症状，轻者遵医嘱给予抗过敏药物；重者应立即采取抢救措施，如保持呼吸道通畅，皮下注射肾上腺素，给予糖皮质激素等。

第三节 非药物性行为引导的护理技术

非药物行为引导术是指在患者就诊过程中，及时发现患者恐惧、焦虑和紧张情绪，在不使用药物的情况下采取一系列行为引导方法，帮助患者适应治疗环境，提高诊疗操作中患者对疼痛的耐受力，获得患者和家长的信任和配合，保障治疗顺利进行，是临床工作中常用的行为管理方法。

【操作目的及意义】

1. 提高配合度：保证对患者所进行的治疗能高质量、顺利地完成。

2. 降低牙科畏惧：减少患者恐惧和抵触情绪，避免治疗过程对患者身心产生不良影响和伤害。

3. 建立良好口腔卫生习惯：培养患者良好的口腔卫生态度。

【操作步骤】

1. 评估

（1）环境评估：环境宽敞、明亮、舒适、安全，温湿度适宜。

（2）用物评估：用物准备齐全、排列有序且均在有效期内。

（3）患者评估：①健康史：全身健康状况。既往史：有无系统性疾病史、传染病史、药物过敏史，重点评估患者年龄、既往牙科就诊配合程度。②口腔状况：评估牙齿现状。③心理－社会状况：患者及家长的治疗配合程度，是否存在紧张、焦虑心理，以及对操作方法与意义的了解。

2. 操作准备

（1）护士准备：着装整洁，洗手，面带微笑，态度亲切温和。

（2）物品准备：口腔治疗盘、三用枪头、棉球、太阳镜、减压球、小礼品、牙科玩具模型等。

（3）患者准备：患者与家长了解本次治疗所使用非药物性行为引导术的目的、注意事项和配合要点。

3. 操作方法

（1）非语言性交流：是指通过医护人员与患者之间的接触、姿势及面部表情的变化来强化并诱导患者的行为，其目的是提高其他交流管理的有效性并获得保持患者的注意及合作。

（2）告知－演示－操作：即以告知－演示－操作的递进步骤对患者进行疏导，是目前口腔门诊最常用、最简单有效的非药物行为管理方法。临床中根据患者认知水平进行解释、演示，然后完成治疗。具体使用方法如下所述。

1）告知：通过医护人员相互配合，在操作前预先用患者能理解的语言告知患者使用的器械，如将"探针"比喻为"小鱼钩"，"口镜"比喻为"给牙齿照的镜子"，"三用枪头"比喻为"小水枪、小吹风"，"吸引器管"比喻为"大象鼻子"等，形象地将器械比喻为贴近患者生活中熟悉的物体，告知患者将会做什么，消除其紧张感。

2）演示：用无创的器械进行演示操作，让患者看到、听到、闻到、感觉到事物，使其明白这些操作不会产生疼痛，熟悉诊疗过程从而缓解患者对口腔检查的恐惧感。

3）操作：待患者已经基本适应椅位环境后再进行实际的操作。

（3）治疗前的体验：是指在治疗前带患者参观和体验儿童口腔门诊，并事先让患者明白这次不做治疗，以消除患者对口腔治疗和医护人员的不良想象。为了让患者适应第一次到儿童口腔门诊治疗，可做一些简单治疗，如口腔检查、指导刷牙及涂布氟化物等。

（4）正强化：是指医护人员在操作过程中对患者的良性行为表现给予鼓励和夸赞，以强化这些行为的方法，有效减轻患者下次就诊的恐惧及抗拒心理。对于患者在治疗过程中表现出的积极反应，医护人员应给予语言赞许或给予小礼物作为奖励，来强化这一积极合作行为，以鼓励其再次发生。医护人员切忌沉默无言。

（5）分散注意力：指在进行可能引起患者不适的操作前，使用可行的方法来分散、转移患者对操作本身的注意力，从而减少患者对治疗的不良印象，避免患者出现躲避和干扰治疗的方法。可通过使用彩色卡通装饰物装饰就诊环境，如在牙椅前悬挂可爱的卡通玩偶；或在牙椅上安装视频播放器播放儿童喜爱的动画片，使患者放松心情，减轻焦虑；还可以使用减压球、倒数数的方法来转移患者的注意力。

（6）模范作用：是指采用示范性动作教育与提高患者在治疗中的配合度。可带领不能配合完成治疗的患者或初诊患者，参观其他合作患者的治疗过程，并让他们交流治疗过程和体会，从而消除患者对未知事物的畏惧心理。

（7）语音控制：指对于一进诊室就表现为痛哭流涕、大声吼叫，经安抚无效、不愿配合完成诊疗的患者，在征得家长同意后，医护人员通过语音、语调、语气的变化来控制住患者的行为，待患者安静后，再以温和的语言抚慰，并采取相应的行为引导方法。此方法适用于 3～4 岁以上年龄稍大的儿童。

（8）保护性固定：是指医护人员用手和一些工具，如束缚板等来固定患者，以保证治疗安全的行为管理技术。

（9）其他方法：非药物行为引导术是一项综合性技术，还有其他常用的方法，如积极倾听及适度反应、母子分离、行为塑造等。由于孩子的年龄不同、个性不同、治疗条件不同，可分别根据患者的特点采用不同的方法。

（10）用物处置。

4. 操作评价

（1）流程：用物准备齐全、放置合理，操作流程流畅。

（2）效果：技术熟练，沟通能力良好，患者无不适，灵活运用。

【操作重点及难点】

1. 善于观察：观察患者与家长之间的互动以及在治疗前、中、后的表现，获得有利信息，以便适时采取非药物行为引导方法。

2. 非语言沟通：与患者沟通时，与患者视线平齐，适时轻拍肩膀给予鼓励，摸头表示喜爱，拉手表示亲密，微笑的眼角给予温暖的保护。

3. 抓住合适的时机和运用恰当的方法：通过观察患者穿着、行为、语言、交际等情况，采取非药物行为引导技术时应找到契机，使其引导更为合适、有效。比如：得知患者喜欢水枪，可引导患者认识"三用枪头"引起兴趣和好感。

4. 建立良好的情感连接：获得患者的喜爱，建立良好的关系，应站在患者的角度去帮助他们解决看牙所面临的困难，取得患者与家长的信任，才能使非药物行为引导方法行之有效。

5. 医护人员应掌握基本的儿童认知行为特点，针对不同年龄阶段采用合适的非药物行为管理方法。

6. 要求医护人员应具备较好的沟通交流能力、移情能力。

7. 在做好患者非药物行为引导的同时，也应做好患者家长的行为引导，得到家长的配合和帮助。

【注意事项】

1. 应对患者进行全面的评估，包括生理状况、心理状态、认知能力、兴趣爱好、年龄阶段等，以避免采取不适用的非药物行为引导方法，导致引导无效。

2. 应用患者可以理解的语言描述在治疗中将会使用的器械以及要进行的操作，以避免因词汇选择不当而无法达到预期效果，影响患者的理解和配合。

3. 应保持语气温和，充分考虑患者与家长的感受，并在得到患者家长的肯定及允许的情况下再实施，以避免因态度生硬引起患者及家长的抵触情绪。

4. 应避免在患者面前讨论病情及治疗方案，以避免引起或加重患者的焦虑情绪。

5. 应选择配合治疗的患者作为参观对象，以产生积极的引导作用，以避免让患者看到其他不合作患者治疗时的表现行为，从而产生恐惧或焦虑。

6. 应循序渐进地进行引导，以避免急于求成导致患者无法适应，进而影响行为引导的效果。

7. 应将保护性固定技术仅用于其他非药物行为管理方法无效且有治疗需求的患者，以避免将其作为一种惩罚措施或仅仅为了医务人员的方便而使用。

8. 应在进行正强化时对患者微小的进步给予积极的赞美和肯定，并在患者顺利完成治疗后给予奖励时明确说明原因，以避免因沉默无言或奖励不明，导致患者无法理解其行为的正确性，影响其配合治疗的积极性。

【操作并发症及处理】

患者抗拒，治疗终止：停止治疗操作，安抚患者情绪，与家长沟通，以缓解患者情绪为重，暂缓治疗，或根据情况预约舒适化治疗。

第四节　乳磨牙金属预成冠修复术的护理技术

金属预成冠修复术是指将预先加工成型的金属牙冠，套在经过牙体预备后的乳牙上，恢复牙齿的外形和功能的一门技术。主要适用于龋坏严重、牙髓治疗后以及牙体组织缺损较大的乳牙等情况。

【操作目的及意义】

1. 保护乳牙：预成冠能够有效地保护乳牙，防止牙齿进一步损坏，延长乳牙的使用寿命。

2. 恢复牙齿外形和咀嚼功能：预成冠可以恢复牙齿的正常外形，帮助患者更好地咀嚼食物，从而促进营养的吸收和生长发育。

3. 防止充填物脱落：对于已经充填的牙齿，预成冠可以防止充填物的脱落，减少因充填物脱落而导致的复诊次数。

【操作步骤】

1. 评估

（1）环境评估：环境宽敞、明亮、舒适、安全，温湿度适宜。

（2）用物评估：用物准备齐全、排列有序且均在有效期内。

（3）患者评估：①健康史：全身健康状况。既往史：有无系统性疾病史、传染病史、药物过敏史；②口腔状况：评估患牙牙位、牙体牙髓、牙周状况及咬合现状。③心理 - 社会状况：患者及家长的治疗配合程度，是否存在紧张、焦虑心理，以及对操作方法与意义的了解。

2. 操作准备

（1）护士准备：着装整洁，洗手，戴口罩，戴护目镜或防护面罩。

（2）物品准备：口腔治疗盘、口杯、棉球、凡士林、吸引器管、三用枪头、咬合块、高速手机、低速直手机、各类金刚砂车针、砂石针、抛光轮、阿替卡因、卡局式注射器及针头（或计算机局部麻醉程控系统配套注射针头）、牙线、橡皮障套装、各型号预成冠、金冠弯剪、缩颈钳、咬合纸、挖匙、玻璃离子水门汀粉和液、调拌刀、75% 乙醇棉球等。

（3）患者准备：①了解乳磨牙金属预成冠修复术的目的、方法、注意事项和配合要点。②签署知情同意书。③通过行为引导，做好心理准备。

3. 操作方法

（1）核对信息：核对患者信息，引导患者至椅位。

（2）戴上胸巾，指导患者漱口，佩戴遮光镜，调节舒适椅位及光源。

（2）术前告知：告知患者与家长操作的目的和步骤，指导患者在出现不适时举左手示意，切勿突然闭嘴，以免钻针损伤口腔组织。

（3）行为引导：注意患者的情绪，做好行为引导。

（4）局部麻醉：如制备牙体为活髓牙，需做局部麻醉时，再次确定患者无药物过敏史后安装麻醉药物，供医生使用。

（5）牙体预备：安装牙科手机及金刚砂车针，及时吸除唾液及冷却液，调节灯光，用气枪吹去口镜上的雾气，保持术野清晰。

（6）试戴金属预成冠：协助医生选择预成冠（标号位于颊侧），冠应适合牙齿大小并可恢复邻面接触关系。将试戴后不合适的冠重新灭菌备用。

（7）修整冠外形：传递金冠剪、缩颈钳协助医生修整冠外形，按需备好直手机和抛光轮，打磨金属冠边缘时要防止碎屑溅入患者眼睛。

（8）消毒预成冠，隔湿：75%乙醇棉球擦拭消毒预成冠，传递棉球协助医生隔湿。

（9）粘接：调拌粘接用玻璃离子水门汀，沿金属冠的边缘放入，使之流入冠内均匀涂一薄层，按照患牙的位置递给医生。协助隔湿吸唾，粘接后传递探针或挖匙以及牙线，协助去除多余粘接剂。

（10）术后宣教：治疗完毕，协助患者下椅位，向患者与家长交待注意事项。

（11）用物处置：分类处理治疗后器械，消毒、灭菌备用。

4. 操作评价

（1）流程：用物准备齐全、放置合理，操作流程流畅。

（2）效果：技术熟练，传递预成冠时患牙的位置和方向正确，患者无不适。

【操作重点及难点】

1. 及时吸唾，保持术野清晰。

2. 抛光颈缘：修整过的预成冠用细砂轮、橡皮轮抛光，以免刺伤牙龈。

3. 就位方向：戴下颌牙冠从舌侧向颊侧，戴上颌牙冠从颊侧向舌侧，试戴合适。

4. 粘接：冠内玻璃离子水门汀充分进行填充，均匀涂抹冠内壁。

5. 传递预成冠时应注意患牙的位置和方向。

6. 儿童配合度低，口腔操作空间相对较小，唾液分泌旺盛，在操作过程中容易产生恶心反射，影响操作的顺利进行。

【注意事项】

1. 指导患者若有不适，应举左手示意，切勿突然闭嘴，避免器械损伤口腔组织。

2. 牙体预备时，应及时吸唾，同时注意保护软组织，避免出现误伤。

3. 在修整和抛光冠边缘时，应为患者佩戴护目镜，避免碎屑溅入眼睛。

4. 预成冠体积小，在口内试戴时应注意，避免误吞误吸情况发生。

5. 冠粘接时应协助医生充分隔湿，以避免因口腔湿润导致粘接效果不佳或冠脱落。

6. 嘱患者每 3~6 个月复查。发生冠脱落、穿孔及冠缘的炎症时及时就诊，以避免延误治疗导致病情加重。

【操作并发症及处理】

1. 预成冠脱落：选择合适的材料，术后宣教，指导正确使用预成冠，注意口腔卫生，定期复查。

2. 预成冠误吞：如遇异物误吞，立即平卧勿动，及时就医。

3. 预成冠变形、破裂：检查破裂原因，是否是由于压力过大、咬合问题、粘接问题、预成冠大小不合适等，同时患者也需要避免咬硬物等损害预成冠行为。

4. 牙龈炎：由修复体边缘密合性差、轴面凸度不当、边缘位置不当造成食物嵌塞、口腔卫生较差等原因引起，指导患者保持良好的口腔卫生习惯。

5. 过敏反应：术前进行术前评估，个别患者可能会有过敏反应，表现为口腔黏膜红肿、瘙痒等。如发生过敏反应应立即停用，大量冲洗口腔，轻者遵医嘱给予抗过敏药物；重者应立即采取抢救措施，如保持呼吸道通畅，皮下注射肾上腺素，给予糖皮质激素等。

第五节 带环/全冠丝圈式间隙维持器的护理技术

间隙维持器是指为了维持早失牙间隙，防止邻牙向丧失部位倾斜和对颌牙伸长，通过间隙保持器来维持生理间隙的装置。间隙维持器分为固定式和活动式。本节介绍带环/全冠丝圈式间隙维持器的护理技术，是在选择的基牙上装佩戴环或全冠，在缺失牙处通过弯制的金属丝维持缺隙的近远中距离。

【操作目的及意义】

1. 保持空间：间隙维持器能够占据缺失牙齿的位置，保持牙弓的长度，防止因乳牙早失而导致的牙弓缩短和恒牙萌出困难。

2. 防止倾斜：通过维持缺失牙齿的近远中和垂直距离，间隙保持器能够有效防止相邻牙齿向缺隙侧倾斜，避免因此引发的咬合问题。

3. 利于恒牙萌出：间隙保持器为恒牙的萌出提供了足够的空间，有助于恒牙在正确的位置上顺利长出，从而预防牙列拥挤和错颌畸形。

4. 维持功能：保持器的佩戴还能够恢复儿童的咀嚼和发音功能，有助于儿童的正常生长发育。

5. 预防畸形：通过早期的间隙管理，可以显著降低后期进行正畸治疗的复杂程度，有助于预防牙颌系统畸形的发生。

一、制取间隙维持器

【操作步骤】

1. 评估

（1）环境评估：环境宽敞、明亮、舒适、安全，温湿度适宜。

（2）用物评估：用物准备齐全、排列有序且均在有效期内。

（3）患者评估：①健康史：全身健康状况。既往史：有无系统性疾病史、传染病史、药物过敏史。②口腔状况：评估牙缺失的原因与时间，如近期拔牙史，查看牙槽窝创口愈合情况；了解缺牙数目、部位、与邻牙关系、缺牙间隙大小。③心理 - 社会状况：患者及家长的治疗配合程度，是否存在紧张、焦虑心理，以及对操作方法与意义的了解。

2. 操作准备

（1）护士准备：着装整洁，洗手，戴口罩，戴护目镜或防护面罩。

（2）物品准备：口腔治疗盘、口杯、棉球、凡士林、吸引器管、三用枪头、牙科手机、各型号车针、托盘、藻酸盐印模材料、石膏调拌刀碗、预成冠或带环、低速直牙科手机、磨头、纱球或棉卷、吸引器管、咬合块、凡士林棉签、卡局式注射器及针头（或计算机局部麻醉程控系统配套注射针头）、带环推子、挖匙、金冠剪、缩颈钳等。

（3）患者准备：①了解带环/全冠丝圈式间隙维持器护理术的目的、方法、注意事项和配合要点。②签署知情同意书。③通过行为引导，做好心理准备。

3. 操作方法

（1）核对：核对患者信息，引导其至椅位，戴上胸巾，指导患者漱口，佩戴遮光镜，调节舒适椅位及光源。

（2）解释告知：向患者与家长做好解释工作，并告知术中注意事项。

（3）牙体制备：若制作全冠固定式间隙维持器，则需要准备备牙用物。安装牙科手机及车针，牙体制备时，及时吸唾，调节灯光，牵拉口角，保持视野清晰。如制备牙体为活髓牙，需做局部麻醉时，再次确定患者无药物过敏史后方可安装麻醉药物。

（4）试带环/金属预成冠：协助医生选择合适大小的带环/预成冠进行试戴，必要时传递金冠剪、缩颈钳予医生修整冠外形。将修剪下来的边缘碎屑收入污物杯内；直手机上安装砂石车针，备好带环推、咬合纸，嘱患者勿直视操作方向，防止碎屑溅入眼睛。

（5）制取印模：选择合适大小的托盘，调整患者椅位，调拌印模材料置于托盘上，传递给医生。取模型过程中观察患者反应，嘱患者深呼吸，若恶心呕吐，及时清理呕吐物，为患者准备漱口水，印模取好后用清水冲洗。传递挖匙取下带环/预成冠，放于印模上对应的牙位处，将取好的模型、带环/预成冠、设计单送技工室制作。

（6）术后宣教：治疗完毕，协助患者下椅位，向患者与家长交待注意事项。

（7）用物处置：分类处理治疗后器械，消毒、灭菌备用。

（8）预约：预约复诊时间以佩戴间隙维持器。

4. 操作评价

（1）流程：用物准备齐全、放置合理，操作流程流畅。

（2）效果：技术熟练，带环/预成冠大小合适，印模托盘大小合适，患者无不适。

【操作重点及难点】

1. 牙缺失的原因与时间，如近期拔牙史，查看牙槽窝创口愈合情况，根据儿童的牙齿缺失情况、牙弓发育状况、年龄及合作程度等因素综合考虑，选择合适的间隙维持器类型。

2. 根据基牙大小选择合适的带环/预成冠，确保既能够保持间隙，又不影响牙齿的正常萌出和颌骨的正常发育。

3. 根据患者牙弓选择合适的托盘，保证患者的舒适性。

4. 儿童配合度低，口腔操作空间相对较小，唾液分泌旺盛，在操作过程中容易因口腔内器械的刺激而产生恶心反射，影响操作的顺利进行。

【注意事项】

1. 治疗过程中患者如有不舒服要举左手示意，不能随意讲话及转动头部及躯干，避免口腔及面部组织出现意外。

2. 修整带环/预成冠时，避免碎屑溅入眼睛。

3. 取模时，指导患者使用正确的呼吸方法：用鼻吸气，用口呼吸。呼气，低头，微缩下颌。正确的呼吸方法可以减轻恶心，避免呕吐的发生。

【操作并发症及处理】

1. 恶心呕吐：由于印模材料或托盘刺激软腭或咽部引起。应指导患者深呼吸，头微向前倾，放松，转移注意力。

2. 印模不全或变形：由于托盘选择不合适或取模范围不足、操作不当或材料问题导致。应选择合适大小的托盘，确保取模范围覆盖所有需要修复的牙齿和周围组织，避免在取模过程中施加过大压力或移动托盘。

二、佩戴间隙维持器

【操作步骤】

1. 评估

同制取间隙维持器。

2. 操作准备

（1）护士准备：着装整洁，洗手，戴口罩，戴护目镜或防护面罩。

（2）物品准备：口腔治疗盘、口杯、棉球、凡士林、吸引器管、三用枪头、咬合块、玻璃离子水门汀粉和液、调拌刀、调拌纸、咬合纸、75%乙醇棉球、纱球、牙线、带环推子、挖匙、日月钳等。

（3）患者准备：①了解带环/全冠丝圈式间隙维持器佩戴的目的、方法、注意事项和配合要点。②签署知情同意书。③通过行为引导，做好心理准备。

3. 操作方法

（1）引导患者：引导患者至椅位，戴上胸巾，指导患者漱口，佩戴遮光镜，调节舒适椅位及光源。

（2）试戴间隙维持器：取患者维持器，核对姓名无误后放在诊疗盘中，安装直手机和砂石针，咬合纸、半月钳、尖嘴钳备用。

（3）粘接间隙维持器：用乙醇棉球清洁牙体组织和维持器，协助医生用纱球隔湿。调拌粘接剂，使之均匀涂布于维持器带环内侧。按照维持器的方向传递予医生，协助隔湿，粘接就位合适后用挖匙去除多余的粘接剂。传递纱球，嘱患者紧咬约2分钟。

（4）术后宣教：治疗完毕，协助患者下椅位，向患者与家长交待注意事项。

（5）用物处置：分类处理治疗后器械，消毒、灭菌备用。

4. 操作评价

（1）流程：用物准备齐全、放置合理，操作流程流畅。

（2）效果：技术熟练，带环/预成冠大小合适，患者无不适。

【操作重点及难点】

1. 试戴时防止间隙维持器脱落引起误吞误吸。

2. 调拌粘接剂后均匀涂布于维持器带环内侧（全冠的 2/3），按维持器方向传递予医生。

【注意事项】

1. 行健康宣教，嘱患者 0.5 小时后方可进食、喝水，24 小时内勿用该侧咀嚼。佩戴维持器期间，尽量避免进食过黏、过硬的食物，避免带环松脱。

2. 若维持器发生断裂、松动、移位或脱落，应及时就诊，就诊时应携带脱落维持器，以避免因维持器问题未及时处理导致牙齿移位或咬合紊乱。

3. 若乳牙早失部位有恒牙萌出或维持器基牙松动，应及时就诊摘除维持器，以避免影响恒牙正常萌出或导致基牙进一步松动。

【操作并发症及处理】

1. 不良口腔卫生：如果佩戴丝圈间隙维持器后不注意口腔卫生，可能会导致食物残渣和细菌在维持器和牙齿周围堆积，增加牙龈炎和龋齿的风险。指导患者养成良好的口腔卫生习惯，帮助他们学会正确的刷牙方法，并定期进行口腔检查。

2. 不适感：初次佩戴丝圈间隙维持器时，患者可能会感到一些不适，如异物感或轻微疼痛，但这种情况通常会在一段时间后自然消失。

3. 损坏或脱落：如果丝圈间隙维持器损坏或脱落，可能会影响其功能，导致牙齿间隙改变甚至可能影响恒牙的萌出，应及时就诊。建议定期到口腔科进行检查，确保丝圈间隙维持器的正常功能。

4. 误吞：虽然较罕见，但如果丝圈间隙维持器脱落，有可能会被吞咽。如遇异物误吞，立即平卧勿动，及时就医。

第六节　全身麻醉下儿童牙病综合治疗的护理技术

全身麻醉下儿童牙病综合治疗是使用麻醉药物使儿童进入无意识状态，在严密的监护下由经验丰富、技术娴熟的麻醉医生和儿童牙科医生、护士共同完成牙病治疗的方法。全身麻醉下儿童牙病综合治疗在一次性、无疼痛情况下解决儿童口腔内各种牙病问题的同时，可在一定程度上避免患者产生牙科畏惧症，保护患者的身心健康，提高其治疗配合程度。

【操作目的及意义】

1. 提高治疗效率和质量：全身麻醉手术可以一次性完成口腔内所有治疗，极大地提高治疗效率和质量。

2. 保护儿童心理健康：因恐惧、焦虑无法配合常规口腔治疗的儿童，全身麻醉手术可以让儿童在无意识的状态下接受治疗，避免了因强制治疗对儿童造成的心理伤害。

【操作步骤】

1. 评估

（1）环境评估：环境宽敞、明亮、舒适、安全，温湿度适宜。

（2）用物评估：用物准备齐全、排列有序且均在有效期内。

（3）患者评估：①健康史：全身健康状况。既往史：有无系统性疾病史、传染病史、药物过敏史。②口腔状况：评估患牙牙位、牙体牙髓、牙周状况及咬合现状。③心理 – 社会状况：患者及家长的治疗配合程度，是否存在紧张、焦虑心理，以及对操作方法与意义的了解。

2. 操作准备

（1）护士准备：着装整洁，洗手，戴口罩，戴护目镜或防护面罩。

（2）物品准备：口腔诊疗常规用物（口腔治疗盘、口杯、吸引器管、三用枪头、咬合块、纱球、凡士林等）、橡皮障隔湿用物、材料（酸蚀剂、粘接剂、复合树脂、窝沟封闭剂、玻璃离子水门汀等）、卡局式注射器及针头（或计算机局部麻醉程控系统配套注射针头）、各种治疗用物（龋齿充填、根管治疗、拔牙、乳磨牙金属预成冠修复术、间隙维持器等）、药物（根管冲洗液、暂时封闭材料、氢氧化钙、生物陶瓷材料）。

（3）患者准备：了解全身麻醉下儿童牙病综合治疗术的目的、方法、注意事项和配合要点；签署知情同意书；通过行为引导，做好心理准备。

3. 操作方法

（1）病历完善：完善病历中相关护理文件。

（2）术前讨论：参加当日手术患者的术前讨论。

（3）用物准备：①材料准备：根据治疗计划准备治疗所需的各类材料。②器械准备：高速手机、低速手机、各类车针、根管锉、全身麻醉手术包、特殊器械等。③设备准备：心电监护仪、麻醉机及各类设备处于备用状态；管路准备：冲洗管路，检查管路是否通畅且能正常使用。④注意为患者保暖。

（4）接待患者：将手术患者接进等候室等候，并与家长确认禁饮禁食的时间、是否有呼吸道症状及其他特殊情况。

（5）安全核查：与手术医生、麻醉医生共同完成麻醉实施前、手术开始前的安全核查。

（6）通道建立：遵医嘱建立静脉通道。

（7）术前口内像采集：完成患者术前口内照片的拍摄。

（8）协助气管插管、固定导管：气管插管完成后，协助麻醉医生固定导管，并标记插管深度。

（9）角膜保护：使用透明敷贴将患者的上下眼睑完全闭合，以保护角膜。

（10）术区准备：在巡回护士的协助下，用包头巾将患者头发完全包裹，避免发丝散落在口周，污染术区；妥善放置咽腔纱布，避免治疗过程中的牙体组织碎屑、机头冷却水、冲洗液等进入咽后壁、气管、肺部。

（11）术中记录：记录手术开始时间，书写相关护理记录，准确记录出入量。

（12）调整光源：调整手术无影灯，保证术野光源充足。

（13）四手操作：①熟练地配合手术医生四手操作，包括充分吸唾、轻柔牵拉口角，保证术野的清晰、干燥，准确冲洗口镜，传递手术医生所需材料等。②及时清理、准确传递手术医生所需器械、冲洗液等，保证手术台面的整洁、干净。③调拌材料：根据患者牙齿窝洞大小，调拌适量材料，及时传递供手术医生使用。④填充预成冠：准确选取预成冠型号并填充，避光备用。⑤粘接：调拌材料进行粘接。

（14）密切监测：密切关注患儿生命体征，各类管道固定良好，确认咽腔纱布位置等。

（15）气管拔管：协助麻醉医生完成气管拔管。

（16）清洁口腔：清理患者口腔，与麻醉医生、器械护士共同确认咽腔纱布的完整取出，避免纱球、棉球、咽腔纱布等遗留口内。

（17）术后安全核查：与手术医生、麻醉医生共同完成患者手术结束后的安全核查。

（18）记录时间：记录手术结束时间。

（19）口内像采集：与手术护士协作，完成患者术后口内照片的拍摄。

（20）术后整理：拆除包头巾、眼贴膜，清洁患者颜面部。

（21）转运患者：手术护士与手术医生、麻醉医生共同将患者送入麻醉复苏室，并与复苏护士进行手术交接。

（22）患儿交接：手术护士与复苏护士完成手术患儿交接，交接内容包括：患儿基本信息、手术治疗内容、术中生命体征、静脉通道、皮肤状况以及特殊情况等。

（23）复苏生命体征监测：密切关注患儿生命体征，每15分钟记录一次心率、呼吸、血压、血氧饱和度，观察患儿有无恶心呕吐，气道是否通畅等。

（24）防坠床跌倒：在复苏过程中，患者可能发生躁动，床档应保持使用状态，防止坠床跌倒。

（25）健康指导：根据患者手术治疗内容，针对性给予术后指导，并给予书面注意事项，嘱家长仔细阅读，定期复查。

（26）复诊预约：与手术医生确认复诊时间，协助其预约管理。

（27）离院安排：结合患者生命体征，达到PADSS评分标准，遵医嘱准予离院。

（28）用物处置：分类处理治疗后器械，消毒、灭菌备用。

4. 操作评价

（1）流程：用物准备齐全、放置合理，操作流程流畅。

（2）效果：技术熟练，患者无不适。

【操作重点及难点】

1. 术前应进行完善的术前评估，严格选择适应证，排除禁忌证，以保证手术安全。

2. 严格控制禁食禁饮时间。

3. 在实施全身麻醉期间，需使用多功能监护仪对患者重要生命参数进行持续有效的监测，护士应具备独立观察监护设备各数据的能力，掌握最新的心肺复苏技能。

4. 密切关注麻醉气管导管固定情况，勿挤压、移动气管导管，避免气管导管脱出发生意外。

5. 患者麻醉状态体温较低，应注意保暖。

6. 手术治疗复杂，时间长，护士应熟悉治疗步骤与程序，与医生默契配合，提高工作效率。

【注意事项】

1. 严格执行查对制度，避免发生差错事故。

2. 治疗当天穿宽松柔软的衣物，以避免术中生命体征监测时因衣物过紧或不适而影响监测效果或造成不适。

3. 治疗后偶有牙齿疼痛、咬合不适和牙龈出血等症状。全身麻醉下一次治疗全口患牙，多颗牙齿外形被修复后，全口咬合关系会发生变化，短时间内会有咬合不适的症状，一般无须门诊处理，患者需逐渐适应并重新建立稳定的咬合关系，以避免因不了解情况而担忧。

4. 全身麻醉需要气管插管，术后可能出现鼻腔不适、声音嘶哑、咽喉部不适等表现，多数患者在 1 天内可自行缓解，以避免因不了解情况而产生恐慌或不必要的情绪压力。

5. 术后达到离院标准后离院，以避免因过早离院导致术后问题未能及时发现和处理。

【操作并发症及处理】

1. 喉痉挛、支气管痉挛：立即停止操作，清除口内分泌物，面罩辅助（加压）供氧，启动应急预案，遵医嘱行相应急救处理。

2. 呼吸抑制：完全无呼吸动作时立刻面罩通气，必要时气管插管。

3. 分泌物增多：立即将患者侧躺，拍背，协助麻醉医生进行吸痰处理。

4. 舌后坠：通过头后仰并托下颌打开阻塞的气道，若无改善，遵医嘱吸氧。

5. 苏醒期躁动：遵医嘱使用镇静类药物，使用床档，枕头遮挡，避免坠床跌倒。

6. 恶心呕吐：立即头偏向一侧，清理口内分泌物，防止误吸，遵医嘱给予止吐药物。

第五章

牙周护理操作技术

第一节　龈上洁治术的护理技术

龈上洁治术是指用洁治器械去除龈上牙石、菌斑和色渍，并磨光牙面，以延迟菌斑和牙石的再沉积。对龈炎、牙周炎患者，洁治术是所有牙周治疗的第一步。

【操作目的及意义】

1. 去除菌斑、结石：保持口腔清洁，维护牙周健康。

2. 消除炎症：恢复牙龈的生理形态及功能。

【操作步骤】

1. 评估

（1）环境评估：环境宽敞、明亮、舒适、安全，温湿度适宜。

（2）用物评估：用物准备齐全、排列有序且均在有效期内，器械及仪器设备性能良好。

（3）患者评估：①健康史：全身健康状况。既往史：有无系统性疾病，重点评估有无传染性疾病和过敏史，有无安装心脏起搏器，血常规及凝血功能有无异常。②口腔状况：口腔卫生情况，评估牙周组织的情况，包括牙齿的松动度、牙龈情况等。③心理－社会状况：配合程度，是否存在紧张、焦虑心理，以及对龈上洁治术的方法、意义及预后的了解情况。

2. 操作准备

（1）护士准备：洗手，戴口罩、帽子、防护面罩，穿手术衣或隔离衣，戴手套。

（2）物品准备：口腔治疗盘、吸引器管、口杯、3% 过氧化氢溶液、0.12% 复方氯己定溶液、冲洗空针、碘甘油、75% 乙醇棉球、超声波洁牙机、手柄及龈上工作尖一套或手用洁治器一套、低速马达及弯机头一套、抛光膏。

（3）患者准备：完善术前相关检查，了解龈上洁治术的目的、方法、注意事项和配合要点。向患者解释术中可能引起的不适，如酸、痛、胀、牙龈出血等，取得合作，签署知情同意书。嘱患者用 0.12% 复方氯己定溶液进行含漱，调节体位。

3. 操作方法

（1）口周保护：传递凡士林棉签予医生行口唇及唇角保护。

（2）设备连接：安装好超声波洁牙机、手柄及龈上工作尖传递给医生。

（3）龈上洁治：开机后根据患者牙石厚薄协助医生调节洁牙机功率；术中根据治疗牙位及时协助调节患者体位及光源，注意观察患者反应并及时吸去患者口内液体。使用手用洁治器时用 75% 乙醇棉球协助医生及时清理器械。协助牵拉口角，及时有效吸唾，必要时用细头的强吸管及时吸除术区血液，保持术野清晰。

（4）抛光：安装抛光杯于低速弯机头上，取适量抛光膏于治疗盘内，协助医生进行牙面抛光。

（5）冲洗、上药：协助医生用三用枪进行口腔清洗，及时吸唾。将抽吸好的 3% 过氧化氢溶液及 0.12% 复方氯己定溶液传递予医生，协助进行龈袋交替冲洗，及时吸唾，冲洗毕嘱患者漱口，龈袋上碘甘油。

（6）用物处置：使用后一次性物品分类处置，器械采用一人一用一消毒或灭菌的原则进行处置。

4. 操作评价

（1）流程：用物准备齐全，操作流畅、熟练。

（2）效果：术野清晰，吸唾及传递用物准确、及时，患者无不适。

【操作重点及难点】

1. 嘱患者术中用鼻呼吸，避免口呼吸，确保及时、有效地吸唾，避免呛咳。

2. 注意冲洗器针头是否安装紧密，避免出现冲洗时针头松脱造成误吞或冲洗液溅出。

【注意事项】

1. 超声洁治术禁用于置有旧式心脏起搏器的患者，避免因电磁辐射的干扰造成患者出现眩晕及心律失常等症状。

2. 对于有传染性疾病的患者不宜使用超声波洁牙，以避免血液和病原菌随喷雾而污染诊室环境。

3. 超声洁治术开始前必须让患者使用 3% 过氧化氢溶液或 0.12% 复方氯己定溶液含漱 1 分钟，以减少喷雾中细菌的数量。

4. 注意功率的调节，避免过大的功率造成牙面的损伤和引起患者不适。

【操作并发症及处理】

1. 出血：可用 3% 过氧化氢溶液进行冲洗，达到止血目的，必要时可采用压迫止血的方式进行止血。

2. 牙本质敏感：使用脱敏剂进行脱敏处理。

3. 颞下颌关节脱位：立即停止操作，进行复位或转诊至颞下颌关节科进一步治疗。

第二节　龈下刮治术/根面平整术的护理技术

龈下刮治术是指用比较精细的龈下刮治器刮除位于牙周袋内根面上的牙石和菌斑。在做龈下刮治时，必须同时刮除牙根表面感染的病变牙骨质，并使部分嵌入牙骨质的牙石和毒素也能得以清除，使刮治后的根面光滑而平整，称为根面平整术。

【操作目的及意义】

1. 去除龈下结石：保持口腔清洁，维护牙周组织健康。

2. 去除袋内细菌：清除导致牙周组织炎症的刺激因素，控制附着丧失的进展。

【操作步骤】

1. 评估

（1）环境评估：环境宽敞、明亮、舒适、安全，温湿度适宜。

（2）用物评估：用物准备齐全、排列有序且均在有效期内，器械及仪器设备性能良好。

（3）患者评估：①健康史：全身健康状况。既往史：有无系统性疾病，重点评估是否有传染性疾病和过敏史，是否安装心脏起搏器，血常规及凝血功能是否异常。②口腔状况：口腔卫生情况，评估牙周组织的情况，包括牙齿的松动度、牙周袋的深度等。③心理 – 社会状况：配合程度，是否有紧张、焦虑心理，对龈下刮治术/根面平整术的方法、治疗意义及预后了解情况。

2. 操作准备

（1）护士准备：洗手，戴口罩、帽子、防护面罩，穿手术衣或隔离衣，戴手套。

（2）物品准备：口腔治疗盘、吸引器管、口杯、局部麻醉药品、3%过氧化氢溶液、0.12%复方氯己定溶液、冲洗空针、碘甘油、75%乙醇棉球、纱球、牙周探针、超声波洁牙机、手柄及龈下工作尖一套、手用龈下刮治器一套、低速马达及弯机头一套，棉签、碘伏、注射器、局部麻醉药品。

（3）患者准备：①完善术前相关检查，了解龈下刮治术/根面平整术的目的、方法、注意事项和配合要点。②向患者解释术中可能引起的不适，如酸、痛、胀、牙龈出血等，取得合作，签署知情同意书。③嘱患者使用0.12%复方氯己定溶液进行含漱，调节体位。

3. 操作方法

（1）口周保护：传递凡士林棉签予医生行口唇及唇角保护。

（2）牙周检查：传递牙周探针给医生，协助进行牙周袋探诊及检查相关数据的记录。

（3）局部麻醉：传递消毒棉签及局部麻醉用物予医生，协助进行局部麻醉。

（4）设备连接：安装洁牙机手柄及龈下工作尖传递给医生。

（5）龈下刮治：开机后根据患者牙石厚薄协助医生调节洁牙机的频率和功率，术中根据治疗牙位及时协助调节患者体位及光源，注意观察患者反应并及时吸去患者口内液体。协助牵拉口角，及时有效吸唾，必要时用细头的强吸管及时吸除术区血液，保持术野清晰。

（6）根面平整：根据患牙位置选择合适的刮治器传递予医生行根面平整术，期间及时用75%乙醇棉球擦拭器械表面血液及肉芽组织。

（7）术后检查：再次传递牙周探针，协助医生检查刮治及根面平整情况。

（8）冲洗、上药：将抽吸好的3%过氧化氢溶液及0.12%复方氯己定溶液传递予医生，协助交替冲洗牙周袋，及时吸唾，冲洗毕嘱患者漱口，袋内上碘甘油。必要时传递无菌棉球予医生轻压袋壁，有利于止血和组织再生修复。

（9）用物处置：使用后一次性物品分类处置，医疗器械采用一人一用一消毒或灭菌的原则进行处置。

4. 操作评价

（1）流程：用物准备齐全，操作流畅、熟练。

（2）效果：术野清晰，吸唾及传递用物准确、及时，护患沟通有效，患者配合良好。

【操作重点及难点】

1. 确保及时、有效地吸唾，保障术野清晰。

2. 为保证有效刮治及提高医生工作效率，应准备锐利的龈下刮治器。

3. 传递和擦拭刮治器时，注意预防职业暴露。

4. 注意冲洗器针头的安装紧密，避免出现冲洗时针头松脱造成误吞或冲洗液溅出。

【注意事项】

1. 超声波洁治禁用于置有旧式心脏起搏器的患者，避免因电磁辐射的干扰造成患者出现眩晕及心律失常等症状。

2. 对于有传染性疾病的患者不宜使用超声波洁牙，以避免血液和病原菌随喷雾而污染诊室环境。

3. 超声洁治术开始前必须让患者使用3%过氧化氢溶液或0.12%复方氯己定溶液含漱1分钟，以减少喷雾中细菌的数量。

4. 注意功率的调节，避免过大的功率造成牙面的损伤和引起患者不适。

【操作并发症及处理】

1. 出血：可用3%过氧化氢溶液进行冲洗，达到止血目的，必要时可采用压迫止血的方式进行止血。

2. 牙本质敏感：使用脱敏剂进行脱敏处理。

3. 颞下颌关节脱位：立即停止操作，进行复位或转诊至颞下颌关节科进一步治疗。

第三节 洁治/刮治器械的磨锐技术

洁治/刮治器械的磨锐是为了保持器械正常的外形、结构，提高器械的锋利度，从而能有效地去除牙石，以降低患者在治疗中的创伤，减轻操作者的疲劳感，提高工作效率。因此，在治疗前需保证器械工作刃的锋利度。

【操作目的及意义】

磨锐：使钝的器械重新锐利，提高工作效率，减轻医生操作疲劳。

【操作步骤】

1. 评估

（1）环境评估：环境宽敞、明亮、舒适、安全，温湿度适宜。

（2）用物评估：用物准备齐全、排列有序且均在有效期内，洁治/刮治器已做好消毒灭菌工作。洁治/刮治器械工作端外观是否变形、工作端刀刃锋利度。

2. 操作准备

（1）护士准备：着装整洁，洗手，戴口罩。

（2）环境准备：工作区域宽敞明亮，工作台稳固。

（3）物品准备：洁治/刮治器、扁平磨石、圆柱磨石、专用硬质塑料测试棒、放大镜、纱布、水/润滑油。

3. 操作方法

（1）润滑磨石：器械磨锐前将润滑剂滴两滴在磨石上。

（2）稳定支点：两上臂抵靠于体侧，或将肘部抵靠于台面建立稳定支点。

（3）磨锐

1）镰形洁治器：①固定器械、运动磨石法：左手以掌握式握持器械，刃部在右侧，右手握住磨石两侧，使磨石表面与刃部贴合呈100°～110°角；右手运动磨石上下移动，磨锐过程中保持磨石与刃部紧密贴合，磨石向下运动时用力。②固定磨石、运动器械法：左手固定磨石在工作台上，右手以改良握笔式握持洁治器；刮治器刃部与磨石贴合呈100°～110°角，前后来回用拉的力量磨锐。

2）锄形洁治器：选择合适的磨石，左手将其固定在工作台上，右手以握笔式握持洁治器。使器械刃部贴合在磨石表面上，刀叶侧面与叶面呈45°角，用适当的力推拉器械进行前后运动，最后一次运动器械应为拉力，避免形成卷刃。

3）匙形刮治器：①固定器械、运动磨石法：左手以掌握式握持器械，刃部在右侧，器械叶面与地面平行，右手握持磨石，使磨石与器械刃部贴合呈110°角，保持这一角度磨石做上下运动；磨石向下运动时用力，磨石向上运动时仅沿刃部表面滑动。②固定磨石、运动器械法：左手固定磨石在工作台上，右手握持刮治器，器械叶面与地面平行；刮治器刃部与磨石贴合呈100°～110°角，保持这一角度器械做上下运动；器械向上运动时用力，向下运动时仅沿刃部表面滑动。

4）区域专用型刮治器（Gracey 刮治器），以时钟修磨法为例：左手以掌握式握持刮治器，将刮治器工作端刃部放置在右侧，刮治器颈末端放置在12点差3分的位置；右手握持磨石两侧，将磨石放置在12点过3分的位置；修磨刃部末端时将磨石与刃部末端贴合，上下短促提拉，修磨刃部末端；磨锐刀刃中部时旋转磨石，使磨石贴合刀刃的中部，上下短促地提拉几次，磨锐刀刃中部；旋转磨石，使磨石贴合刀刃的前端，上下短促地提拉几次，磨锐刀刃前端；修磨刀尖时旋转刮治器，使刮治器刀尖对准 3 点钟位置，磨石倾斜至 2 点位置，连续上下移动磨石，旋绕交迭修磨以磨圆刀尖；磨除金属挂丝时旋转刮治器，使刮治器尖端朝向自己，刮治器颈末端对准 12 点差 3 分的位置，将圆柱磨石放在器械平面上，对准 3 点，沿着平面自根部向刀尖旋转，磨除刮治器工作端的金属挂丝。

（4）用物处置。

4. 操作评价

（1）流程：用物准备齐全，修磨手法及角度准确、流畅。

（2）效果：①器械锋利度检测：如工作刃锋利，工作刃会咬住测试棒的表面；如工作刃圆钝，工作刃会从测试棒的表面划过，无"咬住"感。②器械工作端保留原本外形。

【操作重点及难点】

1. 正确认识洁治器、刮治器形态及工作端角度。

2. 正确掌握器械握持及摆放方式，并与磨石建立正确的角度。

3. 磨锐工作刃的同时保持器械工作端的正确角度和外形。

4. 合理选择磨石和润滑油。

5. 器械在磨锐前、后均需进行严格的消毒灭菌。

【注意事项】

1. 为防止工作端的损坏，应轻拿轻放、摆放整齐，避免碰撞损坏。

2. 磨锐器械时双手要保持支点稳定，注意磨石握持手法，避免划伤。

3. 磨锐时要随时使用润滑剂，保持磨石湿润，避免过度产热。

4. 器械工作刃修磨过细，要及时淘汰，避免医生操作时折断，造成患者受伤，杜绝安全隐患。

【操作并发症及处理】

职业暴露：立即停止操作，按职业暴露处理流程进行处理。

第四节　牙龈切除术/牙龈成形术的护理技术

牙龈切除术是用手术方法切除增生肥大的牙龈组织或后牙某些部位的中等深度牙周袋，重建牙龈的生理外形及正常的龈沟。牙龈成形术与牙龈切除术相似，其目的较单一，为修整牙龈外形，重建牙龈正常的生理外形，故两者常合并使用。

【操作目的及意义】

切除增生牙龈或修整牙龈形态；重建牙龈正常的生理外形及正常龈沟。

【操作步骤】

1. 评估

（1）环境评估：环境宽敞、明亮、舒适、安全，温湿度适宜。

（2）用物评估：用物准备齐全，排列有序且均在有效期内，器械及仪器设备性能良好。

（3）患者评估：①健康史：全身健康状况。既往史：有无系统性疾病，有无过敏史，有无长期使用激素或抗代谢药物，重点评估是否患有传染性疾病，血常规及凝血功能是否异常，是否有不能经受外科手术的情况，例如6个月内曾发生过心血管意外等。②口腔状况：了解口腔卫生状况及牙周情况等。③心理-社会评估：配合程度，是否对手术存在紧张、焦虑、恐惧等心理，对牙龈切除术/牙龈成形术的治疗方法、意义和预后的了解情况；因肥大增生性牙龈炎患者大多为青少年，且此疾病影响美观，还应注意评估患者是否有自卑等心理问题。

2. 操作准备

（1）护士准备：①四手护士：着洗手衣，戴口罩、帽子、防护面罩，外科洗手，穿无菌手术衣，戴无菌手套。②巡回护士：着装整洁，洗手，戴口罩、帽子。

（2）物品准备：手术布包、手术器械包（口镜、探针、牙用镊、巾钳、注射器、刀柄、拉钩、美学标尺、牙周探针、牙龈分离器、斧形刀、柳叶刀、牙间乳头刀、龈下刮治器）、0.12%复方氯己定溶液、口杯、口腔检查盘、碘伏、棉签、局部麻醉药品、75%乙醇棉球、纱球、凡士林、吸引器连接管、外科吸引器管、0.9%氯化钠溶液、牙周塞治剂、方纱、冲洗空针、15C刀片，必要时准备高频电刀。

（3）患者准备：完善术前相关检查，完成牙周基础治疗。了解牙龈切除术/牙龈成形术的目的、手术流程、注意事项及术中配合要点，签署手术知情同意书。手术当日女性患者尽量避开月经期、不化妆，男性患者需剃须。手术当日局部麻醉前需进食，防止空腹手术引发低血糖等不良反应。

3. 操作方法

（1）核对：与医生、患者核对操作牙位。

（2）局部麻醉：传递消毒棉签及麻醉用物予医生，协助进行局部麻醉。

（3）口腔及口周消毒：嘱患者用0.12%复方氯己定溶液含漱3分钟，用0.12%复方氯己定溶液棉球或75%乙醇棉球消毒口周皮肤（上至眶下，侧至耳前，下至颈上1/3）。

（4）铺巾：依次为患者铺胸巾（铺至颈上1/3）、孔巾。

（5）铺手术台：打开无菌手术包，根据手术顺序摆放手术器械。

（6）吸引器连接：连接外科吸引器管于吸引器连接管上，巾钳固定连接管于胸巾；巡回护士将吸引器连接管另一头安装于椅位负压吸引管上，打开吸引器开关，使其处于备用状态。

（7）口周保护：用凡士林棉签润滑患者口角，防止嘴唇干裂及长时间牵拉受损。

（8）切口定位：牵拉口角，传递口镜及牙周探针、美学标尺给医生检查牙周袋及标定切口位置。

（9）切口：将斧形刀或15C刀片安装于手术刀柄后传递予医生，协助行手术切口；传递柳叶刀或牙间乳头刀予医生，切断龈乳头并切除增生的牙龈，及时吸走切口处血液，保持术野清晰，必要时巡回护士遵医嘱安装高频电刀及电刀头。

（10）清创、修整：传递龈下刮治器给予医生，协助清理牙石、病理肉芽组织及病变的牙骨质并及时吸除；传递组织剪，协助医生修整牙龈形态；必要时根据手术需要安装电刀头，传递高频电刀。如需取病理组织，协助医生保存好病理组织。

（11）术后处理：传递0.9%氯化钠溶液冲洗针，协助医生冲洗、检查创面，及时准确吸唾，无菌纱布制成合适大小的形状并传递给医生进行压迫止血；必要时巡回护士调拌牙周塞治剂，将牙周塞治剂形成与手术创口大小形状相似的条状，协助医生分段或整条送入创面，传递湿棉签进行加压成形。用湿纱布清洁患者唇周血渍。

（12）用物处置：取下患者头部及胸前手术铺巾，手术用物收整并分类处置。

（13）健康宣教：①嘱患者24小时内用冰袋间歇冷敷术区，以减轻术后组织水肿。②告知患者术后可能出现疼痛反应，遵医嘱备止痛药。③术后24小时内术区不刷牙，进软食；可用0.12%复方氯己定溶液含漱，每天2次，每次15ml含漱1分钟，直至可以正常刷牙。④术后7天内尽量不用术区咀嚼食物，避免牙龈组织受到机械性创伤。⑤术后5~7天拆线，不适随诊。

4. 操作评价

（1）流程：术前用物准备齐全，术中与医生配合流畅，默契，术后健康宣教详尽。

（2）效果：术区视野清晰，传递和交换器械及时、准确，患者无不适。

【操作重点及难点】

1. 冲洗时应及时有效吸唾，避免患者发生呛咳。

2. 操作过程中动作应轻柔，防止损伤黏膜及牙龈。

3. 牙周塞治剂勿覆盖颌面或切端，以免影响咬合，导致牙周塞治剂脱落。

【注意事项】

1. 手术中严格遵循无菌原则。

2. 传递器械方式与方位准确，尤其注意锐器的传递，避免职业暴露。

3. 保持手术台面整洁，锐器位置摆放需固定以免发生职业暴露。

4. 巡回护士术中注意观察患者的生命体征，准确记录护理文书。及时询问、了解患者的感觉，发现异常，及时配合处理。

5. 牙龈成形术多为外斜切口即开放性切口，术后出血风险较大，注意加强术后医嘱及健康指导，详细交待患者止血应急措施。

【操作并发症及处理】

1. 麻醉药物过敏：立即停止手术，根据患者情况取平卧位或休克体位，遵医嘱给予给氧、抗过敏药物注射、补液等措施。

2. 出血：观察患者出血量，将棉球制成合适大小进行压迫止血，必要时给予药物治疗。

3. 软组织损伤：涂抹消炎药物于损伤处，同时避免再次刺激患处防止损伤加重。

4. 疼痛：根据患者疼痛情况协助进行麻醉药物的补充。

第五节　牙冠延长术的护理技术

牙冠延长术是指通过手术的方法，降低牙槽骨和龈缘位置，使原来位于龈下的健康牙齿结构暴露于龈上，从而使临床牙冠加长，以利于牙齿的修复或解决美观问题。

【操作目的及意义】

1. 美观：通过手术的方法，解决患者因前牙牙冠过短而露龈笑的美观问题。

2. 修复前牙周手术：临床牙冠加长，利于牙齿的修复。

【操作步骤】

1. 评估

（1）环境评估：环境宽敞、明亮、舒适、安全，温湿度适宜。

（2）用物评估：用物准备齐全、排列有序且均在有效期内，器械及仪器设备性能良好。

（3）患者评估：①健康史：全身健康状况。既往史：有无系统性疾病，有无过敏史，有无长期使用激素或抗代谢药物，重点评估是否患有传染性疾病，血常规及凝血功能是否异常，是否有不能经受外科手术的情况，例如6个月内曾发生过心血管意外等。②口腔状况：了解口腔卫生状况及牙周情况等。③心理－社会评估：配合程度，是否对手术存在紧张、焦虑、恐惧等心理，对牙冠延长术的治疗方法及意义和预后的了解情况；前牙牙冠延长术患者还需考虑美观问题，术前需对患者进行美学需求的评估。

2. 操作准备

（1）护士准备：①四手护士：着洗手衣，戴口罩、帽子、防护面罩，外科洗手，穿无菌手术衣，戴无菌手套；②巡回护士：着装整洁，洗手，戴口罩、帽子。

（2）物品准备：手术布包、手术器械包（口镜、探针、牙用镊、巾钳、注射器、刀柄、拉钩、美学标尺、牙周探针、骨膜分离器、龈下刮治器、刮匙、牙周骨凿、显微针持、线剪、组织剪、弯盘）、0.12%复方氯己定溶液、口腔检查盘、碘伏、棉签、局部麻醉药品、吸引器连接管、外科吸引器管、高速涡轮机、#8圆钻、方纱、纱球、0.9%氯化钠溶液、冲洗空针、15C刀片、缝线，必要时准备超声骨刀。

（3）患者准备：完善术前相关检查，完成牙周基础治疗。了解牙冠延长术的目的、手术流程、注意事项及术中配合要点，签署手术知情同意书。手术当日女性患者尽量避开月经期、不化妆，男性患者需剃须。牙周手术当日需术前进食，防止空腹手术引发低血糖等不良反应。

3. 操作方法

（1）核对：与医生、患者核对操作牙位。

（2）局部麻醉：传递消毒棉签及麻醉用物予医生，协助进行局部麻醉。

（3）口腔及口周消毒：嘱患者用0.12%复方氯己定溶液含漱3分钟

（1 次/分钟），用 0.12% 复方氯己定溶液棉球或 75% 乙醇棉球消毒口周皮肤（上至眶下，侧至耳前，下至颈上 1/3）。

（4）铺巾：依次为患者铺胸巾（铺至颈上 1/3）、孔巾。

（5）铺手术台：打开无菌手术包，根据手术顺序摆放手术器械。

（6）吸引器连接：连接外科吸引器管于吸引器连接管上，巾钳固定连接管于胸巾；巡回护士将吸引器连接管另一头安装于椅位负压吸引管上，打开吸引器开关，使其处于备用状态。

（7）口周保护：用凡士林棉签润滑患者口角，防止嘴唇干裂及长时间牵拉受损。

（8）切口定位：牵拉口角，传递口镜、牙周探针及美学标尺给医生探明手术位置及牙龈切除范围，预估术后龈缘位置，设计并标定切口。

（9）切口：将刀片安装于手术刀柄后递予医生，协助进行牙龈切除，及时吸走切口处血液，保持术野清晰。

（10）翻瓣：根据手术情况正确传递大小适宜的骨膜分离器，协助医生翻开黏膜瓣，暴露术区。

（11）修整、清创：传递骨凿或安装好圆钻的高速涡轮机或超声骨刀给医生，协助进行骨切除和骨修整，该过程中使用 0.9% 氯化钠溶液降温冲洗；根据治疗区域及刮治牙位正确传递超声器械或刮治器予医生进行根面平整，协助冲洗术区并及时有效吸唾。

（12）缝合：传递缝线和针持给医生进行缝合；缝合时用无菌敷料采取间断式压迫止血保持术区视野清晰，协助剪去多余缝线。

（13）术后处理：将无菌纱球叠成大小合适的形状传递给医生进行压迫止血，必要时巡回护士调拌牙周塞治剂，将牙周塞治剂形成与手术创口大小形状相似的条状，协助医生分段或整条送入创面，传递湿棉签进行加压成形。用湿纱布清洁患者唇周血渍。

（14）用物处置：取下患者头部手术铺巾，手术用物收整并分类处置。

（15）健康宣教：①嘱患者 24 小时内用冰袋间歇冷敷术区，以减轻术后组织水肿。②告知患者术后可能出现疼痛反应，遵医嘱备止痛药。③术后 24 小时内术区不刷牙，进软食；可使用抗菌液漱口，如 0.12% 复方氯己定溶液含漱，每天 2 次，每次 15ml 含漱 1 分钟，直至可以正常刷牙为止。④术后 7 天内尽量不用术区咀嚼食物，避免牙龈组织受到机械性创伤。⑤术后 5 ~ 7 天拆线，不适随诊。

4. 操作评价

（1）流程：术前用物准备齐全，术中与医生配合流畅、默契，术后健康宣教详尽。

（2）效果：术区视野清晰，动作轻稳，患者黏膜及牙龈无损伤。

【操作重点及难点】

1. 手术中应及时有效吸唾，避免患者发生呛咳。

2. 暴露术区视野，避免影响牙龈外形的修整。

3. 缝合时牵拉口角，根据持针角度变换保护软组织，避免软组织损伤。

4. 术中操作应轻柔，防止损伤黏膜及牙龈。

【注意事项】

1. 手术中严格遵循无菌原则，避免污染。

2. 使用涡轮机时提前告知患者有水雾产生，避免引起患者恶心、呕吐。

3. 及时清理器械，避免器械上血液凝固影响术中操作。

【操作并发症及处理】

1. 麻醉药物过敏：立即停止手术，根据患者情况取平卧位或休克体位，遵医嘱给予给氧、抗过敏药物注射、补液等措施。

2. 出血：观察患者出血量，将棉球制成合适大小进行压迫止血，必要时给予药物治疗。

3. 疼痛：根据患者疼痛情况协助进行麻醉药物的补充。

第六节 翻瓣术的护理技术

翻瓣术是用手术的方法切除部分牙周袋及袋内壁，并翻起牙龈的黏膜骨膜瓣，在直视下刮净龈下牙石和肉芽组织，必要时可修整牙槽骨，然后将牙龈瓣复位、缝合，达到消除牙周袋或使牙周袋变浅的目的。

【操作目的及意义】

1. 根面清创：有效清理龈下牙石和肉芽组织，使牙周袋变浅或消除牙周袋。

2. 促进骨的修复：骨修整或进行植骨。

【操作步骤】

1. 评估

（1）环境评估：环境宽敞、明亮、舒适、安全，温湿度适宜。

（2）用物评估：用物准备齐全、排列有序且均在有效期内，器械及仪器设备性能良好。

（3）患者评估：①健康史：全身健康状况。既往史：有无系统性疾病，有无过敏史，有无长期使用激素或抗代谢药物，重点评估是否患有传染性疾病，血常规及凝血功能是否异常，是否有不能经受外科手术的情况，例如6个月内曾发生过心血管意外等。②口腔状况：了解口腔卫生情况，评估牙周组织的情况，包括牙齿的松动度、牙周袋的深度等。③心理－社会评估：配合程度，是否对手术有紧张、焦虑、恐惧等心理。对翻瓣术的治疗方法及意义和预后的了解情况。

2. 操作准备

（1）护士准备：①四手护士：着洗手衣，戴口罩、帽子、防护面罩，外科洗手，穿无菌手术衣，戴无菌手套。②巡回护士：着装整洁，洗手，戴口罩、帽子。

（2）物品准备：手术布包、手术器械包（口镜、探针、牙用镊、巾钳、注射器、刀柄、拉钩、牙周探针、骨膜分离器、龈下刮治器、刮匙、刮骨器、骨凿、骨锉、显微针持、线剪、组织剪、碗、弯盘）、0.12%复方氯己定溶液、口腔检查盘、碘伏、棉签、局部麻醉药品、吸引器连接管、外科吸引器管、0.9%氯化钠溶液、75%乙醇棉球、牙周塞治剂、根面处理剂、纱球、方纱、冲洗空针、超声洁治器一套、无菌涂药棒、15C刀片、缝线。

（3）患者准备：已完成牙周基础治疗。了解翻瓣术的目的、手术流程、注意事项及术中配合要点，全身状况良好，签署手术知情同意书。手术当日女性患者尽量避开月经期、不化妆，男性患者需剃须。牙周手术当日需术前进食，防止空腹手术引发低血糖等不良反应。

3. 操作方法

（1）核对：与医生、患者核对操作牙位。

（2）局部麻醉：传递消毒棉签及麻醉用物予医生，协助进行局部麻醉。

（3）口腔及口周消毒：嘱患者用0.12%复方氯己定溶液含漱3分钟（1次/分钟），用0.12%复方氯己定溶液棉球或75%乙醇棉球消毒口周皮肤（上至眶下，侧至耳前，下至颈上1/3）。

（4）铺巾：依次为患者铺胸巾（铺至颈上1/3）、孔巾。

（5）铺手术台：打开无菌手术包，根据手术顺序摆放手术器械。

（6）吸引器连接：连接外科吸引器管于吸引器连接管上，巾钳固定连接管于胸巾；巡回护士将吸引器连接管另一头安装于椅位负压吸引管上，打开吸引器开关，使其处于备用状态。

（7）口周保护：用凡士林棉签润滑患者口角，防止嘴唇干裂及长时间牵拉受损。

（8）切口：将刀片安装于手术刀柄后递予医生，及时吸走切口处血液，保持术野清晰。

（9）翻瓣：根据手术情况正确传递大小适宜的骨膜分离器，手持拉钩协助医生翻开黏膜瓣暴露术区，及时吸走术区血液，保持术野清晰，便于医生在直视下进行操作。期间防止损伤黏膜瓣、神经、血管、骨面。

（10）刮治、清创：根据治疗区域及刮治牙位正确传递超声器械或刮匙及刮治器予医生，协助清理暴露于根面和病变处的肉芽组织、牙石，行根面平整，视情况传递刮骨器、骨凿或骨锉，用纱布接取切除的骨组织并擦净器械。协助冲洗术区，保持有效吸唾。

（11）根面处理：涂药棒蘸取根面处理剂传递予医生，协助处理根面，2 分钟后传递 0.9% 氯化钠溶液大量冲洗，及时吸唾。

（12）龈瓣复位：取湿纱布传递给医生行龈瓣复位，根据需要传递手术刀或张力梳等器械予医生行减张处理。

（13）缝合：传递缝线和针持给医生进行缝合；缝合时用无菌敷料采取间断式压迫止血保持术区视野清晰，协助剪去多余缝线。

（14）术后处理：将无菌纱球叠成大小合适的形状传递给医生进行压迫止血，必要时巡回护士调拌牙周塞治剂，将牙周塞治剂形成与手术创口大小形状相似的条状，协助医生分段或整条送入创面，传递湿棉签进行加压成形。用湿纱布清洁患者唇周血渍。

（15）用物处置：取下患者头部手术铺巾，手术用物收整并分类处置。

（16）健康宣教：①嘱患者 24 小时内用冰袋间歇冷敷术区，以减轻术后组织水肿。②告知患者术后可能出现疼痛反应，遵医嘱备止痛药。③术后 24 小时内术区不刷牙，进软食；可使用抗菌液漱口，如 0.12% 复方氯己定溶液含漱，每天 2 次，每次 1 分钟，直至可以正常刷牙为止。④术后 7 天内尽量不用术区咀嚼食物，避免牙龈组织受到机械性创伤。⑤术后 5 ~ 7 天拆线，不适随诊。

4. 操作评价

（1）流程：术前用物准备齐全，术中与医生配合流畅、默契，术后健康宣教详尽。

（2）效果：术区视野清晰，传递和交换器械及时、准确，患者无不适。

【操作重点及难点】

1. 及时清理多余牙周塞治剂，避免因牙周塞治剂过多引起咬合干扰。

2. 缝合时牵拉口角，根据持针角度变换保护软组织，避免软组织损伤。

3. 术中牵拉力量适宜，力量过小，牵拉瓣易滑脱，力量过大，易造成牵拉瓣受损。

【注意事项】

1. 术中保持骨的湿润，避免牙槽骨不必要的长时间暴露和损伤。

2. 操作过程中动作应轻柔，避免损伤黏膜、牙龈及骨面。

3. 保持手术台面整洁，锐器位置摆放需固定，传递器械方式与方位准确，避免发生职业暴露。

4. 巡回护士术中注意观察患者的生命体征，准确记录护理文书。及时询问、了解患者的感觉，发现异常，及时配合处理。

【操作并发症及处理】

1. 麻醉药物过敏：立即停止手术，根据患者情况取平卧位或休克体位，遵医嘱给予给氧、抗过敏药物注射、补液等措施。

2. 出血：观察患者出血量，将棉球制成合适大小进行压迫止血，必要时给予药物治疗。

3. 软组织损伤：涂抹消炎药物于损伤处，同时避免再次刺激患处防止损伤加重。

4. 疼痛：根据患者疼痛情况协助进行麻醉药物的补充，同时可行音乐疗法等转移注意力。

5. 组织水肿：术后24小时手术区间断冷敷，以减轻术后组织水肿。

第七节 引导性组织再生术的护理技术

引导性组织再生术是指在牙周手术中利用生物膜性材料作为屏障，阻挡牙龈上皮在愈合过程中沿根面生长，以及牙龈结缔组织与根面接触，并提供一定的空间，引导具有再生能力的牙周膜细胞优先占据牙根面，从而在原已暴露于牙周袋内的根面上形成新的牙骨质，并有牙周膜纤维埋入，形成牙周组织的再生。

【操作目的及意义】

牙周组织再生：通过手术引导具有再生能力的牙周膜细胞使其优先占据牙根面，形成牙周组织的再生。

【操作步骤】

1. 评估

（1）环境评估：环境宽敞、明亮、舒适、安全，温湿度适宜。

（2）用物评估：用物准备齐全、排列有序且均在有效期内，器械及仪器设备性能良好。

（3）患者评估：①健康史：全身健康状况。既往史：有无系统性疾病，有无过敏史，有无长期使用激素或抗代谢药物，重点评估是否患有传染性疾病，血常规及凝血功能是否异常，是否有不能经受外科手术的情况，例如 6 个月内曾发生过心血管意外等。②口腔状况：了解口腔卫生状况及牙周组织的情况，包括牙齿的松动度、牙周袋的深度等。③心理 - 社会评估：配合程度，是否对手术存在紧张、焦虑、恐惧等心理。对引导性组织再生术的治疗方法及意义和预后的了解情况。

2. 操作准备

（1）护士准备：①四手护士：着洗手衣，戴口罩、帽子、防护面罩，外科洗手，穿无菌手术衣，戴无菌手套；②巡回护士：着装整洁，洗手，戴口罩、帽子。

（2）物品准备：手术布包、手术器械包（口镜、探针、拉钩、注射器、牙用镊、组织镊、刀柄、骨膜分离器、刮匙、刮治器、刮骨器、骨凿、骨锉、显微针持、线剪、组织剪、碗、弯盘、小药杯）、口腔检查盘、碘伏、棉签、局部麻醉药品、0.12% 复方氯己定溶液、75% 乙醇棉球、吸引器连接管、外科吸引器管、纱球、方纱、冲洗空针、超声洁治器一套、无菌涂药棒、刀片、缝线，0.9% 氯化钠溶液、根面处理剂、骨移植物、生物屏障膜。

（3）患者准备：已完成牙周基础治疗。了解引导性组织再生术的目的、手术流程、注意事项及术中配合要点，签署手术知情同意书。手术当日女性患者尽量避开月经期、不化妆，男性患者需剃须。牙周手术当日需术前进食，防止空腹手术引发低血糖等不良反应。

3. 操作方法

（1）核对：与医生、患者核对操作牙位。

（2）局部麻醉：传递消毒棉签及麻醉用物予医生，协助进行局部麻醉。

（3）口腔及口周消毒：嘱患者用 0.12% 复方氯己定溶液含漱 3 分钟（1 次/分钟），用 0.12% 复方氯己定溶液棉球或 75% 乙醇棉球消毒口周皮肤（上至眶下，侧至耳前，下至颈上 1/3）。

（4）铺巾：依次为患者铺胸巾（铺至颈上 1/3）、孔巾。

（5）铺手术台：打开无菌手术包，根据手术顺序摆放手术器械。

（6）吸引器连接：连接外科吸引器管于吸引器连接管上，巾钳固定连接管于胸巾；巡回护士将吸引器连接管另一头安装于椅位吸引器上，打开吸引器开关，使其处于备用状态。

（7）口周保护：用凡士林棉签润滑患者口角，防止嘴唇干裂及长时间牵拉受损。

（8）切口：将刀片安装于刀柄上传递予医生，协助牵拉术区口唇暴露黏膜，及时吸除切口处血液，保持术野清晰。

（9）翻瓣：根据手术情况正确传递大小适宜的骨膜分离器，协助医生翻开黏膜瓣，彻底暴露术区，操作过程动作轻柔，避免损伤黏膜瓣、骨面等。

（10）刮治、清创：根据治疗区域及刮治牙位正确传递超声器械或刮匙及刮治器予医生，协助医生清理暴露于根面和病变处的肉芽组织、牙石，行根面平整，及时冲洗术区，保持有效吸唾。

（11）根面处理：涂药棒蘸取根面处理剂传递给医生协助根面处理，2分钟后传递 0.9% 氯化钠溶液大量冲洗，及时吸唾。

（12）修整牙槽骨：视情况传递刮骨器、骨凿或骨锉予医生，协助修整异常的骨轮廓，及时有效吸唾。

（13）植骨、植膜：①巡回护士与医生核对骨移植物和生物屏障膜的名称、型号，将骨移植物倒入小药杯，生物屏障膜开启备用。②将骨移植物内加入适量 0.9% 氯化钠溶液成形，放于输送器上精准传送至植骨区，协助医生进行骨移植物的植入。③传递剪刀予医生修剪生物屏障膜，协助医生将修剪好的生物屏障膜覆盖并固定于术区，避免松动滑脱。

（14）龈瓣复位：取湿纱布传递给医生行龈瓣复位。

（15）缝合：夹持好缝线传递予医生进行缝合；缝合时用无菌敷料采取间断式压迫止血保持术区视野清晰，注意保护口唇、黏膜和舌体；协助控制线头，注意缝线走向，避免缝线打结，牵拉时注意张力控制，及时清理线头。

（16）术后处理：将无菌纱球叠成大小合适的形状传递给医生进行压迫止血，必要时巡回护士调拌牙周塞治剂，将牙周塞治剂形成与手术创口大小形状相似的条状，协助医生分段或整条送入创面，传递湿棉签进行加压成形。用湿纱布清洁患者唇周血渍。

（17）用物处置：揭去患者头部手术铺巾，撤离手术用物，分类处置。

（18）健康宣教：①嘱患者 24 小时内用冰袋间歇冷敷术区，以减轻术后组织水肿。②告知患者可能术后出现疼痛反应，可遵医嘱备止痛药；术后 1～2 周预防性全身使用抗生素，并用 0.12% 复方氯己定溶液含漱，每天 2

次，每次 15ml 含漱 1 分钟，控制菌斑，防止感染。③术后 8 周内每 1～2 周复查一次。④术后不用吸管，避免口腔内产生负压导致出血，不吸烟，避免影响术后愈合致手术效果差。⑤术后 2～3 周后恢复刷牙和牙间清洁措施。尽量不用术区咀嚼食物，避免牙龈组织受到机械性创伤。⑥术后 10～14 天拆线，不适随诊。

4. 操作评价

（1）流程：术前用物准备齐全，术中与医生配合流畅，默契，术后健康宣教详尽。

（2）效果：术区视野清晰，传递和交换器械及时、准确，术中有效吸唾，保证术野清晰。患者无不适。

【操作重点及难点】

1. 生物屏障膜放置时协助医生将骨缺损处完全覆盖，注意膜材料与缺损周围的骨质紧密贴合，避免移位或折叠。

2. 医生缝合时注意张力的控制，根据持针角度变换保护软组织，避免软组织损伤。

3. 操作过程中动作应轻柔，防止损伤黏膜及牙龈。

4. 操作安全、流畅，传递用物及时、准确。

【注意事项】

1. 手术中严格遵循无菌原则。

2. 操作过程中动作应轻柔，避免损伤黏膜、牙龈及骨面。

3. 保持手术台面整洁，锐器位置摆放需固定以避免发生职业暴露。

4. 牙周塞治剂勿覆盖颌面或切端，避免影响咬合，导致牙周塞治剂脱落。

5. 严格执行查对制度，正确处理骨移植物和生物屏障膜。

6. 巡回护士术中注意观察患者的生命体征，准确记录护理文书。及时询问、了解患者的感觉，发现异常，及时配合处理。

7. 术后健康宣教详细、完整，重点突出。

【操作并发症及处理】

1. 麻醉药物过敏：立即停止手术，根据患者情况取平卧位或休克体位，遵医嘱给予给氧、抗过敏药物注射、补液等措施。

2. 出血：观察患者出血量，将棉球制成合适大小进行压迫止血，必要时给予药物治疗。

3. 软组织损伤：涂抹消炎药物于损伤处，同时避免再次刺激患处防止损伤加重。

4. 疼痛：可术前30分钟嘱患者口服止痛药，术中根据患者疼痛情况协助进行麻醉药物的补充。

5. 组织水肿：术后24小时手术区间断冷敷，以减轻术后组织水肿。

第八节　膜龈手术的护理技术

膜龈手术是多种牙周软组织手术的总称，主要目的是覆盖牙龈退缩后暴露的根面，增加附着龈的宽度以及改善系带异常附着。

【操作目的及意义】

1. 增加附着龈宽度：增宽附着龈或加深前庭沟，以支持龈缘。

2. 治疗局限性牙龈萎缩：龈瓣覆盖因牙龈退缩造成的个别牙的裸露根面。

3. 改善附着异常：用系带成型术矫正系带或肌肉的附着异常。

【操作步骤】（以游离龈移植术为例）

1. 评估

（1）环境评估：环境宽敞、明亮、舒适、安全，温湿度适宜。

（2）用物评估：用物准备齐全、排列有序且均在有效期内，器械及仪器设备性能良好。

（3）患者评估：①健康史：全身健康状况。既往史：有无系统性疾病，有无过敏史，有无长期使用激素或抗代谢药物，重点评估是否患有传染性疾病，血常规及凝血功能是否异常，是否有不能经受外科手术的情况，例如6个月内曾发生过心血管意外等。②口腔状况：了解口腔卫生状况及牙周情况，包括牙齿的松动度、牙周袋的深度等，受植区和供区的牙周组织情况。③心理 – 社会评估：配合程度，是否对手术存在紧张、焦虑、恐惧等心理。对膜龈手术的治疗方法及意义和预后的了解情况。

2. 操作准备

（1）护士准备：①四手护士：着洗手衣，戴口罩、帽子、防护面罩，外科洗手，穿无菌手术衣，戴无菌手套；②巡回护士：着装整洁，洗手，戴口罩、帽子。

（2）物品准备：手术布包、手术器械包（口镜、探针、拉钩、注射器、牙用镊、组织镊、刀柄、骨膜分离器、刮匙、刮治器、刮骨器、骨凿、骨锉、显微针持、线剪、组织剪、碗、弯盘、小药杯）、口腔检查盘、吸引器连接管、外科吸引器管、纱球、方纱、冲洗空针、超声洁治器一套、无菌涂药棒、棉签、刀片、缝线，0.12%复方氯己定溶液、75%乙醇棉球、0.9%氯化钠溶液、碘伏、局部麻醉药品、根面处理剂、消毒锡箔纸、尺子、可吸收止血海绵、油纱、旋转刀柄、组织镊、腭护板。

（3）患者准备：已完成牙周基础治疗。了解膜龈手术的目的、手术流程、注意事项及术中配合要点，签署手术知情同意书，知晓腭护板佩戴目的及注意事项。手术当日女性患者尽量避开月经期、不化妆，男性患者需剃须。牙周手术当日需术前进食，防止空腹手术引发低血糖等不良反应。

3. 操作方法

（1）核对：与医生、患者核对操作牙位。

（2）局部麻醉：传递消毒棉签及麻醉用物予医生，协助进行局部麻醉。

（3）口腔及口周消毒：嘱患者用0.12%复方氯己定溶液含漱3分钟（1次/分钟），用0.12%复方氯己定溶液纱球或75%乙醇棉球消毒口周皮肤（上至眶下，侧至耳前，下至颈上1/3）。

（4）铺巾：依次为患者铺胸巾（铺至颈上1/3）、孔巾。

（5）铺手术台：打开无菌手术包，根据手术顺序摆放手术器械。

（6）吸引器连接：连接外科吸引器管于吸引器连接管上，巾钳固定连接管于胸巾；巡回护士将吸引器连接管另一头安装于椅位吸引器上，打开吸引器开关，使其处于备用状态。

（7）口周保护：用凡士林棉签润滑患者口角，防止嘴唇干裂及长时间牵拉受损。

（8）受植区准备：①安装刀片于刀柄上传递予医生，协助牵拉术区口唇，暴露受区黏膜瓣，及时吸除切口处血液，保持术野清晰。②根据手术情况正确传递大小适宜的骨膜分离器，协助医生翻开黏膜瓣，暴露术区。③根据治疗区域及刮治牙位正确传递超声器械或刮匙及刮治器予医生，协助医生清理暴露于根面和病变处的肉芽组织、牙石，行根面平整，及时冲洗术区，保持有效吸唾。④根面处理：涂药棒蘸取根面处理剂传递给医生，协助根面处理，2分钟后传递0.9%氯化钠溶液大量冲洗。⑤传递锡箔纸和剪刀，协助医生把锡箔纸剪成受区大小及形状，用浸有0.9%氯化钠溶液的纱布覆盖创面。

（9）供区取龈组织：①标记定位：传递尺子及探针予医生，协助进行供区标记定位。②将剪好的锡箔纸传递予医生并协助固位及在标定位置取组织龈，期间及时吸引切口血液确保视野清晰。根据需要传递缝线协助牵引此瓣，便于剥离。③组织瓣取出后立即传递与创口大小适宜的可吸收明胶海绵及缝线予医生，协助填塞及缝合创口；腭护板于创口之间衬垫明胶海绵等止血类材料，戴入口腔。④用0.9%氯化钠溶液将纱布浸湿放于靠近医生侧手术台，传递手术刀或组织剪予医生，协助对取下的组织龈进行修剪，保湿备用。

（10）游离牙龈组织的移植与缝合：缝合前传递0.9%氯化钠溶液冲洗针予医生，协助清理受区血凝块，及时吸唾。针持夹持缝线传递予医生，协助将移植组织瓣缝合于受区结缔组织处，注意两者需紧密贴合，并避免卷边。

（11）术后处理：将无菌纱球叠成大小合适的形状，用0.9%氯化钠溶液浸湿，传递予医生进行术区轻压，以便排除组织下方的积血和空气。必要时巡回护士调拌牙周塞治剂，将牙周塞治剂形成与手术创口大小形状相似的条状，协助医生分段或整条送入创面，传递湿棉签进行加压成形。用湿纱布清洁患者唇周血渍。

（12）用物处置：揭去患者头部手术铺巾，撤离手术用物，分类处置。

（13）健康宣教：①嘱患者24小时内用冰袋间歇冷敷术区，以减轻术后组织水肿。②告知患者术后可能出现疼痛反应，遵医嘱备止痛药。③术后24小时内术区不刷牙，进软食可使用抗菌液漱口，如0.12%复方氯己定溶液含漱，每天2次，每次15ml含漱1分钟，控制菌斑，防止感染。④术后不用吸管、不抽烟，避免口腔内产生负压导致出血。⑤术后10~14天拆线，不适随诊。⑥告知患者腭护板非必要不取下，避免出血，加强口腔卫生。

4. 操作评价

（1）流程：术前用物准备齐全，术中与医生配合流畅、默契，术后健康宣教详尽。

（2）效果：术区视野清晰，传递和交换器械及时、准确，患者无不适。

【操作重点及难点】

1. 手术中应及时有效吸唾，避免患者发生呛咳。

2. 缝线牵拉游离瓣移取时，注意牵拉力量，避免造成移植瓣的撕裂。

3. 移植组织瓣与受区结缔组织缝合时，注意两者需紧密贴合，并避免卷边，以免影响愈合。

【注意事项】

1. 术前与患者有效沟通，详细解释腭护板功能及取戴操作要点。

2. 操作过程中动作应轻柔，防止损伤黏膜及牙龈，注意组织瓣湿保护。

3. 因该手术涉及口腔内两处创口，应加强患者心理护理。

4. 保持手术台面整洁，锐器位置摆放需固定以免发生职业暴露。

5. 巡回护士术中注意观察患者的生命体征，准确记录护理文书。及时询问、了解患者的感觉，发现异常，及时配合处理。

【操作并发症及处理】

1. 麻醉药物过敏：立即停止手术，根据患者情况取平卧位或休克体位，遵医嘱给氧、抗过敏药物注射、补液等措施。

2. 出血：观察患者出血量，供区及时使用腭护板，受植区则将棉球制成合适大小进行压迫止血，必要时给予药物治疗。

3. 软组织损伤：涂抹消炎药物于损伤处，同时避免再次刺激患处防止损伤加重。

4. 疼痛：可术前 30 分钟嘱患者口服止痛药，术中根据患者疼痛情况协助进行麻醉药物的补充。

5. 组织水肿：术后 24 小时手术区间断冷敷，以减轻术后组织水肿。

第六章

黏膜护理操作技术

第一节 口腔黏膜自体荧光检测术护理技术

自体荧光检测是利用病变组织与其相应的正常组织对同一波长激发光源产生不同的光谱变化图，从而判定组织细胞改变的一种方法，其方便、价廉、易行，自 20 世纪 90 年代开始在腔道性肿瘤的辅助诊断中开始应用。由于该项检查在口腔黏膜病中的应用较为新兴，患者易产生质疑情绪，且检查结果的可靠性与操作角度及拍摄光线密切相关，因此，检查过程中需要良好的护理配合，以提高患者的配合度和成像结果的准确性。

【操作目的及意义】

1. 辅助确认：确认口腔黏膜潜在恶性病损组织学检查位点和高危病损范围。

2. 无创动态监测：适用于口腔黏膜潜在恶性病损的无创动态监测。

【操作步骤】

1. 评估

（1）环境评估：环境宽敞、舒适、安全，温湿度适宜，室内灯光需调暗或关闭并拉上窗帘。

（2）用物评估：用物准备齐全、排列有序且均在有效期内，自体荧光检测仪性能完好。

（3）患者评估：①健康状况：全身健康状况。既往史：是否有光敏感史、近期使用光敏药物。②口腔状况：了解此次就诊的主诉和现病史，了解其口腔卫生习惯及口腔黏膜健康状况，查看需要检查的口腔黏膜病损或健康黏膜状况等。③心理 - 社会状况：配合程度，是否存在紧张、焦虑心理，以及对口腔黏膜自体荧光检测术的检测意义及方法的了解。

2. 操作准备

（1）护士准备：着装整洁，洗手，戴口罩。

（2）物品准备：自体荧光检测仪、遮光护目镜、自体荧光防护盖及隔离膜、无菌纱布、无菌棉签、一次性口镜、口角拉钩、消毒卫生湿巾等。

（3）患者准备：①了解口腔黏膜自体荧光检测术的目的、方法、注意事项及配合要点。②签署知情同意书。

3. 操作方法

（1）解释：做好患者的解释工作并讲解自体荧光检查的必要性和无创性，消除其顾虑，使其能很好地配合检查。

（2）准备：患者检查前并无禁食、空腹或者提前使用抗菌漱口液等特殊要求，只需同正常口腔科就诊患者一样保持口内清洁即可。给患者戴上遮光护目镜，并嘱患者在进行自体荧光检测时闭眼，防止荧光损害患者眼角膜。同时提醒患者在术中尽量张口配合，直至检查结束。

（3）设备：按照说明书准备自体荧光检测仪：安装自体荧光检测仪顶部防护盖及隔离膜、配套数码相机，安装中切忌手触镜面，残迹会影响成像。观察荧光仪电池指示绿灯是否亮起，注意荧光仪手柄下的排气口有无遮盖，避免影响排风。

（4）采集：图像采集过程中的护理操作配合包括待查病损的普通图像记录和荧光图像记录两个阶段。在普通图像记录阶段，可在治疗椅的椅位光源照明下，用带有环形闪光灯的单反相机，协助医生获取病损的普通图像。而在荧光成像阶段，则应关闭椅位光源、闪光灯等外部光源，并调暗或关闭检查室室内灯光，拉上窗帘，以避免对荧光成像过程造成影响。

（5）记录：检查结束后做好相关记录，将患者荧光图像资料进行整理、存档。

（6）消毒：按照使用说明关闭仪器，取下防护盖及隔离膜，并用消毒卫生湿巾对自体荧光检测仪进行擦拭消毒。

4. 操作评价

（1）流程：用物准备齐全，放置合理，操作过程流畅。

（2）效果：技术熟练，操作规范，患者无不适。

【操作重点及难点】

1. 应充分暴露口腔黏膜受检部位以便协助医生更好采集图像。

2. 为防止荧光损害患者角膜，应给患者戴上遮光护目镜，并嘱患者在检测中闭眼。

3. 检查部位的视野暴露：将待检查部位充分暴露，避免遗漏。双颊病损用拉钩牵拉口角；舌腹或口底的病损用无菌纱布缠绕舌尖轻拉；病损在上颚的患者后仰时，用口镜下压舌根暴露检查部位。同时对病损的周围进行隔湿，保证局部清洁，协助医生快速完成操作。

4. 患者心理：检查完成后，患者往往因担心检查结果而十分紧张，此时护士应该尽可能地安抚患者情绪，协助医生解释病情，交待下一阶段的治疗或检查方案，预约复诊时间。在保证检查结果判断的准确性的同时，也可缓解患者的心理压力。

【注意事项】

1. 检查之前无禁食、空腹或提前使用漱口液的要求。

2. 采集荧光图像时即荧光成像阶段，应关闭椅位光源、闪光灯等外部光源，并调暗或关闭检查室室内灯光，拉上窗帘，以避免对荧光成像过程造成影响。

3. 注意检查仪器电池电量。检查中无电时可直接采用外接电源模式继续检查。

4. 有光敏感史者、近期使用光敏药物者禁忌使用此检查。

【操作并发症及处理】

1. 烧灼感：当被检者对蓝色光源照射后出现口干、口腔或嘴唇的灼烧感以及味觉明显丧失时，应停止使用荧光仪的检查，观察恢复情况，必要时内科就诊治疗。

2. 溃疡：保持口腔清洁，避免辛辣饮食，必要时给予镇痛、抗炎药物。

3. 瘙痒：必要时给予抗过敏药物缓解瘙痒。

第二节　口腔黏膜超声雾化治疗护理技术

口腔黏膜超声雾化治疗是利用超声波将药液变成微细雾滴的一种治疗方法，可保障药物直接作用于口腔黏膜，使其更易进入黏膜上皮细胞，从而提高药物的局部浓度和疗效，对口腔黏膜溃疡类、过敏类、感染类疾病治疗有一定疗效。

【操作目的及意义】

（1）消炎：减轻创面炎症反应。

（2）促进愈合：有利于创面的愈合。适用于口腔黏膜广泛糜烂、溃疡或手术创口患者。

（3）提高疗效：通过将药物转化为雾状颗粒，直接作用于口腔黏膜病损，可以提高局部药物浓度，增强药物的穿透能力，从而提高治疗效果。

【操作步骤】

1. 评估

（1）环境评估：环境宽敞、明亮、舒适、安全，温湿度适宜，空气流通。

（2）用物评估：用物准备齐全、排列有序且均在有效期内，超声雾化吸入机性能完好。

（3）患者评估：①健康状况：全身健康状况。既往史：是否有药物过敏史。②口腔状况：了解此次就诊的主诉和现病史，了解其口腔卫生习惯及口腔黏膜健康状况，初步查看患者的口腔健康状况等。③心理 - 社会状况：配合程度，是否存在紧张、焦虑心理，以及对口腔黏膜超声雾化治疗术的治疗意义、方法、预后的了解。

2. 操作准备

（1）护士准备：着装整洁，洗手，戴口罩。

（2）物品准备：一次性空针、医用棉签、超声雾化吸入机、雾化管（款式为口含器或者面罩）、漱口液、药液、弯盘、治疗巾、污物桶等。

（3）患者准备：了解超声雾化治疗的目的、方法、注意事项及配合要点。

3. 操作方法

（1）核对：携用物至患者椅旁，核对患者的姓名、性别、年龄、病史以及药物的剂型、剂量。

（2）解释：解释雾化的目的及注意事项。

（3）体位：协助患者取半卧位或坐位。

（4）漱口：协助患者漱口。

（5）连接：将超声雾化吸入机放置在患者椅旁，将雾化器连接管插入超声雾化吸入机的压缩空气出口，连接管的另外一端和雾化管连接，根据患者具体情况选择口含器或者面罩，将其与雾化管连接。

（6）加药：检查药液质量、抽吸药液并加入雾化管的药杯中，再次核对并向患者解释说明治疗流程及注意事项。

（7）使用：嘱患者手持喷雾器，将口含器或面罩置于口内或口周。

（8）开始雾化：连接超声雾化吸入机和电源，打开开关，开始雾化，并记录雾化开始时间。

（9）结束：雾化结束，先取下口含嘴，关闭雾化器开关并记录雾化结束时间。

（10）宣教：对患者进行健康指导。

（11）用物处置。

（12）核对：洗手，再次核对。

4. 操作评价

（1）流程：用物准备齐全、放置合理，操作过程流畅。

（2）效果：技术熟练，操作规范，患者无不适。

【操作重点及难点】

1. 注意健康宣教的落实，如操作前解释、操作中指导、操作后的健康注意事项。

2. 严格执行查对制度和无菌操作原则。

3. 按说明书操作使用超声雾化吸入机，用毕需擦洗消毒。

4. 雾化时间为每次 15～20 分钟。

5. 停止雾化时应先取下口含器或者面罩，再关闭电源。

【注意事项】

1. 雾化治疗开始前，应确认所有部件连接正确且紧密。雾化后，注意雾化器、室内空气和各种医疗器械的消毒。

2. 嘱患者勿空腹接受雾化治疗。避免儿童单独使用雾化治疗，监护人或家属需全程看护。

【操作并发症及处理】

1. 支气管痉挛：由于患者不能掌握正确吸入技巧，过猛或过快吸入，可能导致支气管痉挛，引起急剧频繁咳嗽。应做好雾化器使用时的宣教与指导，掌握好雾化吸入的速度，避免过快、过猛。采取间歇吸入后呛咳明显减少。

2. 感染：雾化治疗后，由于药物在口咽部的沉积，可能会造成局部免疫功能下降，容易引发口腔真菌感染。可指导患者雾化 30 分钟后漱口，以减少药物在口腔的残留，应在必要时使用抗真菌药物进行局部或全身治疗。

3. 过敏：部分患者可能对雾化药物产生过敏反应，表现为皮疹、瘙痒等症状。应立即停止雾化操作，并根据症状的严重程度采取相应的抗过敏治疗措施。

第三节　口腔黏膜湿敷治疗护理技术

口腔黏膜湿敷治疗是一种局部治疗方法，它通过将药物直接作用于口腔黏膜病变区域，以解决口腔黏膜充血糜烂的问题，达到消炎、止痛和促进愈合的效果，是一种安全、有效的治疗方法。

【操作目的及意义】

1. 促进愈合：软化及清除坏死痂皮，有利于创面的愈合。适用于口腔内黏膜局限性糜烂或溃疡。

2. 提高疗效：增强局部用药的效果。

3. 减轻疼痛：帮助减轻口腔黏膜因炎症、溃疡或糜烂引起的疼痛，提高患者的舒适度。

【操作步骤】

1. 评估

（1）环境评估：环境宽敞、明亮、舒适、安全，温湿度适宜。

（2）用物评估：用物准备齐全、排列有序且均在有效期内。

（3）患者评估：①健康状况：全身健康状况。既往史：是否有药物过敏史。②口腔状况：了解此次就诊的主诉和现病史，了解其口腔卫生习惯及口腔黏膜健康状况，初步查看患者的口腔健康状况等。③心理 - 社会状况：配合程度，是否存在紧张、焦虑心理，以及对口腔黏膜湿敷治疗术的治疗意义、方法、预后的了解。

2. 操作准备

（1）护士准备：着装整洁，洗手，戴口罩。

（2）物品准备：无菌隔离薄膜、一次性无菌铺巾、口腔治疗盘、医用棉签、无菌纱布、手套、一次性漱口杯、无菌小剪刀、0.1% 氯己定溶液、湿敷剂（3% 过氧化氢与 0.9% 氯化钠溶液按 1∶1 的比例配制）等。

（3）患者准备：了解口腔黏膜湿敷治疗术治疗的目的、方法、注意事项及配合要点。

3. 操作方法

（1）唇部湿敷法：①备齐用物，核对医嘱，向患者解释湿敷的目的。②协助患者取合适体位，暴露湿敷部位。③剪取与唇部病损范围大小相似的无菌纱布 2~3 层。④用一次性漱口杯倒取适量湿敷剂，将无菌纱布浸入其中，拿出时稍挤干，使其无液体滴下。⑤将浸透湿敷剂的纱布覆盖于唇部病损处。⑥用棉签不断蘸取一次性漱口杯中的湿敷剂，滴在覆盖于病损处的纱布上，使之保持湿润。⑦持续 10~20 分钟，使痂皮浸泡至浮起，去除无菌纱布，用医用棉签小心卷去浮起的痂皮，如医用棉签去不掉，可用无菌小剪刀剪去浮起痂皮，在去除痂皮的新鲜创面上敷上复方氯己定含漱液或其他遵医嘱涂抹的药物。⑧遵医嘱根据病情轻重程度，每日 3~4 次。

⑨用物处置。

（2）口内湿敷法：①先用 0.12% 复方氯己定含漱液漱口。②剪取与口内黏膜病损范围大小相似的无菌纱布 2～3 层。③用一次性漱口杯倒取适量湿敷剂，将纱布浸入其中，拿出时稍挤干，使其无液体滴下。④将浸透湿敷剂的纱布小心覆盖于口内黏膜病损区，持续 10～20 分钟。⑤湿敷完成后，取出无菌纱布，吐出唾液。⑥遵医嘱根据病情轻重程度，每日 3～4 次。⑦用物处置。

4. 操作评价

（1）流程：用物准备齐全、放置合理，操作过程流畅。

（2）效果：技术熟练，操作规范，患者无不适。

【操作重点及难点】

1. 注意消毒隔离，避免交叉感染。

2. 无菌纱布从湿敷剂中取出时，适度挤干，尽量使其湿润度恰到好处，纱布过干影响湿敷治疗效果，过湿则会导致湿敷剂漫流。

3. 湿敷剂组成可根据不同的疾病及病损程度，做适当的调整。

4. 操作过程中保持无菌纱布湿润与创面清洁。

【注意事项】

1. 避免儿童单独进行湿敷治疗，监护人或家属需全程看护。

2. 唇红湿敷时切勿让纱布干燥，更不可在纱布干粘于病损时强行撕脱。

3. 痂皮浮起后勿用手剥脱。

4. 口腔黏膜湿敷时应避免将纱布长时间留在口腔中，以免不慎吞入。

5. 若湿敷治疗效果欠佳，可以考虑更换治疗方案，必要时行活检手术以明确病因。

【操作并发症及处理】

1. 过敏：应立即停止治疗。用药后观察局部皮肤，如有丘疹、痒、肿胀等过敏现象，应停止用药，并将药物擦拭干净或清洗，遵医嘱内服或外用抗过敏药物。

2. 感染：湿敷治疗过程中，若消毒不严格，可能导致口腔或皮肤感染。应湿敷前后进行严格的口腔清洁，必要时使用抗菌药物进行预防或治疗感染。

3. 口腔黏膜损伤：湿敷过程中，若力度过大或时间过长，可能导致口腔黏膜损伤。在操作时应减轻力度，湿敷时间不可过长，必要时给予口腔黏膜保护剂。

第四节　口腔黏膜舌神经封闭治疗术的护理技术

舌神经封闭治疗是一种通过对舌神经进行阻滞麻醉达到治疗目的的治疗方法。常用药物为维生素 B_1、维生素 B_{12} 和利多卡因。维生素 B_1、维生素 B_{12} 在体内参与了核酸合成及蛋白质和脂肪的代谢，并降低了传导痛觉纤维的兴奋性，起到维持正常神经功能的作用。利多卡因在封闭时既有麻醉止痛作用，又能使相关传入神经的兴奋性延长，使处于痛敏状态下的口腔黏膜兴奋性降低，达到协同治疗的作用。

【操作目的及意义】

1. 促进味觉恢复：适用于原发性味觉障碍。

2. 缓解疼痛：消除或减轻患者口内的疼痛及不适感，减少不良刺激及交感神经系统的过度兴奋。适用于药物治疗效果不佳的舌神经分布区域内的病痛，如灼口综合征等。

【操作步骤】

1. 评估

（1）环境评估：环境宽敞、明亮、舒适、安全，温湿度适宜。

（2）用物评估：用物准备齐全、排列有序且均在有效期内。

（3）患者评估：①健康状况：全身健康状况。既往史：是否有糖尿病、胃溃疡、高血压史，是否为真菌感染者以及女性月经不调者。②口腔状况：了解此次就诊的主诉和现病史，了解其口腔卫生习惯及口腔黏膜健康状况，初步查看患者的口腔健康状况等。③心理 - 社会状况：配合程度，是否存在紧张、焦虑心理，以及对口腔黏膜舌神经封闭治疗术的治疗意义、方法、预后的了解。

2. 操作准备

（1）护士准备：着装整洁，洗手，戴口罩。

（2）物品准备：无菌隔离薄膜、一次性无菌铺巾、医用棉签、口镜、无菌纱布、手套、0.1% 氯己定含漱液、一次性漱口杯、吸引器管、营养神经药物（如维生素 B_1、维生素 B_{12} 注射液）、局部浸润麻醉药物（如2%利多卡因注射液）、一次性 5ml 无菌注射器等。

（3）患者准备：①了解口腔黏膜舌神经封闭治疗术治疗的目的、方法、注意事项及配合要点。②签署知情同意书。

3. 操作方法

（1）告知：治疗前，告知患者该治疗的注意事项并详细地向患者询问有无相关药物过敏史、手术史及慢性病史等。提醒患者在术中尽量张口配合，直至检查结束。

（2）签署：督促患者签署治疗知情同意书，并确认患者非空腹状态。

（3）准备：引导患者以正确舒适的体位入座，调节灯光。给患者戴好治疗巾，为患者测量血压。

（4）漱口：治疗前患者口腔准备：嘱患者用0.1%氯己定含漱液含漱以保持口腔卫生。

（5）配药：严格执行查对制度和无菌操作原则，核对封闭治疗药物剂型及剂量，根据病情，遵医嘱按比例配制好药物。

（6）协助：协助医生行局部封闭治疗术：①注射时，护士位于患者的左侧，与医生相对，让患者保持平卧的状态，避免患者出现头部活动，护士将注射液准确无误传递给医生。②在进行注射时，护士协助医生牵拉口角，使麻醉区域充分暴露，医生拉紧注射区的黏膜让其保持张力，针头快速刺入黏膜。③同时使用棉签在注射点的周围吸收溢出的麻醉药物，避免患者出现口苦的情况；患者口水较多时可用吸引器管吸除多余唾液。④注射期间应密切观察生命体征、神志、面色、呼吸等。

（7）结束休息：治疗结束后，告知患者封闭治疗后的注意事项。嘱患者休息5～10分钟，若无不良反应方可离院。

（8）后续观察：治疗后应让患者闭口保持休息，避免患者在注射后咬合出现唇、颊、舌、黏膜等的损伤，同时及时与患者进行沟通，了解其是否出现不适症状。如有不适，及时协助医生进行对症处理。

（9）用物处置。

4. 操作评价

（1）流程：用物准备齐全、放置合理，操作过程流畅。

（2）效果：技术熟练，操作规范，患者无不适。

【操作重点及难点】

1. 治疗前，嘱患者放松，减轻其心理压力，缓解其紧张情绪。

2. 治疗中操作应熟练，密切观察患者反应，协助医生确保医疗安全。

3. 注射部位的视野暴露：将待注射部位充分暴露，避免遗漏。双颊病损用拉钩牵拉口角；舌腹或口底的病损用无菌纱布缠绕舌尖轻拉；病损在上颚的患者后仰时，用口镜下压舌根暴露注射部位。同时对病损的周围进行隔湿，保证局部清洁，协助医生快速完成操作。

4. 治疗结束后，注射部位用一次性棉签或棉球按压数分钟，以免引起局部出血。

5. 患者在进行注射时往往对注射时造成的疼痛出现恐惧、紧张的心理，因此护理人员在整个治疗过程中应对患者进行积极有效的沟通，转移其注意力，同时要注意安抚患者，通过握手、交谈等肢体或言语活动减轻患者的心理恐惧感。

6. 健康教育：保持口腔卫生，24 小时内用软毛刷刷牙，防止损伤黏膜。嘱患者注意休息，清淡饮食，勿进食硬物。

【注意事项】

1. 注射速度不宜太快，可边推药边进针，以减少疼痛。

2. 对糖尿病、胃溃疡、高血压、真菌感染以及女性月经不调者等应慎用该操作。

3. 对原因不明的慢性深大溃疡可进行诊断性治疗，但对于恶性溃疡不宜使用。

4. 避免在患者头面部上方传递注射液，以免加重患者心理负担。

5. 操作时，应严格遵守无菌原则，以防并发感染。

6. 收拾整理用物时应避免针刺伤。

【操作并发症及处理】

1. 药物过敏：表现为胸闷、气短、头晕、发热、堵塞感、面色苍白及口周皮肤水肿、皮疹等。一旦发生，立即停止操作，使患者平卧，严密监测呼吸、脉搏、血压、血氧饱和度等生命体征，同时启动抗过敏急救措施。

2. 晕血、晕针：晕厥常见于年老体弱、有严重系统性疾病、空腹、疲劳等人群。一旦注射后出现晕厥症状立即停止操作，使患者平卧，严密监测呼吸、脉搏、血压、血氧饱和度等生命体征，必要时吸氧，大部分患者可自行缓解。对于少数症状较重，无法自行缓解的晕厥患者，应立即启动急救措施。

3. 血肿：血肿是由进针部位过深或刺破局部血管引起，常发生于注射后第 2～3 天，表现为注射局部及对应面部皮肤青紫、肿胀，按之疼痛。一旦发生血肿，应嘱患者局部冰敷，每日 3～4 次，促进血肿消退。

第五节　口腔黏膜内镜检查术的护理技术

口腔黏膜内镜检查术是指采用由摄像探头和光源组成的内镜，经人体天然腔道，如口腔、鼻腔、食管、直肠等，或经手术小切口进入体内某个特定器官，以直接探视该器官可能发生的病变。口腔内镜检查术可对肉眼检查较困难的口腔后部或隐匿部位进行直接探视，并记录相关图像资料。

【操作目的及意义】

1. 辅助诊断口腔疾病：用于舌根部有异物感或自检发现有包块者的辅助检查，用于医生肉眼检查较困难的靠后隐匿部位损害的辅助检查，用于医生肉眼检查较困难的张口受限者的辅助检查。

2. 评估病变范围：对于已知的病变，内镜检查可以帮助医生评估病变的大小、形状和范围，以及是否有扩散或侵犯邻近组织的迹象。

3. 指导活检：如果怀疑口腔内有癌前病变或癌症，内镜检查可以帮助医生确定最佳的活检部位，以获取有代表性的组织样本进行病理学检查。

【操作步骤】

1. 评估

（1）环境评估：环境宽敞、明亮、舒适、安全，温湿度适宜。

（2）用物评估：用物准备齐全、排列有序且均在有效期内，内镜检查性能完好。

（3）患者评估：①健康状况：全身健康状况。既往史：是否为咽反射明显、重度张口受限者及高龄老人、婴幼儿、智力障碍者。②口腔状况：了解此次就诊的主诉和现病史，了解其口腔卫生习惯及口腔黏膜健康状况，初步查看患者的口腔健康状况等。③心理－社会状况：配合程度，是否存在紧张、焦虑心理，以及对口腔黏膜内镜检查术的检查意义及方法的了解。

2. 操作准备

（1）护士准备：着装整洁，洗手，戴口罩。

（2）物品准备：一次性口镜、消毒卫生湿巾、口腔内镜、一次性探头护套、无菌隔离薄膜、无菌纱布、医用棉签等。

（3）患者准备：①了解口腔黏膜内镜检查术治疗的目的、方法、注意事项及配合要点。②签署知情同意书。

3. 操作方法

（1）解释：做好患者的解释工作并讲解内镜检查术检查的必要性和无创性，消除其顾虑，使其能很好地配合检查。

（2）准备：患者检查前并无禁食、空腹或者提前使用抗菌漱口液等特殊要求，只需同正常口腔科就诊患者一样保持口内清洁即可。协助患者坐上椅位，同时提醒患者在术中尽量张口配合，直至检查结束。

（3）开机：接通内镜电源，启动内镜主机，打开软件，初诊患者新建档案进行登记，复诊患者则查询初诊病历并建立复诊档案。更换一次性探头护套，点击"照相"图标，出现视频动态图像。

（4）协助：检查过程中的护理操作配合协助医生对检查部位进行隔湿，或用吸引器管吸除多余唾液。隔湿后需对检查部位进行良好暴露，以便医生获得良好的视野。检查部位暴露后，用内镜探头采集图片，待显示器出现清晰图像，协助医生选择满意图片后进行定格、存储。

（5）记录：检查结束后做好相关记录，将患者图像资料进行整理、存档。

（6）消毒：按照使用说明关闭仪器，并用消毒卫生湿巾对口腔内镜进行擦拭消毒。

（7）用物处置。

4. 操作评价

（1）流程：用物准备齐全，放置合理，操作过程流畅。

（2）效果：技术熟练，操作规范，患者无不适。

【操作重点及难点】

1. 应充分暴露口腔黏膜受检部位以便协助医生更好采集图像。

2. 检查部位的视野暴露：将待检查部位充分暴露，避免遗漏。双颊病损用拉钩牵拉口角；舌腹或口底的病损用无菌纱布缠绕舌尖轻拉；病损在上颚的患者后仰时，用口镜下压舌根暴露检查部位。同时对病损的周围进行隔湿，保证局部清洁，协助医生快速完成操作。

3. 患者心理：检查过程中，患者往往因担心检查结果而十分紧张，此时护士应该尽可能地安抚患者情绪，进行心理疏导。检查完成后协助医生将所摄取的图片呈现在显示器上，让患者可以清晰地看到自己病损区域的黏膜图像，协助医生解释病情，缓解患者的心理压力。

【注意事项】

1. 咽反射明显、重度张口受限及不能配合检查者包括高龄老人、婴幼儿、智力障碍者慎用。

2. 操作过程中注意观察患者反应，如有不适及时停止。

3. 注意与患者沟通交流，便于患者更直观地了解病情。

4. 使用过程中探头表面温度可能升高，应避免探头和口腔黏膜直接接触。

5. 仪器使用完毕后注意清洁消毒，并彻底关闭电源，以防仪器设备持续工作发热导致元件损坏，妥善保管摄像探头。

【操作并发症及处理】

1. 黏膜刺激或损伤：内镜插入和操作过程中可能会对口腔黏膜造成一

定的刺激或损伤。一般情况下，这种损伤轻微且可自愈。如果出现疼痛或肿胀，可以采用冷敷或使用止痛药物来缓解不适。

2. 颞下颌关节不适：在检查过程中，患者可能因为长时间张口而出现颞下颌关节不适感。如果患者感到不适，可以用手势向医生示意，闭口休息，待症状缓解后再继续检查。

第六节 口腔黏膜椅旁数字化显微镜检查术的护理技术

口腔黏膜椅旁数字化显微镜是黏膜病临床诊疗中对微小、隐匿、疑难病的病损进行早期发现和监控的一项辅助诊断系统。椅旁数字化显微镜的放大倍数通常为 4~40 倍，在黏膜疾病临床检查中的主要观察对象包括黏膜的色泽、透明度、表面质地，黏膜病损的边界以及黏膜下血管的模式和密度。目前椅旁数字化显微镜已被用于黏膜病的临床辅助诊断，可使医生、护士、患者及家属均能清晰见到肉眼检查时无法观察到的细微病损或改变，从而辅助临床诊断。

【操作目的及意义】

1. 协助诊断口腔疾病：肉眼不可见或不能清晰分辨的口腔黏膜显微结构的观察或口腔黏膜微小、隐匿病损的检查。

2. 辅助确认：口腔黏膜潜在恶性病损组织学检查位点和高危病损范围。

【操作步骤】

1. 评估

（1）环境评估：环境宽敞、明亮、舒适、安全，温湿度适宜。

（2）用物评估：用物准备齐全、排列有序且均在有效期内，椅旁数字化显微镜性能完好。

（3）患者评估：①健康状况：全身健康状况。既往史：是否为低龄儿童、残疾人及是否有精神疾病史。②口腔状况：了解此次就诊的主诉和现病史，了解其口腔卫生习惯及口腔黏膜健康状况，初步查看患者的口腔健康状况等。③心理 – 社会状况：配合程度，是否存在紧张、焦虑心理，以及对口腔黏膜椅旁数字化显微镜检查术的检查意义及方法的了解。

2. 操作准备

（1）护士准备：着装整洁，洗手，戴口罩。

（2）物品准备：椅旁数字化显微镜、无菌隔离薄膜、无菌纱布、无菌棉签、一次性口镜、口角拉钩、消毒卫生湿巾等。

（3）患者准备：①了解口腔黏膜椅旁数字化显微镜检测术的目的、方法、注意事项及配合要点。②签署知情同意书。

3. 操作方法

（1）解释：做好患者的解释工作并讲解椅旁数字化显微镜检查的必要性和无创性，消除其顾虑，使其能很好地配合检查。

（2）准备：协助患者坐上牙椅，调整至合适位置。让患者用清水漱口以保证检查部位的局部清洁。同时需告知患者因椅旁数字化显微镜放大倍数高，即使轻微的动作也可使观察结果发生较大偏差，提醒患者在术中尽量张口配合，尽量维持静止状态，直至检查完毕且照片记录完成。其间若有不适可举手示意让医生或护士知晓。

（3）协助：因数字化显微镜的操作臂体积庞大、移动不便，观察多个不同部位病损时，可同时调节综合治疗椅的高度和倾斜度，或指导患者头部进行适当的偏移、倾斜。同时，协助医生操作手术显微镜，调节焦距，以获得关于细小结构的高清影像，确保医生获得良好的观察视野。

（4）记录：检查结束后做好相关记录，将患者图像资料进行整理、存档。

（5）消毒：按照使用说明关闭仪器，并用消毒卫生湿巾对椅旁数字化显微镜进行擦拭消毒。

（6）用物处置。

4. 操作评价

（1）流程：用物准备齐全、放置合理，操作过程流畅。

（2）效果：技术熟练，操作规范，患者无不适。

【操作重点及难点】

1. 应充分暴露口腔黏膜受检部位以便协助医生更好采集图像。

2. 调整显微镜与患者相对体位时需注意显微物镜与患者的相对距离及显微镜臂的高度，防止意外撞伤。

3. 检查部位的视野暴露：将待检查部位充分暴露，避免遗漏。双颊病损用拉钩牵拉口角；舌腹或口底的病损用无菌纱布缠绕舌尖轻拉；病损在上颌的患者后仰时，用口镜下压舌根暴露检查部位。同时对病损的周围进行隔湿，保证局部清洁，协助医生快速完成操作。

4. 操作时，避免显微镜光源直接照射到被检查者的眼睛。

5. 患者心理：检查完成后，患者往往因担心检查结果而十分紧张，此时护士应该尽可能地安抚患者的情绪，协助医生解释病情，交待下一阶段的治疗或检查方案，预约复诊时间。在保证检查结果判断的准确性的同时，也可缓解患者的心理压力。

【注意事项】

1. 由于光学仪器生产工艺复杂，精密度较高，价格贵，容易损坏且不易恢复，使用不慎极易造成很大损失。因此仪器使用前需认真阅读说明书，认识结构，掌握使用方法，切不可随意用力硬旋，否则易损坏螺丝及衔接处等部件造成更严重的破坏。

2. 仪器上的玻璃部分如镜头，不可用手触摸或用任意布、纸擦拭造成镜面划痕且避免用液体、油污沾污镜头使镜面发霉。当镜面上有灰尘时可用吹风球吹去，油垢污物需用专门的清洁剂（乙醚、乙醚替代品、纯酒精与乙醚按比例配制的清洁剂等）与脱脂棉擦拭。若出现严重的污垢、霉斑，以上方法无法擦干净的，需请专业人员处理。

3. 不能随意拆卸仪器，由于光学仪器在装配工艺上要求精密度很高，在工厂安装需要经过严格复杂的调试，若随意拆卸很难恢复。

4. 在视度调节、光源焦距调节、旋转臂调节等调节过程中，一定要谨慎操作，有手感异常时必须查明原因，不可粗暴操作。

5. 低龄儿童、残疾人及因患有精神疾病而不能配合检查的患者慎用此检查。

【操作并发症及处理】

颞下颌关节不适：在检查过程中，患者可能因为长时间张口而出现颞下颌关节不适感。如果患者感到不适，可以用手势向医生示意，闭口休息，待症状缓解后再继续检查。

第七节　口腔黏膜损害下浸润注射治疗术的护理技术

口腔黏膜损害下浸润注射治疗术是指在口腔黏膜病变区域下方注射药物以达到治疗效果的技术，其将药物直接注射于病变部位，保障了治疗效果，并减少了全身性药物不良反应的风险，起到消炎、消肿，促进溃疡愈合的作用。

【操作目的及意义】

1. 消炎：使炎症得以减轻至消退，同时使炎症引起的疼痛得以缓解。

2. 消肿：促进肿块的缩小及肿块的消退。

3. 促进愈合：适用于复发性坏死性黏膜腺周围炎的口腔深大溃疡、长期糜烂不愈的口腔扁平苔藓或盘状红斑狼疮的糜烂型病损、肿胀不消的肉芽肿性唇炎。

【操作步骤】

1. 评估

（1）环境评估：环境宽敞、明亮、舒适、安全，温湿度适宜。

（2）用物评估：用物准备齐全、排列有序且均在有效期内。

（3）患者评估：①健康状况：全身健康状况。既往史：是否有糖尿病、胃溃疡、高血压，是否为真菌感染者以及女性月经不调者。②口腔状况：了解此次就诊的主诉和现病史，了解其口腔卫生习惯及口腔黏膜健康状况，初步查看患者的口腔健康状况等。③心理 – 社会状况：配合程度，是否存在紧张、焦虑心理，以及对口腔黏膜损害下浸润注射治疗术的治疗意义、方法、预后的了解。

2. 操作准备

（1）护士准备：着装整洁，洗手，戴口罩。

（2）物品准备：无菌隔离薄膜、一次性无菌铺巾、医用棉签、口镜、无菌纱布、手套、0.1% 氯己定含漱液、一次性漱口杯、吸引器管、注射药物、灭菌注射用水和（或）局部浸润麻醉药物、一次性 5ml 无菌注射器等。

（3）患者准备：①了解口腔黏膜损害下浸润注射治疗术的目的、方法、注意事项及配合要点。②签署知情同意书。

3. 操作方法

（1）告知：治疗前，告知患者该治疗的注意事项并详细地向患者询问有无相关药物过敏史、手术史及慢性病史等。提醒患者在术中尽量张口配合，直至检查结束。

（2）签署：督促患者签署治疗知情同意书，并确认患者非空腹状态。

（3）引导：引导患者以正确舒适的体位入座，调对好灯光。

（4）准备：给患者戴好治疗巾为患者测量血压。

（5）漱口：嘱患者用 0.1% 氯己定含漱液含漱以保持口腔卫生。

（6）配药：严格执行查对制度和无菌操作原则，核对封闭治疗药物剂型及剂量，根据病情，遵医嘱按比例配制好药物。

（7）协助：协助医生行局部封闭治疗术。①注射时，医护人员位于患者的左侧，与医生相对，让患者保持平卧的状态，避免患者出现头部活动，护士将注射液准确无误传递给医生。②在进行注射时，护士协助医生牵拉口角，使麻醉区域充分暴露，医生拉紧注射区黏膜让其保持张力，针头快速刺入黏膜。③同时使用棉签在注射点的周围吸收溢出的麻醉药物，避免患者出现口苦的情况；患者口水较多时可用吸引器管吸除多余唾液。④注射期间应密切观察患者的生命体征、神志、面色、呼吸等。

（8）结束休息：治疗结束后，告知患者封闭治疗后注意事项。嘱患者休息 5~10 分钟，若无不良反应方可离院。

（9）后续观察：治疗后应让患者闭口保持休息，避免患者在注射后咬合出现唇、颊、舌、黏膜等的损伤，同时及时与患者进行沟通，了解其是否出现不适的症状。如有不适，及时协助医生进行对症处理。

（10）用物处置。

4. 操作评价

（1）流程：用物准备齐全，放置合理，操作过程流畅。

（2）效果：技术熟练，操作规范，患者无不适。

【操作重点及难点】

1. 治疗前，嘱患者放松，减轻其心理压力，缓解紧张情绪。

2. 治疗中操作应熟练，密切观察患者反应，协助医生确保医疗安全。

3. 注射部位的视野暴露：将待注射部位充分暴露，避免遗漏。双颊病损用拉钩牵拉口角；舌腹或口底的病损用无菌纱布缠绕舌尖轻拉；病损在上颚的患者后仰时，用口镜下压舌根暴露注射部位。同时对病损的周围进行隔湿，保证局部清洁，协助医生快速完成操作。

4. 治疗结束后，注射部位用一次性棉签或棉球按压数分钟，以免引起局部出血。

5. 患者在进行注射时往往对注射时造成的疼痛出现恐惧、紧张的心理，因此护理人员在整个治疗过程中应对患者进行积极有效的沟通，转移其注意力，同时要注意安抚患者，通过握手、交谈等肢体或言语活动减轻患者的心理恐惧感。

6. 健康教育：保持口腔卫生，24 小时内用软毛刷刷牙，防止损伤黏膜。嘱患者注意休息，清淡饮食，勿进食硬物。

【注意事项】

1. 注射速度不宜太快，可边推药边进针，以减少疼痛。

2. 对糖尿病、胃溃疡、高血压、真菌感染者以及女性月经不调者等应慎用该操作。

3. 对原因不明的慢性深大溃疡可进行诊断性治疗，但对于恶性溃疡不宜使用。

4. 避免在患者头面部上方传递注射液，以免加大患者心理负担。

5. 操作时，应严格遵守无菌原则，以防并发感染。

6. 收拾整理用物时应避免针刺伤。

【操作并发症及处理】

1. 药物过敏：表现为胸闷、气短、头晕、发热、堵塞感、面色苍白、口周皮肤水肿、皮疹等。一旦发生，立即停止操作，使患者平卧，严密监测呼吸、脉搏、血压、血氧饱和度等生命体征，同时启动抗过敏急救措施。

2. 晕血、晕针：晕厥常见于年老体弱、有严重系统性疾病、空腹、疲劳等人群。一旦注射后出现晕厥症状立即停止操作，使患者平卧，严密监测呼吸、脉搏、血压、血氧饱和度等生命体征，必要时吸氧，大部分患者可自行缓解。对于少数症状较重，无法自行缓解的晕厥患者，应立即启动急救措施。

3. 血肿：血肿是由于进针部位过深或刺破局部血管引起，常发生于注射后第 2 ~ 3 天，表现为注射局部及对应面部皮肤青紫、肿胀，按之疼痛。一旦发生血肿，应嘱患者局部冷敷，每日 3 ~ 4 次，促进血肿消退。

第八节　口腔黏膜活体染色检查术的护理技术

口腔黏膜活体染色检查术是一类用于口腔黏膜潜在恶性疾患筛查的无创性辅助诊断技术。用于该项检查术的染料包括甲苯胺蓝、孟加拉红、卢格碘液等。甲苯胺蓝最为常用。此处以口腔黏膜甲苯胺蓝活体染色检查术为例进行介绍。甲苯胺蓝是一种活性的噻嗪类碱性染料，与细胞核内的DNA 及细胞质内的 RNA 有极强的亲和力。由于癌细胞的 DNA 和 RNA 比正常细胞高 10 多倍，甲苯胺蓝极易使癌变部位着色。且由于癌细胞可能具有更宽的细胞间隙或通道，甲苯胺蓝能迅速进入细胞间隙使之着色。此外，甲苯胺蓝对有丝分裂活跃的细胞如异常增生的上皮细胞，也具有较强的亲和力而使之着色。因此，口腔黏膜甲苯胺蓝染色检查能指示潜在可疑或早期恶性病损，且可指导选择活检部位为制订后续诊疗计划提供依据。

【操作目的及意义】

1. 辅助确认：确认口腔黏膜潜在恶性病损组织学检查位点和高危病损范围。

2. 指导活检：活体染色能够指示潜在可疑或早期恶性病损的位置，从而指导医生选择最佳的活检部位，为制定后续诊疗计划提供依据。

【操作步骤】

1. 评估

（1）环境评估：环境宽敞、明亮、舒适、安全，温湿度适宜。

（2）用物评估：用物准备齐全、排列有序且均在有效期内。

（3）患者评估：①健康状况：全身健康状况。既往史：是否有过敏史，是否为超敏体质者。不能配合此项检查的人群包括婴幼儿和智力障碍者。②口腔状况：了解此次就诊的主诉和现病史，了解其口腔卫生习惯及口腔黏膜健康状况，初步查看患者的口腔健康状况等。③心理－社会状况：配合程度，是否存在紧张、焦虑心理，以及对口腔黏膜活体染色检查术的检查意义及方法的了解。

2. 操作准备

（1）护士准备：着装整洁，洗手，戴口罩，戴护目镜或防护面罩。

（2）物品准备：口腔治疗盘、吸引器管、一次性漱口杯、甲苯胺蓝试剂、脱色剂（1% 冰醋酸溶液）、护目镜、无菌隔离薄膜、无菌纱球、医用棉签等。

（3）患者准备：①了解口腔黏膜活体染色检查术的目的、方法、注意事项及配合要点。②签署知情同意书。

3. 操作方法

（1）解释：做好患者的解释工作并讲解口腔黏膜活体染色检查术的必要性和无创性，消除其顾虑，使其能很好地配合检查。

（2）防护准备：嘱患者用清水含漱 1 分钟后，将护目镜给患者戴好，防止甲苯胺蓝或冰醋酸溶液不慎落入眼中。

（3）护理准备：将隔湿用纱球、干燥的无菌棉签、分别蘸有甲苯胺蓝和冰醋酸溶液（脱色剂）的无菌棉签、无菌纱布分开放置于检查盘的不同部位，供操作时使用。

（4）协助：协助医生对检查部位进行隔湿，或用吸引器管清除唾液干扰，以便医生获得良好的视野，且可使染液主要局限于检查部位。

（5）记录：检查结束后做好相关记录。

（6）用物处置：将检查盘内器械分类，放置于指定的医疗废物盒内，并将甲苯胺蓝染液和冰醋酸溶液放回原位保存。

4. 操作评价

（1）流程：用物准备齐全、放置合理，操作过程流畅。

（2）效果：技术熟练，操作规范，患者无不适。

【操作重点及难点】

1. 操作前应告知患者试剂不可咽下，若不慎咽下，患者尿液和粪便可能出现暂时性蓝染，不会影响其健康。

2. 为患者系上一次性胸巾，以防止衣服染色。为防止试剂不慎落入眼中，应给患者戴上眼罩。操作应在设有下水口的地方进行，以避免唾弃染色剂污染周围环境。

3. 检查部位的视野暴露：将待检查部位充分暴露，避免遗漏。双颊病损用拉钩牵拉口角；舌腹或口底的病损用无菌纱布缠绕舌尖轻拉；病损在上颚的患者后仰时，用口镜下压舌根暴露检查部位。同时对病损的周围进行隔湿，保证局部清洁，协助医生快速完成操作。

4. 染色过程中，帮助医生对各步骤规定时间进行计时及提醒医生，并及时为医生递送蘸有不同试剂的棉签等用物。

5. 患者心理：检查完成后，患者往往因担心检查结果而十分紧张，此时护士应该尽可能地安抚患者情绪，协助医生解释病情，交待下一阶段的治疗或检查方案，预约复诊时间。在保证检查结果判断的准确性的同时，也可缓解患者的心理压力。

【注意事项】

1. 甲苯胺蓝染液呈蓝色，见光可分解，因此甲苯胺蓝染液应使用棕色消毒瓶盛放，并且在瓶身外面用锡箔纸包绕一层。染液和脱色剂在非工作时间应放置于4℃冰箱中保存，需要使用时取出。

2. 对此项检查所用试剂有过敏史者，超敏体质者，不能配合此项检查的人群包括婴幼儿和智力障碍者慎行此项检查。

【操作并发症及处理】

1. 过敏：如果患者出现过敏症状，应立即停止使用染色检查，并根据症状的严重程度采取相应的抗过敏治疗措施。

2. 刺激：通常这种刺激是暂时性的，不需要特殊处理。但如果患者感到不适，可以建议其漱口以减轻不适感。

3. 误吞：提前告知患者染色剂的安全性，如果误吞染色剂，应立即大量饮水并漱口，以减少染色剂的吸收。

第九节　口腔黏膜光动力治疗术的护理技术

口腔黏膜光动力治疗术是一种利用光敏剂及相应光源，通过光动力学反应选择性破坏病变组织的治疗方法，从而达到治疗口腔黏膜疾病的效果。这种方式具有微创、低毒副作用、高选择性、重复性好等优点，有利于保护患病部位的美观和功能。

【操作目的及意义】

1. 非手术缓解手段：对于早期的或难以手术治疗的口腔鳞状细胞癌，

光动力治疗可以作为一种非手术缓解手段。

2. 恢复黏膜弹性：缓解因口腔黏膜下纤维性变导致的开口受限，恢复口腔黏膜弹性。

【操作步骤】

1. 评估

（1）环境评估：环境宽敞、舒适、安全，温湿度适宜，室内灯光需调暗或关闭并拉上窗帘。

（2）用物评估：用物准备齐全、排列有序且均在有效期内，光动力治疗仪性能完好。

（3）患者评估：①健康状况：全身健康状况。既往史：是否有对卟啉、光敏剂成分及类似药物、局部麻醉药物过敏史，是否为妊娠期及哺乳期妇女、凝血功能障碍患者。②口腔状况：了解此次就诊的主诉和现病史，了解其口腔卫生习惯及口腔黏膜健康状况，初步查看患者的口腔健康状况等。③心理 - 社会状况：配合程度，是否存在紧张、焦虑心理，以及对口腔黏膜光动力治疗术的治疗意义、方法和预后的了解。

2. 操作准备

（1）护士准备：着装整洁，洗手，戴口罩，戴遮光护目镜。

（2）物品准备：口腔治疗盘、吸引器管、一次性漱口杯、光敏剂、光动力治疗仪、遮光护目镜、无菌隔离薄膜、无菌纱布、无菌纱球、0.1%氯己定溶液、医用棉签等。

（3）患者准备：①了解口腔黏膜光动力治疗术的目的、方法、注意事项及配合要点。②签署知情同意书。

3. 操作方法

（1）解释：做好患者的解释工作并讲解口腔黏膜光动力治疗术的必要性和无创性，消除其顾虑，使其能很好地配合检查。

（2）准备：调整患者体位，测量血压和心率。协助患者用0.1%氯己定溶液含漱5分钟做好口腔准备。给患者戴上遮光护目镜，并嘱患者闭眼，防止荧光损害患者眼角膜。同时提醒患者在术中尽量张口配合，直至检查结束。

（3）敷药：协助医生用注射用水溶解外用盐酸氨酮戊酸散，配制成20%盐酸氨酮戊酸溶液，浸湿棉片后，敷于病损表面，时间不少于3小时。光敏剂涂抹后等待时间较长，应注意观察患者的基本状况，及时用吸引器管吸除多余唾液，或协助医生更换隔湿用纱球，以免影响病损组织对光敏剂的吸收。

（4）设定参数：协助医生根据损害部位的不同，可选择微透镜光纤、柱状光纤、球状光纤等，口腔黏膜损害多采用微透镜光纤。遵医嘱进行治疗参数设定。治疗时，应关闭椅位光源、并调暗或关闭检查室室内灯光，拉上窗帘，以避免对光动力治疗过程造成影响。

（5）照射：协助医生在照射时光纤尽量与病损表面垂直，因照射时间较长，应注意观察光斑位置是否偏移，及时调整。

（6）消毒：按照使用说明关闭仪器，并用消毒卫生湿巾对光动力治疗仪进行擦拭消毒。

（7）用物处置。

4. 操作评价

（1）流程：用物准备齐全、放置合理，操作过程流畅。

（2）效果：技术熟练，操作规范，患者无不适。

【操作重点及难点】

1. 应充分暴露口腔黏膜受检部位以便协助医生更好采集图像。

2. 为防止光源照射时损害患者角膜，应给患者戴上遮光护目镜，并嘱患者闭眼。

3. 检查部位的视野暴露：将待检查部位充分暴露，避免遗漏。双颊病损用拉钩牵拉口角；舌腹或口底的病损用无菌纱布缠绕舌尖轻拉；病损在上颚的患者后仰时，用口镜下压舌根暴露检查部位。同时对病损的周围进行隔湿，保证局部清洁，协助医生快速完成操作。

4. 光纤末端与病损表面的距离不宜过远，以免影响照射效果。

5. 患者心理：治疗完成后，护士应协助医生进行健康宣教，交待下一阶段的治疗或检查方案，预约复诊时间。在保证检查结果判断的准确性的同时，也可缓解患者的心理压力。

【注意事项】

1. 术中注意保护患者和操作者的眼睛，避免被激光损伤。

2. 对于暴露部位（如唇部）的病损，治疗后 24 小时内应严格防晒，若必须外出，应告知患者使用遮阳伞并佩戴口罩；24 小时后至患者光动力治疗全部疗程结束前，治疗部位也应尽量避免日晒，以减少病损局部色素沉着的产生。

3. 对卟啉、光敏剂成分及类似药物、局部麻醉药物过敏者，妊娠期及哺乳期妇女，凝血功能障碍患者等禁忌使用此检查。

4. 治疗结束后，嘱患者注意保持口腔清洁，根据医嘱酌情使用消毒防腐类漱口液，若疼痛明显或出现大面积糜烂、溃疡，及时复诊。

5. 中、重度异常增生患者行光动力治疗期间如果出现持续不愈创面或触诊有硬结，应再次活检。

【操作并发症及处理】

1. 疼痛：治疗后如果出现疼痛，可以给予利多卡因喷雾剂缓解疼痛。患者应被告知可能出现的症状，并通过疼痛量表记录疼痛程度，必要时可服用止痛药。

2. 溃疡：加强口腔卫生管理，局部使用药物进行治疗，多数情况下溃疡在 1 周内可愈合。

3. 光敏感反应：由于光动力治疗中病损局部会给予光敏剂，可能会出现光敏感反应。建议患者在治疗后 48 小时内避免强烈阳光照射，以减少出现光敏感反应的风险。

第十节　口腔黏膜生物反馈治疗护理技术

口腔黏膜生物反馈治疗术是指借助生物反馈治疗仪实时监测患者的脑电波信号即人们平常察觉不到的一些生理信息（如血压、体温、肌电活动、脑电活动等）并将其转化成视觉和听觉形式反馈给患者，训练其有意识地去控制看似无意识的生理活动，诱导脑内神经重塑；同时，经医生指导进行放松、意象等训练，使患者在一定程度上学会通过意识来控制自身生理活动，从而改善生理活动紊乱状态的一种治疗方法。

【操作目的及意义】

1. 缓解焦虑、改善睡眠：用于有轻度紧张、焦虑、睡眠障碍的各类口腔黏膜病的辅助治疗。用于灼口综合征、口腔异感症、口干症等疾病的辅助治疗。

2. 提高疗效：避免单一用药，提高诊疗疗效。

【操作步骤】

1. 评估

（1）环境评估：环境宽敞、明亮、舒适、安全，温湿度适宜。

（2）用物评估：用物准备齐全、排列有序且均在有效期内，生物反馈治疗仪性能完好。

（3）患者评估：①健康状况：全身健康状况。既往史：是否为神经功能紊乱或精神心理障碍者，脑部患有器质性病变者，头皮损伤者，认知程度低、无法正确理解及填写调查问卷者及孕期哺乳期妇女。②口腔状况：了解此次就诊的主诉和现病史，了解其口腔卫生习惯及口腔黏膜健康状况，初步查看患者的口腔健康状况等。③心理－社会状况：配合程度，是否存在紧张、焦虑心理，以及对口腔黏膜生物反馈治疗术的治疗意义、方法和预后的了解。

2. 操作准备

（1）护士准备：着装整洁，洗手，戴口罩。

（2）物品准备：生物反馈仪、75%乙醇、棉签、电极膏、电极片、消毒卫生湿巾，心理测评量表等。

（3）患者准备：①了解口腔黏膜生物反馈治疗术的目的、方法、注意事项及配合要点。②签署知情同意书。

3. 操作方法

（1）解释：做好患者的解释工作并讲解生物反馈治疗术的必要性和无创性，消除其顾虑，使其能很好地配合检查。

（2）检测：检测记录患者基本生命体征（包括脉搏、呼吸、血压等）。

（3）测评：对患者进行压力情绪测评，并指导患者填写心理测评量表，若遇到对电脑操作不熟练或不识字等无法自行完成测评的患者，需帮助其进行量表的填写。

（4）开启：启动电脑，连接放大器和蓝牙，打开生物反馈治疗软件。

（5）准备：用消毒棉签蘸取75%乙醇消毒患者的额部、头部及耳垂，用消毒棉签蘸取电极膏涂于患者以上部位，正确连接电极片。

（6）选择波形：根据压力情绪测评和心理测评结果，选择合适的波形进行治疗。

（7）编辑：在患者信息栏里单击"编辑"按钮，在编辑框内输入患者信息，单击"新增"按钮，提示添加成功即可。需配合医生观察患者对治疗方案的敏感度、神情变化等，及时协助医生更换治疗方案或波形。

（8）打印报告：查看训练报告时需点击"疗效报告"按钮，进入疗效报告窗口。点击工具栏的"打印"按钮，可把疗效报告打印出来交予医生。

（9）结束：治疗结束后用消毒棉签蘸取75%乙醇去除患者皮肤上的电极膏，轻轻取下患者的电极片，并需及时查看数据是否自动保存。

（10）消毒：按照使用说明关闭仪器，并用消毒卫生湿巾对生物反馈治疗仪进行擦拭消毒。

（11）用物处置。

4. 操作评价

（1）流程：用物准备齐全，放置合理，操作过程流畅。

（2）效果：技术熟练，操作规范，患者无不适。

【操作重点及难点】

1. 在治疗前的沟通环节中需突出重点，并邀请患者家属共同参与治疗。

2. 嘱患者排空膀胱，松解领扣和腰带，摘掉耳环，腿不要交叉；护士应态度和蔼，面带微笑，使患者感到亲切，以减轻陌生感和焦虑情绪。

3. 指导患者全身肌肉放松，保持缓慢、均匀的呼吸，头脑清静，抛开杂念，避免入睡；观察脑电参数变化范围，采集患者脑电活动，当红灯亮起、音效或动画反馈停止时，告诉患者不要紧张，指导其进行深而慢且均匀的呼吸。

4. 治疗结束后让患者休息片刻，重复做几次肢体屈伸运动，使患者感到身心轻松；了解患者治疗后感受，指出本次治疗的成绩并安排下次训练时间和任务。

5. 患者心理：护士应该尽可能地安抚患者情绪，协助医生解释病情，交待下一阶段的治疗或检查方案，预约复诊时间。在保证检查结果判断的准确性的同时，也可缓解患者的心理压力。

【注意事项】

1. 治疗环境应保持安静、温度适宜及光线柔和，应放置柔软、宽大、舒适的治疗椅，治疗音量控制在 70 分贝以下。

2. 治疗时间应尽量安排在上午进行，以避免患者在治疗中入睡而不能完成治疗。

3. 每次治疗时间 20 分钟，治疗疗程为隔天 1 次，共 10 次。

4. 治疗后注意宣传连续治疗的重要性，告知患者使用仪器时疗效显著，但不能因此形成依赖。

5. 有神经功能紊乱或精神心理障碍者、脑部患有器质性病变者、头皮损伤者禁忌使用此检查。认知程度低、无法正确理解及填写调查问卷者、孕期或哺乳期妇女慎用此检查。

【操作并发症及处理】

1. 设备相关风险：使用生物反馈治疗仪时，如果设备故障或校准不准确，可能导致治疗无效或产生误导性数据。临床工作中应定期维护和校准设备，确保设备正常工作。

2. 操作者经验不足：如果操作者对生物反馈治疗的理解不足或经验不足，可能无法正确地指导患者，影响治疗效果。应加强操作者自身的专业培训，提高其操作技能和治疗经验。

第十一节　口腔黏膜中医水针护理技术

水针又称腧穴注射、穴位注射，是中西医结合的一种新技术，是根据所患疾病，按照经络穴位的治疗作用和药物的药理作用，选用相应的腧穴、压痛点或皮下反应物，将药液注入，以充分发挥腧穴和药物对疾病的综合作用，从而达到治疗疾病目的的一种方法。由于应用药液剂量较常规小，故又名小剂量药物穴位注射。

【操作目的及意义】

1. 疏通经络、行气活血：通过刺激腧穴，激发经络之气，调整脏腑功能，以疏通经络、行气活血、调和阴阳而达到防病治病的效果。

2. 扶正祛邪：适用于各种原因引起的痛症，如颞下颌关节疼痛、颈肩关节疼痛、神经性痛、灼口综合征、更年期综合征以及口、咽、舌疾病等。

【操作步骤】

1. 评估

（1）环境评估：环境宽敞、明亮、舒适、安全，温湿度适宜。

（2）用物评估：用物准备齐全、排列有序且均在有效期内。

（3）患者评估：①健康状况：全身健康状况。既往史：是否饥饿、疲劳、精神紧张、体弱，局部是否有感染、溃疡、瘢痕或出血倾向及是否为高度水肿、妊娠期妇女、小儿囟门未闭者。②口腔状况：了解此次就诊的主诉和现病史，了解其口腔卫生习惯及口腔黏膜健康状况，初步查看患者的口腔健康状况等。③心理 - 社会状况：配合程度，是否存在紧张、焦虑心理，以及对口腔黏膜中医水针的治疗意义、方法和预后的了解。

2. 操作准备

（1）护士准备：着装整洁，洗手，戴口罩。

（2）物品准备：口腔治疗盘、一次性麻醉药物空针、药物、无菌注射液（配药用）、消毒棉签、无菌干棉签、弯盘、毛巾毯（必要时）、屏风（必要时）等。

（3）患者准备：①了解口腔黏膜中医水针的目的、方法、注意事项及配合要点。②签署知情同意书。

3. 操作方法

（1）核对：核对患者姓名、年龄、性别、诊断、医嘱内容。

（2）解释：告知操作目的、过程、可能出现的不适感、并发症、注意

事项。

（3）核对：环境符合无菌操作条件，温度适宜。操作者洗手、戴口罩，推车携用物至床旁，做好解释工作，并核对医嘱。

（4）准备：按穴位取合适体位，暴露注射部位，注意保暖及患者隐私。

（5）定穴位：遵医嘱定位穴位，并用消毒棉签消毒注射部位皮肤，待干。消毒范围：进针点周围直径5cm。

（6）抽药：迅速抽吸药液，排尽空针内空气。

（7）核对：进针前再次核对患者姓名、注射药物、剂量及注射穴位。

（8）进针：嘱患者放松，深呼吸，操作者一手拇指及中指绷紧局部皮肤，另一手持针，针尖对准穴位，迅速刺入皮下，然后缓慢进针，上下提插"得气"后，回抽无回血，再将药液缓慢注入。若药液较多，可由深至浅，边推药液边退针，或将注射针向几个方向注射药液。

（9）拔针：药液注射完毕后将针头轻提至皮下再快速拔出针头，同时用干棉签轻压针孔片刻，防止出血及药液渗漏。

（10）用物处置：清理收拾物品，协助患者取舒适卧位，整理床单位，做好记录（治疗时间、药物、贴敷部位、治疗前后患处皮肤情况）。

4. 操作评价

（1）流程：用物准备齐全，放置合理，操作过程流畅。

（2）效果：技术熟练，操作规范，患者无不适。

【操作重点及难点】

1. 严格三查七对及无菌操作规程，防止感染。

2. 注意药物的性能、药理、剂量、性质、有效期、配伍禁忌、不良反应及过敏反应。凡能引起过敏反应的药物，必须先做皮试，结果阴性者方可使用。不良反应严重的药物不宜采用，刺激性强的药物应慎用。

3. 药液不可注入血管内，注射时如回抽有血，必须避开血管后再注射。患者有触电感时，针体应往外退出少许后再进行药液推注。药液一般不能注入关节腔、脊髓腔。

4. 操作前应检查注射器有无漏气，针尖是否有钩等情况。

5. 需注意预防晕针、弯针、折针等情况。

6. 采用正确的进针方法，并注意进针角度和深度。一般根据患者体质、年龄、病情及针刺部位而定。身体瘦弱宜浅刺；身强体肥宜深刺。年老体弱及小儿宜浅刺；中青年身体强壮者宜深刺。阳证、新病宜浅刺；阴证、久病宜深刺。头面和胸背及皮薄肉少处的腧穴，宜浅刺；四肢、臀、腹及肌肉丰满处的腧穴，宜深刺。

7. 在行针、留针期间，不宜将针身全部刺入皮肉。进针、行针的手法不宜过猛过速，以免弯针、断针。

【注意事项】

1. 治疗室内要经常保持清洁安静、空气流通、温度适宜，定期进行空气消毒。

2. 患者在饥饿、疲劳、精神紧张时不宜针刺，体弱者不宜强刺激。针刺过程中应密切观察患者的反应，如有针刺意外情况发生，应正确及时处理。

3. 局部皮肤有感染、溃疡、瘢痕或有出血倾向及高度水肿者不宜行此疗法。

4. 患者的胸、背部不宜直刺或深刺，以免损伤心肺。妇女怀孕 3 个月以内，不宜针刺小腹部的腧穴；若怀孕 3 个月以上，腹部、腰骶部的腧穴及合谷、三阴交、昆仑、至阴等一些通经活血的腧穴均不宜刺针。小儿囟门未闭合者，头部不宜针刺。

5. 留针时应记录针数，出针时再进行核对，以防遗漏。

6. 针具用后，集中处理。

7. 嘱患者治疗后 24 小时内勿洗澡，以防感染。

【操作并发症及处理】

1. 晕针：立即停止针刺，将针全部取出。让患者平卧，注意保暖，轻者给饮温开水或糖水后即可恢复正常。重者在上述处理的基础上，可遵医嘱针刺人中、素髎、内关、足三里，灸百会、关元、气海等穴，即可恢复。若仍不省人事者可考虑其他治疗或采用急救措施。

2. 滞针：应进行精神抚慰，分散其注意力，或进行循按、叩弹针柄，或在附近再刺一针，以宣散气血，待痉挛缓解后再起针。因单向捻转而致者，可向反方向将针捻回，并用刮柄法、弹柄法，使缠绕的肌纤维回释，即可消除滞针。

3. 弯针：针轻微弯曲，可将针慢慢起出。若弯曲角度过大，应顺着弯曲方向将针起出。若由患者移动体位所致，应协助患者恢复原来体位，待肌肉放松后，再起针。

4. 断针：发现断针，嘱咐患者不要变动原有体位，以防断针向肌肉深部陷入。若断端露于体外，可用手或镊子将残针起出。若断端与皮肤相平或微露于皮肤表面，可用左手拇、示二指垂直向下轻压针身两旁，使断针显露后，右手持镊子将针起出。若断端全部陷入体内，应报告医生，在 X

线定位下，手术取针。

5. 血肿：微量皮下出血而致的小块青紫，一般不必处理，可自行消退。若局部肿胀疼痛较剧烈，青紫面积较大时，先冷敷止血，再做热敷或局部按摩，以促使淤血消散。

第十二节 口腔黏膜中医湿敷疗法护理技术

中医湿敷疗法是将药物浸泡、煎汤取汁，在用纱布蘸取浸透药液，挤去多余药液后，敷于患处的一种外治疗法，此法有减少渗出、收敛止痒、消肿止痛、控制感染、促进皮肤愈合等作用。

【操作目的及意义】

1. 消炎：减轻创面炎症反应。

2. 促进愈合：有利于创面的愈合。适用于各种急、慢性疾病，皮疹渗出较多或脓性分泌物较多的皮肤炎症，如唇炎；筋骨关节损伤病症，如颞下颌关节痛。

【操作步骤】

1. 评估

（1）环境评估：环境宽敞、明亮、舒适、安全，温湿度适宜。

（2）用物评估：用物准备齐全、排列有序且均在有效期内。

（3）患者评估：①健康状况：全身健康状况。既往史：是否有疮疡脓肿迅速蔓延症状、是否为大疱性皮肤病、表皮剥脱松解症及是否有对湿敷药物过敏史。②口腔状况：了解此次就诊的主诉和现病史，了解其口腔卫生习惯及口腔黏膜健康状况，初步查看患者的口腔健康状况等。③心理－社会状况：配合程度，是否存在紧张、焦虑心理，以及对口腔黏膜中医湿敷疗法的治疗意义、方法和预后的了解。

2. 操作准备

（1）护士准备：着装整洁，洗手，戴口罩，戴护目镜或防护面罩。

（2）物品准备：湿敷药液、治疗碗、无菌敷布数张、无菌纱布数张、镊子2个、弯盘、橡胶单、一次性治疗单、屏风（必要时）等。

（3）患者准备：了解口腔黏膜中医湿敷疗法的目的、方法、注意事项及配合要点。

3. 操作方法

（1）核对：核对患者姓名、年龄、性别、诊断、医嘱内容。

（2）解释：告知操作目的、过程、可能出现的不适感、并发症、注意

事项。

（3）配药：遵医嘱配制熏洗药液，将敷布浸入药液中，温度在50℃左右。

（4）准备：协助患者取舒适体位，暴露需要湿敷治疗的部位，治疗部位下铺垫橡胶单、一次性治疗单，观察患处皮肤，注意保暖及保护患者隐私。

（5）敷药：用镊子夹出治疗碗内浸透好的药液敷布，拧干（以不滴药液为度）、抖开、折叠后敷于患处（温度以38~43℃为宜）。

（6）保温保湿：每隔5~10分钟用镊子夹取浸湿药液的纱布，将药液淋于敷布上，保持一定的温度和湿度，根据病情需要，每次湿敷30~60分钟。

（7）观察：观察局部皮肤情况，询问患者有无不适感。

（8）结束：操作完毕后，弃去湿敷处纱布、敷布以及一次性治疗单，取出橡胶单，并擦干局部药液，协助患者整理衣着。

（9）用物处置：清理收拾物品，协助患者取舒适卧位，整理床单位，做好记录（治疗时间、药物、贴敷部位、治疗前后患处皮肤情况）。

4. 操作评价

（1）流程：用物准备齐全，放置合理，操作过程流畅。

（2）效果：技术熟练，操作规范，患者无不适。

【操作重点及难点】

1. 室温保持在22~25℃，冬季注意保暖，防止受凉。

2. 湿敷面积需完全覆盖患处且大于患处面积。

【注意事项】

1. 疮疡脓肿迅速蔓延、大疱性皮肤病、表皮剥脱松解症及对湿敷药物过敏者禁用。

2. 药液温度不宜过热，避免烫伤。

3. 严格无菌操作，避免交叉感染。

4. 治疗过程中观察局部皮肤反应，如出现苍白、红斑、水疱、痒、痛、破溃等症状时，立即停止治疗。

5. 大面积应用湿敷治疗的患者，注意密切观察患者有无头晕、口麻，心悸、呕吐等不适症状，以防药物中毒反应。

【操作并发症及处理】

1. 过敏：应立即停止治疗。用药后观察局部皮肤，如有丘疹、痒、肿胀等过敏现象，应停止用药，并将药物擦拭干净或清洗，遵医嘱内服或外用抗过敏药物。

2. 烫伤：应立即停止治疗。评估患者烫伤情况，轻微烫伤可在局部涂凡士林保护皮肤。若有水疱形成，可用消毒针筒抽吸，促进吸收；如水疱破裂，则用消毒棉签擦干并保持干燥，根据烫伤情况请烧伤科和相关科室进行会诊。

第十三节　口腔黏膜中医涂药疗法护理技术

口腔黏膜中医涂药疗法是一种传统的中医治疗方法，它主要通过将中药制剂直接涂抹在口腔黏膜病变区域，以达到治疗口腔黏膜疾病的目的，其具有个性化治疗的优势，是一种安全有效的治疗方法。

【操作目的及意义】

1. 消炎：减轻创面炎症反应。

2. 促进愈合：有利于创面的愈合。适用于各种急、慢性疾病，皮疹渗出较多或脓性分泌物较多的皮肤炎症，如唇炎。

【操作步骤】

1. 评估

（1）环境评估：环境宽敞、明亮、舒适、安全，温湿度适宜。

（2）用物评估：用物准备齐全、排列有序且均在有效期内。

（3）患者评估：①健康状况：全身健康状况。既往史：是否为婴幼儿、药物过敏体质者、妊娠妇女。②口腔状况：了解此次就诊的主诉和现病史，了解其口腔卫生习惯及口腔黏膜健康状况，初步查看患者的口腔健康状况等。③心理－社会状况：配合程度，是否存在紧张、焦虑心理，以及对口腔黏膜中医涂药疗法的治疗意义、方法和预后的了解。

2. 操作准备

（1）护士准备：着装整洁，洗手，戴口罩。

（2）物品准备：口腔治疗盘、涂擦药物、弯盘、无菌干棉签、镊子、0.9%氯化钠溶液棉球、无菌干棉球、无菌纱布、胶布、纱布细带、橡胶单、一次性治疗单、屏风（必要时）等。

（3）患者准备：了解口腔黏膜中医涂药疗法的目的、方法、注意事项及配合要点。

3. 操作方法

（1）核对：核对患者姓名、年龄、性别、诊断、医嘱内容。

（2）解释：告知操作目的、过程、可能出现的不适感、并发症、注意

事项。

（3）准备：根据涂药部位，协助患者取合理体位，并暴露所需涂药治疗部位，注意保暖以及保护患者隐私。操作部位下铺垫一次性治疗单，酌情加垫橡胶单。

（4）擦拭：镊子夹取 0.9% 氯化钠溶液棉球，逐个擦拭清洁治疗部位皮肤。

（5）涂药：用干棉签或镊子夹棉球（大面积涂药时）蘸取药物，并涂于患处，药物干湿度适宜，涂药厚薄均匀。必要时用纱布覆盖，绷带包扎后，胶布固定。

（6）结束：涂药完毕，协助患者整理衣着，安排舒适体位休息。

（7）用物处置：清理收拾物品，整理床单，做好记录包括治疗时间、涂抹药物、涂药部位。

4. 操作评价

（1）流程：用物准备齐全，放置合理，操作过程流畅。

（2）效果：技术熟练，操作规范，患者无不适。

【操作重点及难点】

1. 混悬液应先摇匀后再涂药，霜剂则应用手掌或手指反复涂抹，使之渗入皮肤，水剂、酊剂用后需将瓶盖盖紧，防止挥发。

2. 涂药不宜过多、过厚，以防毛孔闭塞。

3. 刺激性较强的药物，不可涂于面部。

【注意事项】

1. 婴幼儿颜面部、药物过敏体质及妊娠期妇女应慎用此法。

2. 治疗过程中观察局部皮肤反应，如出现苍白、红斑、水疱、痒、痛、破溃等症状时，立即停止治疗。

3. 大面积应用涂药治疗的患者，注意密切观察患者有无头晕、口麻、心悸、呕吐等不适症状，以防药物中毒反应。

【操作并发症及处理】

1. 过敏：用药后观察局部皮肤，如有丘疹、痒、肿胀等过敏现象，应停止用药，并将药物擦拭干净或清洗，遵医嘱内服或外用抗过敏药物。

2. 感染：患者涂药部位皮肤破溃，起大水疱，严重者合并感染甚至化脓，可立即停止涂药，清洁局部皮肤，涂抹抗生素药膏，必要时口服或注射抗生素。

第十四节　口腔黏膜中医穴位贴敷疗法护理技术

穴位贴敷疗法是将药物贴敷在穴位上，通过皮肤渗透作用到穴位达到治疗疾病的一种外治疗法。将带有刺激性的药物贴敷于穴位上，引起局部发泡、化脓称为"天灸"或"自灸"，现代也称发泡疗法。将药物贴敷于神阙穴，通过脐部吸收或刺激脐部治疗的方法称为敷脐疗法或脐疗。

【操作目的及意义】

1. 提高疗效：对于多具辛味的中药，在温热环境中更易于吸收，从而增强了药物的作用。

2. 刺激穴位：可激发经气，调动经脉的功能，发挥行气血、营阴阳的整体作用。适用于多种慢性病、免疫功能低下者，如口疮、慢性牙周炎、鼻炎等。

【操作步骤】

1. 评估

（1）环境评估：环境宽敞、明亮、舒适、安全，温湿度适宜。

（2）用物评估：用物准备齐全、排列有序且均在有效期内。

（3）患者评估：①健康状况：全身健康状况。既往史：是否为药物过敏、严重皮肤病、皮肤破损或皮肤过敏、心肺功能疾病、热性疾病、阴虚火旺患者及妊娠期妇女。②口腔状况：了解此次就诊的主诉和现病史，了解其口腔卫生习惯及口腔黏膜健康状况，初步查看患者的口腔健康状况等。③心理-社会状况：配合程度，是否存在紧张、焦虑心理，以及对口腔黏膜中医穴位贴敷疗法的治疗意义、方法和预后的了解。

2. 操作准备

（1）护士准备：着装整洁，洗手，戴口罩。

（2）物品准备：口腔治疗盘、贴敷药物、敷贴、镊子、0.9%氯化钠溶液棉球、酒精灯、火柴、艾条、治疗单、橡胶单、剪刀、胶布（必要时）等。

（3）患者准备：了解口腔黏膜中医穴位贴敷疗法的目的、方法、注意事项及配合要点。

3. 操作方法

（1）核对：核对患者姓名、年龄、性别、诊断、医嘱内容。

（2）解释：告知操作目的、过程、可能出现的不适感、并发症、注意事项。

（3）准备：遵医嘱暴露贴敷部位，检查贴敷部位皮肤情况，注意保暖以及保护患者隐私。操作部位下铺垫一次性治疗单，酌情加垫橡胶单。

（4）清洁：用镊子夹取 0.9% 氯化钠溶液棉球，逐个擦拭清洁需要贴敷穴位皮肤，待干。

（5）点艾：酒精灯点燃艾条，并用艾条在需要贴敷的穴位上作温和灸，注意避免烫伤。

（6）敷贴：用镊子将贴敷药物放入敷贴内，对准选定穴位粘贴，必要时可使用胶布加强固定，留置敷贴。

（7）结束：操作完毕，协助患者整理衣着，安排舒适体位休息。

（8）用物处置：清理收拾物品，协助患者取舒适卧位，整理床单位，做好记录（治疗时间、药物、贴敷部位、治疗前后患处皮肤情况）。

4. 操作评价

（1）流程：用物准备齐全、放置合理，操作过程流畅。

（2）效果：技术熟练，操作规范，患者无不适。

【操作重点及难点】

1. 对于所敷之药，无论是糊剂、膏剂或捣烂的鲜品，均应将其很好固定，以免移动或脱落。

2. 贴敷期间饮食宜清淡，避免辛辣、刺激食物，海产品，冷冻食品及烟酒。

3. 贴敷当天避免受风寒，夏季不要贪凉，以免体内阴寒散发不畅，影响疗效。

4. 贴敷期间尽量避免出汗运动，以免敷贴脱落，影响疗效。

5. 一般情况下，刺激性小的药物，每隔 1~3 天换药 1 次；不需溶剂调和的药物，还可适当延长至 5~7 天换药 1 次；刺激性大的药物，应视患者的反应和发疱程度确定贴敷时间，数分钟至数小时不等，如需再贴敷，应待局部皮肤基本正常后再敷药。

6. 对初次行穴位贴敷的患者留置敷贴时间不宜过长，小儿 1~2 小时，成年人 4~6 小时即可。

【注意事项】

1. 对贴敷药物过敏、严重皮肤病、皮肤有破损、严重皮肤过敏患者禁用。

2. 严重心肺功能疾患、热性疾病、阴虚火旺者、妊娠期妇女禁用。

3. 对刺激性强、毒性大的药物，贴敷穴位不宜过多，贴敷面积不宜过大，贴敷时间不宜过长，以免发疱过大或发生药物中毒。

4. 凡用溶剂调敷药物时，需现调现用。

5. 对胶布过敏者，可改用其他方法固定贴敷药物。

6. 对于残留在皮肤的药膏等，不可用汽油或肥皂等刺激性物品擦洗。

【操作并发症及处理】

1. 过敏：患者贴敷药物期间，皮肤出现瘙痒、发热或有微痛感觉，属于正常的药物刺激作用反应，一般不做处理；情况严重者，可立即停止贴敷，局部涂抹抗过敏药膏，严重者需口服抗过敏药物。

2. 感染：患者贴敷部位皮肤破溃，起大水疱，严重者合并感染甚至化脓。可立即停止敷贴，清洁局部皮肤，涂抹抗生素药膏，必要时口服或注射抗生素。

第十五节 口腔黏膜中医拔罐疗法护理技术

拔罐疗法古称角法，又称吸筒法，是以罐为工具，利用燃烧排除罐内空气，造成负压，使之吸附于腧穴或病灶部位的体表，产生刺激，使被拔部位的皮肤充血、淤血，以达到通经活络、行气活血、消肿止痛、祛风散寒等防治疾病的目的。

【操作目的及意义】

1. 调节免疫：调整免疫功能，增强自身抵抗力。

2. 促进代谢：促进体内代谢物的排出，加快新陈代谢，适用于由风、寒、湿等邪气侵袭导致的病症，如面瘫、咀嚼肌功能紊乱、颈肩腰痛等。

【操作步骤】

（1）环境评估：环境宽敞、明亮、舒适、安全，温湿度适宜。

（2）用物评估：用物准备齐全、排列有序且均在有效期内。

（3）患者评估：①健康状况：全身健康状况。既往史：是否为虚弱及凝血功能障碍患者。②口腔状况：了解此次就诊的主诉和现病史，了解其口腔卫生习惯及口腔黏膜健康状况，初步查看患者的口腔健康状况等。③心理－社会状况：配合程度，是否存在紧张、焦虑心理，以及对口腔黏膜中医拔罐疗法的治疗意义、方法和预后的了解。

2. 操作准备

（1）护士准备：着装整洁，洗手，戴口罩。

（2）物品准备：口腔治疗盘、火罐（玻璃罐、竹罐、陶罐、抽气罐）、无菌持物钳、75% 乙醇棉球、火柴（打火机）、毛巾毯（必要时）、屏风（必要时）等。

（3）患者准备：了解口腔黏膜中医拔罐疗法的目的、方法、注意事项及配合要点。

3. 操作方法

（1）核对：核对患者姓名、年龄、性别、诊断、医嘱内容。

（2）解释：告知操作目的、过程、可能出现的不适感、并发症、注意事项。

（3）准备：遵医嘱暴露拔罐部位，检查拔罐部位皮肤情况，注意保暖以及保护患者隐私。操作部位下铺垫一次性治疗单，酌情加垫橡胶单。

（4）拔罐：一手用无菌持物钳夹住75%乙醇棉球，用火点燃后，另一手持罐，将火源深入罐内中下端，绕1~2圈后迅速抽出，并迅速扣至所需拔罐的部位，使罐内负压吸附皮肤。依次进行，待稳定后方可离开，防止火罐脱落，留罐5~15分钟，留罐时要注意暴露部位的保暖。

（5）观察：留罐过程中要随时观察火罐吸附情况和皮肤颜色，局部皮肤以紫红色为宜。

（6）起罐：一手夹持罐体，另一手拇指按压罐口皮肤，使空气进入罐内，罐体即可取下。

（7）用物处置：清理收拾物品，整理床单位，做好记录。

4. 操作评价

（1）流程：用物准备齐全，放置合理，操作过程流畅。

（2）效果：技术熟练，操作规范，患者无不适。

【操作重点及难点】

1. 应根据部位不同，选择大小合适的罐，并检查罐口周围是否光滑，有无裂痕。

2. 拔罐时，动作要快、稳、准，起罐时切勿强拉。用火罐时应注意勿灼伤或烫伤皮肤。若烫伤或留罐时间太长而皮肤起水疱时，小的无须处理，仅敷以消毒纱布，防止擦破即可。水疱较大时，用消毒针将水疱刺破放出水液，涂以甲紫药水，或用消毒纱布包敷，以防感染。

3. 检查罐口是否光滑，有无裂痕。

4. 防止烫伤，拔罐时动作要稳、准、快，起罐时切勿强拉。

5. 起罐后，如局部出现小水疱，暂不必处理，待自行吸收。如水疱较大，消毒局部皮肤后，再用注射器吸出液体，保持干燥，必要时覆盖消毒敷料。

6. 使用过的火罐，均应清洁消毒处理，擦干后备用。

7. 告知患者由于罐内空气负压吸引的作用，局部皮肤出现与罐口大小相当的紫红色瘀斑，数日后可自行消散。

【注意事项】

1. 体质虚弱及凝血功能障碍患者、皮肤溃疡、水肿及大血管处禁止拔罐。

2. 妊娠期妇女腹部、腰骶部均不宜拔罐。

3. 室温保持在 22~25℃，冬季拔罐时注意保暖，留罐时盖好衣被。

4. 拔罐时应采取合适的体位，使之舒适持久，并尽量选择肌肉丰厚的部位拔罐。骨骼凹凸不平和毛发较多处不宜拔罐。皮肤有过敏、水肿、溃疡、肿瘤、大血管处，妊娠期妇女腰骶部、腹部均不宜拔罐。

【操作并发症及处理】

1. 烫伤：应立即停止治疗。评估患者烫伤情况，轻微烫伤可在局部涂凡士林保护皮肤。若有水疱形成，可用消毒针筒抽吸，促进吸收；如水疱破裂，则用消毒棉签擦干并保持干燥，根据烫伤情况请烧伤科和相关科室进行会诊。

2. 晕罐：应立即停止操作，让患者平卧，头偏向一侧并取头低足高位。立即掐人中、内关、外关、合谷或针刺涌泉穴。判断患者的生命体征并通知值班的其他医护人员。

3. 血肿：少量的皮下出血或局部小块青紫，一般不做处理，可自行消退。局部肿胀疼痛较剧，青紫面积较大者，宜在 48 小时内冷敷，48 小时后热敷，以促进局部血肿消散吸收。

4. 水疱：拔罐时吸拔力不宜过大，时间不宜过长，最好使用玻璃罐拔罐，便于随时观察有无水疱出现。

第七章

口腔外科护理操作技术

第一节　代金氏管喂技术

代金氏管喂技术是指将特制的导管经磨牙间隙或避开伤口的其他位置置入口腔，从管内注入流质食物、水分和药物的技术。它可保障口腔颌面外科患者术后的营养摄入，预防伤口感染，是口腔颌面外科患者术后常用的进食方式。

【操作目的及意义】

1. 辅助进食：保证营养摄入。

2. 预防感染：保持伤口清洁。

【操作步骤】

1. 评估

（1）环境评估：环境宽敞、明亮、舒适、安全，温湿度适宜。

（2）用物评估：用物准备齐全、排列有序且均在有效期内。

（3）患者评估：①健康史：全身健康状况。有无肝病、糖尿病、血液病史，有无长期使用激素或抗代谢药物，有无过敏史。②口腔状况：患者口腔卫生状况和口内伤口情况。有无食物残渣，有无假膜形成；伤口有无渗血渗液，有无缝线脱落等情况。③心理 - 社会状况：是否存在紧张、焦虑心理；对代金氏管进食的接受程度。

2. 操作准备

（1）护士准备：着装整洁，洗手，戴口罩，戴护目镜或防护面罩。

（2）物品准备：镊子、口镜、纱布、代金氏管、治疗巾、50ml 注射器、棉签、胶布、润滑剂、别针、夹子、手电筒、弯盘、流食、适量温开水，按需准备漱口水和口腔护理用物等。

（3）患者准备：了解代金氏管喂饮食的目的、操作流程、注意事项和配合要点。

3. 操作方法

（1）核对：核对患者信息与医嘱单一致，确定患者伤口位置。

（2）体位：协助患者取半卧位或坐位。

（3）保护：使用涂抹润滑剂的棉签行口角及唇角保护。

（4）检查：检查患者口腔卫生情况、伤口情况。

（5）定位：根据患者伤口位置选择置管位置。颌间固定患者需检查左右两个磨牙间隙位置、大小、周围黏膜情况确定置管位置。

（6）置管：一手持镊子前端，一手持口镜暴露置管位置，将代金氏管置入口腔内。颌间固定患者需经磨牙间隙置于牙列舌侧，进入磨牙间隙后再进入少许，避开咽喉部，避免引起呛咳。

（7）确认：确认代金氏管位置在口腔内且避开伤口位置。确认方法：①直视法：使用口镜暴露口腔，直接查看代金氏管位置。②喂水法：使用注射器抽吸少量（5ml）温水，注入代金氏管，观察温水流出位置是否避开伤口。

（8）固定：确认代金氏管位置后，将代金氏管用胶布固定在颊部，防止代金氏管滑脱或移动。

（9）管喂：①连接注射器，先注入少量温水，确认代金氏管位置。②缓慢注入流食。③再注入少量温水，冲洗代金氏管。

（10）管喂结束后处理：根据患者伤口情况和置管位置处理。①若患者未行颌间固定，仅需避开伤口，则直接取出代金氏管，下次进食时再行置管。②若患者行颌间固定且磨牙间隙较小，置管难度大，则将代金氏管末端反折用纱布包好后固定于患者衣领处。③协助患者进食后清洁口腔，防止食物残渣残留。

（11）用物处置。

4. 操作评价

（1）流程：用物准备齐全、放置合理，操作流程流畅。

（2）效果：操作规范、熟练，置管处黏膜无损伤，患者未诉疼痛等不适，患者进食顺利。

【操作重点及难点】

1. 置管位置需避开伤口，如遇到颌间固定患者磨牙间隙位置较深，可用镊子顺着牙列方向查找磨牙间隙。

2. 置管动作应轻柔，避免损伤口内黏膜。尤其是代金氏管通过磨牙间隙前应充分暴露，缓慢进入。

【注意事项】

1. 置管位置不宜过深，避免患者发生呛咳、恶心、呕吐。

2. 流食温度应保持在 38~40℃，避免过冷或过热；新鲜果汁与奶液应分别注入，防止产生凝块；药片应研碎溶解后注入。

3. 管喂结束后应立即行口腔清洁，避免食物残渣残留。

4. 若代金氏管需长期保留，应定期更换，每周更换为宜。

【操作并发症及处理】

口腔黏膜损伤：立即停止操作，评估黏膜损伤程度，必要时更换置管位置。

第二节　冷　疗　术

冷疗是指利用低于人体温度的物质作用于体表皮肤，通过神经传导引起皮肤的收缩，达到降低局部皮肤温度，收缩毛细血管，减轻术后出血和充血；降低末梢神经敏感性，减轻疼痛；阻止炎症扩散的目的；是一项目前临床上广泛应用的技术。

【操作目的及意义】

1. 降低体温：提高自愈能力，保持身心放松。

2. 减轻局部充血或出血：缓解术后肿胀，加快消肿。

3. 减轻疼痛：改善患者术后舒适度，促进恢复。

4. 控制炎症：阻止炎症扩散，促进组织修复愈合。

【操作步骤】

1. 评估

（1）环境评估：环境宽敞、明亮、舒适、安全，温湿度适宜。

（2）用物评估：用物准备齐全、排列有序且均在有效期内。

（3）患者评估：①健康史：全身健康状况。有无肝病、血液病史，能否耐受冷疗，需要冷疗的部位皮肤是否完整。②口腔状况：患者口腔卫生情况、伤口情况。③心理－社会状况：是否存在紧张、焦虑心理；对冷疗术的接受程度。

2. 操作准备

（1）护士准备：着装整洁，洗手，戴口罩。

（2）物品准备：毛巾、医用冰袋、隔湿袋。

（3）患者准备：了解冷疗术的目的、方法、注意事项和配合要点。

3. 操作方法

（1）备冰：根据医嘱及病情需要，提前预备冰袋，用毛巾和隔湿袋正确包裹冰袋。

（2）核对：携用物至床旁，核对患者信息与医嘱单一致。

（3）放置：将冰袋置于冷疗部位，放置时间不超过 30 分钟。

（4）观察：观察冷疗部位的效果及反应。

（5）健康指导：讲解冷疗注意事项，悬挂"防冻伤"标识。

（6）评价：记录用冰的部位、时间、效果、反应。

（7）消毒：撤去治疗冰袋，对使用后的冰袋浸泡消毒。

（8）用物处置。

4. 操作评价

（1）流程：用物准备齐全、放置合理，操作流程流畅。

（2）效果：操作规范、熟练，患者冷疗效果适宜，冷疗部位皮肤未发生冻伤。

【操作重点及难点】

1. 正确选取冷疗部位，避开心前区、腹部、枕后、耳廓、足底等易发生冻伤的部位。

2. 保证回收冰袋正确消毒，避免交叉感染。

【注意事项】

1. 检查冰袋有无破损、漏水，避免坚硬的棱角引起患者不适。

2. 注意保护裸露的皮肤，避开太阳穴位置，以免引起头痛。

3. 冰袋若出现融化现象，需及时更换，保持干燥。

4. 观察冷疗部位皮肤情况，避免局部皮肤出现发紫、麻木感。

5. 床头悬挂"防冻伤"标识。

【操作并发症及处理】

1. 冻伤：立即停止冷疗，局部皮肤复温，若为轻度冻伤，可以外用冻疮药膏；若冻伤严重，行相应应急预案处理。

2. 周围神经麻痹：立即停止冷疗，局部复温，观察症状有无缓解。

3. 冷过敏：立即停止冷疗，去除过敏原；轻症患者可自行缓解恢复或使用抗过敏药物，重症患者及时行急救处理。

第三节　负压引流护理操作技术

负压引流护理操作技术是指通过对放置于患者创腔内的负压引流管外

端进行规范的护理操作，解决颌面外科术后渗血渗液引流的问题，达到减轻患者术后肿胀、降低伤口感染风险的目的，是一种高效、可靠的引流方法，在颌面外科手术患者中具有广泛的应用前景。

【操作目的及意义】

引流：避免创口淤血积液。

【操作步骤】

1. 评估

（1）环境评估：环境宽敞、明亮、舒适、安全，温湿度适宜。操作前30分钟停止人员走动。

（2）用物评估：用物准备齐全、排列有序且均在有效期内。

（3）患者评估：①健康史：全身健康状况。有无肝病、血液病史，引流部位伤口是否有渗血渗液、积血积液，引流液的颜色、形状和量是否正常。②口腔状况：患者口腔卫生情况。③心理－社会状况：是否存在紧张、焦虑心理；对负压引流术的接受程度。

2. 操作准备

（1）护士准备：着装整洁，洗手，戴口罩，戴护目镜或防护面罩。

（2）物品准备：①治疗盘内：治疗巾、手套（2副）、无菌棉签、弯盘。②治疗盘外：爱尔碘消毒液。③治疗车下层：量杯。

（3）患者准备：了解负压引流技术的目的、方法、注意事项和配合要点。

3. 操作方法

（1）核对：携用物至患者床旁，核对患者信息与医嘱单一致。

（2）体位：移开床旁桌、床旁椅，协助患者取舒适半卧位。

（3）检查：检查引流装置是否密闭，引流是否通畅，引流物的颜色、性状、量。

（4）引流管护理：①用右手固定引流管，左手关闭开关。②快速手消液洗手。③打开治疗盘，在引流管与引流球连接处下方铺无菌治疗巾，放弯盘。④打开爱尔碘瓶盖，戴手套，取棉签蘸爱尔碘消毒引流管连接处，分离引流球活塞，倾倒引流液于量杯中。⑤观察引流液的量、性状、颜色，放量杯于治疗车下层。⑥再次消毒；用快速手消液洗手，戴手套，再次消毒引流球活塞。⑦挤压引流球成瘪陷状态形成负压，关闭活塞。⑧打开开关，观察引流是否通畅，固定引流球。⑨去除治疗巾及弯盘，放回治疗盘内，放置治疗盘于治疗车下层，脱手套。⑩协助患者取舒适体位，整理床单位；移回床旁桌椅。

（5）快速手消液洗手，记录引流液的颜色、性质、量，观察患者反应。

（6）健康指导：切勿随意调节开关，活动翻身时注意保护引流管，避免引流管脱落。

（7）用物处置。

4. 操作评价

（1）流程：用物准备齐全、放置合理，操作流程流畅。

（2）效果：操作规范、熟练，引流管固定妥善，无折叠扭曲，患者在整个过程无疼痛等不适。

【操作重点及难点】

1. 准确记录引流液的颜色、性状和量。

2. 负压引流需保持密封状态，引流球应属于瘪陷状态。

3. 整个过程应严格遵守无菌原则，避免因操作造成负压引流装置污染致逆行感染。

【注意事项】

1. 操作应轻柔，避免过度用力造成引流管脱落。

2. 保持引流管单向、密闭、由高到低地引流，维护通畅状态，不可折叠。

3. 引流管需妥善固定，防止滑脱。固定时保持适宜的长度，翻身活动时避免脱出。

4. 操作过程中注意患者的保暖。

【操作并发症及处理】

引流管脱出：立即报告主管医生或值班医生，并积极配合医生采取相应措施。做好交接班工作，详细记录管道的类型、脱落的原因、患者的反应、采取的措施及效果。

第四节　颌面外科伤口护理技术

颌面外科伤口护理技术是指通过规范的伤口评估、清洁、换药等过程，保障伤口愈合良好，减少并发症，促进患者快速康复的有效方法，是促进患者康复的有效手段。

【操作目的及意义】

1. 减少感染风险：通过定期清洁、消毒伤口，以及使用抗菌药物等预防措施，可以有效降低感染的发生率。

2. 促进伤口愈合：创造一个有利于伤口愈合的环境，加速伤口愈合。

【操作步骤】

1. 评估

（1）环境评估：环境宽敞、明亮、舒适、安全，温湿度适宜。

（2）用物评估：用物准备齐全、排列有序且均在有效期内。

（3）患者评估：①健康史：全身健康状况。有无肝病、糖尿病、血液病史，伤口及周围皮肤情况，伤口有无特殊气味。②口腔状况：患者口腔卫生情况、伤口情况。③心理－社会状况：是否存在紧张、焦虑心理；对伤口护理的接受程度。

2. 操作准备

（1）护士准备：着装整洁，洗手，戴口罩、帽子、无菌手套。

（2）物品准备：消毒换药盘2个、镊子（有齿与无齿各1把）、探针、口镜、剪刀、聚维酮碘棉球、0.9%氯化钠溶液棉球、纱布、伤口敷贴、绷带以及其他特殊需用药、用物等。

（3）患者准备：了解伤口换药的目的、操作过程、注意事项和配合要点。

3. 操作方法

（1）核对：患者信息与医嘱单一致。

（2）调整：调整牙椅位置和光源。

（3）去除敷料：先去除外层敷料，再去除内层敷料。

（4）观察伤口：有无红肿、硬结、破溃、化脓。

（5）消毒：自伤口内缘向外擦拭进行消毒。

（6）处理淤血积液：自肿胀区向伤口区域挤压肿胀组织，促进淤血积液的排出。

（7）包扎固定：按伤口情况选择合适包扎固定方式，使用具有通透性的敷料，包扎的敷料要比伤口面积大。

（8）健康指导：向患者及家属讲解伤口日常护理注意事项。

（9）用物处置，洗手，记录。

4. 操作评价

（1）流程：用物准备齐全，放置合理，操作流程流畅。

（2）效果：操作规范、熟练，换药过程患者无明显疼痛，敷料贴合伤口，覆盖完整。

【操作重点及难点】

1. 去除敷料时，避免局部皮肤受损。应顺着切口方向揭开，如敷料与伤口粘连，切勿强拉，可用0.9%氯化钠溶液轻轻浸湿后再缓慢移除。

2. 在患者软组织肿胀明显时，需及时处理伤口内的淤血积液，必要时使用中心负压吸引，促进淤血积液排出。

【注意事项】

1. 换药时应动作轻稳、轻柔、细致，切忌粗暴，严格遵守无菌技术。

2. 对暴露创面，不可用带刺激性的药物涂擦。

3. 换药次序应先换无菌创口，后换污染创口，再换感染创口。每换完一人，都必须重新消毒、洗手，以防交叉感染。

【操作并发症及处理】

敷料过敏：应立即停止使用导致过敏的敷料，用0.9%氯化钠溶液清洗湿敷，症状重者可用高渗盐水加氢化可的松湿敷。

第五节　唇裂术后伤口护理技术

唇裂术后伤口护理技术是指在唇裂手术后定期清洁伤口、更换敷料等采取的保持伤口清洁的一系列措施，是避免因伤口与外界接触造成感染，促进伤口快速愈合的重要手段。

【操作目的及意义】

1. 预防感染：伤口容易受到细菌等微生物的侵袭，通过定期清洁、消毒伤口，以及使用抗菌药物等预防措施，可以有效降低感染的发生率。

2. 促进伤口愈合：创造一个有利于伤口愈合的环境，加速伤口愈合。

3. 减少瘢痕形成：减轻伤口张力，减少瘢痕增生，使瘢痕更加淡化。

【操作步骤】

1. 评估

（1）环境评估：环境宽敞、明亮、舒适、安全，温湿度适宜。

（2）用物评估：用物准备齐全、排列有序且均在有效期内。

（3）患者评估：①健康史：全身健康状况。有无肝病、糖尿病、血液病史，伤口及周围皮肤情况。②口腔状况：患者口腔卫生情况、伤口情况。③心理－社会状况：是否存在紧张、焦虑心理；对伤口护理的接受程度。

2. 操作准备

（1）护士准备：着装整洁，洗手，戴口罩、帽子、无菌手套。

（2）物品准备：0.9%氯化钠溶液、无菌棉签、水凝胶伤口敷料/无菌纱布、温和低敏胶带、剪刀、镊子。

（3）患者准备：患者或患儿家属了解操作目的、方法和注意事项。

3. 操作方法

（1）核对：核对患者信息与医嘱单一致。

（2）体位：患者取仰卧位，不配合患者由另一名护士固定患者头部，操作者位于患者头顶侧。

（3）伤口表面清洁：用 0.9% 氯化钠溶液浸湿棉签，然后用棉签点状地在伤口表面把伤口打湿，把伤口表面的血渍、渗出物浸泡一下，使伤口表面的血渍等容易擦洗干净。

（4）伤口清洗：以伤口为中心，从内到外依次清洗唇部伤口、鼻部伤口（取下鼻模或鼻夹）和口内伤口，最后清洗伤口周围约 5cm 皮肤。清洗伤口注意动作要轻柔，以伤口清洗干净为准，注意不要用力涂擦缝线处，避免缝线脱落。

（5）伤口敷料：伤口清洗完后，根据伤口大小，用剪刀裁剪无菌纱布或水凝胶伤口敷料，用镊子夹取 0.9% 氯化钠溶液浸湿的纱布或水凝胶伤口敷料置于患者伤口处。

（6）伤口减张：用温和低敏胶带一端先贴在患者裂隙侧的脸颊上，然后用示指和拇指分别放在患者两侧脸颊上，适当加力，把患者的脸颊向上唇中间挤压，明显看到两颊凸起；另一端的胶带稍微用力拉，贴在患者的另一侧脸颊上，使患者的上唇嘟起，减少唇部伤口张力，从而减轻瘢痕。也把此步骤简称为"嘟嘟嘴"。

（7）健康指导：向患者或家属告知日常伤口护理的注意事项和基本护理方法。

（8）洗手、记录。

（9）用物处置。

4. 操作评价

（1）流程：用物准备齐全、放置合理，操作流程流畅。

（2）效果：操作规范、熟练，严格遵守无菌操作技术，安抚患者体现人文关怀。

【操作重点及难点】

1. 唇裂伤口位于口腔附近，容易受到唾液、食物残渣等污染物的污染，需及时清洁与消毒。

2. 对于儿童患者，可能因为疼痛、年龄幼小等原因，难以配合护理操作。护士应掌握正确的固定方法，并体现人文关怀。

【注意事项】

1. 操作者手不要触碰棉签棉花头部分，清洗全程手不能触碰伤口。

2. 患者鼻涕较多时可先用干棉签擦拭鼻涕。

3. 伤口减张时注意捏脸颊和贴胶带的力量，不用太用力，不要伤到患者娇嫩的皮肤。

4. 纱布敷料每日护理 4 次，每次湿敷不超过 6 小时。

5. 水凝胶伤口敷料每日护理 2～3 次，每次湿敷不超过 12 小时。

【操作并发症及处理】

伤口裂开：应立即就医进行二次缝合，并加强伤口护理，保持伤口清洁。

第六节 半导体激光治疗伤口技术

半导体激光治疗技术是通过发射特定波长的激光，为伤口愈合提供一种非侵入性、高效且安全的治疗方法。它具有促进伤口愈合、消炎镇痛、改善血运、促进组织修复的作用。

【操作目的及意义】

1. 缓解疼痛：刺激神经末梢，释放内啡肽等镇痛物质，从而缓解疼痛。

2. 消炎作用：减少炎症反应，减轻红肿。

3. 促进伤口愈合：刺激细胞再生，加速伤口愈合。

【操作步骤】

1. 评估

（1）环境评估：环境宽敞、明亮、舒适、安全，温湿度适宜。

（2）用物评估：用物准备齐全、排列有序且均在有效期内。

（3）患者评估：①健康史：全身健康状况。有无肝病、糖尿病、血液病史，有无过敏史，伤口及周围皮肤情况。②口腔状况：患者口腔卫生情况、伤口情况。③心理－社会状况：是否存在紧张、焦虑心理；对半导体激光治疗的接受程度。

2. 操作准备

（1）护士准备：着装整洁，洗手，戴口罩、帽子、无菌手套。

（2）物品准备：半导体激光治疗仪、护目镜、5% 聚维酮碘、0.9% 氯化钠溶液、一次性换药盘、消毒湿巾、一次性 PE 手套、伤口卡尺、一次性橡胶手套、无菌棉签、胶布。

（3）患者准备：了解半导体激光治疗仪护理操作技术的目的、方法、注意事项和配合要点。

3. 操作方法

（1）核对：核对患者信息与医嘱单一致。

（2）检查：检查半导体激光治疗仪是否完好。

（3）伤口换药：①协助患者充分暴露伤口。②区域垫治疗巾，除去患者伤口纱布。③用聚维酮碘溶液/0.9%氯化钠溶液清洁消毒伤口。④面部伤口用伤口卡尺测量长度并拍照，口内伤口区域完整暴露后拍照，评估伤口。

（4）激光治疗：①使用一次性 PE 手套保护探头。②操作者和患者佩戴防护眼罩，如患者伤口部位不宜佩戴，可嘱患者闭眼。③根据患者伤口情况调好参数输出功率及照射时长。④打开脚踏开关。⑤戴手套，持手柄垂直于伤口且在距离伤口约 1cm 处以非接触式来回移动式照射。⑥治疗结束后再次用 0.9%氯化钠溶液清洁伤口，无菌敷料包扎。⑦用消毒湿巾擦拭半导体激光治疗仪、激光探头、牙椅。

（5）消毒设备，完善伤口评估工作。

（6）洗手、记录。

（7）用物处置。

4. 操作评价

（1）流程：用物准备齐全、放置合理，操作流程流畅。

（2）效果：操作规范、熟练，设施设备使用正确，与患者有效沟通，关心关爱患者，患者未发生并发症。

【操作重点及难点】

1. 根据患者伤口部位选择激光探头，面部伤口使用 Y 形探头，口内伤口使用 I 形探头。

2. 治疗部位伤口换药需去除血痂，评估伤口恢复情况，如伤口有特殊情况需及时处理。

【注意事项】

1. 操作者及患者不能佩戴项链、戒指等可能使激光产生反射的饰物；使用时应避开电磁干扰。

2. 开机前必须检查各处是否连接良好，接口处不松动、滑脱。开机后，避免治疗仪空载运转。

3. 避免机器过度振动，按动键盘应轻柔操作。

4. 使用过程中，注意观察患者反应，如患者自觉局部温度过高，操作者需调整探头位置或参数，避免发生灼伤。

5. 治疗期间，无关人员、无防护措施人员不得进入治疗室内。

6. 治疗完成后整理治疗仪各线路，避免扭曲、压迫。

7. 操作后用物处理正确，设备一人一消毒。

【操作并发症及处理】

1. 皮肤灼伤：立即停止治疗，查看患者皮肤情况，对症治疗。

2. 视觉损害：立即远离强光源并闭眼休息，冷敷缓解不适，必要时药物治疗。

3. 过敏：立即停止治疗，评估过敏症状，必要时药物治疗。

第七节　唇腭裂的喂养技术

唇腭裂喂养技术是指由于唇腭裂患儿的口腔结构和功能异常，普通的喂养方式既不适用于唇腭裂患儿也无法满足其营养需要，针对唇腭裂患儿的特殊情况，采取的一系列喂养方法和技巧，以满足唇腭裂患儿的营养需求。

【操作目的及意义】

1. 确保患儿营养摄入：喂养技术的正确实施，可以保证患儿获得足够的营养，满足其生长发育的需要。

2. 减少呛咳和误吸风险：采用特殊的喂养技术和工具，可以减少患儿呛咳和误吸的发生。

【操作步骤】

1. 评估

（1）环境评估：环境宽敞、明亮、舒适、安全，温湿度适宜。

（2）用物评估：用物准备齐全、排列有序且均在有效期内。

（3）患者评估：①健康史：全身健康状况。有无呛咳、呕吐史，有无过敏史，仔细检查患儿裂口的大小、位置、形状以及是否伴有其他口腔异常，根据口腔结构特点选择合适的喂养工具和方法。②口腔状况：患者口腔卫生情况、伤口情况。③心理－社会状况：是否存在紧张、焦虑心理。

2. 操作准备

（1）护士准备：着装整洁，洗手，戴口罩。

（2）物品准备：唇腭裂专用奶瓶/普通奶瓶、汤匙和滴管、温开水、奶帕、湿纱布、碗盘。

（3）患儿准备：患儿有觅食反应，无哭闹。家属了解唇腭裂喂养技术的目的、方法、注意事项和配合要点。

3. 操作方法

（1）母乳喂养

1）清洁乳房，并加以按摩，使乳汁容易吸出。按摩方法：①一只手从乳房下面托住，并顺势向腋窝方向轻轻地揉乳晕，另一只手轻轻地挤压乳房。②一手按住腋下部位，另一只手掌托住一边乳房，并轻轻向上推，同时两手紧贴乳房四周，以手指指腹由内而外打圈按摩。③一只手放在胸骨位置，向腋窝方向划螺旋状按摩，用示指和中指紧贴胸部夹起乳头，轻轻挤压、手指稍稍并紧，圆弧形旋转，之后用示指和中指紧贴胸部夹起乳头，并顺势轻轻向外牵拉乳头，以牵拉不痛为度。④一只手托住乳房，另一只手从下而上轻轻敲打乳房，使乳汁容易吸出。

2）乳头凸出后再让患儿吸吮，母亲坐姿舒适、正确，以 45°怀抱患儿，采用面对面方式进行喂养。

3）喂养前将奶帕置于患儿颌下处，在吸奶时，用手指堵住唇裂部位，帮助唇部闭合，以使口腔形成密闭间隙而有利于吸吮。若腭裂严重则可采用挤喂方式使奶液缓慢进入患儿口腔。

4）喂奶过程中应随时观察患儿的吞咽情况，直至患儿无觅食反应停止，若有异常立即停止喂养。

5）喂养结束后少量温开水清洁口腔，并将患儿口唇擦拭干净。

（2）奶瓶喂养

1）喂养者坐姿舒适、正确，以 45°怀抱患儿，采用面对面方式进行喂养。

2）喂养前将奶帕置于患儿颌下处，将唇腭裂专用奶瓶奶嘴通气孔及较厚设计的一侧朝上，朝向上腭裂隙处，轻轻放入患儿口内；若为普通奶瓶则选择硅胶材质并可以挤压的奶瓶，奶嘴选用质地柔软优质的乳胶，可使用"十"字形的开口奶嘴，因为"十"字形的开口在受到压迫时才会打开，患儿不易被呛到，也可将奶嘴扎 4~5 个小孔而扩大奶嘴流出孔。

3）喂奶过程中应随时观察患儿的吞咽情况，直至患儿无觅食反应停止，若有异常立即停止喂养。

4）喂养结束后少量温开水清洁口腔，并将患儿口唇擦拭干净。

（3）汤匙喂养

1）喂养者坐姿舒适、正确，以 45°怀抱患儿，采用面对面方式进行喂养。

2）喂养前将奶帕置于患儿颌下处，宜选用平底匙而不宜采用深底匙，第一匙盛取少量食物，以后逐渐增加。应使患儿能够控制咀嚼时的感觉并逐渐学会怎样在腭裂的口腔中移动这些食物。

3）喂奶过程中应随时观察患儿的吞咽情况，直至患儿无觅食反应停止，若有异常立即停止喂养。

4）喂养结束后少量温开水清洁口腔，并将患儿口唇擦拭干净。

（4）滴管喂养

1）喂养者坐姿舒适、正确，以45°怀抱患儿，采用面对面方式进行喂养。

2）喂养前将奶帕置于患儿颌下处，先将奶液吸入滴管中，再将滴管从一侧口角轻轻放入，在贴近舌根部位处缓慢滴入奶。

3）喂奶过程中应随时观察患儿的吞咽情况，直至患儿无觅食反应停止，若有异常立即停止喂养。

4）喂养结束后少量温开水清洁口腔，并将患儿口唇擦拭干净。

4. 操作评价

（1）流程：用物准备齐全、放置合理，操作流程流畅。

（2）效果：操作规范、熟练，姿势、角度、手法操作正确，患儿无呛咳等不适。

【操作重点及难点】

1. 患儿由于口腔结构的异常，吸吮和吞咽功能异常，导致进食困难，需要选择合适的喂养工具和方法。

2. 患儿在进食时容易发生呛咳和误吸，需要严格控制食物的流量和流速，以及合适的喂养体位，以减少呛咳和误吸的风险。

【注意事项】

1. 喂奶时机适当：应在患儿有觅食反应时及时喂奶，不要等患儿过饿。不应在患儿哭泣或欢笑时喂奶，患儿已经吃饱了也不应喂奶。

2. 姿势体位要正确：喂奶时，患儿应倾斜躺在妈妈怀里，身体与地面呈45°角。

3. 控制速度：母乳喂养时，若泌乳过快、奶水量过多，应用手指轻压乳晕，减少奶水流出；奶瓶喂养时，奶嘴孔不宜过大。

4. 控制食量：每次进食不宜过多过饱，尤其是手术后或患儿感冒生病时，一次进食量应控制在平常的2/3左右，即七成饱即可。

5. 注意观察：一定要边喂奶边观察，乳房和奶嘴不能堵住患儿鼻孔。当患儿出现溢奶或口唇颜色发青时，一定要立即停止喂奶。

6. 拍出胃内气体：喂完奶后，将患儿直立抱在肩头，轻拍孩子背部，直到听到患儿打嗝，再竖抱15分钟，将头偏向一侧放于床上休息。

【操作并发症及处理】

1. 胃胀气：立刻将患儿竖立抱起，轻拍背部，或轻揉腹部帮助排气。

2. 吐奶：立刻将患儿侧卧，让奶液充分吐出，及时清理鼻腔口腔，观察呼吸状况。

第八节 唇腭裂患儿的营养评估与监测技术

唇腭裂患儿的营养评估与监测技术是指对患有唇腭裂这一先天性发育畸形的患儿群体，通过一系列科学、系统的评估，全面监测患儿的营养状况，为制定个性化的营养干预方案提供依据，从而改善患儿的营养状况，促进其生长发育和康复。

【操作目的及意义】

1. 全面了解营养状况：为临床决策提供依据。

2. 识别营养问题：为营养干预措施提供依据。

3. 制定营养干预方案：根据监测结果，制定个性化的干预方案，促进患儿生长发育和康复。

4. 监测营养干预效果：监测营养干预措施的实施效果。

【操作步骤】

1. 评估

（1）环境评估：环境宽敞、明亮、舒适、安全，温湿度适宜。

（2）用物评估：用物准备齐全、排列有序且均在有效期内。

（3）患儿评估：评估患儿病情、意识、合作程度等；包括：①病史评估：详细询问患儿的病史，包括出生史、喂养史、生长发育史等，以了解患儿是否存在营养不良的潜在风险。②口腔状况评估：仔细检查患儿的口腔，包括唇腭裂的严重程度，以及牙齿的发育和咬合情况。③体型与皮肤评估：观察患儿的体型（如消瘦、肥胖等）和皮肤状况（如干燥、水肿等），初步判断其营养状况。

2. 操作准备

（1）护士准备：着装整洁，洗手，戴口罩。

（2）物品准备：记录本、电子婴儿秤、电子立柱秤、婴幼儿用标准量床、软尺、皮脂厚度计、儿童发育评估软件等。

（3）患儿准备：患儿及家属了解营养评估与监测技术的目的、方法、注意事项和配合要点，取得患儿及患儿家属配合。

3. 操作方法

（1）体格检查

1）体重测量：婴儿体重测量采用电子婴儿秤，幼儿采用电子立柱秤。①3岁以下患儿测量：测体重之前注意体重计的调零，脱去患儿衣帽及纸尿裤（小婴儿可以穿干净的一次性纸尿裤测量），一手托住小儿的头部，一手托住臀部，放于体重秤中心，进行测量。1~3 岁患儿蹲于秤台中央，测量时两人参与，其中一位测量者称量患儿体重，并保护患儿不受危险，读取测量结果，另外一位测量者立刻记录患儿测量结果。一次测量完毕后，应重新调整患儿位置并重复测量体重，两次测量结果差值应该在0.1kg 以内，如果超过这一范围，应第三次测量患儿体重，最终记录两次最接近的体重值的平均值。②3 岁以上患儿测量：体重测量应在晨起空腹时将尿排出，脱去衣裤鞋袜后进行（对于儿童或者青少年可以穿着轻便的内衣测量），平时以进食后 2 小时测量为佳。测量时让患儿站立于踏板中央，两手自然下垂。测量后读取测量结果并记录，然后请患儿重新调整位置后再次测量，两次差值应该在 0.1kg 以内，如果超过这一范围，应注意请小儿重新调整位置后，再进行第三次测量，最终记录两次最接近的体重值的平均值。

2）身长（高）测量：①身长测量：使用婴幼儿用标准量床（有头板、底板、足板，量床两侧有刻度），需两位测量者配合。脱掉婴幼儿的鞋、袜、帽，并使其仰卧于量床底板中线，助手将患儿头扶正，使其目光向上，头顶接触头板。主测量者位于患儿右侧，左手固定患儿双膝使其双膝及下肢伸直，右手移动足板使其贴紧两足跟部；量床两侧刻度的读数一致时读刻度，精确到0.1cm。②身高测量：采用身高计或固定于墙壁的立尺。患儿着贴身衣服取立正姿势站于平台，头部保持正中位置，平视前方，挺胸收腹，两臂自然下垂，足跟靠拢，足尖分开约60°；头、足跟、臀部和两肩胛间同时接触立柱后，测量者手扶测量板向下滑动，使测量板与头部顶点接触，测量者目光与读数同一水平面时读测量板与立柱刻度交叉处数值，精确到 0.1cm。

3）顶臀长（坐高）测量：①顶臀长测量：测量工具与测量者要求同身长测量。患儿脱鞋、袜、帽，仰卧于量床底板中线，助手将患儿头扶正，头顶接触头板；主测量者位于患儿右侧，左手握住患儿小腿，骶骨紧贴底板，使膝关节弯曲，小腿与大腿呈直角，大腿与底板垂直；移动足板贴紧臀部，量床两侧的读数一致时读刻度，精确到 0.1cm。②坐高测量：采用固定于墙壁上的立尺和高度合适的板凳，立尺零点与板凳同平面。患儿坐于板凳上，先身体前倾，骶部紧贴墙壁，然后端坐挺身，使躯干与大腿、大腿与小腿呈直角，两足向前平放在地面，下移测量板与头部顶点接触，精确到 0.1cm。

4）头围测量：采用无伸缩性的软尺测量。患儿取坐位，测量者位于患儿右侧或前方，左手拇指固定软尺零点于患儿头部右侧眉弓上缘处，软尺紧贴头部皮肤。

5）胸围测量：采用无伸缩性的软尺测量。3 岁以下患儿取仰卧位，3 岁以上患儿取立位测量。患儿两手宜自然下垂，目光平视前方。测量者位于患儿前方或右侧，左手拇指固定软尺零点于患儿右侧乳头下缘（乳房已发育的女童以右锁骨中线与第 4 肋交叉处为固定点），右手持软尺贴患儿胸壁，经右侧腋下、肩胛下角下缘、左侧腋下、左侧乳头回至零点，读取零点交叉处的刻度，取平静呼、吸气的中间读数，精确到 0.1cm。

6）体质指数（BMI）：是体重、身高的测量指数，计算式为 ［体重（kg）／身高（cm）^{2}］，其含义是单位面积中所含的体重数。年龄 <12 岁，BMI <15，提示消瘦；BMI15 ~ 18，提示正常；BMI >18，提示肥胖。年龄 >12 岁，BMI <18.5，提示消瘦；BMI 18.5 ~ 24，提示正常；BMI24 ~ 28，提示超重；BMI >28，提示肥胖。

（2）生化指标检测

1）血液检查：进行血红蛋白、白蛋白、转铁蛋白等营养相关指标的检测，以了解患儿的营养储备和代谢情况。

2）尿液检查：了解患儿的肾功能和营养物质的排泄情况，以评估患儿的整体代谢状况。

（3）膳食调查

1）询问膳食习惯：通过访谈或问卷调查的方式，询问患儿及其家长的膳食习惯，包括食物的种类、摄入量、进食频率等。

2）记录饮食日记：指导家长或护理人员详细记录患儿每日的饮食情况，包括食物种类、摄入量、进食时间等，以便更准确地评估患儿的营养摄入情况。

（4）心智评估

1）认知能力评估：①感知觉能力：a. 视觉：观察患儿对光线的反应、追视物体等能力；b. 听觉：测试患儿对声音的敏感度，如对不同频率、音量的声音的反应；c. 触觉：通过触摸等刺激，观察患儿的反应和感知能力。②注意力：评估患儿对外界刺激的注意力和集中程度。③记忆能力：初步了解患儿的记忆形成，如通过重复刺激观察其反应变化。

2）动作能力评估：①大动作发展：包括抬头、翻身、坐、爬、站、走等动作的发育情况。②精细动作：评估患儿手指的抓握、操作等精细动作的能力。

3）社会行为评估：①社交能力：观察患儿对人脸、声音的反应，以及与他人的互动情况。②情绪表达：评估患儿的情绪表达能力，如笑、哭等表情的出现及其与情境的关系。

4）语言能力评估：①前语言阶段：观察患儿对语言的反应，如是否对声音、语调敏感，以及发出各种声音的能力。②语言理解能力：通过简单的指令或声音刺激，观察患儿是否有所反应。

（5）用物处置。

4. 操作评价

（1）流程：用物准备齐全，放置合理，操作流程流畅。

（2）效果：操作规范、熟练，检测结果准确、全面，能够客观反映患儿的真实情况，不受护士主观因素的影响，护士熟练掌握检测技巧，轻柔操作。同时，检测仪器的使用安全、规范。

【操作重点及难点】

1. 患儿年龄幼小，因恐惧或不适难以配合检查，护士应采取适当的安抚措施，以提高患儿的配合度，确保检测的准确性和完整性。

2. 护士需熟练掌握仪器设备的使用方法，以确保检测的准确性和可靠性。

【注意事项】

1. 评估前校准测量工具，以保证测量结果的准确性。

2. 操作中细心观察患儿的面容、体态、精神状况等。

3. 对婴幼儿患儿，应采用合适的测量方法和工具，避免因测量不当而导致的误差。

【操作并发症及处理】

跌倒：与患儿不配合有关，立即停止操作，安抚患儿，行对症处理。

第九节 张口功能训练技术

张口功能训练技术是指采用张口锻炼方法使颞下颌关节周围肌肉、韧带松弛，保障肌力有效恢复，防止颞下颌关节外科术后关节腔粘连，使关节功能恢复到最佳状态，解决患者张口困难的问题，是颞下颌关节疾病患者术后康复的重要方法。包括主动张口训练和被动开口训练。

【操作目的及意义】

1. 改善张口度：改善颞下颌关节紊乱综合征、鼻咽癌、恶性肿瘤术后放疗导致的张口受限。

2. 预防复发：颞下颌关节强直、髁状突骨折患者术后持续张口训练可有效预防复发。

【操作步骤】

1. 评估

（1）环境评估：环境宽敞、明亮、舒适、安全，温湿度适宜。

（2）用物评估：用物准备齐全、排列有序且均在有效期内。

（3）患者评估：①健康史：全身健康状况，伤口情况等。②口腔状况：评估患者张口度、口腔卫生情况、伤口情况。③心理-社会状况：是否存在紧张、焦虑心理。

2. 操作准备

（1）护士准备：着装整洁，洗手，戴口罩。

（2）物品准备：①治疗盘内：开口器、纱布、漱口水、压舌板。②治疗盘外：手套、治疗巾、石蜡油。

（3）患者准备：了解张口训练技术的目的、方法、注意事项和配合要点。

3. 操作方法

（1）核对：核对患者信息与医嘱单一致。

（2）检查：检查开口器是否完好。

（3）卧位：抬高床头90°，协助患者坐卧。

（4）铺巾置盘：消毒双手，戴口罩，移治疗盘于床旁桌上，打开治疗盘，取治疗巾围于患者颌下，以保护患者衣物不被浸湿。

（5）口腔局部评估：口唇干燥者，用棉签蘸取0.9%氯化钠溶液浸润患者嘴唇，用压舌板轻轻拉开患者口角，观察口腔卫生状况和黏膜情况。

（6）张口训练：双手戴上手套，取开口器，慢慢将竹制开口器从一侧口角呈垂直方向慢慢放入，然后改为与口角呈平行方向放入上、下磨牙咬合面之间，利用竹制开口器的楔状，缓慢地放入，使口腔被动张开，直到颞下颌关节疼痛能承受最大程度，停止插入，保持5分钟左右。同法进行另一侧开口训练。竹制开口器训练结束，取出竹制开口器，采取开闭口方式活动关节，并用示指、中指、无名指三指并拢轻轻按摩侧关节处，休息片刻。反复多次地训练，直到张口度达到1cm以上，采用鸭嘴形开口器进行训练。

（7）漱口：张口训练完毕，取下手套，弃于医疗废物桶内，协助患者漱口。

（8）保护口唇：评估患者口唇干燥情况，必要时用石蜡油轻轻涂在口唇上。

（9）效果评估：评价张口训练效果。

（10）撤治疗盘：撤去弯盘和治疗巾，撤去治疗盘。

（11）患者安置：协助患者取舒适体位，整理床单位，便于患者休息。

（12）洗手、记录。

（13）用物处置。

4. 操作评价

（1）流程：用物准备齐全、放置合理，操作流程流畅。

（2）效果：操作规范、熟练，患者张口程度有改善，训练过程中无黏膜损伤，患者无不适。

【操作重点及难点】

1. 颞下颌关节强直术后患者早期张口训练时，需根据患者的张口度选择开口器的种类。

2. 根据患者的手术方式、伤口位置评估开口器放入的位置和插入的深度。

3. 张口训练需主动张口训练与被动张口训练交替进行，两者之间需评估咬肌情况，必要时按摩缓解咬肌酸痛的症状。

【注意事项】

1. 开口训练一般在术后 7～10 天即可开始进行，如果同时行植骨或下颌前移术者应推迟至 2 周以后进行。

2. 竹片或不锈钢开口器应慢慢地插入患者上下牙之间，忌插入速度过快；插入的长度以患者承受疼痛程度为宜。

3. 竹片或不锈钢开口器，应从患者口角插入，切忌从上下正中切牙插入，同时应将开口器放置在患者同侧牙上、下咬合面之间，以免损伤牙齿。

4. 训练前，用 2～3 层干净纱布缠裹不锈钢开口器，以减轻对牙齿的磨损。纱布不可太厚或太薄，太厚放入困难，太薄易损伤患者的牙齿。

5. 开口训练后用手轻轻地按摩双侧关节处，有条件者可以采用热敷方法。

6. 每隔 1～2 天调整开口器高度和放置的时间，每次调整高度为 1cm；训练时间从 5 分钟、10 分钟、15 分钟逐渐过渡到 30 分钟，使患者张口度慢慢增大，直到开口度保持在 3.7cm 左右，即相当于自身示指、中指、无名指三指节合拢时的宽度。

7. 开口训练至少坚持 6～12 个月以上才能有效避免关节强直复发，促进口颌功能恢复。

8. 开口训练必须循序渐进，避免暴力训练，以免造成患者关节脱位或恐惧训练。出现张口无改善、张口度变小或咬合不良、关节脱位等症状，应立即与医生联系进行复查。

9. 早晨张口受限较晚上严重，只要坚持，都会达到较好的效果。

10. 每次训练后应及时清洗开口器和纱布。

11. 对儿童颞下颌关节强直患者，应加强对家长的指导教育，家长应督促及帮助孩子坚持训练以防止关节强直复发和恢复正常张口度。

【操作并发症及处理】

1. 牙齿松动或脱落：立即停止张口训练，请示医生评估患者牙松动或脱落情况，必要时进一步处理。

2. 恶心呕吐：立即将竹片或不锈钢开口器缓慢取出，避免因插入过深造成的咽反射。再次插入时评估插入深度。

3. 黏膜损伤：立即将竹片或不锈钢开口器缓慢取出，查看黏膜损伤情况，必要时使用朵贝尔液、呋喃西林液、康复新液等促进黏膜愈合。

第十节　吞咽功能训练技术

吞咽功能训练是针对摄食和吞咽相关器官进行的功能训练，用于提高或恢复吞咽功能，为经口腔摄取营养做必要的功能性准备。基础训练包括头颈控制、口唇运动、颊肌运动、下颌运动及咀嚼、舌体运动、软腭训练。

【操作目的及意义】

1. 功能恢复：指导患者进行吞咽功能训练，以达到恢复基本吞咽功能的目的。

2. 预防并发症：预防因吞咽障碍引起的进食量减少、营养不良、吸入性肺炎、误吸、窒息、脱水等并发症的发生。

【操作步骤】

1. 评估

（1）环境评估：环境宽敞、明亮、舒适、安全，温湿度适宜。

（2）用物评估：用物准备齐全、排列有序且均在有效期内。

（3）患者评估：①健康史：全身健康状况，吞咽功能情况等。②口腔状况：评估患者口腔卫生情况、伤口情况。③心理－社会状况：是否存在紧张、焦虑心理。

2. 操作准备

（1）护士准备：着装整洁，洗手，戴口罩。

（2）物品准备：①治疗盘内：吸痰杯1个、0.9%氯化钠溶液、一次性薄膜手套1只、吸痰管1根、压舌板1个、棉签2根。②治疗盘外：手电筒、石蜡油、弯盘、治疗巾、快速手消毒液、水杯；其他物品：负压吸引装置。

（3）患者准备：患者了解操作目的、方法、注意事项。

3. 操作方法

（1）核对：患者信息与医嘱单一致。

（2）负压：负压吸引装置是否通畅，调节压力大小，成人为0.04~0.06MPa，儿童为0.02~0.04MPa。

（3）体位：协助患者坐卧，以利于操作。治疗巾围于患者颌下，以保护患者衣物不被浸湿。

（4）湿润口唇：用棉签蘸取0.9%氯化钠溶液浸润患者嘴唇，用压舌板轻轻拉开患者口角，观察口腔卫生状况和黏膜情况。

（5）连接负压：双手戴上手套，并将吸痰管连接负压吸引装置，将吸痰管放入0.9%氯化钠溶液中试吸评估负压是否通畅。

（6）颈部训练：嘱患者身体坐正，下颌偏向颈部，左右转动头部重复10次，仰头、低头动作重复10次。

（7）教会患者"声门上吞咽"的训练方法，可减少患者的误吸：①咳嗽清除气道内分泌物。②吸气。③屏气关闭声带。④将食物放入口内。努力吞咽食物，使其进入咽部。⑤咳嗽去除声带上积聚的食物，吞咽。通过上述步骤，可减少患者的误吸。为确保操作过程准确无误，训练初期指导者应站在患者身边，帮助患者掌握训练方法。

（8）唇部训练：发出a、e、i、u、o的声音并做出口型。重复10次；紧闭嘴唇坚持10秒；用吸管吹气。重复30次。

（9）舌部训练：向前伸舌头重复20次；用舌头抵住脸颊重复20次；用舌抵住门牙重复20次。

（10）咽部提升训练：第一声发出"啊"，重复10次；然后再次发出"啊"的声音，进一步降低声调，重复10次。

（11）训练完毕，再次观察口腔内伤口情况。评估患者口唇干燥情况，必要时用石蜡油轻轻涂在口唇上。

（12）用物处置。

4. 操作评价

（1）流程：用物准备齐全、放置合理，操作流程流畅。

（2）效果：操作规范、熟练，操作过程中患者无剧烈咳嗽或呛咳，无明显音质改变（发音不清或低沉，音质有改变），未明显影响患者血氧饱和度水平。

【操作重点及难点】

呼吸与吞咽协调：呼吸与吞咽的协调可能需要长时间的练习和适应。患者可能因呼吸支持不足或协调障碍而难以完成吞咽动作，可在吞咽训练前进行深呼吸和屏气学习，以协调呼吸和吞咽动作。掌握正确的咳嗽技巧，以便在吞咽后清除气道内的残留物。

【注意事项】

1. 吞咽功能训练过程中，应保持呼吸道通畅。

2. 训练时应动作轻柔，避免患者发生黏膜损伤、伤口出血等。

3. 训练过程中，应密切观察患者反应，避免患者误吸、窒息、肺炎等并发症的发生。

4. 为防止误吸，每次吞咽后立即清除残留物，及时清理患者呼吸道内分泌物。

【操作并发症及处理】

误吸：一旦发生误吸，应迅速采用负压吸引清除吸入物，并彻底清理口腔中的痰液、呕吐物等异物；同时，密切监测患者的生命体征和血氧饱和度，视情况予氧气吸入。

第十一节　口面肌功能训练技术

口面肌功能训练技术是指通过特定的训练方法，改善口面舌肌群间协调性，达到各腔隙内外肌力平衡，并维持新的肌功能平衡，保障颅面部结构正常发育与口颌系统功能协调稳定。

【操作目的及意义】

1. 改善口面部肌肉的协调性：促进牙𬌗面骨骼的生长发育。

2. 增强肌肉力量：提高肌肉的耐力和爆发力。

【操作步骤】

1. 评估

（1）环境评估：环境宽敞、明亮、舒适、安全，温湿度适宜。

（2）用物评估：用物准备齐全、排列有序且均在有效期内。

（3）患者评估：①健康史：全身健康状况，有无过敏史。②口腔状况：评估患者张口度、口周肌肉的协调性。③心理－社会状况：是否存在紧张、焦虑心理。

2. 操作准备

（1）护士准备：着装整洁，洗手，戴口罩。

（2）物品准备：快速手消毒液、石蜡油、棉签、0.9%氯化钠溶液。

（3）患者准备：了解口面肌功能训练技术的目的、方法和注意事项。

3. 操作方法

（1）核对：患者信息与医嘱单一致。

（2）体位：协助患者取半坐体位。

（3）湿润口唇：用棉签蘸取 0.9% 氯化钠溶液浸润患者嘴唇，涂抹石蜡油。

（4）口面部肌功能锻炼：①上下嘴唇轻轻闭合在一起，保持 5 秒。②嘴唇微张，发音"E"，连续 5 次。③嘟起嘴唇，发音"WU"，连续 5 次。④抿住双唇，发音"PO"，连续 5 次。⑤鼓腮，上下唇闭合，口腔鼓气，尽量不漏气，保持 5 秒。⑥左右两侧交替鼓腮，单边各 5 次。⑦上下齿轻轻相扣，扣齿 5 次。

（5）评估：观察患者完整的咀嚼行为，注意咀嚼频率、力量、节奏等因素。

（6）用物处置，记录。

4. 操作评价

（1）流程：用物准备齐全、放置合理，操作流程流畅。

（2）效果：操作规范、熟练，患者能掌握口面肌功能训练的方法，能进行主动或辅助运动。

【操作重点及难点】

1. 评估口面肌功能：观察唇部、舌头、下颌及颊部肌肉的灵活性、力量和协调性。同时，需关注患者的呼吸模式、言语清晰度以及吞咽功能。

2. 唇部功能训练：唇部功能训练要求患者具有较强的自我控制能力，特别是对精细动作的控制。对于儿童或唇部肌肉力量较弱的患者，应制定个性化的唇部功能训练计划。

【注意事项】

1. 训练时间应当适中，避免引起患者的不适感。

2. 训练频率要恰当，以确保达到最佳的训练效果。

3. 在训练前后，都应密切观察患者的口唇状况，以避免训练引发口唇裂伤。

【操作并发症及处理】

1. 口唇裂伤：立即停止训练，观察口唇裂伤的情况，涂抹石蜡油等润滑，必要时缝合处理。

2. 黏膜充血：应立即停止训练，并给予适当的口腔护理。可以使用口腔喷雾、口腔凝胶等产品来缓解疼痛和不适感。

第十二节 面神经功能训练技术

面神经功能训练是以诱发患者表情肌群的主动运动为目的的康复治疗手段，最终达到恢复面部对称性、面部肌肉的自主控制，并抑制异常联带运动的治疗目标，具有痛苦小、易于实施、患者易接受等优点。

【操作目的及意义】

1. 促进恢复：促进面部肌肉功能的恢复。

2. 预防并发症：改善面部表情，预防并发症的发生，提高患者的生活质量。

【操作步骤】

1. 评估

（1）环境评估：环境宽敞、明亮、舒适、安全，温湿度适宜。

（2）用物评估：用物准备齐全、排列有序且均在有效期内。

（3）患者评估：①健康史：全身健康状况，有无面神经损伤表现及相关表现。②口腔状况：评估患者口腔卫生情况。③心理-社会状况：是否存在紧张、焦虑心理。

2. 操作准备

（1）护士准备：着装整洁，洗手，戴口罩。

（2）物品准备：石蜡油、0.9%氯化钠溶液、眼膏、棉签、镜子、速干手消毒液。

（3）患者准备：患者了解训练目的、方法、配合要点和注意事项。

3. 操作方法

（1）核对：患者信息与医嘱单一致。

（2）体位：半卧位或坐位，嘱患者放松。

（3）润湿：口唇干燥者，用棉签蘸取0.9%氯化钠溶液浸润患者嘴唇。

（4）辅助运动：患侧面部肌肉尚不能进行主动运动或主动运动达不到预期效果时，可辅助患侧面肌，以协助完成指定动作。①辅助抬眉：同侧示指放在眉毛中段上方向上推起。②辅助闭眼：同侧示指水平放在下眼睑下2~3cm处眼睑轻轻向上推。③辅助耸鼻：同侧示指置于鼻唇沟，向鼻根处上推。④辅助微笑：同侧示指和中指放在颊部，大拇指置于患侧嘴角处并向外上方牵拉至双侧嘴角对称。⑤辅助努嘴：单侧示指和大拇指捏合上下嘴唇向前拉，让双侧口唇趋于对称。⑥辅助鼓腮：同侧示指和大拇指捏合上下嘴唇鼓气，并使之不漏气。

（5）主动运动：①抬眉：嘱患者将双侧眉目上提，锻炼枕额肌额腹。②闭眼：嘱患者轻轻闭上双眼，不能完全闭合者轻轻按摩眶下缘 10 次，然后再用力闭合双眼。③耸鼻：用力收缩压鼻肌、提上唇肌，完成耸鼻动作。④示齿：嘱患者口角向两侧同时运动，收缩颧大肌、颧小肌、提口角肌及笑肌，露出牙齿，避免只向一侧用力及习惯性偏向。⑤努嘴：收缩口轮匝肌，用力向前嘟嘴。⑥鼓腮：收缩口轮匝肌、扩张颊肌，闭合口唇做鼓气动作。

（6）抗阻运动：待患者面肌肌力相对提升至能够抗重力时，可以为患者制定主动运动结合抗阻运动的训练方案。此方法可使用示指、中指的指腹向面肌运动的反方向加力，使面肌对抗手指力量进行收缩，随着肌力的增加，逐渐增加阻抗力量，每个训练动作均做到最大限度，依次训练相关肌肉。①抗阻抬眉：嘱患者做抬眉的同时，将示指放在患侧眉弓外上方枕额肌额腹处，从头顶向眉弓方向给予适当的阻力。②抗阻闭眼：嘱患者做闭眼动作的同时，将示指与中指指腹轻放于患侧上、下眼睑眼轮匝肌处，给予闭眼相反的阻力。③抗阻耸鼻：嘱患者做耸鼻动作的同时，将示指指腹放于患侧鼻唇沟提上唇鼻翼肌、鼻肌处，自鼻根向鼻唇沟方向给予适当的阻力。④抗阻示齿：嘱患者做示齿动作的同时，将示指、中指放于患侧嘴角上方的颧大肌、颧小肌处，向内下方给予适当的阻力。⑤抗阻努嘴：嘱患者做努嘴动作的同时，将示指、中指放于患侧上下唇外侧口轮匝肌处，向嘴角方向给予适当的阻力。⑥抗阻鼓腮：嘱患者鼓腮的同时，双手示指、中指指腹放于面颊颊肌处，稍用力按压，以嘴角不漏气为宜。

（7）每种动作保持 3～5 秒，放松休息 3 秒，重复 15～20 次，每天 3～5 组。

（8）保护：训练完毕后，若有眼睑闭合不全者，需做好眼部护理，避免用手揉眼，适当减少用眼时间可予眼膏涂于眼睑处使眼睑闭合，增加患者舒适度；评估患者口唇干燥情况，必要时用石蜡油轻轻涂在口唇上。

（9）健康指导：指导患者使用镜像疗法，督促患者持续进行面神经功能训练。

（10）用物处置，记录。

4. 操作评价

（1）流程：用物准备齐全、放置合理，操作流程流畅。

（2）效果：操作规范、熟练，患者能掌握面神经功能训练的方法，能进行主动或辅助运动。

【操作重点及难点】

1. 面部神经受损后，相关肌肉往往会出现力量不足的情况。这导致患者在完成训练动作时感到困难，甚至无法完成。因此，在训练中要有效、适当地增强肌肉力量。

2. 在某些训练动作中，需要施加一定的拮抗力量来增强肌肉的力量和耐力。如果拮抗力量过大，可能会导致肌肉损伤或疼痛；如果拮抗力量过小，则可能无法达到预期的训练效果，因此在操作过程中需要合理施加拮抗力量。

【注意事项】

1. 严格掌握训练的适应证和禁忌证，根据病情选择合适的训练时机，原则上应尽早开展面神经功能训练。根据面神经损伤的时期，分为急性期、恢复期和后遗症期。①急性期（≤15 天）：患者患侧面肌张力低下，呈向下、向外松弛状态。患侧面肌宜以辅助运动为主，同时进行主动运动，以改善面部血液循环，强化残存肌肉功能，预防肌肉萎缩。②恢复期（16 天 ~6 个月）：在面神经损伤恢复阶段，患侧面肌的主动收缩可诱发神经冲动的产生，兴奋运动神经，促进神经功能的恢复，故患侧面肌有轻微自主运动时即可开始面肌主动运动。随着患侧面肌肌力的逐渐增强，可适当用手进行抗阻运动。③后遗症期（>6 个月）：暂时性面瘫患者训练至面瘫症状消失；永久性面瘫患者可长期坚持训练；手术后面瘫患者应给予面神经功能康复训练治疗至少 6 个月。手术创面未愈合、水肿未消退时禁做抗阻运动。

2. 循序渐进：面神经功能训练需要根据患者的具体情况进行个性化设计，循序渐进地进行锻炼，避免过度劳累。

3. 患者在进行面神经康复训练的同时，还需要注重生活细节的调整，如保持良好的作息时间、饮食均衡等，以利于康复效果的提高。

【操作并发症及处理】

面肌痉挛：表现为面部肌肉不自主地抽搐或跳动。如果发生面肌痉挛，可以尝试使用药物治疗来缓解症状。如果药物治疗无效，可以考虑手术治疗。

第十三节　卧床患者肢体运动训练技术

卧床患者肢体运动训练技术是指通过对卧床患者的四肢关节进行松动

训练和肌肉力量训练，减少长期卧床患者关节挛缩、肌肉萎缩、运动困难等神经功能障碍的发生，是目前卧床患者使用最广泛、有效的肢体训练方式。

【操作目的及意义】

1. 维持功能：松动关节，保持肌力，维持四肢功能。

2. 预防深静脉血栓：促进血液循环，预防深静脉血栓的形成。

【操作步骤】

1. 评估

（1）环境评估：环境宽敞、明亮、舒适、安全，温湿度适宜。

（2）用物评估：用物准备齐全、排列有序且均在有效期内。

（3）患者评估：①健康史：全身健康状况，有无合并其他基础疾病、运动外伤病史，有无运动禁忌，活动耐受力，患者四肢功能状况。②口腔状况：评估患者口腔卫生情况。③心理 – 社会状况：是否存在紧张、焦虑心理。

2. 操作准备

（1）护士准备：着装整洁，洗手，戴口罩。

（2）物品准备：软枕。

（3）患者准备：了解训练的目的、方法、注意事项及配合要点。

3. 操作方法

（1）核对：患者信息与医嘱单一致。

（2）整理：清除床单元上多余物品，为运动腾出充足空间，嘱患者取舒适体位。

（3）上肢运动训练

1）肩关节运动训练：患者取平卧位，掌心向上，训练中一直保持肘伸直状态。护士位于训练侧床旁，一只手握于患者腕部掌侧，另一只手托于患者肘关节，以肩关节为中心，协助患者缓慢实施上肢内旋、上举运动后收回，反向（放平、外旋）至起始位，训练中每个动作停顿 3～5 秒，每 10 个循环为一组，每次重复 3 组，每日训练 2～3 次。

2）肘关节运动训练：肘关节屈曲、外展运动：患者取平卧位，上肢外展悬空于床旁，下垫软枕，掌心向上，握拳，拳心朝向自己，肌肉放松。护士坐于训练侧床旁，一手握患者手腕，另一手托于患者肘关节，协助患者肘关节缓慢屈曲至产生轻微疼痛感的角度后停顿 3～5 秒，再外展至起始位。每 10 个循环为一组，每次重复 3 组，每日训练 2～3 次。

3）前臂旋前、旋后运动：患者取平卧位，上肢外展悬空于床旁，下垫软枕，掌心向上，握拳，拳心朝向自己，肌肉放松。护士坐于训练侧床旁，一手握患者手腕，另一手托于患者肘关节，协助患者肘关节缓慢向后旋转至产生轻微疼痛感的角度后停顿3~5秒，再向前旋转至起始位。每10个循环为一组，每次重复3组，每日训练2~3次。

4）腕关节运动训练：①腕关节自主训练：患者取平卧位，手掌外展悬空于床旁，下垫软枕，掌心向上，握拳，拳心朝向自己，肌肉放松。护士坐于训练侧床旁，手托于患者腕部，鼓励患者自主向掌心、手背和侧方运动，每个动作停留3~5秒，每10个循环为一组，每次重复3组，每日训练2~3次。②腕关节被动训练：患者平卧位，手掌外展悬空于床旁，下垫软枕，掌心向上。护士坐于训练侧床旁，一只手手掌与患者手掌相对，手指交叉后紧握，护士用自身掌力以患者腕关节为中心，缓慢推向患者手背方向至产生轻微疼痛感的角度后停顿3~5秒，再向掌心方向推动至产生轻微疼痛感的角度后停顿3~5秒后回复至起始位。每10个循环为一组，每次重复3组，每日训练2~3次。

5）指关节运动训练：①并指训练：患者取舒适位，护士指导患者将五指尽力充分张开，停顿3~5秒后再尽力并拢，循环进行，每10~20次为一组，每次重复3组，每日训练次数不限，以患者不感觉过度疲劳为宜。②对指训练：患者取舒适位，护士指导患者将五指尽力充分张开，拇指分别与同侧示指、中指、无名指、小指逐个相对触摸，张合幅度由小到大，速度由慢到快，循环进行，每10~20次为一组，每次重复3组，每日训练次数不限，以患者不感觉过度疲劳为宜。③张手握拳训练：患者取舒适位，护士指导患者将五指尽力充分张开后停顿3~5秒，再尽力握紧成拳，停顿3~5秒，循环进行，每10~20次为一组，每次重复3组，每日训练次数不限，以患者不感觉过度疲劳为宜。

（4）下肢运动训练

1）髋关节运动训练：①髋关节屈曲、伸直训练：患者取平卧位，膝关节伸直，下垫软枕，放松。护士站立于训练侧床旁，一手托于患者足跟部，另一手托于膝关节下方，缓慢上抬患者下肢，过程中保持膝关节伸直状态，至患者产生轻微疼痛感的角度，停顿3~5秒后缓慢放回于床面。每10个循环为一组，每次重复3组，每日训练2~3次。②桥式主动运动：患者平卧位，护士指导患者双足并拢，屈膝立起小腿，双足平放床上。护士手压患者足背，患者用力蹬床、抬起臀部。如患者不能抬臀，则护士用另一手托动抬起患者臀部，帮助其完成桥式运动。

2）膝关节运动训练：患者取平卧位，膝关节伸直，下垫软枕，放松。

护士站立于训练侧床旁，一手托于患者足跟部，另一手托于膝关节下方，小腿抬离床面至与大腿呈 90° 角后，协助患者将膝关节向患者身前牵引，使患者膝关节尽量屈曲，停顿 3~5 秒后拉伸小腿，放回床面。每 10 个循环为一组，每次重复 3 组，每日训练 2~3 次。

3）踝关节运动训练：①转踝运动训练：患者平卧位，腿部伸直，下垫软枕。护士坐于训练侧床旁，手握患者足后跟，协助患者缓慢完成脚踝旋转运动。②跖屈、跖伸运动训练：患者平卧位，腿部伸直，下垫软枕。护士坐于训练侧床旁，一手握患者足后跟，另一只手握患者足底，护士用自身掌力以患者踝关节为中心，缓慢推向患者足背方向至产生轻微疼痛感后停顿 3~5 秒，再握住患者足背向足底方向推动至产生轻微疼痛感，停顿 3~5 秒后回复至起始位。每 10 个循环为一组，每次重复 3 组，每日训练 2~3 次。

4）趾关节运动训练：患者平卧位，护士指导患者完成勾大脚趾、绷其余四个脚趾的"剪刀"动作，再反方向运动，每 10 个循环为一组，每次重复 3 组，每日训练次数不限，以患者不感觉过度疲劳为宜。

4. 操作评价

（1）流程：用物准备齐全，放置合理，操作流程流畅。

（2）效果：操作规范、熟练，患者能掌握肢体运动训练的方法，能进行各关节的运动。

【操作重点及难点】

1. 各关节活动时应处于功能位，避免造成运动损伤。

2. 所有运动训练均可完成主动－被动交换训练的患者，可根据患者病情来选择训练方式、时间、频率，循序渐进；后期再逐步调整训练过程中的停顿时间和频次。

3. 活动过程中应密切观察患者的反应。

【注意事项】

1. 各项活动前应评估患者全身状况后，根据患者情况安排合适的锻炼。

2. 患者出现疲劳、乏力时，应立即停止，及时调整运动训练计划。

【操作并发症及处理】

肌肉损伤：立即停止活动，避免进一步损伤，立即给予冷敷处理，必要时请专科会诊。

第八章

口腔修复护理操作技术

第一节　暂时冠制作技术

暂时冠制作技术是指医生在对患者需要修复的牙体完成预备后，医护人员对该区域牙体组织进行模型制取及石膏模型灌注后用自凝或热凝树脂在石膏模型上制作暂时冠的一项操作技术，是目前固定修复的牙体预备后至最终固定修复体完成前制作过渡性临时修复体的常见方法之一。根据是否在口腔内直接制作，暂时冠的制作方法包括直接法和间接法。本节介绍的是以自凝树脂行暂时冠制作技术的间接法。

【操作目的及意义】

1. 保护基牙：防止牙体预备后的牙髓受到机械、温度和化学等外在刺激。

2. 维持稳定：保持牙龈的正常位置，防止牙龈萎缩或增生；维持正确的咬合关系，防止患牙和对颌牙伸长而减小或丧失修复间隙。

3. 恢复美观和咀嚼：暂时恢复患牙的外形、美观和咀嚼功能。

4. 诊断信息：为医生评估最终修复体的设计和制作提供诊断信息。

【操作步骤】

1. 评估

（1）环境评估：环境宽敞、明亮、舒适、安全，温湿度适宜。

（2）用物评估：所有用物准备齐全、排列有序且均在有效期内。

（3）患者评估：①健康状况：全身健康状况，有无病史及材料过敏史。②口腔情况：口腔状况良好，制作暂时冠区域黏膜无破损、无溃疡。③心理 – 社会状况：是否存在紧张、焦虑心理，对暂时冠修复的流程及注意事项的了解情况和对暂时冠的期望值。

2. 操作准备

（1）护士准备：着装整洁，洗手，戴口罩，戴护目镜或防护面罩。

（2）物品准备：自凝牙托粉、自凝牙托水（单体）、分离剂、调拌杯、棉签、金属调拌刀、雕刻刀、（前牙区需另备）牙面。

（3）患者准备：了解暂时冠修复的目的、注意事项和配合要点。

3. 操作方法

（1）准备模型：用雕刻刀修整模型，刮除模型上的石膏小瘤，勿伤及颈缘；用棉签蘸取分离剂均匀涂布于模型需要制作暂时冠的区域。如暂时冠为前牙，需选择合适的牙面，根据基牙及缺失牙的大小、形态、位置进行调磨，使牙面颈缘与模型贴合。

（2）调和自凝牙托粉和自凝牙托水：根据制作暂时冠的牙单位数量，将自凝牙托粉与自凝牙托水按3∶1（体积比）或2∶1（重量比）置于调拌杯内。用调拌刀将自凝牙托粉和自凝牙托水混合均匀后加盖静置。

（3）制作暂时冠：静置片刻，待材料至丝状期呈拉丝状后即可开始暂时冠的制作。取适量树脂材料于模型基牙上，将材料堆放完成后修整外形，切除基牙及桥体处多余的材料。待自凝树脂凝固后，将暂时冠从模型上取下，磨去多余部分后交予医生试戴。

（4）用物处置。

4. 操作评价

（1）流程：用物准备齐全，操作流程流畅。

（2）效果：技术熟练，暂时冠美观，基牙颈缘封闭完整且密合；邻接关系紧密接触，无翘动。

【操作重点及难点】

1. 调磨牙面：前牙需根据基牙及缺失牙的大小、形态、位置对牙面进行调磨，使牙面颈缘与模型贴合。调磨合适的牙面需在牙面的组织面涂布少量自凝牙托水使之溶胀，便于与自凝树脂结合。

2. 材料调拌与比例控制：需要严格控制自凝牙托粉和自凝牙托水的比例。比例不当会导致材料固化不均匀，可能出现局部过热或固化不完全的情况，影响临时冠的质量。

3. 材料性状：材料至丝状期呈拉丝状后即可开始暂时冠的制作。

4. 修整外形：根据颌曲线及邻牙高度确定颌龈高度然后修整外形，切除基牙及桥体处多余的材料。

【注意事项】

1. 自凝牙托水为易燃、刺激性、挥发性材料，需远离火源、按易燃物品管理，使用时需戴口罩，在通风环境中进行。

2. 酚类物质会影响自凝树脂的聚合，在操作中要注意调拌和操作，器械不要被含丁香油的材料污染。

3. 环境温度对自凝树脂聚合影响较大。环境温度越高，自凝树脂聚合过程中反应热越大，固化也越快。因此为了把控操作时间可以通过改变温度来进行适当调控。

4. 材料调和均匀需加盖，以防自凝牙托水挥发。

【操作并发症及处理】

自凝树脂材料不凝固：首先检查自凝树脂材料是否在有效期内，其次排除在操作中器械是否被酚类物质（如含丁香油的材料）污染。如自凝树脂材料不在有效期内，应更换合格的材料重新制作；如果在操作过程中被酚类物质污染，应更换操作器械重新制作。

第二节 颌位记录蜡基托制作技术

颌位记录蜡基托制作技术是指用基托蜡在石膏模型上制作用以确定并记录患者咬合关系𬌗托的一项操作技术。

【操作目的及意义】

确定咬合关系：用于确定并记录患者的咬合关系。

【操作步骤】

1. 评估

（1）环境评估：环境宽敞、明亮、舒适、安全，温湿度适宜。

（2）用物评估：用物准备齐全、排列有序且均在有效期内。

2. 操作准备

（1）护士准备：着装整洁，洗手，戴口罩，戴护目镜或防护面罩。

（2）物品准备：基托蜡片（红蜡片）、酒精灯、蜡刀、雕刻刀、切断钳、长臂钳、红蓝铅笔、增力丝、治疗巾、清水罐、打火机、石膏。

3. 操作方法

（1）模型检查和修整：先用雕刻刀修整模型，刮除石膏小瘤后用红蓝铅笔在模型上画出上、下颌基托的伸展范围，再将模型用清水浸泡后取出放于治疗巾上。

（2）制作蜡基托：根据牙弓形态，弯制增力丝；根据颌弓大小，取大小适宜的红蜡片。制作下颌的蜡片，在其中间 1/2 处切开，利于制作时蜡片呈马蹄形展开。

1）上颌：点燃酒精灯，使蜡片在酒精灯上均匀加热直至烤软，将烤软后的蜡片放于模型上，上颌从模型的腭中心开始推压，使蜡基托与模型表面紧密贴合。

2）下颌：制作下颌蜡基托时，将烤软后的蜡片放于模型上，从切口处展开蜡片同时从舌侧开始向牙槽嵴及唇颊侧方向推压，使蜡基托与模型表面紧密贴合；用加热后的雕刻刀沿基托伸展范围将多余蜡片切除。切除唇系带处的蜡片，露出唇系带。

（3）放置增力丝：烤热增力丝，将其放入基托内。增力丝放置位置分别是：上颌放于腭侧及基托后缘横行处；下颌放于舌侧基托内。

（4）修整蜡基托边缘：取下蜡基托，用热蜡刀将基托边缘烫光滑，再将其放回模型上供医生颌位记录时使用。

（5）用物处置。

4. 操作评价

（1）流程：用物准备齐全、放置合理，操作流程流畅。

（2）效果：技术熟练，制作的蜡基托伸展范围合适且与石膏模型紧密贴合，无翘动；蜡基托厚薄合适，无过厚或过薄；蜡基托表面光滑，增力丝位置放置准确。

【操作重点及难点】

1. 护士将烤软后的蜡片放于模型上时，注意用双手同时左右均匀推压蜡片，既要使蜡片与模型贴合又要防止制作好的蜡基托左右翘动。

2. 增力丝分别放置于上颌腭侧及基托后缘横行处、下颌舌侧内，避免放置于牙槽嵴顶部影响咬合关系的确定。

3. 正确画出基托伸展范围

（1）上颌基托制作时，基托伸展覆盖至颤动线位置，后缘应止于硬软腭交界处的软腭上；蜡片需包绕上颌结节的颊侧、颊间隙处。

（2）上颌基托制作后，切除唇系带处的蜡片，露出唇系带。

（3）下颌基托的唇颊边缘应伸到唇颊沟内，基托后缘应盖过磨牙后垫的1/2或全部。

【注意事项】

制作前需将模型浸湿，避免制作时蜡片与石膏粘连。

【操作并发症及处理】

1. 蜡基托不贴合：出现蜡基托不贴合时应重新制作，护士将烤软后的蜡片放于模型上，采用正确的方法用双手同时左右均匀推压蜡片，既要使蜡片与模型贴合又要防止制作好的蜡基托左右翘动。

2. 蜡基托厚度不合适：制作蜡基托时厚度要适当。蜡基托过厚会导致舌运动受限，发言不清晰；蜡基托过薄或造成基托强度不够，容易折断。因此如果出现蜡基托厚度不合适的情况，应重新制作。

第三节　冠类修复的护理技术

全冠是指完全覆盖牙冠表面的一类修复体，既可作为牙体缺损的主要修复体，又可作为牙列缺损修复的固位体和支持结构，是应用最为广泛的口腔修复体。

【操作目的及意义】

1. 重建功能：恢复患者咀嚼功能。

2. 恢复形态：恢复牙体组织完整性。

【操作步骤】

1. 评估

（1）环境评估：环境宽敞、明亮、舒适、安全，温湿度适宜。

（2）用物评估：用物准备齐全、排列有序且均在有效期内。

（3）患者评估：①健康状况：全身健康状况、呼吸系统状况。既往史：有无长期使用激素或抗代谢药物，有无过敏史。②口腔状况：患牙及邻牙的临床表现，口腔局部状况，必要时行 X 线检查。③心理 – 社会状况：是否存在紧张、焦虑心理；对修复体的期望程度。

2. 操作准备

（1）护士准备：着装整洁，洗手，戴口罩，戴护目镜或防护面罩。

（2）物品准备：①常规用物：口腔治疗盘、口杯、纸巾、手套、吸引器管、三用枪头、润滑剂、棉签、护目镜、纱球、棉签等。②牙体预备用物：高速牙科手机、各类型金刚砂钻针。必要时准备注射器、局部麻醉药物。③排龈用物：排龈膏、排龈膏注射器。④印模制取用物：托盘、印模材料、调拌工具。⑤咬合关系记录用物：牙科咬合记录硅橡胶印模材料、一次性混合头、混合枪。⑥比色用物：比色板、镜子、相机。⑦制作暂时修复体用物。直接法制作：临时冠桥树脂材料、一次性混合头、混合枪；间接法制作：金属调拌刀、调拌碗、自凝树脂、分离剂等。⑧修复体试戴及粘固用物：高速牙科手机、低速直牙科手机、各类型砂石针、各类型金刚砂钻针、抛光轮、牙线、咬合纸、粘固剂、调拌工具、传力器等。

（3）患者准备：了解全冠修复的目的、方法、注意事项和配合要点，协助患者签署知情同意书。

3. 操作方法

（1）准备：引导患者上椅位，指导患者漱口，调节椅位和光源。

（2）核对：与医生、患者再次核对治疗方式及操作牙位。若活髓牙需做局部麻醉，再次与患者确定是否空腹、药物过敏史以及全身状况等，抽取麻醉药物，以备医生使用。

（3）保护：传递涂抹润滑剂的棉签给医生行口唇及唇角保护。帮患者佩戴护目镜以保护双眼。

（4）牙体预备：根据治疗需要正确安装高速牙科手机，准备各类型金刚砂钻针。牙体预备时护士应配合医生及时吸走口内唾液及冷却液，协助牵拉患者口角，适当压住舌体，充分暴露工作区，为医生提供清晰的操作视野。

（5）排龈：护士将安装好的排龈膏传递予医生，配合医生将排龈膏缓慢注入龈沟，等待数分钟后，用气水枪进行冲洗。在此过程中护士需及时调节光源，吸走患者口内唾液及冷却液。

（6）取模：根据患者口内牙弓大小、形态等情况选择合适的托盘。调拌相应印模材料制取印模。印模取出后根据材料特性，对印模进行消毒并灌注。

（7）咬合关系记录：安装好牙科咬合记录硅橡胶印模材料递予医生，进行咬合关系记录。待材料凝固后将其取出，消毒后放置在袋中，随义齿加工单一起送至义齿制作中心。

（8）比色：协助患者下椅位，移动至窗边在自然光下进行颜色选择。传递比色板予医生，传递镜子予患者。协助比色并记录。协助拍照并留存。

（9）暂时修复体制作

1）直接法制作：牙体预备前，如牙冠完整，护士配合医生进行藻酸盐印模材料的制取，材料凝固后取出保湿待用。牙体预备完成后，将枪混的临时冠桥树脂材料打入藻酸盐印模材料内递予医生，口内就位，凝固后取出，协助医生进行咬合高度等调磨。护士及时用吸引器吸除粉末，并根据需要传递咬合纸等物，试戴完成后，调拌粘固材料进行粘接。

2）间接法制作：牙体预备完成后，护士配合医生进行藻酸盐印模材料的制取，石膏翻注模型，修整模型，在模型工作区涂抹分离剂，调拌自凝树脂，在石膏模型上进行暂时修复体制作，待材料凝固后，取下递予医生进行调磨、口内试戴。护士及时用吸引器吸除粉末，并根据需要传递咬合纸等物，试戴完成后，调拌粘固材料进行粘接。

（10）用物处置：分类处理用物，消毒备用。

（11）预约：告知患者下次复诊时间及目的，并交待患者备牙后的注意事项。

（12）修复体试戴及粘固

1）准备：协助患者上椅位并漱口，调节光源。

2）核对：取出修复体，根据义齿加工单核对患者姓名、制作牙位等信息。

3）义齿佩戴：安装牙科手机，准备各类型打磨砂石、钻针，咬合纸、牙线等。取出修复体递予医生，医生试戴时，护士根据需要传递用物，并及时吸走研磨产生的粉末和患者口内的唾液。待患者确认并满意修复效果后，抛光义齿，准备粘固。

4）粘固：根据牙体情况调拌所需的粘固剂，按材料调拌要求进行调拌，将调拌完成的粘固剂取适量沿修复体组织面边缘盛入并均匀涂布于各面后传递予医生。随后配合医生使用传力器使修复体充分就位。待材料凝固后传递探针、牙线等物，清理溢出的粘固剂。

5）健康宣教：修复体粘固后，24 小时内勿用患侧咀嚼过黏、过硬的食物；告知患者前牙勿撕咬物品，后牙勿咀嚼过硬食物；保持良好的口腔卫生习惯，做好每日刷牙，必要时可辅助使用牙线、冲牙器等清洁工具维护口腔健康；修复体戴入后，如有不适及时复诊。如无特殊，遵医嘱定期复查。

6）用物处置：分类处理用物，消毒备用。

4. 操作评价

（1）流程：用物准备齐全，放置合理，操作流程流畅。

（2）效果：技术熟练，操作过程中医护配合无误，患者无不适。

【操作重点及难点】

1. 若基牙为活髓牙，在操作过程中应尽可能减少对牙髓的刺激。

2. 调拌印模材料时，按要求正确取量，调拌手法正确，以保证材料的强度、弹性。

3. 调拌粘固材料时，严格按照粉液比取量，调拌手法正确，以保证粘固材料的强度以及粘固效果。

【注意事项】

1. 局部麻醉前，应确认患者全身状况、是否空腹以及药物过敏史，避免出现低血糖或局部麻醉药品过敏现象。

2. 牙体预备时，应嘱患者如有不适举左手示意，不可随意闭口、扭头等，避免高速牙科手机在高速运转情况下对其黏膜、颜面部等造成损伤。

3. 吸唾操作时应动作轻柔，避免造成患者黏膜、软组织等损伤。

4. 制取印模时，应教会患者正确的呼吸方式，避免患者出现不适感。

【操作并发症及处理】

1. 误吞：操作过程中，如小器械不慎落入患者口内，应立即停止操作，行相应处理。

2. 疼痛：如活髓牙在操作过程中出现基牙疼痛，应立即停止操作，行相应检查并处理。

第四节　桩核冠修复的护理技术

桩核冠是修复大面积牙体缺损的一种常用修复方法。包括桩、核和冠三个部分。桩是插入根管内的部分，利用摩擦力和粘接力于根管内壁之间获得固位，进而为核和最终全冠提供固位。核固定于桩之上，与牙冠剩余的牙体组织一起形成最终的全冠预备体，为全冠提供固位。冠位于核与剩余牙体组织形成的预备体之上，以恢复牙齿的形态和功能。桩核冠修复护理技术是指在桩核冠修复过程中，对桩核冠的制备、粘接以及后期维护的一系列护理操作技术。本章节以纤维桩为例介绍桩核冠修复的医护配合治疗流程。

【操作目的及意义】

1. 恢复形态：恢复牙体组织的完整性。

2. 重建功能：恢复患者的咀嚼功能。

【操作步骤】

1. 评估

（1）环境评估：环境宽敞、明亮、舒适、安全，温湿度适宜。

（2）用物评估：用物准备齐全、排列有序且均在有效期内。

（3）患者评估：①健康状况：全身健康状况，有无病史及材料过敏史。②口腔状况：充分了解口内情况，评估牙周、咬合状况，患牙及邻牙的临床表现。③心理 - 社会状况：是否存在紧张、焦虑心理，对桩核冠修复的治疗意义、流程及注意事项的了解情况和对治疗效果的期望值。

2. 操作准备

（1）护士准备：着装整洁，洗手，戴口罩，戴护目镜或防护面罩。

（2）物品准备：①常规用物：口腔治疗盘、吸引器管、避污膜、口杯、三用枪头、凡士林棉签、棉球、高速牙科手机、低速直牙科手机、光固化灯、75%乙醇棉球。②桩核制备用物：根管预备钻、纤维桩、专用树脂核用物（双固化粘接材料、双固化粘接树脂混合枪、一次性混合头）、处理液、粘接剂、棉棒、吸潮纸尖。③牙体预备用物：各种型号车针。④印模制取用物：托盘、调拌刀、调拌碗、印模材料（聚醚或硅橡胶印模材料、藻酸盐印模材料）、临时冠树脂材料、比色板。⑤粘接用物：粘接剂等。

（3）患者准备：了解桩核冠的修复过程、注意事项和配合要点；签署知情同意书。

3. 操作方法

（1）治疗前准备：根据患者诊疗需要准备用物，用凡士林棉签润滑口角，防止口镜牵拉造成患者痛苦。

（2）根管预备：护士在低速牙科手机上安装车针递予医生，医生测量根管长度后，去除根管口暂时充填材料，护士使用三用枪头轻轻吹掉根管口的氧化锌糊剂、牙胶等根管充填材料，术中使用吸引器管保持术野清晰。

（3）试纤维桩：护士准备并选择与桩道针型号相匹配的纤维桩，将75%乙醇棉球递予医生行根管消毒后，将纤维桩传递给医生试用。

（4）根管前处理：护士关闭椅位灯源，传递蘸取处理液的小棉棒递予医生，医生将处理液涂布整个根管及根管口。15秒后护士将与根管相应粗细的吸潮纸尖递予医生，以便吸去多余处理液，直至纸尖干燥，吹干根管。

（5）根管处理：护士将蘸取粘接剂液的小棉棒递予医生，医生将粘接剂涂布整个根管及根管口后，护士将吸潮纸尖递予医生，吸去多余粘接剂，吹干根管。

（6）纤维桩粘接：护士将安装好一次性混合头的树脂注射枪递予医生，医生向根管内注入粘接树脂材料直至充满根管，待树脂材料充满根管后接过树脂注射枪，将纤维桩递予医生。医生将纤维桩插入根管就位后，护士再次传递树脂注射枪给医生继续在纤维桩和根面上注射树脂，完成堆塑树脂核的制作。

（7）光照固化：护士将设置好时间的光固化灯递予医生照射至树脂材料完全固化。

（8）纤维桩树脂核完成后进行牙冠修复（同冠类修复临床护理技术）。

（9）用物处置。

4. 操作评价

（1）流程：用物准备齐全、放置合理，操作流程流畅。

（2）效果：技术熟练，操作过程中及时调整光源、吸走唾液及冷却液，保证术野的清晰。

【操作重点及难点】

1. 术中护士使用吸引器管始终保持术野清晰，牵拉口角动作要轻柔，以免牵拉力度过大造成患者软组织损伤。

2. 选择与根管相应粗细的吸潮尖，以便吸去多余处理液。

3. 纤维预成桩粘接时，向根管内注入粘接树脂，要将一次性混合头插到根管底部，由里向外缓慢注入并慢慢退出根管，避免产生气泡。

4. 纤维桩粘接与树脂核成型过程中严格隔湿处理。

5. 桩核粘接时，将材料置于根管口的量不宜过多，以免挡住根管口视野，妨碍操作。

6. 牙体预备时确认车针是否安装就位，以防操作时钻针突然从牙科手机上脱落飞出。

【注意事项】

1. 根管预备时需要使用根管预备钻，由于该钻针工作尖锐利，因此安装到低速牙科手机上时，注意调整钻针工作尖的方向使其朝下放置并确认安装到位，用后及时撤下，避免医护操作中的职业暴露伤。

2. 树脂粘接材料应现取现用，避免暴露于光线中，否则材料固化会加快。

3. 光固化灯要定时检查。固化时，光固化灯应尽可能靠近材料，以达到固化效果。

4. 丁香油或丁香酚可能会阻碍双固化复合树脂材料的凝固，因此应该避免使用氧化锌丁香油类制剂。

【操作并发症及处理】

误吞误吸：操作过程中如出现误吞误吸，应立即停止操作，启动应急预案，行相应急救处理。

第五节　嵌体修复的护理技术

嵌体是一种嵌入牙体内部，用以恢复缺损牙形态和功能的修复体。根据嵌体覆盖牙面数目和位置不同可分为单面、双面、多面嵌体；根据嵌体材料不同分为金属、树脂、瓷嵌体。由于美观和材料性能的不断提高，目前临床常用热压铸瓷技术制作的铸瓷嵌体。嵌体修复护理技术是指在嵌体修复过程中，对嵌体的制备、粘接以及后期维护的一系列护理操作技术。

【操作目的及意义】

1. 恢复形态：恢复牙体组织的形态。

2. 重建功能：恢复患者咀嚼功能。

【操作步骤】

1. 评估

（1）环境评估：环境宽敞、明亮、舒适、安全，温湿度适宜。

（2）用物评估：用物准备齐全、排列有序且均在有效期内。

（3）患者评估：①健康状况：全身健康状况，有无病史及材料、药物过敏史。②口腔状况：充分了解口内情况，评估牙周、咬合状况，患牙及邻牙的临床表现。③心理-社会状况：是否存在紧张、焦虑心理，对嵌体修复的治疗意义、流程及注意事项的了解情况和对治疗效果的期望值。

2. 操作准备

（1）护士准备：着装整洁，洗手，戴口罩，戴护目镜或防护面罩。

（2）物品准备：①常规用物：口腔治疗盘、吸引器管、避污膜、口杯、三用枪头、凡士林棉签、高速牙科手机、低速直牙科手机、棉球、咬合纸、橡皮障用物、牙线、75%乙醇、光固化灯。②局部麻醉用物：碘伏棉签、卡局式注射器、专用注射针头、卡局芯式麻醉剂。③牙体预备用物：各种型号车针。④印模制取用物：托盘、调拌刀、调拌碗、印模材料（聚醚或硅橡胶印模材料、藻酸盐印模材料）、临时冠树脂材料、比色板。⑤粘接用物：专用树脂粘接剂、聚四氟乙烯薄膜等。

（3）患者准备：了解嵌体修复的目的、方法、修复过程、注意事项和配合要点；签署知情同意书。

3. 操作方法

（1）治疗前准备：根据治疗需要准备相应用物，调节患者体位和灯光，既充分暴露视野，又保证患者舒适。活髓牙预备时准备消毒及麻醉用物，核对无误后抽吸利多卡因或安装阿替卡因递予医生用于局部浸润麻醉或神经传导阻滞麻醉。

（2）牙体预备：根据修复需要准备不同型号车针递予医生对颊面、邻面、𬌗面等不同部位进行制备，过程中协助医生牵拉口角、吸唾及调整光源，为医生提供清晰的操作视野，完成嵌体的牙体预备。

（3）排龈：根据预备体大小及牙龈沟的不同，选取合适长度、粗细的排龈线递予医生进行排龈，以达到止血并减少龈沟液分泌，排开牙龈，充分暴露预备体边缘，保证牙颈部的印模清晰准确的目的。

（4）印模制取（以硅橡胶印模材料和藻酸盐印模材料取模为例）

1）牙体预备结束后，传递止血凝胶予医生进行止血。

2）准备合适的托盘，进行工作区印模的制取。

3）冲洗并吹干基牙，传递轻体混合枪予医生，开始注入硅橡胶重体材料于托盘上；同步医生将轻体材料注入患者基牙间隙及颈缘，将装有硅橡胶重体材料的托盘递予医生放入患者口内。

4）调整椅位为直立位，密切观察患者的反应，如患者出现恶心症状，嘱其调节呼吸方法，用鼻吸气、嘴呼气以减轻不适反应。

5）待印模材料凝固后，取出托盘用清水冲洗并消毒印模，待其静置30分钟后再进行模型灌注。

6）调拌藻酸盐印模材料装入托盘递予医生制取对颌印模，并将印模清洗消毒后及时灌注。

（5）比色：在适宜的采光环境下，用比色板选取与患牙颜色相近的修复体色号。

（6）制作临时嵌体：将临时嵌体树脂材料递予医生，协助医生在患者口内制作临时嵌体，及时吸走口内多余唾液，传递光固化灯进行材料的固化，材料固化后，将咬合纸递予医生进行调𬌗。

（7）试戴嵌体：仔细核对患者姓名及修复体类型，协助医生检查修复体的就位及咬合情况、外形、颜色、半透明性没有问题后进行调磨。

（8）粘接嵌体

1）安装橡皮障：同橡皮障隔离术。

2）嵌体的处理：采用4%～10%的氢氟酸处理嵌体组织面20～120秒（具体处理时间参照产品说明书执行），处理后用95%乙醇、丙酮或蒸馏水超声振荡清洗3～5分钟后吹干，用中和剂中和后用水冲干净并吹干；再用硅烷偶联剂或含硅烷的瓷处理剂进行嵌体组织面的处理；涂擦偶联剂2～3次，每次涂擦后需待溶剂挥发；最后将树脂粘接剂涂抹在嵌体组织面，厚度尽量均匀，吹薄，涂抹后不能光固化，以免形成过厚的粘接剂层，影响嵌体的准确就位。

3）基牙表面的处理：采用32%～35%磷酸酸蚀制备好的牙体组织（牙釉质通常的酸蚀时间为15～30秒；无预备的牙釉质酸蚀时间须延长至60秒；而氟斑牙酸蚀时间可进一步延长至120秒）。酸蚀后用大量水冲洗基牙牙面至少10秒，避免酸蚀剂成分残留。冲洗后完全吹干，表面反复涂擦粘接剂20秒，以利于粘接剂向牙体组织内渗入，并促进粘接剂、中溶剂的挥发，然后吹薄，且不能光固化，避免形成过厚的粘接剂层影响嵌体的被动就位。

4）粘接就位：选用相同色号的树脂水门汀涂布于基牙牙面和（或）嵌体组织面上，轻压嵌体沿就位道方向缓慢就位，注意嵌体就位时避免与牙面间残留间隙。轻压下，溢出的大量树脂水门汀用刷子或棉卷去除，用探针检查嵌体是否完全就位；然后小心移除邻间隙的聚四氟乙烯薄膜等隔离物，使嵌体完全被动就位。确认能够完全就位、邻接关系良好再行粘接固化后调𬌗抛光。

（9）用物处置。

4. 操作评价

（1）流程：用物准备齐全、放置合理，操作流程流畅。

（2）效果：技术熟练，操作过程中及时调整光源、吸走唾液及冷却液，保证术野的清晰。

【操作重点及难点】

1. 严格遵循操作过程。粘接过程步骤多，涉及材料种类多，小器械多，护士操作时应反复同医生核对患者的牙位、粘接顺序、粘接剂颜色等，避免混淆。

2. 操作过程中，使用强力吸引器管及时吸走唾液、冷却液、酸蚀剂，避免灼伤患者黏膜。

3. 粘接过程中使用的未固化的材料可能会引起轻度刺激，应避免接触皮肤、黏膜和眼睛。如果不慎接触到眼睛和皮肤，应立即用大量清水冲洗。

【注意事项】

1. 注射麻醉药物前要仔细询问患者病史，注射麻醉药物后要严密观察患者反应，保证医疗安全。

2. 告知患者嵌体完成粘接后立即出现疼痛多为牙髓受到刺激引起的过敏性疼痛，一般可逐渐缓解并消失。如果出现持续疼痛或使用一段时间后再出现疼痛应及时到医院复诊。

3. 氢氟酸是一种强酸，使用中要避免触及嵌体的非组织面以免影响光泽，同时避免接触患者及医护人员的皮肤，冲洗后的废液要集中收集并放入中和粉剂后再常规处理。

4. 粘接过程中注意标准防护，光照过程中医护人员及患者需佩戴护目镜，避免可见光线对眼睛的损害。

5. 树脂材料对光线敏感，应做到现取现用。

6. 传递嵌体时，在患者的胸前下颌处进行，做好防护，避免嵌体掉落。

【操作并发症及处理】

1. 患者不适：印模制取或粘接过程中，患者出现呛咳或误吸、误吞，应及时调整或停止操作，并采取相应的措施减轻不适。

2. 灼伤：在使用氢氟酸酸蚀嵌体和磷酸酸蚀牙体组织过程中，一旦发生灼伤，立即停止操作，冲洗，行相应急救处理。

第六节 贴面修复的护理技术

贴面修复是采用粘接技术，对牙体表面缺损、着色、变色和畸形等，在保存活髓、少磨牙或不磨牙的情况下，用全瓷或树脂等修复材料直接或间接粘接覆盖，以恢复牙体的正常形态和色泽的一种修复方法。

【操作目的及意义】

1. 恢复形态：恢复牙体组织的形态。

2. 重建功能：恢复患者咀嚼功能。

【操作步骤】

1. 评估

（1）环境评估：环境宽敞、明亮、舒适、安全，温湿度适宜。

（2）用物评估：用物准备齐全、排列有序且均在有效期内。

（3）患者评估：①健康状况：全身健康状况，有无病史及材料、药物过敏史。②口腔状况：充分了解口内情况，评估牙周、咬合状况，患牙及邻牙的临床表现。③心理－社会状况：是否存在紧张、焦虑心理，对贴面修复的治疗意义、流程及注意事项的了解情况和对治疗效果的期望值。

2. 操作准备

（1）护士准备：着装整洁，洗手，戴口罩，戴护目镜或防护面罩。

（2）物品准备：①常规用物：口腔治疗盘、吸引器管、避污膜、口杯、三用枪头、凡士林棉签、高速牙科手机、低速直牙科手机、棉球、咬合纸、橡皮障用物、牙线、75%乙醇、光固化灯。②局部麻醉用物：碘伏棉签、卡局式注射器、专用注射针头、卡局芯式麻醉剂。③牙体预备用物：各种型号车针。④印模制取用物：托盘、调拌刀、调拌碗、印模材料（聚醚或硅橡胶印模材料、藻酸盐印模材料）、临时贴面树脂材料、比色板。⑤粘接用物：专用树脂粘接剂、聚四氟乙烯薄膜等。

（3）患者准备：了解贴面修复的目的、方法、修复过程、注意事项和配合要点；签署知情同意书。

3. 操作方法

（1）制作诊断饰面（以直接法为例）：在口内直接用充填树脂在所修复牙齿表面雕塑出所设计的修复后牙齿形态和外观，患者可以在治疗前直观地感受到牙齿外观和口唇感受的变化，确定满意后开始贴面修复治疗。

（2）治疗前准备：根据治疗需要准备相应用物，调节患者体位和灯光，既充分暴露视野，又保证患者舒适。活髓牙预备时准备消毒及麻醉用物，核对无误后抽吸利多卡因或安装阿替卡因递予医生用于局部浸润麻醉或神经传导阻滞麻醉。

（3）制取临时贴面印模：选取合适的托盘，按要求调制相应的印模材料，将注满印模材料的托盘递予医生，待印模材料凝固后取出备用。

（4）牙体预备：根据修复需要准备不同型号车针递予医生对颊面、邻面、𬌗面等不同部位进行制备，过程中协助医生牵拉口角、吸唾及调整光源，为医生提供清晰的操作视野，完成贴面的牙体预备。

（5）排龈：根据预备体大小及牙龈沟的不同，选取合适长度、粗细的排龈线递予医生进行排龈，以达到止血并减少龈沟液分泌，排开牙龈，充分暴露预备体边缘，保证牙颈部的印模清晰准确的目的。

（6）印模制取（以硅橡胶印模材料和藻酸盐印模材料取模为例）

1）牙体预备结束后，传递止血凝胶予医生进行止血。

2）准备合适的托盘，进行工作区印模的制取。

3）冲洗并吹干基牙，传递轻体混合枪予医生，开始注入硅橡胶重体材料于托盘上；同步医生将轻体材料注入患者基牙间隙及颈缘，将装有硅橡胶重体材料的托盘递予医生放入患者口内。

4）调整椅位为直立位，密切观察患者的反应，如患者出现恶心症状，嘱其调节呼吸方法，用鼻吸气、嘴呼气以减轻不适反应。

5）待印模材料凝固后，取出托盘用清水冲洗并消毒印模，待其静置30分钟后再进行模型灌注。

6）调拌藻酸盐印模材料装入托盘递予医生制取对颌印模，并将印模清洗消毒后及时灌注。

（7）比色：在适宜的采光环境下，用比色板选取与患牙颜色相近的修复体色号。

（8）制作临时贴面

1）将临时贴面树脂材料缓慢注入印模内递予医生，协助口内就位。

2）待材料完全凝固，从印模内取出临时贴面，经口内试戴、修型、调磨合适并抛光。

3）采用对牙髓有安抚作用的水门汀进行粘接。取适量暂时粘接水门汀以相应比例置于调拌板上，充分混匀后，均匀涂一薄层于临时贴面内递予医生，协助口内就位并及时传递探针清除多余暂时粘接材料。

（9）试戴贴面：仔细核对患者姓名及修复体类型，协助医生检查修复体的就位及咬合情况、外形、颜色、半透明性没有问题后进行调磨。

（10）粘接贴面

1）安装橡皮障（同橡皮障隔离术）

2）贴面的处理：采用4%～10%的氢氟酸处理贴面组织面20～120秒（具体处理时间参照产品说明书执行），处理后用95%乙醇、丙酮或蒸馏水超声振荡清洗3～5分钟后吹干，用中和剂中和后用水冲干净并吹干；再用硅烷偶联剂或含硅烷的瓷处理剂进行贴面组织面的处理；涂擦偶联剂2～3次，每次涂擦后需待溶剂挥发；最后将树脂粘接剂涂抹在贴面组织面，厚度尽量均匀，吹薄，涂抹后不能光固化，以免形成过厚的粘接剂层，影响贴面的准确就位。

3）基牙表面的处理：采用32%～35%磷酸酸蚀制备好的牙体组织（牙釉质通常的酸蚀时间为15～30秒；无预备的牙釉质酸蚀时间须延长至60秒；而氟斑牙酸蚀时间可进一步延长至120秒）。酸蚀后用大量水冲洗基牙牙面至少10秒，避免酸蚀剂成分残留。冲洗后完全吹干，表面反复涂擦粘接剂20秒，以利于粘接剂向牙体组织内渗入，并促进粘接剂、中溶剂的挥发，然后吹薄，且不能光固化，避免形成过厚的粘接剂层影响贴面的被动就位。

4）粘接就位：选用相同色号的树脂水门汀涂布于基牙牙面和（或）贴面组织面上，轻压贴面沿就位道方向缓慢就位，注意贴面就位时避免与牙面间残留间隙。轻压下，溢出的大量树脂水门汀用刷子或棉卷去除，用探针检查贴面是否完全就位；然后小心移除邻间隙的聚四氟乙烯薄膜等隔离物，使贴面完全被动就位。确认能够完全就位、邻接关系良好再行粘接固化后调𬌗抛光。

（11）用物处置。

4. 操作评价

（1）流程：用物准备齐全、放置合理，操作流程流畅。

（2）效果：技术熟练，操作过程中及时调整光源、吸走唾液及冷却液，保证术野的清晰。

【操作重点及难点】

1. 严格遵循操作过程。粘接过程步骤多、涉及材料种类多、小器械多，护士操作时应同医生双人核对患者的牙位、粘接顺序、粘接剂颜色等，避免混淆。

2. 操作过程中，使用强力吸引器管及时吸走唾液、冷却液、酸蚀剂，避免灼伤患者黏膜。

3. 在处理贴面尤其是超薄贴面时，注意勿用力过大或使贴面受力不均而造成贴面破坏。

4. 粘接过程中使用的未固化材料可以引起轻度刺激，应避免接触皮肤、黏膜和眼睛。如果不慎接触到眼睛和皮肤，应立即用大量清水冲洗。

【注意事项】

1. 注射麻醉药物前要仔细询问患者病史；注射麻醉药物后，要严密观察患者反应，保证医疗安全。

2. 告知患者贴面完成粘接后立即出现疼痛多为牙髓受到刺激引起的过敏性疼痛，一般可逐渐缓解并消失。如果出现持续疼痛或使用一段时间后再出现疼痛应及时到医院复诊。

3. 氢氟酸是一种强酸，使用中要避免触及贴面的非组织面以免影响光泽，同时避免接触患者及医护人员的皮肤，冲洗后的废液要用中和粉剂中和后再常规处理。

4. 粘接过程中注意防护，光照过程中医护人员及患者应佩戴护目镜，避免可见光线对眼睛的损害。

5. 树脂材料对光线敏感，应做到现取现用。

6. 传递贴面时，在患者的胸前下颌处进行，做好防护，避免贴面掉落。

【操作并发症及处理】

1. 患者不适：印模制取或粘接过程中，患者出现呛咳或误吸、误吞，要及时调整操作或停止操作，并采取相应的措施减轻不适。

2. 灼伤：在使用氢氟酸酸蚀贴面和磷酸酸蚀牙体组织过程中，一旦发生灼伤，立即停止操作，冲洗，行相应急救处理。

第七节 双端固定桥义齿修复的护理技术

双端固定桥又称完全固定桥，两端都有固位体，且固位体与桥体之间为固定连接，并借固位体固定在基牙上，基牙、固位体、桥体成为一个整体，𬌗力通过基牙传给牙周组织。双端固定桥与其他结构的固定桥相比，能承受的𬌗力最大、患者感觉舒适、预后最佳，所以在临床上广泛应用。

【操作目的及意义】

1. 恢复形态：恢复牙体组织的形态。

2. 重建功能：恢复患者的咀嚼功能。

【操作步骤】

1. 评估

（1）环境评估：环境宽敞、明亮、舒适、安全，温湿度适宜。

（2）用物评估：用物准备齐全、排列有序且均在有效期内。

（3）患者评估：①健康状况：全身健康状况，有无病史及材料、药物过敏史。②口腔状况：充分了解口内情况，评估牙周、咬合状况，患牙及邻牙的临床表现。③心理 - 社会状况：是否存在紧张、焦虑心理，对双端固定桥修复的治疗意义、流程及注意事项的了解情况和对治疗效果的期望值。

2. 操作准备

（1）护士准备：着装整洁，洗手，戴口罩，戴护目镜或防护面罩。

（2）物品准备：①常规用物：口腔治疗盘、吸引器管、避污膜、口杯、三用枪头、凡士林棉签、高速牙科手机、低速直牙科手机、棉球、咬合纸、牙线、75% 乙醇、光固化灯。②局部麻醉用物：碘伏棉签、5ml 注射器、卡局式注射器、专用注射针头、利多卡因、阿替卡因。③牙体预备用物：各种型号车针。④印模制取用物：托盘、调拌刀、调拌碗、印模材料（聚醚或硅橡胶印模材料、藻酸盐印模材料）、临时冠树脂材料、比色板。⑤粘接用物：粘接剂等。

（3）患者准备：了解双端固定桥义齿的修复过程、注意事项和配合要点；签署知情同意书。

3. 操作方法

（1）治疗前准备：根据治疗需要准备相应用物，调节患者体位和灯光，既充分暴露视野，又保证患者舒适。活髓牙预备时准备消毒及麻醉用物，双人核对无误后用5ml 注射器抽吸利多卡因或将阿替卡因安装在卡局式注射器上并套上专用注射针头递予医生用于局部浸润麻醉或神经传导阻滞麻醉。

（2）制取暂时固定桥印模：选取合适的托盘，按要求调制相应的印模材料，将注满印模材料的托盘递予医生，待印模材料凝固后取出备用。

（3）牙体预备：根据修复需要准备不同型号车针递予医生对颊面、邻面、𬌗面等不同部位进行制备，过程中协助医生牵拉口角、吸唾及调整光源，为医生提供清晰的操作视野，完成固定桥的牙体预备。

（4）排龈：根据预备体大小及牙龈沟的不同，选取合适长度、粗细的排龈线递予医生进行排龈，以达到止血并减少龈沟液分泌，排开牙龈，充分暴露预备体边缘，保证牙颈部的印模清晰准确的目的。

（5）制取印模（以硅橡胶印模材料和藻酸盐印模材料取模为例）

1）牙体预备结束后，传递止血凝胶予医生进行止血。

2）准备合适的托盘，进行工作区印模的制取。

3）冲洗并吹干基牙，传递轻体混合枪予医生，开始注入硅橡胶重体材料于托盘上；同步医生将轻体材料注入患者基牙间隙及颈缘，将装有硅橡胶重体材料的托盘递予医生放入患者口内。

4）调整椅位为直立位，密切观察患者的反应，如患者出现恶心症状，嘱其调节呼吸方法，用鼻吸气、嘴呼气以减轻不适反应。

5）待印模材料凝固后，取出托盘用清水冲洗并消毒印模，待其静置30分钟后再进行模型灌注。

6）调拌藻酸盐印模材料装入托盘递予医生制取对颌印模，并将印模清洗消毒后及时灌注。

（6）制取咬合记录（以枪混硅橡胶咬合记录为例）：安装一次性混合头，将硅橡胶咬合记录注射枪递予医生在预备体及邻近牙列的𬌗面注入适量材料后，嘱患者于正中咬合状态，待材料凝固后取出，连同患者印模消毒后一起转送模型室。

（7）比色：在适宜的采光环境下，用比色板选取与患牙颜色相近的修复体色号。

（8）制作临时固定桥

1）将临时冠树脂材料缓慢注入印模内并递予医生，协助口内就位。

2）待材料完全凝固，从印模内取出临时固定桥经口内试戴、修型、调磨合适并抛光。

3）采用对牙髓有安抚作用的水门汀进行粘接。取适量暂时粘接水门汀以相应比例置于调拌板上，充分混匀后，均匀涂一薄层于临时固定桥内递予医生，协助口内就位并及时传递探针清除多余暂时粘接材料。

（9）试戴固定桥

1）拧紧脱冠器各关节递予医生，协助去除临时固定桥，用探针及时清除预备体上的粘接剂。

2）准备咬合纸、牙线递予医生，检查固定桥的就位、咬合、接触点。

3）试戴合适后：①夹取棉卷放于预备体周围隔湿。②准备75%乙醇棉球消毒固定桥及预备体并吹干，系牙线于固定桥桥体部分。③严格按照产品使用说明书调拌粘接水门汀，用调拌刀将粘接剂均匀涂布一薄层于固定桥的内壁。④护士左手牵拉牙线，右手持固定桥近远中侧，待医生捏住固定桥颊舌侧，在口内就位后护士松开牙线，递探针予医生检查固定桥边缘，确认已完全就位。⑤待材料完全凝固后递探针、牙线予医生，协助清除龈缘、邻间隙多余的粘接材料，调𬌗抛光。

（10）用物处置。

4. 操作评价

（1）流程：用物准备齐全、放置合理，操作流程流畅。

（2）效果：技术熟练，操作过程中及时调整光源、吸走唾液及冷却液，保证术野的清晰；双端固定桥美观，基牙颈缘封闭完整且密合。

【操作重点及难点】

1. 双端固定桥修复基牙是活髓牙时，在牙体预备过程中尽可能减少对牙髓的刺激，避免误伤牙髓；在牙体预备后，采用暂时固定桥对基牙进行保护；在试戴及粘接过程中，应提前为患者准备温水漱口，在轻吹和消毒基牙时应提前告知患者可能会有不适，以避免牙髓刺激。

2. 由于双端固定桥修复牙体预备时间较长，必要时可使用开口器或者咬合垫，以缓解张口时间过长造成关节及肌肉的疲劳。

3. 双端固定桥粘接前，备合适长度的牙线，将其中部系在桥体近中龈间隙颊侧，余线端靠近𬌗面处备用。待材料凝固后，医生将牙线活结打开，清理桥体底部与黏膜组织间的粘接材料。

4. 粘接材料应现用现配。用调拌刀将粘接材料均匀涂布在修复体的组织面，桥体底部避免沾有材料。

【注意事项】

1. 注射麻醉药物前要仔细询问患者病史；注射麻醉药物后，要严密观察患者反应，保证医疗安全。

2. 告知患者固定桥粘接后立即出现疼痛多为牙髓受到刺激引起的过敏性疼痛，一般可逐渐缓解消失。如果出现持续疼痛或使用一段时间后再出现疼痛应及时到医院复诊。

3. 粘接过程中注意防护，光照过程中医护人员及患者应佩戴护目镜，避免可见光线对眼睛的损害。

4. 树脂材料对光线敏感，应做到现取现用。

5. 双端固定桥是患者不能自行摘戴的修复体，邻间隙和桥体龈端难于清洁，嘱患者用牙线清洁邻间隙，并用牙线牵引器牵引牙线清洁桥体底部。

【操作并发症及处理】

患者不适：印模制取或粘接过程中，患者出现呛咳或误吸、误吞，应及时调整或停止操作，并采取相应的措施减轻不适。

第八节 粘接固定桥义齿修复的护理技术

粘接固定桥是一种基本不磨或少磨健康邻牙，用酸蚀－粘接技术将固定桥的固位体直接粘接到基牙上的一种固定义齿，又称马里兰桥。其固位主要依靠粘接材料的粘接力，而预备体上的固位形只起辅助固位的作用。

【操作目的及意义】

1. 恢复形态：恢复牙列缺损的美观及完整性。

2. 重建功能：恢复患者咀嚼功能。

【操作步骤】

1. 评估

（1）环境评估：环境宽敞、明亮、舒适、安全，温湿度适宜。

（2）用物评估：用物准备齐全、排列有序且均在有效期内。

（3）患者评估：①健康状况：全身健康状况，有无病史及材料、药物过敏史。②口腔状况：充分了解口内情况，评估牙周、咬合状况，患牙及邻牙的临床表现。③心理 - 社会状况：是否存在紧张、焦虑心理，对粘接固定桥义齿修复的治疗意义、流程及注意事项的了解情况和对治疗效果的期望值。

2. 操作准备

（1）护士准备：着装整洁，洗手，戴口罩，戴护目镜或防护面罩。

（2）物品准备：①常规用物：口腔治疗盘、吸引器管、避污膜、口杯、三用枪头、凡士林棉签、高速牙科手机、低速直牙科手机、棉球、咬合纸、橡皮障用物、牙线、75% 乙醇、光固化灯。②局部麻醉用物：碘伏棉签、5ml 注射器、卡局式注射器、专用注射针头、利多卡因、阿替卡因。③牙体预备用物：各种型号车针。④印模制取用物：托盘、调拌刀、调拌碗、印模材料（聚醚或硅橡胶印模材料、藻酸盐印模材料）、临时冠树脂材料、比色板。⑤粘接用物：专用树脂粘接剂、聚四氟乙烯薄膜等。

（3）患者准备：了解粘接固定桥的修复过程、注意事项和配合要点；签署知情同意书。

3. 操作方法

（1）治疗前准备：根据治疗需要准备相应用物，用凡士林棉签润滑口角，防止口镜牵拉造成患者痛苦。活髓牙预备时准备消毒及麻醉用物，双人核对无误后用 5ml 注射器抽吸利多卡因或将阿替卡因安装在卡局式注射器上并套上专用注射针头递予医生用于局部浸润麻醉或神经传导阻滞麻醉。

（2）制取临时粘接固定桥印模：选取合适的托盘，按要求调制相应的印模材料，将注满印模材料的托盘递予医生，待印模材料凝固后取出备用。

（3）牙体预备：在高速牙科手机上安装金刚砂车针递予医生用于舌面、轴面及固位装置的预备，在操作过程中使用三用枪头和吸引器管保持术野清晰。

（4）制取印模：选择与患者牙弓大小、形态、高低合适型号的托盘制取工作印模及非工作印模，或进行数字化印模。

（5）比色：在适宜的采光环境下，用比色板选取与患牙颜色相近的修复体色号。

（6）制作临时粘接固定桥

1）将临时冠树脂材料缓慢注入印模内递予医生，协助口内就位。

2）待材料完全凝固后从印模内取出临时粘接固定桥，经口内试戴、修型、调磨合适并抛光。

3）采用对牙髓有安抚作用的水门汀进行粘接，取适量暂时粘接水门汀以相应比例置于调拌板上，充分混匀后，均匀涂一薄层于临时粘接固定桥内递予医生，协助口内就位并及时传递探针清除多余暂时粘接材料。

（7）试戴粘接固定桥：仔细核对患者姓名及修复体类型，协助医生检查修复体的就位及咬合情况、外形、颜色、半透明性没有问题后进行调磨。

（8）粘接固定桥

1）安装橡皮障（同橡皮障隔离术）。

2）粘接固定桥的处理：采用4%～10%的氢氟酸处理粘接固定桥组织面20～120秒（具体处理时间参照产品说明书执行），处理后用95%乙醇、丙酮或蒸馏水超声振荡清洗3～5分钟后吹干，用中和剂中和后用水冲干净并吹干；再用硅烷偶联剂或含硅烷的瓷处理剂进行粘接固定桥组织面的处理；涂擦偶联剂2～3次，每次涂擦后需待溶剂挥发；最后将树脂粘接剂涂抹在粘接固定桥组织面，厚度尽量均匀，吹薄，涂抹后不能光固化，以免形成过厚的粘接剂层，影响粘接固定桥的准确就位。

3）基牙表面的处理：采用32%～35%磷酸酸蚀制备好的牙体组织（牙釉质通常的酸蚀时间为15～30秒；无预备的牙釉质酸蚀时间须延长至60秒；而氟斑牙酸蚀时间可进一步延长至120秒）。酸蚀后用大量水冲洗基牙牙面至少10秒，避免酸蚀剂成分残留。冲洗后完全吹干，表面反复涂擦粘接剂20秒，以利于粘接剂向牙体组织内渗入，并促进粘接剂、中溶剂的挥发，然后吹薄，且不能光固化，避免形成过厚的粘接剂层影响粘接固定桥的被动就位。

4）粘接就位：选用相同色号的树脂水门汀涂布于基牙牙面和（或）粘接桥组织面上，轻压粘接桥沿共同就位道方向缓慢就位，注意粘接桥就位时避免与牙面间残留间隙。轻压下，溢出的大量树脂水门汀用刷子或棉卷去除，用探针检查粘接桥是否完全就位。然后小心移除邻间隙的聚四氟乙烯薄膜等隔离物，使粘接桥完全被动就位。确认能够完全就位、邻接关系良好再行粘接固化后调𬌗抛光。

（9）用物处置。

4. 操作评价

（1）流程：用物准备齐全、放置合理，操作流程流畅。

（2）效果：技术熟练，操作过程中及时调整光源、吸走唾液及冷却液，保证术野的清晰。

【操作重点及难点】

1. 粘接前务必区分粘接固定桥的组织面和非组织面，避免酸蚀到非组织面。

2. 粘接过程步骤多、涉及材料种类多、小器械多，应严格遵循操作过程，避免混淆。

3. 避免酸蚀剂直接接触患者口唇黏膜，以免造成黏膜损伤。

【注意事项】

1. 精细印模材料硬度大，印模制取时要选用钢性托盘，以免托盘变形影响印模制取精度。

2. 告知患者粘接桥完成粘接后立即出现疼痛多为牙髓受到刺激引起的过敏性疼痛，一般可逐渐缓解或消失。如果出现持续疼痛或使用一段时间后再出现疼痛应及时到医院复诊。

3. 氢氟酸是一种强酸，使用过程中要避免触及粘接桥的非组织面以免影响光泽，同时避免接触到患者及医护人员的皮肤，冲洗后的废液要集中收集并放入中和粉剂后再常规处理。

4. 粘接过程中注意防护，光照过程中医护人员佩戴护目镜，避免可见光线对眼睛的损害。

5. 树脂材料对光线敏感，应做到现取现用。

【操作并发症及处理】

1. 患者不适：在印模制取或粘接过程中，患者出现呛咳或误吸、误吞，要及时调整或停止操作，并采取相应的措施减轻不适。

2. 灼伤：在使用氢氟酸酸蚀粘接桥和磷酸酸蚀牙体组织过程中，一旦发生灼伤，立即停止操作，冲洗，行相应急救处理。

第九节　可摘局部义齿修复的护理技术

可摘局部义齿是利用天然牙、基托下黏膜和骨组织作支持，依靠义齿的固位体和基托来固位，用人工牙恢复缺失牙的形态和功能，用基托材料恢复缺损的牙槽嵴、颌骨及其周围的软组织形态，患者能够自行摘戴的一种修复体。目前可摘局部义齿是我国牙列缺损患者常用的修复方式。

【操作目的及意义】

1. 重建功能：恢复前牙辅助发音、后牙咀嚼功能。

2. 恢复形态：改善唇部凹陷，恢复牙列完整。

【操作步骤】

1. 评估

（1）环境评估：环境宽敞、明亮、舒适、安全，温湿度适宜。

（2）用物评估：用物准备齐全、排列有序且均在有效期内。

（3）患者评估：①健康状况：全身健康状况、呼吸系统状况。既往史：有无长期使用激素或抗代谢药物，有无过敏史。②口腔状况：牙龈、黏膜、牙槽骨等软硬组织情况，口腔局部及余留牙状况，必要时行 X 线检查。③心理 – 社会状况：是否存在紧张、焦虑心理，对修复体的期望程度。

2. 操作准备

（1）护士准备：着装整洁，洗手，戴口罩，戴护目镜或防护面罩。

（2）物品准备：①常规用物：口腔治疗盘、口杯、纸巾、手套、吸引器管、三用枪头、润滑剂、棉签等。②牙体预备用物：高速牙科手机、各类型金刚砂钻针。③印模制取用物：印模材料、托盘、调拌工具。④确定颌位关系用物：红蓝铅笔、酒精灯、红蜡片等。⑤试牙用物：低速直牙科手机、各类磨头、雕刀、蜡刀、酒精灯、红蜡片、镜子等。⑥戴牙用物：低速直牙科手机、各类磨头、咬合纸、技工钳、甲紫溶液等。

（3）患者准备：了解可摘局部义齿修复的优缺点、固位方式、注意事项和配合要点，签署知情同意书。

3. 操作方法

（1）准备：引导患者上椅位，指导患者漱口，调节椅位和光源。

（2）核对：与医生、患者再次核对治疗方式及操作牙位。

（3）保护：传递涂抹润滑剂的棉签给医生行口唇及唇角保护。

（4）牙体预备：根据治疗需要正确安装高速牙科手机，准备各类型金刚砂钻针。医生进行基牙和余留牙调磨、支托凹预备、导平面预备时护士应配合医生及时吸走口内唾液及冷却液，协助牵拉患者口角，适当压住舌体，充分暴露工作区，为医生提供清晰的操作视野。

（5）取模：根据患者口内牙弓大小、形态、缺牙区牙槽骨高低等情况选择合适的托盘。待医生做好托盘调改及边缘整塑后调拌印模材料制取印模。印模取出后根据材料特性，对印模进行消毒并灌注。

（6）确定颌位关系：取回石膏模型，根据义齿加工单核对患者姓名、制作牙位等信息。

1）在模型上利用余留牙确定上下颌牙的𬌗关系：护士准备红蓝铅笔传递予医生在模型的相关位置做好标记，标出𬌗关系即可。

2）利用𬌗记录确定上下颌关系：护士准备酒精灯、红蜡片等物，配合医生将蜡片烤软叠1~2层宽约1cm的蜡条，放置于患者口内下颌牙列的𬌗面上，嘱患者做牙尖交错位咬合，待蜡条冷却变硬后取出放置在模型上，对好上下颌模型，即可获得正确的颌位关系。

3）利用𬌗堤记录上下颌关系：护士将石膏模型在水中充分浸湿，同时准备好酒精灯、红蜡片等。配合医生将红蜡片均匀加热烤软以后在模型上制作暂基托和𬌗堤，放入患者口中嘱其咬合，取出𬌗堤记录放回到模型上，依照𬌗堤上的咬合印迹，对准上下颌模型，即可获得正确的颌位关系。

4）确定颌位关系以后，医生根据患者口内情况，选择大小、形态、颜色适宜的人工牙。将人工牙及消毒处理后的模型等一起返送回义齿制作中心，上𬌗架并排牙。用物处置，预约患者下次复诊时间。

（7）试牙：核对患者信息，将已排好人工牙的模型放置在治疗台上。协助医生进行试戴，准备好雕刀、蜡刀、酒精灯、红蜡片等物，以备调整人工牙时使用。医生试戴完成后，递镜子予患者，患者确认满意后将所有物品一起返送回义齿制作中心。用物处置，预约患者下次复诊时间。

（8）戴牙：核对患者及修复体信息，将义齿取出并放入检查盘中。安装低速直牙科手机，准备各类磨头，确保打磨机上的抛光布轮湿润。医生戴牙过程中，护士需调整光源，根据医生的需要及时传递咬合纸、技工钳、甲紫溶液等物，并及时吸走研磨产生的粉末和患者口内的唾液。戴牙完成后，协助医生对义齿进行抛光。最后用物处置。

（9）健康教育

1）教会患者正确摘戴义齿的方式，避免用牙咬义齿就位，以免造成义齿损坏或折断。

2）告知患者初戴义齿时，如果出现恶心、口水多、发音不清等现象，应坚持佩戴，逐步适应。

3）告知患者初戴义齿后如果出现疼痛等症状，应及时就诊，切勿自行调改义齿，来院前坚持佩戴义齿于口内至少2~3小时，以便医生能够准确找到疼痛部位，进行调改。

4）告知患者初戴义齿时，一般不宜吃较硬食物，可先从小块较软食物开始，循序渐进。

5）告知患者每餐后应分别清洗义齿及口内余留牙，以保证口腔健康。睡前取下义齿清洗后浸泡在凉水中，使受压的黏膜得以休息，也可防止误吞发生。

6）遵医嘱进行复诊。

（10）用物处置。

4. 操作评价

（1）流程：用物准备齐全，放置合理，操作流程流畅。

（2）效果：技术熟练，操作过程中医护配合无误，患者无不适。

【操作重点及难点】

1. 应根据患者口内牙弓大小、形态、缺牙区牙槽骨高低等情况选择适合的托盘。

2. 调拌印模材料时，应调拌手法正确且按照产品要求以及托盘大小等准确取量。

【注意事项】

1. 操作前应与医生、患者核对治疗方式及操作牙位，避免出现差错。

2. 选择托盘时，应确保托盘大小适宜，内面与牙弓内外侧之间有 3～4mm 的间隙，以容纳印模材料，避免托盘过小导致印模制取的失败。

3. 调拌出的印模材料应性状适宜。避免材料过干，影响印模的清晰度。避免材料流动性过强，影响材料强度的同时刺激患者咽部，引起患者不适。避免材料过少，无法准确印模制取。

【操作并发症及处理】

1. 误吞：操作过程中，如人工牙等不慎脱落入患者口内，应立即停止操作，抬高治疗椅椅背，协助患者吐出，以防误吞。

2. 疼痛：在操作过程中，如出现基牙疼痛，应立即停止操作，行相应检查并处理。在戴牙过程中，如患者出现软组织疼痛，应根据患者口内情况行针对性处置。

第十节　全口义齿修复的护理技术

牙列缺失是指整个牙列所有天然牙（包括牙根）全部缺失。牙列缺失患者的颌骨称为无牙颌。全口义齿是传统修复牙列缺失的方式，由人工牙和基托两部分组成。全口义齿修复护理技术是指在全口义齿修复过程中，对制取无牙颌印模（包括一次印模和二次印模）、颌位关系记录、全口义齿的排牙蜡型试戴及全口义齿初戴、复查与修改的一系列护理操作技术。

【操作目的及意义】

1. 美观和咀嚼：恢复缺失的牙齿及咀嚼、发音和面部美观功能。

2. 增强信心：改善患者心理和社交，增强其自信心，提高患者生活质量。

【操作步骤】

1. 评估

（1）环境评估：环境宽敞、明亮、舒适、安全，温湿度适宜。

（2）用物评估：用物准备齐全、排列有序且均在有效期内。

（3）患者评估：①健康状况：全身健康状况，既往义齿修复病史及材料过敏史。②口腔情况：充分了解口内情况，检查牙龈、黏膜、牙槽骨等软硬组织情况。③心理－社会状况：是否存在紧张、焦虑心理，对全口义齿的治疗意义、流程及注意事项的了解情况和对全口义齿的期望值。

2. 操作准备

（1）护士准备：着装整洁，洗手，戴口罩，戴护目镜或防护面罩。

（2）物品准备：①常规用物：口腔治疗盘、吸引器管、避污膜、口杯、三用枪头、凡士林棉签。②颌位记录用物：酒精灯、三角蜡刀、大蜡刀、蜡刀架、红蜡片、雕刻刀、打火机、𬌗平面板、垂直距离尺。③印模制取用物：藻酸盐印模材料（按需要可备硅橡胶或其他印模材料）、橡皮碗、调拌刀、无牙颌托盘等。④佩戴全口义齿用物：低速直牙科手机、砂石针、咬合纸、压痛指示剂等。

（3）患者准备：了解全口义齿修复的过程、注意事项和配合要点；签署知情同意书。

3. 操作方法

（1）操作前准备：根据需要准备用物，安排患者就座，告知患者全口义齿的特点、固位原理，让患者了解治疗步骤、义齿与天然牙的区别，以便于患者主动配合治疗，坚持戴用义齿，使修复治疗顺利完成。

（2）制取无牙颌印模：本部分以光固化树脂个别托盘制取印模法为例讲解制取无牙颌印模的操作步骤。

1）选择成品无牙颌托盘：选择与患者颌弓的形态、宽度和长度，牙槽嵴的宽度、高度及腭顶高度合适的无牙颌托盘递予医生，如边缘延伸过度需传递医生技工钳，安装低速直牙科手机及金刚砂磨头磨钝托盘边缘，进行磨改、修剪。

2）制取初印模：调制藻酸盐印模材料，将少许材料递予医生涂抹于牙槽嵴倒凹区，剩余印模材料装满托盘递予医生，待印模材料凝固从口内取出后送至模型室灌注初印模石膏模型。

3）制作光固化树脂无牙颌个别托盘：①在石膏模型上均匀涂布分离剂，将石膏模型光固化树脂材料与三角蜡刀递予医生制作个别托盘。②待个别托盘制作完成，按照灯箱使用说明将其放入光固化灯箱固化。③固化结束后从石膏模型上取下个别托盘，将组织面朝上，再次放入光固化灯箱使其充分硬固。④安装低速直牙科手机修整个别托盘边缘，用强力吸引器管吸除树脂粉尘。⑤清水冲洗个别托盘，乙醇棉球擦拭消毒待用。

4）制取终印模：①调制藻酸盐印模材料（或硅橡胶/聚醚橡胶印模材料），均匀涂布在个别托盘组织面及黏膜转折处，留取少许印模材料递予医生涂抹于牙槽嵴倒凹区。②将终印模托盘递予医生放入患者口内轻压就位，并进行边缘整塑，直至印模材料完全硬固后取出。③在取模过程中严密观察患者反应，指导患者呼吸，协助患者减轻不适感。④待印模从患者口中取出后，清洁患者口周及面部皮肤，将取出的印模用清水冲洗干净，注明患者信息后送模型灌注室消毒并灌注石膏模型。

（3）制取颌位关系记录

1）暂基托制作：以蜡基托为例，在操作台上铺一次性治疗巾，将修整并涂布好分离剂的石膏模型置于治疗巾上，点燃酒精灯，将蜡刀及红蜡片递予医生在石膏模型上制作双层蜡基托。

2）蜡堤的制作：将红蜡片烤软卷成 8～10mm 直径的条状，弯成与颌弓形态一致的弓形，黏着于暂基托上牙槽嵴位置形成蜡堤，用热蜡刀将蜡堤与暂基托粘固，切除蜡堤远中过长部分；制作蜡堤时注意用凡士林棉签润滑患者口角，防止口镜牵拉造成患者痛苦；张口时𬌗平面与水平面平行，嘱患者唇部、口腔自然放松，将上颌暂基托戴入患者口中，根据𬌗平面修整蜡堤高度，调整暂基托唇面丰满度，修整唇颊面形态，待调整好丰满度后，将镜子递予患者看整体效果。暂基托和蜡堤即组成了𬌗托。

3）确定𬌗平面：递予医生𬌗平面板，将𬌗平面板置于上蜡堤𬌗平面上，确定𬌗平面前部于上唇下缘下方约 2mm，并与瞳孔连线平行，𬌗平面后部与鼻翼耳屏线平行。

4）确定垂直距离：将治疗椅椅背升起，让患者上身直立，保持头颈部直立，目光平视，将上颌𬌗托戴入患者口中，用笔在患者鼻底和颏底处皮肤各做标点，用垂直距离测量尺测量患者息止颌位时的垂直距离；嘱患者放松，上下唇轻轻闭合，将垂直距离测量尺递予医生，将下颌𬌗托戴入，检查上下殆托咬合时的垂直距离。

5）确定正中关系：将蜡刀递予医生，将上殆托蜡堤后牙区切出两条"V"字形沟，将蘸有凡士林的棉签递予医生，涂上凡士林，上殆托后缘中线处粘固直径 3mm 蜡球，戴入患者口内；点燃酒精灯，将下殆托软化后戴入患者口内，嘱患者卷舌向后舔蜡球，下颌后退位轻轻接触咬合关系，检查颌位关系，上下殆托对颌情况。

6）殆堤唇面标志线：用三角蜡刀在蜡堤的唇面刻画标志线，作为人工牙排列的参考。

（4）全口义齿排牙蜡型试戴：准备全口义齿蜡型。嘱患者站立或端坐在椅位上，便于医生观察局部比例是否协调，将全口义齿蜡型放入患者口中，检查全口义齿蜡型就位、义齿暂基托贴合度及伸展范围、颌位关系及面部丰满度，适当进行调改。检查颌位关系时，嘱患者勿用力咬合，防止人工牙脱落。若需要调整基托、颌位关系及丰满度，准备三角蜡刀及蜡片、酒精灯，调整合适后，将镜子递予患者看预期修复后效果。

（5）全口义齿初戴：准备全口义齿。义齿就位前，检查义齿是否清洁、光滑，安装低速直牙科手机递予医生，去除残留的石膏、组织面树脂小瘤；义齿就位后，检查义齿是否平稳、义齿基托贴合度及伸展范围、颌位关系，适当进行调改，调改时用强力吸引器管吸除树脂粉尘；义齿组织面检查前传递压力指示剂及毛刷给医生，打磨后用 75% 乙醇棉球擦拭多余压力指示剂。再根据需要及时递咬合纸予医生检查咬合关系并进行义齿修整，更换小轮状石予医生调整咬合关系后，准备抛光布轮抛光全口义齿。

（6）用物处置。

4. 操作评价

（1）流程：用物准备齐全，放置合理，操作流程流畅。

（2）效果：技术熟练，操作过程中患者无不适，制作的全口义齿无翘动，患者佩戴满意。

【操作重点及难点】

1. 诊疗前评估患者性格、心理状况，能否配合修复过程等，结合评估内容为患者进行诊前告知与卫生宣教，如介绍全口义齿修复的材料种类、修复就诊次数、本次就诊内容及时间，以及如何更好地配合医护的操作。良好的护患沟通有利于消除患者紧张情绪，提高医生诊疗效率、配合效果及患者满意度。

2. 应根据患者颌弓大小，牙槽嵴宽度、高度及腭顶高度选择合适的托盘。

3. 在制取藻酸盐印模前，应将椅位调为直立位并告知患者不要紧张，尽量放松唇颊部，头微向前低下，用鼻吸气，口呼气，以免不适。

4. 严格按照印模材料产品说明书要求的水粉比例及调和时间进行调拌，调拌后材料应细腻，无气泡，流动性适当。

5. 患者由于长期缺牙而形成不良咬合关系，操作时患者常感到紧张，在猞位关系记录时，做好患者心理护理，教会其正确的咬合方式。

【注意事项】

1. 对于拔牙后需要进行全口义齿修复的患者，应告知其需在牙齿拔除2~3个月待拔牙窝愈合后方可行修复，在此期间可行过渡义齿修复。

2. 全口义齿修复患者多为老年患者，就诊时搀扶老年患者到椅位，防止管线绊倒。

3. 试戴义齿蜡型前，向患者解释试排牙蜡型的目的及注意事项，以免患者咬坏义齿蜡型。

4. 义齿调改有粉尘，在使用强力吸引器管吸除粉尘的同时，为医护患佩戴护目镜，做好患者及医护人员的眼部防护。

5. 如患者因佩戴旧义齿出现黏膜炎症、破溃等情况，应暂停佩戴旧义齿，待炎症消退后再行全口义齿修复。

6. 在初戴义齿时，患者常常不容易咬到正确的正中颌位，应告知患者先做吞咽动作再用后牙做咬合动作。

7. 义齿佩戴后，告知患者初戴义齿时会有异物感，甚至有不会咽唾液、恶心、发音不清等现象，告知患者耐心试戴，数日内即可好转。

8. 义齿戴用一段时间后，可能会出现压痛等不适症状，应及时就诊由医生进行修改，不可自行调改。就诊前2~3小时应将义齿戴入口中，以便医生通过黏膜上的压痕协助诊断。

【操作并发症及处理】

患者不适：全口义齿常需进行二次印模，在印模制取过程中，患者可能出现呛咳或误吸、误吞，应及时调整或停止操作，并采取相应的措施减轻不适。

第十一节　义颌修复的护理技术

颌面赝复学是口腔修复学的一个重要组成部分，是应用口腔修复学的原理和方法，修复患者颌面部缺损的一门学科。颌骨缺损是口腔颌面缺损中最常见的缺损，是由于先天性因素、外伤、肿瘤等原因导致的，包括上颌骨缺损和下颌骨缺损，其中以上颌骨缺损最为多见。口腔赝复体作为一类特殊的修复体，它能改善因上颌骨缺损给患者颜面部外形、咀嚼、语言、吞咽、呼吸等功能造成的影响。采用赝复体修复上颌骨缺损，一能起到良好的口鼻腔封闭作用，使患者能够正常吞咽食物，并消除患者发音时明显的鼻音；二能支撑面部塌陷的软组织，恢复患者容貌；三能恢复牙列的完整性。良好的口腔赝复体修复，可以显著改善颌骨缺损造成的各种障碍，提高患者的生活质量。故本节以上颌骨缺损修复中应用最多的中空式上颌赝复体修复为例进行讲解。

【操作目的及意义】

1. 恢复形态：改善面部塌陷，恢复面容美观、牙列完整。
2. 重建功能：恢复咀嚼、语言、吞咽、呼吸等生理功能。
3. 心理支持：改善患者悲观和厌世情绪，起到一定的心理支持。

【操作步骤】

1. 评估

（1）环境评估：环境宽敞、明亮、舒适、安全，温湿度适宜。

（2）用物评估：用物准备齐全、排列有序且均在有效期内。

（3）患者评估：①健康状况：全身健康状况、精神状况、颌面部外形状况。既往史：了解颌骨缺损原因、手术时间、是否放射治疗等。②口腔状况：检查颌骨缺损的部位及范围，术后创面的愈合程度，口内余留牙、吞咽功能、张口度等情况。必要时行 X 线检查，充分了解患者口内情况。③心理－社会状况：是否存在紧张、焦虑、悲观、厌世等心理；以及对修复体的期望程度。

2. 操作准备

（1）护士准备：着装整洁，洗手，戴口罩，戴护目镜或防护面罩。

（2）物品准备：①常规用物：口腔治疗盘、口杯、纸巾、手套、吸引器管、三用枪头等。②牙体预备用物：高速牙科手机、各类型金刚砂钻针等。③印模制取用物：盐水纱条或盐水棉球、托盘、印模材料、调拌工具、光固化树脂片、光固化灯、酒精灯、蜡刀、红蜡片等。④试戴以及确定咬合关系用物：低速直牙科手机、各类磨头、咬合纸、红蜡片、酒精灯、镜子等。⑤试排牙用物：雕刀、蜡刀、酒精灯、红蜡片、镜子等。⑥戴修复体用物：低速直牙科手机、各类磨头、咬合纸、技工钳等。

（3）患者准备：前期每日张口训练，张口度以达到 3 指为宜。牙周洁治。术前充分与患者沟通，告知患者面容塌陷不能完全改善等事宜，并让患者了解中空式上颌赝复体修复的特点、注意事项和配合要点等，协助患者签署知情同意书。

3. 操作方法

（1）准备：引导患者上椅位，指导患者漱口，调节椅位和光源。

（2）核对：与医生、患者再次核对治疗方式及修复区域。

（3）保护：传递涂抹润滑剂的棉签给医生行口唇及唇角保护。

（4）检查：术前护士协助医生对患者张口度、口内创面愈合情况、面容塌陷程度再次进行检查和评估。

（5）修复设计及牙体预备：上颌中空赝复体依靠基牙和软组织倒凹固位。基牙预备前护士根据治疗需要正确安装高速牙科手机，准备各类型金刚砂钻针，调高患者椅背。医生进行牙体预备时护士应配合医生快速吸走备牙产生的水雾和冷却液，避免患者出现呛咳。适当协助牵拉患者口角，暴露工作区，为医生提供清晰的操作视野。

（6）取模：为上颌骨缺损患者取模有多种印模方式可以选择，此次主要以个别托盘法为例。

1）初印模制取：①护士准备合适的成品托盘，准备好酒精灯、蜡刀、红蜡片等物，医生根据患者口内情况用红蜡片调整托盘。②护士准备适宜的盐水纱条或盐水棉球传递予医生，对缺损腔中一些大的不准备利用的倒凹区进行填塞。③调整患者椅位，护士根据托盘大小、患者口内情况等进行印模材料的调拌。④模型取出后护士应配合医生及时将余留在患者口内的盐水纱条或盐水棉球取出。模型用清水冲洗干净，及时送至模型室进行消毒、石膏灌注。⑤用物处置，预约患者下次复诊时间。

2）制作个别托盘：取回石膏模型。护士准备红蜡片、酒精灯等物，协助医生在石膏模型上进行倒凹的填除。传递铅笔予医生在模型上画出个别托盘的范围，然后准备红蜡片、光固化树脂片等物，用于医生制作个别托盘。为了增加托盘和印模材料的结合力，避免脱模，在对光固化树脂片固化前，需要在个别托盘上进行钻孔处理。

3）终印模制取：①引导患者上椅位，护士将个别托盘取出并放置在治疗盘内，安装牙科手机，准备磨头，医生在患者口内进行试戴，调改过度伸展的边缘等。②护士准备适宜的盐水纱条或盐水棉球传递予医生，对缺损腔中一些大的不准备利用的倒凹区进行填塞。③调整患者椅位，护士根据托盘大小、患者口内情况等进行印模材料的调拌。调拌的材料应性状适宜，具有良好的可塑性，以保证印模的成功制取。④模型取出后护士应配合医生及时将余留在患者口内的盐水纱条或盐水棉球取出。模型用清水冲洗干净，及时送至模型室进行消毒、石膏灌注。⑤用物处置，预约患者下次复诊时间。

（7）试戴以及确定咬合关系：上颌中空赝复体一般多采用金属支架的形式，因金属支架具有较好的坚固性，且卡环可灵活设计。

1）试戴：核对患者信息，将金属－塑料恒基托取出放置在治疗盘上，安装低速直牙科手机，准备各类磨头。医生检查金属－塑料恒基托在口内就位情况时，护士及时调整光源。调磨时根据医生需要及时传递咬合纸等物。

2）记录咬合关系：护士准备红蜡片、酒精灯等物。协助医生在恒基托相应缺牙区的部位，加蜡制作蜡殆堤，放入患者口内咬合并记录咬合关系。待蜡冷却变硬，咬合关系记录完成后，嘱患者闭唇，观察患者的唇部形态是否得到良好支撑与改善。最后递镜子予患者，患者确认满意后取出，在工作模型上复位检查。引导患者至窗边，在自然光下进行人工牙颜色的选择。确认无误后送义齿制作中心。用物处置，预约患者下次复诊时间。

（8）试排牙：核对患者信息，将模型放置在治疗台上。护士准备雕刀、蜡刀、酒精灯、红蜡片等物，以备医生调整人工牙时使用。医生试戴完成，再次检查咬合关系正确无误后护士递镜子予患者，患者确认满意后将所有物品一起返送回义齿制作中心。用物处置，预约患者下次复诊时间。

（9）戴修复体：核对患者及修复体信息，将修复体取出放入检查盘中。安装低速直牙科手机，准备各类磨头。医生操作过程中，护士及时调整光源，根据医生的需要及时传递咬合纸、技工钳等物。试戴好后，协助医生进行咬合、固位、封闭、面型等情况的检查。如有不适，应予修改、调整。

（10）复诊及修改：上颌中空赝复体戴用几天后，预约患者复诊进行复查。如患者出现黏膜压痛、基牙胀痛、修复体固位力不足、基托与黏膜组织不密合等情况，护士准备相应物品配合医生进行调改。

（11）健康教育

1）坚持每日进行张口度训练。

2）指导患者正确摘戴赝复体。

3）告知患者初戴合适后，先练习使用，但在颌骨缺损侧暂不宜咀嚼食物，以免损伤组织。

4）告知患者因为赝复体体积较大，初次佩戴会有不适应、发音不清的感受，一定要坚持佩戴，一段时间后就会慢慢适应，发音也可以逐渐恢复到正常或接近正常。

5）告知患者初戴上颌中空赝复体一般在夜间也要继续佩戴，一方面避免软组织收缩变化导致赝复体不能就位；另一方面赝复体戴入后封闭口鼻腔，有利于鼻腔发挥过滤、湿润和加温功能，避免空气直接抵达咽喉部。

6）告知患者做好口腔清洁工作，提高赝复体使用寿命。

7）告知患者由于口腔内的软硬组织都在持续发生变化，建议患者遵医嘱定期复诊检查。

（12）用物处置。

4. 操作评价

（1）流程：用物准备齐全、放置合理，操作流程流畅。

（2）效果：技术熟练，操作过程中医护配合无误，患者无不适。

【操作重点及难点】

1. 印模制取前需用盐水纱条或盐水棉球对缺损腔中一些大的不准备利用的倒凹区进行填塞，以免取模中印模材料流入其中，影响印模取出。

2. 制取印模时，调拌的材料应性状适宜、具有良好的可塑性，以保证印模的成功制取。

【注意事项】

1. 颌骨缺损的患者会出现焦虑等情绪，因此在治疗过程中应做好患者的心理护理。

2. 填塞倒凹的盐水纱条或盐水棉球，取模后应及时取出，避免遗忘在口内。

3. 因颌面缺损的患者口鼻穿通，医生在备牙时，护士应调高椅背并及时吸除水雾，避免喷出的水雾引起患者呛咳。

【操作并发症及处理】

1. 嵌塞：若印模材料断裂在倒凹内，应立即停止操作，进行相应处理。

2. 黏膜出血：操作过程中，若缺损区黏膜出血，应立即停止操作，查看伤口情况，进行止血处理。

第十二节　单颗或多颗常规种植义齿修复的护理技术

单颗或多颗常规种植义齿修复护理技术是指在患者缺牙区的牙槽骨内，通过手术的方式植入种植体，来支持和固位上部修复体，解决患者单颗牙或多颗牙缺失的问题，恢复患者口腔咀嚼、发音和美观等功能，是目前牙列缺损或牙列缺失常用的治疗方式之一。

【操作目的及意义】

1. 恢复功能：患者可以正常咀嚼和发音。

2. 保持美观：患者可以自信微笑和社交。

【操作步骤】

1. 评估

（1）环境评估：环境宽敞、明亮、舒适、安全，温湿度适宜。

（2）用物评估：用物准备齐全、排列有序且均在有效期内，仪器设备性能完好。

（3）患者评估：①健康状况：全身健康状况，是否空腹，女性患者是否在生理期等。既往史：有无全身系统性疾病，特别是有无影响种植体植入的高风险因素如骨代谢疾病和内分泌疾病（糖尿病）等，有无过敏史。②口腔状况：缺牙位点骨组织和软组织情况，包括缺牙的原因和时间，缺牙部位的修复间隙，天然牙及全口牙周状况，咬合状态和开口度等；通过影像学检查，评估缺牙区的骨质和骨量、相邻结构有无异常等。③心理 –社会状况：是否存在紧张、焦虑心理；对治疗的意义、方法和预后的了解。

2. 操作准备

（1）护士准备：①巡回护士着装整洁，七步洗手法洗手，戴外科口罩、手术帽。②器械护士着装整洁，戴手术帽、外科口罩、护目镜或防护面罩，外科洗手及手消毒，穿手术衣。

（2）物品准备：①常规用物：负压吸引管、牙龈冲洗器、冲洗空针、棉签、刀片、缝针缝线、纱球、口杯、吸引器管、口腔治疗盘、麻醉针头、常温 0.9% 氯化钠溶液、冷却 0.9% 氯化钠溶液、5% 聚维酮碘、1% 聚维酮碘、局部麻醉药物及无菌瓶、镊、罐等。②一期手术用物：无菌手术包、种植外科器械、种植工具盒、种植机、种植弯机及马达、种植体、愈合基台和覆盖螺丝等。③二期手术用物：种植修复工具、愈合基台，种植二期手术包。④取模用物：种植修复工具、非开窗托盘/开窗托盘、硅橡胶/聚醚材料、取模柱（开口/闭口）、种植体代型等。⑤戴牙用物：种植修复工具、直机、涡轮、砂石针及金刚砂钻针、瓷粉充填器、粘接剂、基台封洞材料、咬合纸、牙线等。

（3）患者准备：了解单颗或多颗常规种植义齿修复护理技术的目的、方法、注意事项和配合要点；确保患者充分知情同意并签署手术同意书；

对患者术前行口内消毒和口外消毒。

3. 操作方法

（1）一期手术

1）核对：与医生、患者再次核对操作牙位。

2）麻醉：传递麻醉用物和口镜给医生行局部麻醉，协助牵拉和吸唾。

3）切开、翻瓣：用弯盘传递手术刀给医生做手术切口，协助牵拉，传递骨膜剥离子给医生行牙龈翻瓣，充分暴露牙槽嵴。

4）修整牙槽嵴：传递大号球钻或刮匙给医生修整牙槽嵴，去除骨表面粘连的软组织或拔牙后残留的肉芽组织。

5）预备种植窝洞：传递小号球钻给医生定位，在牙槽骨上预备出浅凹，作为植入的中心点；传递中号球钻扩大定位点；按照直径由小到大的顺序依次传递扩孔钻逐级备孔，每次更换大一号扩孔钻前，需放入同直径的指示杆测量深度，观察位置和方向。

6）颈部成形：传递颈部成形钻给医生进行颈部成形。

7）螺纹成形：传递攻丝钻在种植窝内壁进行螺纹成形。

8）植入种植体：护士检查种植体外包装完好无破损、在有效期内，与医生共同核对种植体系统、型号后，仅将种植体连同最内层无菌包装传递给医生，医生可使用机用或手用适配器植入种植体，种植体植入后取下携带体。

9）放置覆盖螺丝或愈合基台：埋入式种植体安装覆盖螺丝，非埋入式种植体根据软组织厚度，选择不同高度和宽度的愈合基台。

10）缝合：传递缝针缝线给医生缝合伤口，协助牵拉和吸唾。

11）术后护理：手术结束，擦拭患者口周血迹，依次取下一次性用物及铺巾，调节椅位为半卧位，询问患者有无不适，嘱患者休息 3～5 分钟，指导患者冰敷镇痛，进行术后健康宣教。

12）用物处置：整理器械台，清点手术用物并分类处理，规范处置锐器，预处理手术器械，进行诊间消毒。

（2）二期手术

1）麻醉：传递麻醉用物和口镜给医生行局部麻醉，协助牵拉和吸唾。

2）切开和翻瓣：用弯盘传递手术刀给医生做手术切口，协助牵拉，传递骨膜剥离子给医生行牙龈翻瓣，充分暴露覆盖螺丝。

3）取出覆盖螺丝：传递螺丝刀给医生拧出覆盖螺丝。

4）安装愈合基台：传递愈合基台给医生，医生安装愈合基台，用螺丝刀拧紧。

5）缝合：传递缝针缝线给医生缝合伤口，协助牵拉和吸唾。

6）术后护理：手术结束，擦拭患者口周血迹，依次取下一次性用物及铺巾，调节椅位为半卧位，询问患者有无不适，进行术后健康宣教。

7）用物处置：整理器械台，清点手术用物并分类处理，规范处置锐器，预处理手术器械，进行诊间消毒。

（3）取模

1）清洁：传递螺丝刀给医生用于卸下愈合基台，用冲洗空针抽吸0.9%氯化钠溶液，传递给医生冲洗牙龈袖口。

2）连接转移体：传递转移体给医生将其连接至口内牙种植体上，协助牵拉患者口角，及时有效吸唾。

3）试托盘：护士将准备好的托盘传递给医生（开窗式印模制取需在相应的工作区磨出合适的开窗孔，确保转移体的螺丝孔从开窗处准确穿出），试戴托盘。

4）注射印模材料、托盘就位：传递印模材料输送枪给医生，注射到转移体周围和咬合面，再将盛有聚醚或硅橡胶的托盘传递给医生，医生使托盘在口内就位。开窗式印模制取需确保转移体的螺丝孔从开窗处准确地穿出。

5）取出托盘：待印模材料凝固后（开窗式印模制取需传递螺丝刀给医生拧松固定螺丝，使其完全脱位），医生将托盘从口腔中取出。

6）连接替代体：传递螺丝刀和种植体替代体，将替代体固定在转移体上。

7）比色：传递镜子给患者，传递比色板给医生，医生在自然光线下做好比色，并和患者确认最终颜色。

8）印模消毒与模型灌注：印模制取后，在流动自来水下冲洗15秒，轻吹至印模表面无明显积水，或用洁净的一次性纸巾轻吸至无明显积水。使用当天配制的0.5%次氯酸钠溶液彻底喷洒印模所有表面，并用消毒剂湿润的一次性纸巾完整包裹10分钟。印模消毒后，在流动自来水下冲洗15秒，去除明显积水，灌注石膏模型。

9）用物处置：整理治疗台，清点治疗用物并分类处理，规范处置锐器，预处理手术器械，进行诊间消毒。

（4）戴牙

1）取下愈合基台：传递螺丝刀给医生用于卸下愈合基台，用冲洗空针抽吸0.9%氯化钠溶液，传递给医生冲洗牙龈袖口。

2）安装修复基台：传递修复基台和螺丝刀给医生，协助将修复基台与种植体相连接。

3）试戴牙冠：传递牙冠给医生试戴在患者口内，传递涡轮和金刚砂车针给医生对修复体邻面进行调磨，调磨时应遵循少量多次调磨的原则，以免过度调磨造成邻接关系破坏。修复体就位后，传递牙线给医生，检查邻接关系，协助医生按住牙冠，牙线可有阻力地通过而不拉丝，说明邻牙接触良好。

4）调整咬合关系：义齿就位后，传递咬合纸，检查咬合关系，协助牵拉吸唾，保持咬合面干燥。

5）复体抛光、固定：传递棉卷给医生进行隔湿，粘接过程需保持基台及牙冠干燥，严格按要求调拌粘接剂，将粘接剂均匀涂在牙冠内壁，薄薄一层，不宜放入过多，以免影响牙冠就位。传递瓷粉给医生，去除多余粘接剂。

6）对患者进行健康宣教，指导患者正确使用种植义齿。

7）用物处置：整理治疗台，清点治疗用物并分类处理，规范处置锐器，预处理手术器械，进行诊间消毒。

4. 操作评价

（1）流程：护士熟练掌握种植单颗或多颗常规种植义齿修复评估、操作前准备及操作方法。

（2）效果：患者顺利完成种植单颗或多颗常规种植义齿修复治疗。

【操作重点及难点】

1. 种植治疗从初诊到最终戴入修复体，整个治疗过程要耗时数月，甚至由于难易程度、手术方案以及患者自身因素等要长达一年或更久的治疗周期，并且种植义齿需要终生维护，这是一个漫长而有序的过程。因此，在整个治疗周期，护理人员应做好治疗前、中、后的相关护理工作，以及术后回访等延伸护理服务。

2. 护理人员应提前将0.9%氯化钠溶液放置于冰箱冷藏保存，因牙种植体植入术在备孔过程中需用冷藏0.9%氯化钠溶液持续冲洗，以避免骨灼伤。

3. 种植体应现拆现用，按需传递种植体，避免种植体长时间暴露于空气中。

4. 因部分患者情况比较复杂，常会运用先进的数字化技术来辅助治疗，高新仪器设备较大，护士应熟悉高新技术配合流程，提高医护工作效率。

【注意事项】

1. 目前种植治疗对植入体内的生物材料（种植体和骨代用品）及修复

材料的依赖度较高，常涉及多种高值耗材，应指导患者签署高值医用耗材知情同意书。

2. 有创性操作应严格遵循无菌原则，器械一人一用一消毒灭菌，手术医生及助手应严格进行外科洗手及手消毒、穿手术衣、戴无菌手套，有污染或破损时及时更换，术中严格遵守无菌原则，避免感染。

3. 应告知患者术中配合注意事项，如有任何不适时，可轻哼一声，待医生停止操作后方可进行交流。

4. 预防小器械误吞误吸，应告知患者术中若有小器械不慎掉落口中，应立即头偏向一侧保持不动，不要惊慌说话或做任何吞咽动作，避免误吞误吸。

5. 为避免长时间的牵拉造成患者唇部干裂或嘴角拉伤，在患者完成术区消毒后，可使用红霉素眼膏等无菌药品进行唇部润滑及保湿。

【操作并发症及处理】

1. 麻醉药物过敏性休克：立即停止操作，启动应急预案，保持呼吸道通畅，吸氧，维持血压、给予心肺复苏术等急救措施，必要时给予药物治疗。

2. 出血：术中出血如是植牙窝出血不止，可以插入与已备种植窝等直径的器械如方向杆，压迫止血；种植术后若有少许渗血，可以让患者咬住棉花或纱布30分钟后观察，若不再渗血，无须再做特殊处理，若出血量大及时复诊。

3. 小器械误吞误吸：立即停止操作，启动应急预案，嘱患者立即将头偏向一侧，勿做吞咽动作，并进行急救处理。

4. 种植体术后急性感染：口服或静脉注射广谱抗生素，复方氯己定漱口液含漱，如有脓肿形成及时切开引流，用过氧化氢溶液、0.9%氯化钠溶液冲洗等。

第十三节　上颌窦底提升术的护理技术

上颌窦底提升术是指通过外科手术的方法将上颌窦的窦底黏膜提升，并在新形成的空间内根据需要植入骨代用品，解决上颌后牙区骨高度不足的问题，从而增加上颌窦下壁到牙槽骨嵴顶的骨量，是针对上颌后牙区垂直骨量不足患者的常用种植技术。根据手术入路的不同，通常分为经牙槽嵴顶上颌窦底提升术和经侧壁上颌窦底提升术，目前经牙槽嵴顶上颌窦底提升术常用于剩余骨高度≥4mm 的情况；对于剩余骨高度 <4mm 的情况，

通常选用经侧壁上颌窦底提升术。

【操作目的及意义】

1. 改善患者咀嚼功能：上颌后牙缺失会严重影响患者的咀嚼功能，导致食物无法充分咀嚼和消化，上颌窦提升术结合种植牙可以恢复患者的咀嚼功能，提高生活质量。

2. 提高种植成功率：通过提升上颌窦底骨高度，确保种植体在植入后能够获得良好的稳定性，从而提高种植牙的成功率。

【操作步骤】

1. 评估

（1）环境评估：环境宽敞、明亮、舒适、安全，温湿度适宜。

（2）用物评估：用物准备齐全、排列有序且均在有效期内，仪器设备性能完好。

（3）患者评估：①健康状况：全身健康状况，是否空腹，女性患者是否在生理期等。既往史：有无全身系统性疾病，特别是有无影响种植体植入的高风险因素如骨代谢疾病和内分泌疾病（糖尿病）等，有无过敏史。②口腔状况：评估患者口腔健康状况，包括牙周情况、缺牙区的骨质和骨量、缺牙区骨嵴顶至窦底的骨量和高度等。③心理 – 社会状况：是否存在紧张、焦虑心理；对治疗的意义、方法和预后的了解。

2. 操作准备

（1）护士准备：①巡回护士着装整洁，七步洗手法洗手，戴口罩、手术帽。②器械护士着装整洁，戴手术帽、外科口罩、护目镜或防护面罩，外科洗手及手消毒，穿手术衣。

（2）物品准备：无菌手术包、种植外科器械、种植工具盒、种植机、种植弯机及马达、上颌窦底敲击提升器械、上颌窦底提升工具盒、超声骨刀、直角拉钩、种植体、覆盖螺丝或愈合基台、骨代用品、屏障膜等。

（3）患者准备：对患者进行术前宣教，解释手术过程、目的及可能的风险，术中若出现小器械掉落至口中的情况，应不要惊慌、不要说话或做吞咽动作，以免出现误吞误吸现象；经牙槽嵴顶上颌窦底提升术需要指导患者进行鼻腔鼓气试验，以便术中配合医生检查上颌窦黏膜的完整；确保患者充分知情同意并签署手术同意书；对患者术前行口内消毒和口外消毒。

3. 操作方法

（1）经牙槽嵴顶上颌窦底提升术

1）消毒铺巾：常规术前对患者进行口内、口外消毒，遵循无菌操作技术原则进行手术铺巾。

2）局部麻醉：器械护士将注射针具置于弯盘内传递给医生，医生持注射针具进行局部麻醉。术区常位于上颌后牙区，为了更好地暴露手术视野，需充分牵拉患者口角并及时吸唾。

3）切开翻瓣：器械护士协助医生翻开黏骨膜瓣，暴露手术视野。

4）预备种植窝：医生根据手术计划逐级备孔，器械护士负责牵拉口角、及时吸走患者口内的血液和唾液，保证术野清晰。

5）冲顶上颌窦骨壁：在进行上颌窦底提升时，若采用敲击法，需先与患者沟通，以避免突然的敲击声引起患者的恐慌。在医生进行敲击动作前，器械护士应充分牵拉开颊侧的黏膜瓣，以便清晰观察敲击的深度。同时敲击过程中，为了减轻患者因振动带来的不适感，助手可以轻轻地按住患者的鼻根部。

6）检查上颌窦黏膜完整性：窦底骨质穿通后，采用鼻腔鼓气试验，检查上颌窦黏膜完整性。

7）放置骨代用品：器械护士传递无菌骨代用品输送器给医生，同时牵开黏骨膜瓣暴露手术视野，协助医生将骨代用品填入上颌窦底提升区。

8）同期植入种植体：根据手术计划，如医生选择同期植入种植体，器械护士协助医生完成种植体植入，连接覆盖螺丝或愈合基台。

9）缝合：创口无张力缝合，缝合后需检查伤口有无活动性出血等情况。

10）术后护理：手术结束，擦拭患者口周血迹，依次取下一次性用物及铺巾，调节椅位为半卧位，询问患者有无不适，嘱患者休息 3~5 分钟，指导患者冰敷镇痛，进行术后健康宣教。

11）用物处置：整理器械台，清点手术用物并分类处理，规范处置锐器，预处理手术器械，进行诊间消毒。

（2）经侧壁上颌窦底提升术

1）消毒铺巾：常规术前对患者进行口内、口外消毒，遵循无菌操作技术原则进行手术铺巾。

2）局部麻醉：器械护士将注射针具置于弯盘内传递给医生，医生持注射针具进行局部麻醉。术区常位于上颌后牙区，为了更好地暴露手术视野，常用直角拉钩充分牵拉患者口角并及时吸唾。

3）切开翻瓣：器械护士协助医生翻开黏骨膜瓣，暴露手术视野。

4）上颌窦侧壁开窗：确定上颌窦开窗位置后，球钻在上颌窦外侧壁勾画出开窗的边缘，进一步以球钻磨除边缘处的骨壁，当接近上颌窦黏膜局部呈现灰蓝色时，更换超声骨刀磨砂刀头，最后完全磨除剩余骨壁，暴露上颌窦黏膜。

5）抬起上颌窦底黏膜：器械护士传递上颌窦黏膜剥离器给医生，医生沿上颌窦底骨面完整剥离上颌膜，剥离上颌窦底黏膜时注意动作轻柔，避免损伤和穿孔。

6）检查上颌窦黏膜完整性：采用鼻腔鼓气试验，检查上颌窦黏膜完整性。

7）预备种植窝：当上颌窦底剩余骨量和骨质能够保证牙种植体的初期稳定性时，即可同期植入种植体。逐级扩大种植窝。

8）放置骨代用品及屏障膜：通常采用的植骨材料为骨代用品与自体骨的混合物，器械护士传递无菌骨代用品输送器给医生，将植骨材料充填于抬起的上颌窦底区黏膜下。根据手术情况可选择放置屏障膜。

9）同期植入种植体：器械护士协助医生完成种植体植入，连接覆盖螺丝或愈合基台。

10）复位骨块：器械护士传递自体骨块，协助医生将自体骨块复位。

11）缝合：创口无张力缝合，缝合后需检查伤口有无活动性出血等情况。

12）术后护理：手术结束，擦拭患者口周血迹，依次取下一次性用物及铺巾，调节椅位为半卧位，询问患者有无不适，嘱患者休息3～5分钟，指导患者冰敷镇痛，进行术后健康宣教。

13）用物处置：整理器械台，清点手术用物并分类处理，规范处置锐器，预处理手术器械，进行诊间消毒。

4. 操作评价

（1）流程：护士熟练掌握上颌窦提升护理技术的评估、操作前准备及操作方法。

（2）效果：患者顺利完成上颌窦提升术，观察患者术后反应及恢复情况，患者无不适。

【操作重点及难点】

1. 护理人员应提前将0.9%氯化钠溶液放置于冰箱冷藏保存，因牙种植体植入术在备孔过程中需用冷藏0.9%氯化钠溶液持续冲洗，以避免骨灼伤。

2. 剥离和提升上颌窦底黏膜时动作要轻柔，避免损伤和穿孔。

3. 骨代用品放置过程中需及时吸唾，以避免其污染植骨区域，需注意吸引器管不应太靠近植骨区域，以避免骨代用品移位或流失。

【注意事项】

1. 目前种植治疗对植入体内的生物材料（种植体和骨代用品）及修复

材料的依赖度较高，常涉及多种高值耗材，应指导患者签署高值医用耗材知情同意书。

2. 严格查对制度，注意无菌操作原则，做好标准防护，规范传递器械，避免针刺伤的发生。

3. 术后为缓解鼻黏膜的充血状况并消除患者的鼻塞症状，可推荐使用呋喃西林麻黄素滴鼻液进行治疗。

4. 术后保持鼻腔通畅，避免过度用力擤鼻、打喷嚏和剧烈咳嗽，以免增加上颌窦内压力，建议患者在打喷嚏时张开嘴，减轻打喷嚏时对上颌窦的压力。

5. 术后应观察鼻腔内是否流出血性分泌物，可以此来判断是否存在黏膜穿孔；若有大量血性分泌物流出应及时复诊。

【操作并发症及处理】

1. 出血：轻微出血可通过压迫止血；严重出血需及时止血并寻找出血原因。

2. 感染：术后应给予抗生素预防感染；出现感染症状时，需及时进行处理。

3. 小器械误吞/误吸：立即停止操作，启动应急预案，嘱患者立即将头偏向一侧，勿做吞咽动作，并进行急救处理。

4. 上颌窦底黏膜穿孔：穿孔较小者，在上颌窦没有炎症的情况下，可使用可吸收屏障膜盖住穿孔，继续完成植骨或植入种植体；穿孔较大时，则植骨材料极易进入上颌窦腔，引起感染，一般建议中止手术，待其自然愈合再重新行上颌窦底提升术。

第十四节　即刻种植的护理技术

即刻种植是指在拔牙后立刻在拔牙区域植入种植体的种植方式，可解决患者急需修复牙齿的问题，缩短手术周期，避免牙槽嵴的吸收，保护牙槽骨的宽度及高度，保持牙龈形态及轮廓，提高美学效果，是对患者自身条件要求较高的手术方式。

【操作目的及意义】

1. 快速恢复牙齿的完整性和美观度：与传统种植方式相比，即刻种植缩短了治疗周期，减少了患者的等待时间，提高了患者的生活质量。

2. 避免拔牙后牙槽嵴的吸收：保持牙龈的形态和轮廓，提高美学效果。

【操作步骤】

1. 评估

（1）环境评估：环境宽敞、明亮、舒适、安全，温湿度适宜。

（2）用物评估：用物准备齐全、排列有序且均在有效期内，仪器设备性能完好。

（3）患者评估：①健康状况：全身健康状况，是否空腹，女性患者是否在生理期等。既往史：有无全身系统性疾病，特别是有无影响种植体植入的高风险因素如骨代谢疾病和内分泌疾病（糖尿病）等，有无过敏史。②口腔状况：口腔健康状况，包括牙周情况、牙槽骨的高度、与邻牙的牙根距离、根尖与鼻底的距离，有无根折、牙槽骨骨折及急慢性根尖周炎等。③心理–社会状况：是否存在紧张、焦虑心理；对治疗的意义、方法和预后的了解。

2. 操作准备

（1）护士准备：①巡回护士着装整洁，七步洗手法洗手，戴口罩、手术帽。②器械护士着装整洁，戴手术帽、外科口罩、护目镜或防护面罩，外科洗手及手消毒，穿手术衣。

（2）物品准备：无菌手术包、种植外科器械、种植工具盒、种植机、种植弯机及马达、牙挺、牙钳、种植体、覆盖螺丝或愈合基台、骨代用品、屏障膜等。

（3）患者准备：对患者进行术前宣教，解释手术过程、目的及可能的风险，术中若出现小器械掉落至口中的情况，应不要惊慌、不要说话或做吞咽动作，以免出现误吞误吸现象；确保患者充分知情同意并签署手术同意书；对患者术前行口内消毒和口外消毒。

3. 操作方法

（1）消毒铺巾：常规术前对患者进行口内、口外消毒，遵循无菌操作技术原则进行手术铺巾。

（2）局部麻醉：器械护士将注射针具置于弯盘内传递给医生，医生持注射针具进行局部麻醉。器械护士牵拉患者口角并及时吸唾，暴露手术视野。

（3）微创拔牙：对于牙冠较长伴有Ⅲ°以上松动的牙齿，可以直接用牙钳拔除；对于残冠或者残根的情况，常采用分根的方式进行微创拔除，避免唇侧骨壁的损伤，在拔牙后立即清理拔牙窝，去除肉芽组织和残留物。

（4）预备种植窝：定点和定深的位置要保证种植体的初期稳定性，再逐级预备种植窝洞，每次更换大一号扩孔钻前，需放入同直径的指示杆测量深度，观察位置和方向。

（5）植入种植体：器械护士协助牵拉口角，配合吸唾，暴露术区视野，医生旋入种植体。

（6）间隙内植骨：器械护士传递无菌骨代用品输送器给医生，同时牵开黏骨膜瓣暴露手术视野，骨代用品最终填塞与龈缘平齐。

（7）缝合：创口无张力缝合，缝合后需检查伤口有无活动性出血等情况。

（8）用物处置。

4. 操作评价

（1）流程：护士熟练掌握即刻种植护理技术的评估、操作前准备及操作方法。

（2）效果：患者顺利完成即刻种植手术，观察患者术后反应及恢复情况，患者无不适。

【操作重点及难点】

1. 护理人员应提前准备微创拔牙器械，因即刻种植常采用分根的方式进行微创拔除，以避免唇侧骨壁的损伤。

2. 护理人员应提前将 0.9% 氯化钠溶液放置于冰箱冷藏保存，因牙种植体植入术在备孔过程中需用冷藏 0.9% 氯化钠溶液持续冲洗，以避免骨灼伤。

3. 骨代用品放置过程中需及时吸唾，以避免其污染植骨区域，需注意吸引器管不应太靠近植骨区域，以避免骨代用品移位或流失。

【注意事项】

1. 目前种植治疗对植入体内的生物材料（种植体和骨代用品）及修复材料的依赖度较高，常涉及多种高值耗材，应指导患者签署高值医用耗材知情同意书。

2. 严格查对制度，注意无菌操作原则，做好标准防护，规范传递器械，避免针刺伤的发生。

3. 对于存在紧张、焦虑情绪的患者，予以心理护理，以避免其不良情绪的产生。

4. 术后指导患者遵医嘱服用消炎、止痛及消肿药物，术区进行冰敷，告知患者术后 1 ~ 2 天可局部间断冷敷，以减轻伤口水肿反应。

【操作并发症及处理】

1. 出血：轻微出血可通过压迫止血；严重出血需及时止血并寻找出血原因。

2. 感染：术后应给予抗生素预防感染；出现感染症状时，需及时进行处理。

3. 小器械误吞/误吸：立即停止操作，启动应急预案，嘱患者立即将头偏向一侧，勿做吞咽动作，并进行急救处理。

第十五节　无牙颌种植覆盖义齿修复的护理技术

种植覆盖义齿是利用植入颌骨内形成骨结合的种植体上安装的附着体提供固位和支持，修复缺失牙以及缺损组织的解剖形态和功能，且患者可以自行摘戴的修复体。根据种植覆盖义齿固位体结构的不同，可分为套筒冠固位种植覆盖义齿、杆卡式固位种植覆盖义齿、球帽式固位种植覆盖义齿及磁性固位种植覆盖义齿等。本章节介绍磁性附着体式覆盖义齿修复护理技术。

【操作目的及意义】

1. 恢复牙列缺失的形态和功能：如咀嚼、发音、美观等。

2. 增强信心：改善患者心理和社交，增强其自信心，提高患者的生活质量。

3. 提高固位与稳定：与传统全口义齿相比，可提高义齿的固位与稳定。

【操作步骤】

1. 评估

（1）环境评估：环境宽敞、明亮、舒适、安全，温湿度适宜。

（2）用物评估：所有用物准备齐全、排列有序且均在有效期内。

（3）患者评估：①健康状况：全身健康状况，是否空腹，女性患者是否在生理期等。既往史：有无全身系统性疾病，特别是有无影响种植体植入的高风险因素，如骨代谢疾病和内分泌疾病（糖尿病）等，有无过敏史。②口腔状况：充分评估口内情况，包括缺牙的原因、时间、开口度、骨质及骨量等。③心理-社会状况：是否存在紧张、焦虑心理，对种植覆盖义齿的治疗意义、流程及注意事项的了解情况和对治疗效果的期望值。

2. 操作准备

（1）护士准备：①巡回护士着装整洁，七步洗手法洗手，戴口罩、手术帽。②器械护士着装整洁，戴手术帽、外科口罩、护目镜或防护面罩，外科洗手及手消毒，穿手术衣。

（2）物品准备：①常规用物：负压吸引管、牙龈冲洗器、冲洗液、冲洗空针、棉签、刀片、缝针缝线、纱球、口杯、吸引器管、口腔治疗盘、麻醉针头、常温 0.9% 氯化钠溶液、冷却 0.9% 氯化钠溶液、聚维酮碘消毒液、局部麻醉药物及瓶镊罐等。②一期手术用物：无菌手术包、种植外科器械、种植工具盒、种植机、种植弯机及马达、种植体、愈合基台/覆盖螺丝等。③二期手术用物：种植修复工具、愈合基台，种植二期手术包。④取模用物：种植修复工具、磁性附着体修复工具、印模材料及托盘、取模柱、替代体、自凝树脂材料、面弓转移器械等。⑤佩戴修复体用物：种植修复工具、磁性附着体修复工具、高速牙科手机、低速直牙科手机、砂石针及金刚砂车针、咬合纸等。

（3）患者准备：①一、二期手术阶段：无种植手术的相关禁忌证；行口内、口外消毒，消毒范围：上至眶下缘、下至颈上部、两侧至耳前。②修复阶段：了解种植覆盖义齿的目的、方法、注意事项和配合要点。签署知情同意书。

3. 操作方法

（1）一期手术

1）核对：与医生、患者核对操作牙位。

2）麻醉：传递麻醉用物和口镜给医生行局部麻醉，协助牵拉和吸唾。

3）切开、翻瓣：用弯盘传递手术刀给医生做手术切口，协助牵拉，传递骨膜剥离子给医生行牙龈翻瓣，充分暴露牙槽嵴。

4）修整牙槽嵴：传递大号球钻或刮匙给医生修整牙槽嵴，去除骨表面粘连的软组织或拔牙后残留的肉芽组织。

5）预备种植窝洞：传递小号球钻给医生定位，在牙槽骨上预备出浅凹，作为植入的中心点；传递中号球钻扩大定位点；按照直径由小到大的顺序依次传递扩孔钻逐级备孔，每次更换大一号扩孔钻前，需放入同直径的指示杆测量深度，观察位置和方向。

6）颈部成形：传递颈部成形钻给医生进行颈部成形。

7）螺纹成形：传递攻丝钻在种植窝内壁进行螺纹成形。

8）植入种植体：护士检查种植体外包装完好无破损、在有效期内，与医生共同核对种植体系统、型号后，仅将种植体连同最内层无菌包装传递给医生，医生可使用机用或手用适配器植入种植体，种植体植入后取下携带体。

9）放置覆盖螺丝或愈合基台：埋入式种植体安装覆盖螺丝，非埋入式种植体根据软组织厚度，选择不同高度和宽度的愈合基台。

10）缝合：传递缝针缝线给医生缝合伤口，协助牵拉和吸唾。

11）术后护理：手术结束，擦拭患者口周血迹，依次取下一次性用物及铺巾，调节椅位为半卧位，询问患者有无不适，嘱患者休息 3 ~ 5 分钟，指导患者冰敷镇痛，进行术后健康宣教。

12）用物处置：整理器械台，清点手术用物并分类处理，规范处置锐器，预处理手术器械，进行诊间消毒。

（2）二期手术

1）麻醉：传递麻醉用物和口镜给医生行局部麻醉，协助牵拉和吸唾。

2）切开和翻瓣：用弯盘传递手术刀给医生做手术切口，协助牵拉，传递骨膜剥离子给医生行牙龈翻瓣，充分暴露覆盖螺丝。

3）取出覆盖螺丝：传递螺丝刀给医生拧出覆盖螺丝。

4）安装愈合基台：传递愈合基台给医生，医生安装愈合基台，用螺丝刀拧紧。

5）缝合：传递缝针缝线给医生缝合伤口，协助牵拉和吸唾。

6）术后护理：手术结束，擦拭患者口周血迹，依次取下一次性用物及铺巾，调节椅位为半卧位，询问患者有无不适，进行术后健康宣教。

7）用物处置：整理器械台，清点手术用物并分类处理，规范处置锐器，预处理手术器械，进行诊间消毒。

（3）制作临时过渡义齿：为患者恢复美观、发音及部分咬合功能制作临时过渡义齿。

（4）制作个性化托盘：无牙颌患者通常有牙槽骨吸收，采用成品托盘有时候无法达到要求，因此在取模之前应当给患者制备个性化托盘。

（5）制取印模

1）将种植修复螺丝扳手递予医生卸下愈合基台后，用冲洗液冲洗牙龈袖口。

2）将磁性附着体修复扳手递予医生安装磁性基台并锁紧基台。

3）按常规方法制取无牙颌印模后，将印模和设计单交技工室，制作磁性附着体总义齿，预约患者复诊。

（6）颌位记录：其方法同传统全口义齿。为了保证颌位记录的准确，可以使用面弓转移和半可调节或全可调节式𬌗架排牙。

（7）排牙及试戴义齿蜡型：嘱患者端坐位，医生将在𬌗架上试排好的种植覆盖义齿蜡型放入患者口内试戴，检查𬌗位关系、排牙位置、丰满度及咬合垂直距离后，将义齿蜡型从口内取出用清水冲洗同义齿设计单一起转交技工室，预约患者复诊。

（8）佩戴种植覆盖义齿修复体

1）安装低速直牙科手机及车针，将咬合纸递予医生对义齿进行初步调殆，使用强力吸引器管吸去调磨时产生的粉末。

2）将义齿组织面预留容纳磁石的窝洞适当扩大。

3）裁剪圆形塑料帽，隔在基台与磁石之间，将磁石吸附在对应的磁性基台上。

4）协助隔湿，调拌少量自凝树脂材料，将自凝树脂材料放入预留容纳磁石的窝洞中，重衬义齿就位，使用吸引器管洗除材料异味。

5）重复3）、4）操作，调拌自凝树脂材料，协助逐一固位磁石。

6）安装低速直牙科手机及车针，将咬合纸递予医生细致调殆并抛光。

（9）用物处置。

4. 操作评价

（1）流程：用物准备齐全、放置合理，操作流程流畅。

（2）效果：技术熟练，操作过程中患者无不适，制作的种植覆盖义齿患者佩戴满意。

【操作重点及难点】

1. 种植治疗从初诊到最终戴入修复体，整个治疗周期长，护理人员应做好治疗前、中、后的相关护理工作，以及术后回访等延伸护理服务。

2. 口腔种植应严格掌握手术适应证及禁忌证，评估手术风险；手术过程中应严格遵循无菌原则，避免感染；牙种植体植入术在备孔过程中用冷藏0.9%氯化钠溶液持续冲洗，避免骨灼伤。

3. 复杂手术常会运用先进的数字化技术来辅助治疗，护士应熟悉高新技术配合流程，提高医护工作效率。

4. 磁性修复需要使用种植修复扳手和磁性修复扳手，需要掌握治疗流程，传递准确到位。

5. 最终佩戴修复体时，不同种植系统要求用不同的扭力锁紧基台螺丝，护士要注意根据种植系统调节扭矩扳手的扭力。

6. 修复方法、操作步骤繁琐，螺丝种类较多，护士在治疗过程中要妥善标记保管，以免混淆。

7. 由于磁性基台和磁性附着体扳手带有磁力，操作中要尽量避免接触金属器皿，以免吸附丢失。

【注意事项】

1. 口腔颌面部存在诸多重要解剖结构，在行牙种植手术过程中常常伴随着一定的风险，因此术前应详细告知患者可能存在的风险，做好风险评估。

2. 应告知患者术中若有小器械不慎掉落口中，应立即头偏向一侧保持不动，不要惊慌说话或做任何吞咽动作，避免误吞误吸。

3. 为避免长时间的牵拉造成患者唇部干裂或嘴角拉伤，在患者完成术区消毒后，可使用红霉素眼膏等无菌药品进行唇部润滑及保湿。

4. 种植修复扳手使用前拴上牙线，操作中可以将牙线绕于手指上防止其滑入患者口内而导致误吞。

5. 种植修复体和周围的骨组织有一个生理适应过程，初戴种植修复体需从软到硬过渡使用，逐渐负重。

6. 因种植覆盖义齿可摘戴，嘱患者餐后及时清洁义齿，尤其是义齿组织面内的卡槽，否则少量软垢沉积后会造成型态微变，久之会影响义齿稳定性。

【操作并发症及处理】

1. 术中出血：针对出血的来源予以止血，如是植牙窝出血不止，可以插入与已备种植窝等直径的器械如方向杆，压迫止血；如果是下颌后牙区植牙窝明显出血，要注意判断是否有下牙槽动静脉损伤。出血如果在术中已得到有效控制，术后除密切观察外，一般不需特殊处理或使用止血药。

2. 上颌窦黏膜穿孔：黏膜小穿孔可用胶原膜衬垫在穿孔区；如穿孔很大，应先关闭创口，3个月后再植，以免发生上颌窦炎。

3. 神经损伤：进行神经修复，服用营养神经药物。

4. 急性感染：评估术后急性感染的病因，采用相应的治疗方法，主要包括口服或静脉注射广谱抗生素、用含有氯己定等抗感染药物的漱口液含漱，有脓肿形成时及时切开引流，用过氧化氢溶液、0.9%氯化钠溶液冲洗等。当不能彻底消除感染或种植体非常松动时，可考虑拔除种植体。

5. 种植术后出血及皮下瘀斑：种植术后若有少许渗血，可以让患者咬住棉花或纱布30分钟后观察，若不再渗血，无须再做特殊处理，漱口时注意不要力度过大，术后冷敷具有一定的作用，若出血量大及时复诊。皮下瘀斑无须特殊处理，一般1周左右开始自行消退，颜色由紫转黄。如皮下瘀斑日趋严重，要注意全身因素，及时到院就诊。

第十六节 无牙颌种植支持固定义齿修复的护理技术

无牙颌种植支持固定桥修复是指在上颌植入6~8颗种植体，下颌植入4~6颗种植体，并完成种植固定桥修复的修复方式。依据种植支持固定义齿上部修复体的设计方式，可将无牙颌种植支持固定义齿设计为整体一段式或分段式固定桥，这是目前最常见的无牙颌种植支持固定义齿修复设计。

【操作目的及意义】

1. 恢复牙列缺失的形态和功能：如咀嚼、发音、美观等。

2. 增强信心：改善患者心理和社交，增强其自信心，提高患者的生活质量。

3. 提高固位与稳定：与传统全口义齿相比较，提高义齿的固位与稳定。

【操作步骤】

1. 评估

（1）环境评估：环境宽敞、明亮、舒适、安全，温湿度适宜。

（2）用物评估：用物准备齐全、排列有序且均在有效期内。

（3）患者评估：①健康状况：全身健康状况，是否空腹，女性患者是否在生理期等。既往史：有无全身系统性疾病，特别是有无影响种植体植入的高风险因素，如骨代谢疾病和内分泌疾病（糖尿病）等，有无过敏史。②口腔状况：充分评估口内情况，包括缺牙的原因、时间、开口度、骨质及骨量等。③心理–社会状况：是否存在紧张、焦虑心理，对种植支持固定义齿的治疗意义、流程及注意事项等的了解情况和对治疗效果的期望值。

2. 操作准备

（1）护士准备：①巡回护士着装整洁，七步洗手法洗手，戴口罩、手术帽。②器械护士着装整洁，戴手术帽、外科口罩、护目镜或防护面罩，外科洗手及手消毒，穿手术衣。

（2）物品准备：①常规用物：负压吸引管、牙龈冲洗器、冲洗液、冲洗空针、棉签、刀片、缝针缝线、纱球、口杯、吸引器管、口腔治疗盘、麻醉针头、常温0.9%氯化钠溶液、冷却0.9%氯化钠溶液、聚维酮碘消毒液、局部麻醉药物及瓶镊罐等。②一期手术用物：无菌手术包、种植外科器械、种植工具盒、种植机、种植弯机及马达、种植体、复合基台/覆盖螺丝、保护帽等。③二期手术用物：种植修复工具、愈合基台，种植二期手术包。④取模用物：种植修复工具、印模材料及托盘、全口种植专用印模柱、替代体、基底、自凝树脂材料、面弓转移器械等。⑤佩戴修复体用物：种植修复工具、高速牙科手机、低速直牙科手机、砂石针及金刚砂车针、咬合纸等。

（3）患者准备：①一、二期手术阶段：无种植手术的相关禁忌证；行口内、口外消毒，消毒范围：上至眶下缘、下至颈上部、两侧至耳前。②修复阶段：了解种植支持固定式义齿的目的、方法、注意事项和配合要点。签署知情同意书。

3. 操作方法

（1）一期手术

1）核对：与医生、患者核对操作牙位。

2）麻醉：传递麻醉用物和口镜给医生行局部麻醉，协助牵拉和吸唾。

3）切开、翻瓣：用弯盘传递手术刀给医生做手术切口，协助牵拉，传递骨膜剥离子给医生行牙龈翻瓣，充分暴露牙槽嵴。

4）修整牙槽嵴：传递大号球钻或刮匙给医生修整牙槽嵴，去除骨表面粘连的软组织或拔牙后残留的肉芽组织。

5）预备种植窝洞：传递小号球钻给医生定位，在牙槽骨上预备出浅凹，作为植入的中心点；传递中号球钻扩大定位点；按照直径由小到大的顺序依次传递扩孔钻逐级备孔，每次更换大一号扩孔钻前，需放入同直径的指示杆测量深度，观察位置和方向。

6）颈部成形：传递颈部成形钻给医生进行颈部成形。

7）螺纹成形：传递攻丝钻在种植窝内壁进行螺纹成形。

8）植入种植体：护士检查种植体外包装完好无破损、在有效期内，与医生共同核对种植体系统、型号后，仅将种植体连同最内层无菌包装传递给医生，医生可使用机用或手用适配器植入种植体，种植体植入后取下携带体。

9）放置覆盖螺丝或愈合基台：埋入式种植体安装覆盖螺丝，非埋入式种植体根据软组织厚度，选择不同高度和宽度的愈合基台。

10）缝合：传递缝针缝线给医生缝合伤口，协助牵拉和吸唾。

11）术后护理：手术结束，擦拭患者口周血迹，依次取下一次性用物及铺巾，调节椅位为半卧位，询问患者有无不适，嘱患者休息 3~5 分钟，指导患者冰敷镇痛，进行术后健康宣教。

12）用物处置：整理器械台，清点手术用物并分类处理，规范处置锐器，预处理手术器械，进行诊间消毒。

（2）二期手术

1）麻醉：传递麻醉用物和口镜给医生行局部麻醉，协助牵拉和吸唾。

2）切开和翻瓣：用弯盘传递手术刀给医生做手术切口，协助牵拉，传递骨膜剥离子给医生行牙龈翻瓣，充分暴露覆盖螺丝。

3）取出覆盖螺丝：传递螺丝刀给医生拧出覆盖螺丝。

4）安装愈合基台：传递愈合基台给医生，医生安装愈合基台，用螺丝刀拧紧。

5）缝合：传递缝针缝线给医生缝合伤口，协助牵拉和吸唾。

6）术后护理：手术结束，擦拭患者口周血迹，依次取下一次性用物及铺巾，调节椅位为半卧位，询问患者有无不适，进行术后健康宣教。

7）用物处置：整理器械台，清点手术用物并分类处理，规范处置锐器，预处理手术器械，进行诊间消毒。

（3）即刻负重：当医生评估可以为患者制作即刻负重修复体时，协助医生或技师制作。

（4）制作个性化托盘：无牙颌患者通常有牙槽骨吸收，采用成品托盘有时候无法达到要求，因此在取模之前应当给患者制备个性化托盘。

（5）制取印模：由于无牙颌种植修复使用的种植体较多，为了确保印模的精确度，推荐使用开窗印模技术。

1）将种植修复螺丝扳手递予医生卸下复合基台上的保护帽后，用冲洗液冲洗牙龈袖口。

2）协助医生将印模柱连接到复合基台上。

3）调拌自凝树脂材料，配合医生将分散的印模柱连接在一起。

4）选用开窗式个别托盘在口内试戴，确保印模柱上的固位螺杆能从开窗处穿出，使用聚醚/硅橡胶印模材料制取印模。

5）为避免取模柱移位，印模制取时托盘放入口内后保持不动，待印模材料在口内硬固后，在开窗处找到固位螺杆并拧松，自口内取出印模。

6）将替代体与印模内的印模柱连接，再次拧紧螺杆。完成印模的制取、清洗、消毒后，送模型室灌注模型。

7）技师在模型上制作完成树脂基托，用于后续的颌位记录。对于粘接固位设计的修复体，此时可在模型上依据牙龈的厚度选择合适的基台。

（6）颌位记录：其方法同传统全口义齿。为了保证颌位记录的准确可以使用面弓转移和半可调节或全可调节式𬌗架排牙。

（7）试排牙：核对患者信息无误后，在患者口内试戴，检查牙列、基托外形是否合适，并征询患者的意见。协助医生检查颌位记录是否准确，咬合关系是否有误。必要时可以重新进行颌位记录和修改排牙。

（8）试戴支架：金属支架完成后，进行临床试戴。协助医生检查支架是否被动就位，是否有不合适或翘动。在支架上完成排牙后再次在口内试戴。检查排牙的外形、面容形态的恢复状态、颌位关系以及咬合关系情况。

（9）佩戴支持固定式修复体：将最终完成的修复体在口内试戴合适后，将修复扳手递予医生以适当的扭矩紧固螺丝，并用暂封材料及树脂材料分层封闭螺丝孔。粘接固位的修复体粘接完成后，仔细检查种植体周围龈沟内是否残存粘接剂，彻底清除后调改咬合，打磨抛光。

（10）用物处置。

4. 操作评价

（1）流程：用物准备齐全、放置合理，操作流程流畅。

（2）效果：技术熟练，操作过程中患者无不适，制作的种植支持固定式义齿患者佩戴满意。

【操作重点及难点】

1. 种植治疗从初诊到最终戴入修复体，整个治疗周期长，护理人员应做好治疗前、中、后的相关护理工作，以及术后回访等延伸护理服务。

2. 口腔种植应严格掌握手术适应证及禁忌证，评估手术风险；手术过程中应严格遵循无菌原则，避免感染；牙种植体植入术在备孔过程中用冷藏 0.9% 氯化钠溶液持续冲洗，避免骨灼伤。

3. 复杂手术常会运用先进的数字化技术来辅助治疗，护士应熟悉高新技术配合流程，提高医护工作效率。

4. 准备相应型号的种植修复专用扭矩扳手、全口种植专用取模柱、替代体及基底。

5. 印模技术分为闭窗式印模和开窗式印模两类，开窗式制取印模时护士需协助医生及时让取模柱暴露于开窗口内。

6. 最终佩戴修复体时，不同种植系统要求用不同的扭力锁紧基台螺丝，护士要注意根据种植系统调节扭矩扳手的扭力。

7. 修复方法、操作步骤繁琐，螺丝种类较多，护士在治疗过程中要妥善标记保管，以免混淆。

【注意事项】

1. 口腔颌面部存在诸多重要解剖结构，在行牙种植手术过程中常常伴随着一定的风险，因此术前应详细告知患者可能存在的风险，做好风险评估。

2. 应告知患者术中若有小器械不慎掉落口中，应立即头偏向一侧保持不动，不要惊慌说话或做任何吞咽动作，避免误吞误吸。

3. 为避免长时间的牵拉造成患者唇部干裂或嘴角拉伤，在患者完成术区消毒后，可使用红霉素眼膏等无菌药品进行唇部润滑及保湿。

4. 种植修复扳手使用前拴上牙线，操作中可以将牙线绕于手指上防止其滑入患者口内而导致误吞。

5. 种植修复体和周围的骨组织有一个生理适应过程，初戴种植修复体需从软到硬过渡使用，逐渐负重。

【操作并发症及处理】

1. 术中出血：针对出血的来源予以止血，如是植牙窝出血不止，可以插入与已备种植窝等直径的器械如方向杆，压迫止血；如果是在下颌后牙区植牙窝明显出血，要注意判断是否有下牙槽动静脉损伤。出血如果在术中已得到有效控制，术后除密切观察外，一般不需特殊处理或使用止血药。

2. 上颌窦黏膜穿孔：黏膜小穿孔可用胶原膜衬垫在穿孔区；如穿孔很大，应先关闭创口，3个月后再植，以免发生上颌窦炎。

3. 神经损伤：进行神经修复，服用营养神经药物。

4. 急性感染：评估术后急性感染的病因，采用相应的治疗方法，主要包括口服或静脉注射广谱抗生素、用含有氯己定等抗感染药物的漱口液含漱，有脓肿形成时及时切开引流，用过氧化氢溶液、0.9%氯化钠溶液冲洗等。当不能彻底消除感染或种植体非常松动时，可考虑拔除种植体。

5. 种植术后出血及皮下瘀斑：种植术后若有少许渗血，可以让患者咬住棉花或纱布30分钟后观察，若不再渗血，无须再做特殊处理，漱口时注意不要力度过大，术后冷敷具有一定的作用，若出血量大及时复诊。皮下瘀斑无须特殊处理，一般1周左右开始自行消退，颜色由紫转黄。如皮下瘀斑日趋严重，要注意全身因素，及时到院就诊。

第十七节 骨组织引导再生术的护理技术

引导骨再生术是从引导组织再生术发展而来，是指在拟进行骨增量的位点，将屏障膜放于骨代用品和软组织之间，在相对封闭的组织环境中阻止结缔组织细胞和上皮细胞进入骨缺损区，促进有潜在生长能力、迁移速度较慢的前体成骨细胞优先进入骨缺损区，并起到保护血凝块，缓解压力以及空间支撑的作用，在多重效应下实现缺损区的骨修复性再生，是牙种植骨增量的重要技术之一。

【操作目的及意义】

重塑牙槽骨：帮助患者恢复理想的牙槽骨高度和宽度，以支持牙齿的正常功能和美观。

【操作步骤】

1. 评估

（1）环境评估：环境宽敞、明亮、舒适、安全，温湿度适宜。

（2）用物评估：用物准备齐全、排列有序且均在有效期内，仪器设备性能完好。

（3）患者评估：①健康状况：全身健康状况，是否空腹，女性患者是否在生理期等。既往史：有无全身系统性疾病，特别是有无影响种植体植入的高风险因素如骨代谢疾病和内分泌疾病（糖尿病）等，有无过敏史。②口腔状况：协助医生检查缺牙位点骨组织和软组织情况，包括缺牙的原因和时间，缺牙部位的修复间隙，天然牙及全口牙周状况，咬合状态和开口度等。协助医生开具影像学检查，评估缺牙区的骨质和骨量、相邻结构有无异常等。③心理－社会状况：是否存在紧张、焦虑心理；对治疗的意义、方法和预后的了解。

2. 操作准备

（1）护士准备：①巡回护士着装整洁，七步洗手法洗手，戴口罩、手术帽。②器械护士着装整洁，戴手术帽、外科口罩、护目镜或防护面罩，外科洗手及手消毒，穿手术衣。

（2）物品准备：无菌手术包、种植外科器械、种植工具盒、种植机、种植弯机及马达、种植体、覆盖螺丝或愈合基台、骨代用品、屏障膜等。

（3）患者准备：了解骨组织引导再生术护理技术的目的、方法、注意事项和配合要点；确保患者充分知情同意并签署手术同意书；对患者术前行口内消毒和口外消毒。

3. 操作方法

（1）麻醉：采用盐酸利多卡因注射液或阿替卡因肾上腺素注射液（有心血管系统疾病的患者慎用）进行局部麻醉。

（2）切开和翻瓣：器械护士用弯盘传递手术刀给医生做牙龈切口，医生根据患者骨缺损的范围和手术部位选择适宜的切口类型（角形切口、梯形切口和 H 形切口）。器械护士协助医生牵拉口角和吸唾，暴露术野，配合医生翻开黏骨膜瓣。

（3）预备种植窝洞和植入种植体：根据治疗计划完成种植窝洞的制备，并植入种植体。根据手术情况和患者自身骨质条件备洞时，可用刮匙收集患者的自体骨屑备用。

（4）骨组织去皮质化：用球钻于骨皮质表面打孔，促使骨松质内血液渗出，以促进成骨、成血管的相关细胞以及细胞因子进入骨代用品内，进而促进骨修复再生。

（5）放置骨代用品：巡回护士遵医嘱拆解骨代用品并与医生进行双人核对，器械护士传递骨代用品输送器、骨代用品填充器以及骨代用品和自体骨屑的混合物予医生，随后协助医生牵开黏骨膜瓣并吸唾，充分暴露植骨区域，放置骨代用品。

（6）覆盖与固定屏障膜：根据骨缺损区的范围和缺损形态，选择种类与大小适宜的屏障膜覆盖并固定，固定时应确保屏障膜平整且无褶皱。

（7）缝合：器械护士传递缝线并牵拉嘴唇，医生缝合切口。缝合完毕后检查伤口是否无张力关闭，有无活动性出血等。

（8）术后护理：手术结束，擦拭患者口周血迹，依次取下一次性用物及铺巾，调节椅位为半卧位，询问患者有无不适，嘱患者休息 3～5 分钟，指导患者冰敷镇痛，进行术后健康宣教。

（9）用物处置：整理器械台，清点手术用物并分类处理，规范处置锐器，预处理手术器械，进行诊间消毒。

4. 操作评价

（1）流程：用物准备齐全、放置合理，操作流程流畅。

（2）效果：技术熟练，充分暴露术野，患者无不适，顺利完成引导骨再生术。

【操作重点及难点】

1. 护理人员应提前将 0.9% 氯化钠溶液放置于冰箱冷藏保存，因牙种植体植入术在备孔过程中需用冷藏 0.9% 氯化钠溶液持续冲洗，以避免骨灼伤。

2. 种植体应现拆现用，按需传递种植体，避免种植体长时间暴露于空气中。

3. 骨代用品放置过程中需及时吸唾，以避免其污染植骨区域，需注意吸引器管不应太靠近植骨区域，以避免骨代用品移位或流失。

【注意事项】

1. 目前种植治疗对植入体内的生物材料（种植体和骨代用品）及修复材料的依赖度较高，常涉及多种高值耗材，应指导患者签署高值医用耗材知情同意书。

2. 严格查对制度，注意无菌操作原则，做好标准防护，规范传递器械，避免针刺伤的发生。

3. 术前指导患者误吞误吸的应急配合，操作过程中防止小器械误吞误吸，小器械可拴线使用，以便发生小器械掉落时可及时将其拉出口中。

4. 减少术后大张口等大幅度口腔运动，避免压迫和挤压按摩植骨区域。

5. 术后出现颗粒物脱出是正常现象，如大量颗粒物从伤口漏出需要联系医生复诊。

【操作并发症及处理】

1. 麻醉药物过敏性休克：立即停止操作，启动应急预案，保持呼吸道通畅，吸氧，维持血压，给予心肺复苏术等急救措施，必要时给予药物治疗。

2. 小器械误吞/误吸：立即停止操作，启动应急预案，嘱患者立即将头偏向一侧，勿做吞咽动作，并进行急救处理。

3. 术后感染：遵医嘱及时进行 0.9% 氯化钠溶液冲洗，抗感染治疗，有脓肿形成时及时切开引流。

第九章

口腔正畸护理操作技术

第一节　直接粘接法粘接唇（舌）侧托槽护理技术

直接粘接法粘接唇（舌）侧托槽护理技术是指护士与医生之间密切协作，解决正畸治疗中托槽粘接固定在牙面上的问题，保障托槽固位良好、支抗充分，适于施加各种类型的矫治力，具有利于多数牙齿的移动、能有效地控制牙齿移动方向等特点，是目前正畸治疗过程中提高工作效率的方法。直接粘接法粘接托槽可以是唇侧托槽，也可以是舌侧托槽。本节以直接粘接法粘接唇侧托槽护理技术为例。

【操作目的及意义】

1. 提高效率：迅速而准确地完成托槽的粘接。

2. 确保粘接质量：保持术野清晰，保证托槽粘接质量。

【操作步骤】

1. 评估

（1）环境评估：环境宽敞、明亮、舒适、安全，温湿度适宜。

（2）用物评估：用物准备齐全、排列有序且均在有效期内。

（3）患者评估：①健康状况：全身健康情况。既往史：有无肝病、鼻炎、鼻窦炎、扁桃体肥大、腺样体肥大，有无过敏史。②口腔状况：患者有无牙齿萌出异常、牙齿脱矿、龋坏、变色、牙龈出血、口腔异味、夜磨牙、咀嚼或张口困难、颞下颌关节弹响或杂音、口腔不良习惯。③心理 - 社会状况：是否存在紧张、焦虑心理；患者主诉与正畸治疗目标匹配度；对直接粘接法粘接唇（舌）侧托槽护理技术的治疗意义、方法的了解。

2. 操作准备

（1）护士准备：着装整洁，洗手，戴口罩，戴护目镜或防护面罩。

（2）物品准备：①口腔诊疗常规用物：口腔治疗盘、口杯、治疗巾、三用枪头、一次性乳胶手套等。②粘接托槽用物：32%～37%磷酸、托槽粘接材料、托槽、反向托槽镊、反向颊面管镊、托槽定位尺。③安置弓丝用物：弓丝、末端切断钳、末端回弯钳、持针器、结扎丝、钢丝剪。④其他：75%乙醇小棉球、纱球、凡士林棉签、吸引器管、开口器、小棉棒、软毛刷、塑料小调拌刀、抛光杯、抛光膏、低速牙科手机、弯盘、光固化灯、护目镜。

（3）患者准备：了解正畸治疗的目的、方法、注意事项和配合要点；患者的社会支持情况。全身情况及口腔黏膜有无破损，牙齿、牙弓、牙列、颌骨畸形类型和程度，面型及侧貌情况，有无颞下颌关节疾病、牙周疾病、牙体牙髓疾病，有无口腔不良习惯。

3. 操作方法

（1）核对：与医生、患者再次核对姓名、年龄、操作牙位、托槽规格。

（2）引导：患者坐上牙科椅，戴上胸巾，协助漱口，佩戴护目镜，调整椅位于治疗位，调节光源后关闭光源。

（3）保护口角：医生护士洗手，戴一次性乳胶手套，坐于相应的四手操作时钟位置；传递涂抹凡士林的棉签给医生行口唇及唇角保护。

（4）清洁牙面：护士打开光源，左手传递打磨膏，右手传递口镜，医生取下低速牙科弯机，用软毛刷蘸取打磨膏，清洁所有待粘牙齿的唇/颊面。医生抛光牙面后，护士取三用枪和吸引器管放入患者口内，医生用口镜牵拉患者口角，护士冲洗牙面并及时吸出冲洗液及唾液。

（5）放置开口器：护士左手传递开口器给医生。

（6）隔湿：护士左手传递牙用镊给医生，医生用牙用镊夹取纱球放置于两侧腮腺导管开口出处和舌下腺开口处，形成良好的隔湿。

（7）擦拭牙面：护士左手取75%乙醇棉球杯，右手持弯盘置于传递区，医生用75%乙醇小棉球擦拭所有待粘牙齿的牙面。

（8）吹干牙面：护士左手取三用枪，医生轻轻牵拉开口器，护士吹干牙面。

（9）酸蚀：按照"酸蚀－冲洗"步骤进行牙面处理。护士传递32%～37%磷酸凝胶给医生涂布在牙面上，协助记录酸蚀时间30～60秒。酸蚀后护士左手取三用枪，右手取吸引器管放入患者口内，医生轻轻牵拉开口器，护士冲洗牙面并及时吸出冲洗液及唾液。

（10）更换纱球：护士左手取牙用镊给医生，医生用牙用镊取出口内纱球放于弯盘中。护士传递纱球，再次同法放置隔湿纱球，护士左手取三用枪吹干牙面；酸蚀后吹干的牙面呈无光泽的白垩色。

（11）粘接：①涂粘接液剂：护士传递浸有粘接剂的小棉棒，医生在白垩色牙面涂布粘接液剂；再用三用枪轻吹，使粘接剂形成一薄层均匀分布于牙面上。粘接液剂应完全覆盖酸蚀过的牙面。②涂粘接糊剂：护士左手用反向托槽镊夹取托槽，右手用塑料小调拌刀取适量粘接糊剂置于托槽底板上，传递夹取托槽的反向托槽镊给医生，用纱球擦净小调拌刀备用，同法粘接其他牙位托槽和颊面管。③安置托槽：医生将托槽置于牙面粘接位置上，护士传递托槽定位尺，医生检查托槽位置是否准确；传递探针和纱球，医生用探针去除托槽周围溢出的粘接剂。④粘接剂固化：护士设置LED 光固化灯为正畸模式后照射每个托槽周围 3～5 秒至粘接剂固化。

（12）取出：护士左手持弯盘，右手持牙用镊传递给医生，医生取出隔湿纱球和开口器放入弯盘中。

（13）安置弓丝：护士左手持弓丝，右手持口镜传递给医生，医生将弓丝放置于托槽槽沟内；护士传递持针器给医生，医生将弓丝末端插入颊面管内，检查弓丝末端长短和位置，护士传递末端切断钳和末端回弯钳，医生切断弓丝末端多余弓丝或进行回弯弓丝末端；传递结扎材料，协助医生固定弓丝。

（14）告知：患者操作结束，调整椅位至半卧位，取下防护眼罩，协助患者漱口，取下胸巾，协助患者下椅位。

（15）健康指导：①饮食：嘱患者用牙齿咬合面左右两侧均衡咀嚼，避免造成弓丝旋转引起不适，宜细嚼慢咽，如咀嚼时感到有硬物顶住托槽，则不能继续咬实。为避免托槽脱落勿啃食硬物、带骨食物，带核食物去核，水果切成小薄片食用。②口腔卫生状况：进食后刷牙，建议选择正畸专用牙刷，将软垢及食物残渣刷洗干净，保持口腔清洁，防止龋齿和牙周炎。③预约复诊时间：4～6 周复诊一次；间隔时间过短、加力过勤，可能导致牙周组织损伤；间隔时间过长，会使治疗时间延长。牙齿疼痛剧烈、弓丝扎嘴等特殊情况及时复诊。

（16）用物处置：诊间消毒，整理用物，送消毒供应室处理，操作完毕工作台干净、整洁。

4. 操作评价

（1）流程：用物准备齐全、放置合理，操作流程流畅。

（2）效果：技术熟练，充分暴露视野，患者无不适。

【操作重点及难点】

1. 牙面彻底清洁，否则会影响粘接效果。

2. 粘接剂取量适中，托槽底板上均匀涂布一薄层粘接液剂；粘接糊剂根据托槽底板大小而取不同用量。

3. 弓丝长度适中，在颊面管远中弓丝末端余留 2~3mm 进行回弯，避免口腔黏膜损伤。

【注意事项】

1. 选择大小适宜的纱球隔湿，放置位置正确，吸唾及时有效。

2. 酸蚀面积稍大于托槽底板面积，避免牙釉质酸蚀面积过大。

3. 检查弓丝长度和位置，避免刺伤口腔黏膜。

4. 避免将水雾、酸蚀剂等喷溅到患者皮肤或衣服上。

【操作并发症及处理】

1. 托槽误吞/误吸：立即停止操作，启动应急预案，进行相应急救处理。

2. 疼痛：①初戴矫治器或复诊加力后 2~3 天，牙齿轻微疼痛，通常可以忍受，1 周左右后疼痛症状消失。②可进食温软食物以减轻疼痛，必要时予以止痛药物治疗。③若疼痛不减反而加重，则需及时联系医生就诊检查。

3. 口腔黏膜破损：黏膜保护蜡或口香糖暂时覆盖在扎嘴的弓丝或结扎丝上，及时到医院进行处理。

4. 溃疡：①将黏膜保护蜡制作成团状放置于刺激明显的矫治部件上缓解不适。②将溃疡软膏、溃疡散等药物涂布于溃疡面以缓解症状，经过 7~10 天的自然病程可自行恢复。

第二节　间接粘接法粘接唇（舌）侧托槽护理技术

间接粘接法粘接唇（舌）侧托槽护理技术是指使用一种转移设计托盘装置将正畸托槽从工作模型转移粘接在患者牙齿上的技术，可解决托槽粘接操作中的定位准确性问题，保障患者美学需求和提高工作效率。随着计算机三维数字化技术的发展，目前该技术已逐渐演变为数字化间接粘接技术，是正畸治疗过程中实现更高的精准性和临床效率的方法。间接粘接法粘接托槽可以是唇侧托槽，也可以是舌侧托槽。本节以间接粘接法粘接舌侧托槽护理技术为例。

【操作目的及意义】

1. 术野清晰：及时吸唾，确保牙面干燥，保证托槽粘接质量。

2. 精确定位：减少肉眼误差。

3. 节省时间：减少了托槽再定位，缩短椅旁操作时间。

【操作步骤】

1. 评估

（1）环境评估：环境宽敞、明亮、舒适、安全，温湿度适宜。

（2）用物评估：用物准备齐全、排列有序且均在有效期内。

（3）患者评估：①健康状况：全身健康情况。既往史：有无肝病、糖尿病、鼻炎、鼻窦炎、扁桃体肥大、腺样体肥大，有无过敏史。②口腔状况：患者有无牙齿普遍过小或舌面萌出不足、牙齿脱矿、龋坏、变色、牙周疾病、咀嚼或张口困难、颞下颌关节弹响或杂音、有无严重舌部刺激症状。③心理-社会状况：是否存在紧张、焦虑心理；患者期望值与正畸治疗目标匹配度；对间接粘接法粘接舌侧托槽护理技术的治疗意义、方法的了解；患者经济条件和社会支持系统。

2. 操作准备

（1）护士准备：着装整洁，洗手，戴口罩，戴护目镜或防护面罩。

（2）物品准备：①口腔诊疗常规用物：口腔治疗盘、口杯、治疗巾、三用枪头、一次性乳胶手套等。②粘接托槽用物：32%～37%磷酸、托槽粘接材料、个性化舌侧托槽间接转移托盘。③安置弓丝用物：个性化矫治弓丝、长柄末端切断钳、末端回弯钳、45°细丝切断钳、小号弯头持针器、结扎丝、弯头钢丝剪。④其他：75%乙醇小棉球、纱球、凡士林棉签、吸引器管、开口器、小棉棒、软毛刷、塑料小调拌刀、抛光杯、抛光膏、低速牙科弯机、弯盘、光固化灯、护目镜等。

（3）患者准备：了解间接粘接法粘接舌侧托槽的目的、方法、注意事项和配合要点，全身情况及口腔黏膜有无破损，牙齿、牙弓、牙列、颌骨畸形类型和程度，面型及侧貌情况，有无颞下颌关节疾病、牙周疾病、牙体牙髓疾病，有无口腔不良习惯，有无过敏史。

3. 操作方法

（1）核对：与医生、患者再次核对姓名、年龄、性别，根据个性化间接粘接托盘说明书，核对托盘是否完整，托槽在托盘内嵌合位置是否正确，有无带环、𬌗面板等。

（2）引导：患者坐上牙科椅，戴上胸巾，协助漱口，佩戴护目镜，调整椅位于治疗位，调节光源后关闭光源。

（3）保护口角：医生、护士洗手，戴一次性乳胶手套，坐于相应的四手操作时钟位置；传递涂抹凡士林的棉签给医生，行口唇及唇角保护。

（4）清洁牙面：护士打开光源，左手传递打磨膏，右手传递口镜，医生取下低速牙科弯机，用软毛刷蘸取打磨膏，清洁所有待粘牙齿的舌面。

医生抛光牙面后，护士取三用枪和吸引器管放入患者口内，医生用口镜牵拉患者口角，护士冲洗牙面并及时吸出冲洗液及唾液。

（5）试转移托盘：传递舌侧托槽间接转移托盘给医生，医生将托盘在患者口内试戴就位，确认托盘与牙齿相应解剖结构的对应关系。如托盘就位不良，需传递剪刀将托盘分段，并分次确认就位。

（6）干燥：护士用乙醇棉球擦拭托盘内的托槽底板，吹干备用。

（7）放置开口器：护士左手传递开口器给医生。

（8）隔湿：护士左手传递牙用镊给医生，医生用牙用镊夹取纱球放置于两侧腮腺导管开口出处和舌下腺开口处，形成良好的隔湿。

（9）擦拭牙面：护士左手取75%乙醇棉球杯，右手持弯盘置于传递区，医生用75%乙醇小棉球擦拭所有待粘牙齿的牙面。

（10）吹干牙面：护士左手取三用枪，医生轻轻牵拉开口器，护士吹干牙面。

（11）酸蚀：按照"酸蚀 – 冲洗"步骤进行牙面处理。护士传递32%～37%磷酸给医生涂布在牙齿舌侧面，协助记录酸蚀时间30～60秒，酸蚀后护士左手取三用枪，右手取吸引器管放入患者口内，医生轻轻牵拉开口器，护士冲洗牙面并及时吸出冲洗液及唾液。

（12）更换纱球：护士左手取牙用镊给医生，医生用牙用镊取出口内纱球放于弯盘中。护士传递纱球，再次同法放置隔湿纱球，护士左手取三用枪吹干牙面；酸蚀后吹干的牙面呈无光泽的白垩色。

（13）粘接：①牙齿舌面涂粘接液剂：护士传递浸有粘接剂的小棉棒，医生在白垩色牙面上涂布粘接液剂；再用三用气枪头轻吹，使粘接剂形成一薄层均匀分布于牙面上。粘接液剂应完全覆盖酸蚀过的牙面。②涂粘接糊剂：护士右手用塑料小调拌刀取适量粘接糊剂置于嵌在粘接托盘中的托槽底板上，粘接糊剂应均匀涂布，完全覆盖整个托槽底板，用纱球擦净小调拌刀备用，同法涂布其他牙位托槽和颊面管。③间接转移托盘就位：医生按照试戴托盘时确认的托盘与牙齿相应解剖结构对应关系，将间接粘接托盘紧压于牙齿上。

（14）固化：护士设置LED光固化灯为正畸模式后照射每个托槽周围3～5秒至粘接剂固化。

（15）取下转移托盘：医生取下舌侧转移托盘置于弯盘中，护士传递口镜，检查托槽粘接是否良好。

（16）取出：护士左手持弯盘，右手持牙用镊传递给医生，医生取出隔湿纱球和开口器放入弯盘中。

（17）去除：医生使用高速手机和抛光车针去除托槽底板四周多余的粘接剂，护士及时吸唾，保持术野清晰。

（18）安置弓丝：①护士左手持个性化矫治弓丝，右手持口镜传递给医生，医生将弓丝放置于托槽槽沟内。②护士传递小号弯头持针器给医生，医生将弓丝末端插入颊面管内，检查弓丝末端长短和位置。③护士传递长柄末端切断钳和末端回弯钳，医生切断弓丝末端多余弓丝后回弯弓丝末端。④协助医生固定弓丝：传递结扎丝、45°细丝切断钳，用纱球收取剪下来的结扎丝。

（19）告知：患者操作结束，调整椅位至半卧位，取下护目镜，协助患者漱口，取下胸巾，协助患者下椅位。

（20）健康指导：①适应：初戴舌侧矫治器可能有发音、咀嚼、舌部刺激的不适感，比唇侧矫治器适应时间稍长，建议多饮水缓解。②饮食：左右两侧均衡咀嚼，避免造成弓丝旋转引起不适；为避免托槽脱落勿啃食硬物、带骨食物，带核食物去核，水果切成小薄片食用。③口腔卫生状况：进食后刷牙，建议照镜子刷牙，有利于及时发现舌侧面软垢及食物残渣问题，保持口腔清洁，防止龋齿和牙周炎。④预约复诊时间：4~6周复诊一次；牙齿疼痛剧烈、弓丝扎嘴等特殊情况及时复诊；如托槽脱落需保留好脱落托槽，及时联系医生，预约复诊时间。

（21）用物处置：诊间消毒，整理用物，送消毒供应室处理，操作完毕工作台干净、整洁。

4. 操作评价

（1）流程：用物准备齐全、放置合理，操作流程流畅。

（2）效果：技术熟练，充分暴露视野，严密有效隔湿，患者无不适。

【操作重点及难点】

1. 确认舌侧托槽间接转移托盘与牙齿相应解剖结构的对应关系。如托盘就位不良时，需将托盘分段，并分次确认就位。

2. 牙面彻底清洁，否则会影响粘接效果。

3. 控制光固化灯强度和时间，确保粘接剂充分固化。

【注意事项】

1. 严密隔湿：在隔湿过程中，选择大小适宜的纱球，放置位置正确，吸唾及时有效。

2. 粘接剂取量适中：粘接液剂和糊剂只需涂布均匀薄层，避免材料过多。

3. 操作时应动作轻柔，注意避免将水雾、酸蚀剂等喷溅到患者皮肤或衣服上。

4. 去除转移托盘时应从舌、腭侧轻轻撬动，避免托槽脱落。

5. 检查弓丝长度，避免口腔黏膜损伤。

6. 使用结扎丝时，应及时用纱球收取剪下来的结扎丝，避免刺伤。

【操作并发症及处理】

1. 托槽误吞/误吸：立即停止操作，启动应急预案，行相应急救处理。

2. 疼痛：①初戴矫治器或复诊加力后 3~5 天，牙齿轻微疼痛，通常可以忍受，1 周左右后疼痛症状消失。②可进食温软食物以减轻疼痛，必要时予以止痛药物治疗。③若疼痛不减反而加重，则需及时联系医生就诊检查。

3. 溃疡：①将黏膜保护蜡制作成团状放置于刺激明显的矫治部件上缓解不适。②将溃疡软膏、溃疡散等药物置于溃疡面以缓解症状，经过 7~10 天的自然病程可自行恢复。

4. 口腔黏膜破损：黏膜保护蜡或口香糖暂时覆盖在扎嘴的弓丝或结扎丝上，及时到医院进行处理。

5. 牙釉质脱矿、龋坏：注意口腔卫生，进食后采用正确的方法刷牙。

第三节 托槽拆除护理技术

托槽拆除护理技术是指口腔正畸治疗结束，解决正畸托槽拆除问题，以保障患者安全和提高工作效率，是目前正畸结束治疗时医生和护士之间相互配合，共同完成托槽拆除的过程。

【操作目的及意义】

1. 提高正畸托槽拆除效率：减少椅旁操作时间，提高治疗效率。

2. 确保医疗质量：护士为医生提供清晰术野，及时吸唾，确保患者安全、舒适。

【操作步骤】

1. 评估

（1）环境评估：环境宽敞、明亮、舒适、安全，温湿度适宜。

（2）用物评估：用物准备齐全、排列有序且均在有效期内。

（3）患者评估：①健康状况：全身健康情况。既往史：有无肝病、糖尿病、鼻炎、鼻窦炎、扁桃体肥大、腺样体肥大，有无过敏史。②口腔状况：患者有无牙齿脱矿、龋坏、变色、牙龈出血或张口困难、颞下颌关节弹响或杂音、口腔不良习惯。③心理 – 社会状况：是否存在紧张、焦虑心理；通过正畸治疗是否达到预期效果；对托槽拆除护理技术的治疗意义、方法的了解和接受程度；患者社会支持系统。

2. 操作准备

（1）护士准备：着装整洁，洗手，戴口罩，戴护目镜或防护面罩。

（2）物品准备：①口腔诊疗常规用物：口腔治疗盘、口杯、治疗巾等。②拆除托槽用物：前牙去托槽钳、后牙去托槽钳、持针器。③其他：凡士林棉签、吸引器管、开口器、抛光杯、抛光膏、抛光车针、高速手机、低速牙科弯机、弯盘、护目镜。

（3）患者准备：患者对正畸治疗效果的满意度，对结束正畸治疗佩戴保持器知识的掌握程度，告知患者治疗项目，签署治疗同意书。了解托槽拆除术的目的、方法、注意事项和配合要点；患者全身状况及口腔黏膜有无破损。

3. 操作方法

（1）核对：与医生、患者再次核对姓名、年龄、结束正畸治疗同意书、操作牙位。

（2）引导：患者坐上牙科椅，戴上胸巾，协助患者漱口，佩戴护目镜，调整椅位于治疗位，调节光源后关闭光源。

（3）保护口角：医生、护士洗手，戴一次性乳胶手套，坐于相应的四手操作时钟位置；传递涂抹凡士林的棉签给医生，行口唇及唇角保护。

（4）放置开口器：护士左手传递开口器给医生。

（5）拆除托槽：护士打开光源，左手传递后牙去托槽钳，右手传递口镜，医生用后牙去托槽钳夹住托槽翼两侧稍用力使托槽底板变形即可脱离牙面，同法依次拆除口腔四个区后牙托槽；护士收回后牙去托槽钳，传递前牙去托槽钳给医生，医生依次拆除前牙托槽，护士收回前牙去托槽钳；传递持针器，取出托槽与弓丝放置于弯盘内。

（6）去除粘接材料：医生取下高速手机，用高速手机和抛光车针去除牙釉质上残留的粘接剂，护士及时吸唾，保持术野清晰。

（7）抛光牙面：医生取下低速牙科弯机，用软毛刷蘸取打磨膏，抛光牙面，护士取三用枪和吸引器管放入患者口内，医生用口镜牵拉患者口角，护士冲洗牙面并及时吸出冲洗液及唾液。

（8）告知：护士收回口镜，取下保护面罩。告知患者操作结束，调整椅位至半卧位，取下防护眼罩，协助患者漱口，取下胸巾，协助患者下椅位。

（9）健康指导：结束正畸治疗后前半年需每 1~2 月复诊一次，半年后仍建议每 3 个月复诊一次。

（10）用物处置：诊间消毒，整理用物，送消毒供应室处理，操作完毕工作台干净、整洁。

4. 操作评价

（1）流程：用物准备齐全、放置合理，操作流程流畅。

（2）效果：技术熟练，充分暴露视野，患者无不适。

【操作重点及难点】

1. 避免牙釉质上残留粘接剂。

2. 保持术野清晰。

【注意事项】

1. 医生用去托槽钳夹住托槽翼两侧稍用力使托槽底板变形，避免使用其他器械代替去托槽钳。

2. 仔细核查牙位，避免遗漏拆除托槽或舌侧扣。

3. 避免将水雾喷溅到患者脸上或身上。

【操作并发症及处理】

1. 托槽误吞/误吸：立即停止操作，启动应急预案，行相应急救处理。

2. 口腔黏膜损伤：掌握正确的操作技巧，轻柔地操作，避免对口腔黏膜造成损伤。

3. 牙痛：使用去托槽钳拆除托槽，避免用其他器械拆除托槽。

4. 粘接材料残留：彻底清除粘接剂，避免粘接剂残留，影响牙釉质清洁。

第四节　透明矫治器附件粘接护理技术

透明矫治器附件是指正畸医生根据患者个体牙列利用专门的软件模拟设计出粘接在牙齿表面特定位置、具有特定形状和大小的树脂块，通过护士与医生之间密切协作，解决附件粘接过程中隔湿、酸蚀、充填等技术问题，保障患者安全和提高工作效率。附件是增强矫治器固位，辅助牙齿施加矫治力，精准控制牙齿移动的常规辅助装置。

【操作目的及意义】

1. 精准：数字化模拟，过程易监控。

2. 提高医疗质量：可显著提高工作效率，保证患者安全，预防医院感染，提高医护患的满意度。

【操作步骤】

1. 评估

(1) 环境评估：环境宽敞、明亮、舒适、安全，温湿度适宜。

(2) 用物评估：用物准备齐全、排列有序且均在有效期内。

(3) 患者评估：①健康状况：全身健康情况。既往史：有无肝病、糖尿病、鼻炎、鼻窦炎、扁桃体肥大、腺样体肥大，有无过敏史。②口腔状况：患者有无牙齿萌出异常、牙齿脱矿、龋坏、变色、牙龈出血、口腔异味、夜磨牙、咀嚼或张口困难、颞下颌关节弹响或杂音、口腔不良习惯。③心理 - 社会状况：是否存在紧张、焦虑心理；对面部美学、牙齿美学、牙龈美学和微笑美学的要求，患者主诉与隐形矫治方案目标匹配度；对正畸治疗的依从性及配合程度；对透明矫治器附件粘接护理技术的治疗意义、方法的了解和接受程度；患者经济条件和社会支持系统。

2. 操作准备

(1) 护士准备：着装整洁，洗手，戴口罩，戴护目镜或防护面罩。

(2) 物品准备：①口腔诊疗常规用物：口腔治疗盘、口杯、治疗巾、三用枪头、一次性乳胶手套等。②粘接透明矫治器附件用物：32%～37%磷酸、附件粘接材料、试戴模板、第一副透明矫治器、树脂充填器。③其他：75%乙醇小棉球、纱球、凡士林棉签、吸引器管、开口器、小棉棒、软毛刷、抛光条、抛光膏、低速牙科弯机、高速牙科手机、高速车针、手动砂条、氟制剂、弯盘、护目镜、光固化灯等。

(3) 患者准备：了解透明矫治器附件粘接护理技术的目的、方法、注意事项和配合要点；患者对正畸治疗的配合和耐受程度。评估患者全身情况及口腔黏膜有无破损，牙齿、牙弓、牙列、颌骨畸形类型和程度，面型及侧貌情况，有无颞下颌关节疾病、牙周疾病、牙体牙髓疾病，有无口腔不良习惯，有无过敏史。

3. 操作方法

(1) 核对：核对患者姓名、年龄、性别，根据透明矫治器治疗概览，核对试戴模板附件是否完整，位置是否正确。

(2) 引导：患者坐上牙科椅，戴上胸巾，协助患者漱口，佩戴护目镜，调整椅位于治疗位，调节光源后关闭光源。

(3) 保护口角：医生、护士洗手，戴一次性乳胶手套，坐于相应的四手操作时钟位置；传递涂抹凡士林的棉签给医生行口唇及唇角保护。

(4) 清洁牙面：护士打开光源，左手传递打磨膏，右手传递口镜，医生取下低速牙科弯机，用软毛刷蘸取打磨膏，清洁所有待粘牙齿的唇、舌面。抛光牙面后，护士取三用枪和吸引器管放入患者口内，医生用口镜牵拉患者口角，护士冲洗牙面并及时吸出冲洗液及唾液。

（5）试戴模板：传递试戴模板给医生，医生将模板在患者口内试戴就位，护士传递口镜给医生，确认模板与牙齿相应解剖结构的对应关系。如模板就位不良，需传递剪刀将模板分段，并分次确认就位。

（6）干燥附件型腔：护士用75%乙醇棉球擦拭模板内的附件型腔，吹干备用。

（7）放置开口器：护士左手传递开口器给医生。

（8）隔湿：护士左手传递牙用镊给医生，医生用牙用镊夹取纱球放置于两侧腮腺导管开口处和舌下腺开口处，形成良好的隔湿。

（9）擦拭牙面：护士左手取75%乙醇棉球杯，右手持弯盘置于传递区，医生用75%乙醇小棉球擦拭所有待粘透明矫治器附件牙齿的牙面。

（10）吹干：护士左手取三用枪，医生轻轻牵拉开口器，护士吹干牙面。

（11）酸蚀：按照"酸蚀－冲洗"步骤进行牙面处理。护士传递32%～37%磷酸给医生涂布在需粘接透明矫治器附件牙面上，协助记录酸蚀时间30～60秒，酸蚀后护士左手取三用枪、右手取吸引器管放入患者口内，医生轻轻牵拉开口器，护士冲洗牙面并及时吸出冲洗液及唾液。

（12）更换纱球：护士左手取牙用镊给医生，医生用牙用镊取出口内纱球放于弯盘中。护士传递纱球，再次同法放置隔湿纱球，护士左手取三用枪吹干牙面；酸蚀后吹干的牙面呈无光泽的白垩色。

（13）粘接：①涂粘接液剂：护士传递浸有粘接剂的小棉棒，医生在白垩色牙面上涂布粘接液剂；再用三用气枪头轻吹，使粘接剂形成一薄层均匀分布于牙面上。粘接液剂应完全覆盖酸蚀过的牙面。②光固化粘接液剂：护士传递光固化灯，按照牙釉质粘接剂使用说明，对粘接液剂进行适当时间（通常为5秒）的光固化。③填入复合树脂材料：护士右手用树脂充填器取适量复合树脂材料，加压充填附件模板上的型腔，避免产生气泡。④安置附件：医生按照试戴附件模板时确认的附件与牙齿相应解剖结构，将附件模板戴入口内，试压使之完全就位后垂直加压牙面，以保证模板完全就位。

（14）固化：护士设置LED光固化灯为正畸模式后照射每个托槽周围3～5秒至复合树脂材料固化。

（15）取出：护士左手持弯盘，右手持牙用镊传递给医生，取出隔湿纱球和开口器放入弯盘中。传递探针给医生，医生用探针轻轻掀起附件模板龈方边缘，使模板与牙面分离后，取下附件模板置于弯盘中，护士传递口镜，检查附件粘接是否良好。

（16）去除：检查附件周围是否有树脂菲边残留，若存在，医生使用高速手机和抛光车针磨除附件四周多余的粘接材料菲边，护士及时吸唾，保持术野清晰。

（17）测试：试戴第 1 副矫治器，测试矫治器贴合度，确保粘接附件后第 1 副矫治器贴合，以证明附件粘接到位。

（18）告知：患者操作结束，调整椅位至半卧位，取下防护眼罩，协助患者漱口，取下胸巾，协助患者下椅位。

（19）健康指导：①佩戴方法：用双手将矫治器平放入口腔，矫治器与相应牙齿对齐后，慢慢从前牙或较难戴入的牙位先行戴入；用拇指（上颌）或示指（下颌）推压矫治器切端和咬合面，直至矫治器完全就位。②摘除方法：上颌用拇指或示指抠住对侧矫治器的后牙腭侧边缘，向下轻拉，从后往前，使矫治器逐步脱位。下颌用拇指向上推起后牙颊侧边缘，从后往前，使矫治器逐步脱位。③佩戴时间：每天至少佩戴矫治器 20～22 小时，10 天左右后更换下一副矫治器。每次佩戴矫治器后用咬胶咬 5 分钟，全天不低于 20 分钟，使牙齿和矫治器更贴合，利于牙齿移动。④饮食：佩戴矫治器后避免摄入有色饮料和碳酸饮料，以免矫治器着色，进食时应取下矫治器。⑤清洁：每次摘下矫治器后用凉水冲洗或用软毛牙刷轻轻刷洗透明矫治器，勿用高温或化学清洁剂清洗消毒，以防止矫治器变形。⑥口腔卫生：进食后需要刷牙或漱口，保持口腔清洁，防止龋齿、牙周炎。⑦保管：摘除矫治器后放入专用盒子内，每次佩戴新矫治器均暂时保留上一副旧矫治器 2～3 周，防止遗失后备用。⑧依从性：告知患者及家属透明矫治器的相关知识、特点及配合的重要性，提高患者依从性。⑨复诊指导：透明矫治器 8～10 周复诊一次；若不按时复诊或长期不复诊，牙齿移动失去监控，可能会发生脱套而重启矫治器，延长正畸治疗时间。

（20）用物处置：诊间消毒，整理用物，送消毒供应室处理，操作完毕工作台干净、整洁。

4. 操作评价

（1）流程：用物准备齐全、放置合理，操作流程流畅。

（2）效果：技术熟练，充分暴露视野，透明矫治器附件粘接到位，患者无不适。

【操作重点及难点】

1. 牙面清洁、无污染，避免影响粘接效果。

2. 加压充填适量树脂于附件模板上的型腔，避免产生气泡。

【注意事项】

1. 放置开口器前润滑患者唇部，避免操作中造成患者损伤。

2. 严密隔湿：选择大小适宜的纱球，放置位置正确，吸唾及时有效。

3. 粘接液剂取量适中：粘接液剂只需涂布均匀薄层，避免材料过多。

4. 试戴模板后冲洗并吹干模板内的附件型腔，避免附件脱落。

5. 注意避免将水雾、酸蚀剂等喷溅到患者脸上或身上。

6. 主动呈现虚拟排牙实验 3D 模拟效果图片，便于患者直观看到治疗结果，避免紧张情绪。

【操作并发症及处理】

1. 疼痛：①初戴矫治器或更换下一副矫治器后，可能会感觉牙齿疼痛无力，7 天左右后疼痛逐渐缓解、消失，属于正常现象。②可进食温软食物以减轻疼痛，必要时在医生指导下使用止痛药物。③若疼痛不减反而加重，则需及时联系医生就诊检查。

2. 附件脱落：若附件脱落，则相应的牙齿就会失去控制。如果空间大，可能会反弹，因此附件脱落或遗漏需要及时联系医生修补。

3. 隐形矫治器损坏或丢失：①如果丢失的矫治器佩戴时间长，可尝试更换到下一副，通过增加咬胶频次、增加日常佩戴时间来弥补矫治器的差异。②如果佩戴时间短，可以先佩戴上一副矫治器，并尽快与医生联系，做相应处理。

第五节　带环粘接护理技术

带环粘接护理技术是指采用粘接材料将带环固定在牙齿上的方法，解决由技工个别制作或预成带环的试戴、调试、粘接固定问题，保护弓丝和口外弓，协助实现牙齿的各种移动和提供磨牙支抗，是固定矫治技术的重要步骤，关系到矫治效果。

【操作目的及意义】

1. 提高效率：通过医生和护士的紧密配合，能够迅速而准确地完成带环的粘接过程，减少操作时间，提高治疗效率。

2. 确保质量：护士为医生提供清晰术野，调拌粘接材料，保证正畸带环的粘接质量。

【操作步骤】

1. 评估

（1）环境评估：环境宽敞、明亮、舒适、安全，温湿度适宜。

（2）用物评估：用物准备齐全、排列有序且均在有效期内。

（3）患者评估：①健康状况：全身健康情况。有无肝病、糖尿病、鼻炎、鼻窦炎、扁桃体肥大、腺样体肥大，有无对金属和乳胶过敏史。②口腔状况：评估治疗牙位局部清洁状态，有无牙齿萌出不足、牙齿脱矿、龋坏、变色、牙龈出血、夜磨牙、咀嚼或张口困难、颞下颌关节弹响或杂音、口腔不良习惯。③心理－社会状况：是否存在紧张、焦虑心理；患者主诉与正畸治疗目标匹配度；对带环粘接护理技术的治疗意义、方法的了解；患者社会支持系统。

2. 操作准备

（1）护士准备：着装整洁，洗手，戴口罩，戴护目镜或防护面罩。

（2）物品准备：①口腔诊疗常规用物：口腔治疗盘、口杯、治疗巾、三用枪头、一次性乳胶手套等。②粘接带环用物：玻璃离子水门汀粉剂和液剂、分牙圈、分牙钳、带环、带环挺、压带环就位器。③其他：75%乙醇小棉球、纱球、凡士林棉签、吸引器管、软毛刷、粉勺、塑料调拌刀、调拌纸、抛光杯、抛光膏、低速牙科弯机、弯盘、护目镜等。

（3）患者准备：了解正畸带环粘接的目的、方法、注意事项和配合要点；患者的经济支付能力与社会支持情况。全身情况及口腔黏膜有无破损，牙齿、牙弓、牙列、颌骨畸形类型和程度，面型及侧貌情况，有无颞下颌关节疾病、牙周疾病、牙体牙髓疾病，有无口腔不良习惯，有无过敏史。

3. 操作方法

（1）核对：患者姓名、年龄、操作牙位，根据技工加工铸造件说明书，核对制作件是否正确。

（2）引导：患者坐上牙科椅，戴上胸巾，协助漱口，佩戴护目镜，调整椅位于治疗位，调节光源后关闭光源。

（3）保护口角：医生、护士洗手，戴一次性乳胶手套，坐于相应的四手操作时钟位置；传递涂抹凡士林的棉签给医生行口唇及唇角保护。

（4）分牙：护士传递分牙钳和分牙圈，医生持分牙钳将分牙橡皮圈扩展撑大至扁圆形，将分牙橡皮圈压入基牙近中和远中临间隙的邻接点之间。分牙持续1周，能有效地分离牙齿，为下一步试带环创造必要条件。预约患者1周左右复诊。

（5）去除分牙橡皮圈：护士打开光源，传递口镜和探针，医生用探针勾出分牙橡皮圈，护士收回探针。

（6）清洁牙面：护士左手传递打磨膏，右手传递口镜，医生取下低速牙科弯机，用软毛刷蘸取打磨膏，清洁所待粘带环牙齿的唇、颊面。医生抛光牙面后，护士取三用枪和吸引器管放入患者口内，医生用口镜牵拉患者口角，护士冲洗牙面并及时吸出冲洗液及唾液。

（7）试戴带环：传递患者石膏模型上试戴合适型号或加工铸造的带环给医生，医生将带环在患者口内试戴就位，护士传递口镜给医生，确认带环与牙齿相应解剖结构的对应关系。如带环就位不良，需传递带环挺调试带环，并确认就位。

（8）干燥带环：医生取下带环，护士用 75% 乙醇棉球擦拭带环内壁，吹干备用。

（9）隔湿：护士左手传递牙用镊给医生，医生用牙用镊夹取纱球放置于两侧腮腺导管开口处和舌下腺开口处，形成良好的隔湿。

（10）擦拭牙面：护士左手取 75% 乙醇棉球杯，右手持弯盘置于传递区，医生用 75% 乙醇小棉球擦拭所待粘带环牙齿的牙面。

（11）吹干：护士左手取三用枪，医生轻轻牵拉开口器，护士吹干牙面。

（12）粘接：①玻璃离子水门汀材料调拌：护士将玻璃离子水门汀粘接材料按照产品说明书调拌成拉丝状均匀涂布在带环圈内侧壁。②安置带环：护士左手握持带环近远中传递给医生，医生从带环颊舌面接取，放置于基牙牙冠上。③传递带环挺、压带环就位器，医生手动施加力量使带环就位。④检查带环位置是否准确。⑤传递探针和纱球，医生用探针去除带环周围溢出的粘接剂。

（13）取出：护士左手持无菌弯盘，右手持牙用镊传递给医生，医生取出隔湿纱球和开口器放入弯盘中。

（14）告知：患者操作结束，调整椅位至半卧位，取下护目镜，协助患者漱口，取下胸巾，协助患者下椅位。

（15）健康指导：①饮食：嘱患者用牙齿咬合面左右两侧均衡咀嚼，避免造成弓丝旋转引起不适，宜细嚼慢咽，如咀嚼时感到有硬物顶住带环，则不能继续咬实，以免带环脱落。②口腔卫生状况：进食后刷牙，建议选择正畸专用牙刷，将软垢及食物残渣刷洗干净，保持口腔清洁，防止龋齿和牙周炎。③佩戴时间：使用头帽口外弓每天至少戴 12 ~ 14 小时。④预约复诊时间：4 ~ 6 周复诊一次；间隔时间过短、加力过勤，可能导致牙周组织损伤；间隔时间过长，会使治疗时间延长。牙齿疼痛剧烈、弓丝扎嘴等特殊情况及时复诊。

（16）用物处置：诊间消毒，整理用物，送消毒供应室处理，操作完毕工作台干净、整洁。

4. 操作评价

（1）流程：用物准备齐全，放置合理，操作流程流畅。

（2）效果：技术熟练，充分暴露视野，带环在患者口内就位良好，无咬合高点。

【操作重点及难点】

1. 严密有效隔湿，牙面清洁、无污染。

2. 粘接剂粉、液比例应准确，调拌方法正确，避免降低粘接力度，影响成形材料的质量。

3. 带环大小应合适，带环固位不仅依靠粘接剂的粘接，更重要的是带环与牙齿之间的密合。

【注意事项】

1. 严密隔湿：在隔湿过程中，选择大小适宜的纱球，放置位置正确，吸唾及时有效。

2. 粘接剂取量适中：粘接材料应完全覆盖带环圈内侧壁，避免缝隙。

3. 使用带环挺时，应手动施加力量使带环就位，避免划伤口腔黏膜。

4. 注意避免将水雾、酸蚀剂等喷溅到患者脸上或身上。

【操作并发症及处理】

1. 试带环失败：常因分牙不完全，使带环难以就位，必要时再次分牙。

2. 疼痛：①带环边缘较长尤其是第二磨牙未萌出者，在第一磨牙远中及近中邻面，应调整带环高度，避免压迫或损伤牙龈组织。②可进食温软食物以减轻疼痛，必要时在医生指导下使用止痛药物。③若疼痛不减反而加重，则需及时联系医生就诊检查。

3. 带环松动、脱落：由于试合不当，咬合过高，由咬合力致使带环脱落，应及时联系医生预约时间处理，防止小部件误吞。

4. 粘接材料残留：彻底清除粘接剂，避免粘接剂残留，影响牙釉质清洁，造成菌斑残留。

第六节　压膜保持器制作技术

透明压膜保持器的制作是指压膜机把加热成型膜片在石膏模型上热压成型，并修剪打磨使之达到保持作用并适合取戴的技术。解决牙齿主动正畸治疗结束牙槽骨位置尚不稳定的问题，保障牙殆畸形矫治完成后的效果，是保持牙位于理想的美观及功能位置的有效措施。

【操作目的及意义】

1. 用于正畸矫治后保持矫治效果，避免复发。

2. 保持器整个覆盖在牙冠的表面，有利于牙位的稳定。

【操作步骤】

1. 评估

（1）环境评估：环境宽敞、明亮、舒适、安全，温湿度适宜。

（2）用物评估：用物准备齐全、排列有序且均在有效期内。

（3）患者评估：①健康状况：全身健康情况。有无肝病、糖尿病，有无过敏史。②口腔状况：患者有无牙齿脱矿、龋坏、变色、牙龈出血、口腔异味、夜磨牙、咀嚼或张口困难、颞下颌关节弹响或杂音、口腔不良习惯；正畸治疗前有无牙齿严重扭转、开𬌗、牙列间隙、牙周病。③心理－社会状况：是否存在紧张、焦虑心理；患者主诉与正畸治疗目标匹配度；对透明压膜保持器佩戴的治疗意义、方法的了解；患者社会支持系统。

2. 操作准备

（1）护士准备：着装整洁，洗手，戴口罩，戴护目镜或防护面罩。

（2）物品准备：真空成型器、0.8～1.5mm正畸塑料膜片、剪刀、包埋砂、耐水砂纸、酒精灯。

（3）患者准备：了解佩戴压模保持器的目的、方法、注意事项和配合要点，全身情况及口腔局部情况良好。

3. 操作方法

（1）制取：制取石膏印模。

（2）修整石膏模型：灌注石膏，待石膏模型干后修整模型，去除硬腭及舌底部分，最好使其成"U"形。

（3）打开开关：打开电源及气阀，设置加热时间。

（4）放置模型：置模型于压膜机底座上，将金属包埋砂颗粒完全包埋住模型底部，前牙尽量垂直于水平面。

（5）放置膜片：在成型机上放置成型片，使保持器膜片刚好卡在环内，夹紧，防止漏气造成压力不够，按 START 键开始加热。

（6）加热：用真空机加热器对硬片加热，让其凹陷2cm左右，凹陷越深，保持器会越薄。加热时间到后，放开加热杆，冷却2分钟。

（7）取出：取出已成型压膜片。

（8）粗修：修剪压模保持器，先用带齿剪刀粗略修剪或用车针直接沿龈缘下将其磨下。

（9）精修：光滑剪刀沿龈缘下2～3mm将其修剪下，上颌唇侧保留至龈缘下约 0.5mm，腭侧保留至龈缘下约 5mm。下颌唇侧保留至龈缘下约 2mm，舌侧保留至龈缘下约 0.5mm。

（10）打磨：耐水砂纸打磨边缘使其光滑、无毛刺。

（11）试戴保持器：清洗消毒后交予患者试戴，必要时再次修整边缘，避免划伤牙龈。

（12）检查边缘与牙冠密合度：如边缘不密合，可用酒精灯稍加烘烤后，向内弯压，直到密合。

（13）佩戴：再次清洗，消毒后佩戴。

（14）用物处置。

4. 操作评价

（1）流程：用物准备齐全、放置合理，操作流程流畅。

（2）效果：技术熟练，操作规范。热压成型后膜片与石膏模型贴合；保持器边缘与牙冠密合。

【操作重点及难点】

1. 灌注石膏去除硬腭及舌底部分，使其呈"U"形。

2. 将金属包埋颗粒完全包埋住模型底部，前牙尽量垂直于水平面。

【注意事项】

1. 使用过程中，散热器的旋转盒温度很高，勿触摸以避免烫伤。

2. 冷却后才能取出已成型压膜片，避免变形。

3. 修剪不熟练时可多保留一部分，避免一次修剪过多后不能使用。

4. 耐水砂纸打磨边缘使其光滑、无毛刺，避免损伤黏膜或软组织。

【操作并发症及处理】

1. 黏膜或软组织损伤：立即取下保持器，用耐水砂纸打磨边缘使其光滑、无毛刺。

2. 保持器材料过敏：更换保持器类型。

3. 复发：保持器边缘与牙冠不密合、损坏，应尽快联系医生，及时重做，避免复发。

第七节 数字化口腔正畸摄影技术

数字化口腔正畸摄影技术是医学科学的一种表现手段，是指用数码相机真实、科学、准确地记录口腔正畸患者面像及口内像；整体记录牙齿组织和软组织，清晰显现各牙齿的位置、角度及长度之间的关系，全面展现牙龈曲线、软组织健康程度和存在的美学问题；是病历的重要组成部分也是解决医疗纠纷的法律证据。

【操作目的及意义】

1. 辅助诊断及制定治疗计划。

2. 照片可以清晰地记录患者软组织结构情况，在容貌测量分析及研究中具有重要的价值。

3. 正畸治疗前后的疗效对照，用于治疗效果的评估。

4. 医疗法制日益健全，为适应社会发展的需要，完整的照片资料可以作为法律依据。

5. 有利于医患之间直接交流。

6. 可将照片资料制作成多种形式用于临床教学，提供更为直观的教学资料。

【操作步骤】

1. 评估

（1）环境评估：环境宽敞、明亮、舒适、安全，温湿度适宜。

（2）用物评估：用物准备齐全、排列有序且均在有效期内。

（3）患者评估：①健康状况：全身健康情况。既往史：有无肝病、糖尿病、鼻炎、鼻窦炎、扁桃体肥大、腺样体肥大，有无过敏史。②口腔状况：患者有无牙齿萌出异常、牙龈出血、口腔异味、咀嚼或张口困难、颞下颌关节弹响或杂音。③心理－社会状况：是否存在紧张、焦虑心理；对数字化口腔正畸摄影技术的意义、方法的了解。

2. 操作准备

（1）护士准备：着装整洁，洗手，戴口罩。

（2）物品准备：单反数码相机、微距镜头、环形闪光灯、口角拉钩、侧方位拉钩、口内反光镜、凡士林棉签、反光板加热器。

（3）患者准备：评估患者全身有无系统性疾病，口腔黏膜有无破损，告知患者治疗项目。

3. 操作方法

（1）核对患者姓名、年龄，解释口腔正畸摄影的目的、作用及注意事项。

（2）评估患者口腔黏膜有无破损、牙釉质清洁状态。

（3）检查拉钩有效期，展开治疗巾，夹取口角拉钩 2 个、侧方位拉钩 1 个，取口内反光镜放置于反光板加热器上。

（4）拍面像

1）拍正位照：①协助患者端坐于背景前端拍摄凳上，抬头挺胸，头保持在一定的视线水平位置，两眼平视前方，两唇自然闭合，牙齿处于习惯性咬合，嘴唇和颊肌放松。②护士持照相机镜头和患者眼睛的连线与水平面保持平行，焦点位于鼻根区。③取景范围：纵向相片的底缘在锁骨附近，上缘在头顶上缘，距离大约5mm，横向两耳左右到物镜左右的距离对称即可。④相机采用竖置方法。

2）拍摄侧面像：①嘱患者身体转向一侧，坐姿与拍摄正位像时相似，头发梳于耳后。②患者两眼平视前方，耳朵暴露。③牙齿咬于最大尖窝交错位，双唇闭合。④取景时，纵向上缘在头顶上方3mm左右，下缘为锁骨附近。⑤横向上在靠近鼻尖的一侧留有3mm左右空白，以便清晰地显示患者侧面轮廓。⑥相机的焦点在耳屏区域。⑦拍摄侧面像时，相机应与面部正中矢状面平行，保持患者外眦和耳廓最上缘的连线与地面平行。

（5）拍口内像

1）美国正畸学会对口内像要求：①彩色、高质量、标准化的口内相片。②不暴露口角钩和手指。③高质量灯光，以显示解剖外形，无阴影。④舌后缩。⑤无唾液和水疱，牙列清洁。⑥口内像可显示牙齿位置，牙体、牙周、牙弓及咬合情况。⑦包括正面、左侧及右侧咬合位像，上下颌牙弓牙殆像（开殆患者可加照仰位正面像）患者牙列在空间三个平面上准确定向。

2）正位牙列咬合像：①患者端坐于椅位上，头部躺在头枕上。②护士右手取蘸有凡士林棉签，涂布凡士林在患者口唇，避免口唇开裂。③双手将两个正位拉钩分别放入患者口内，再将拉钩左右拉紧，充分暴露牙列咬合状态下的正面情况。患者的牙齿咬合在正中位上。④拍摄时，相机镜头的长轴与殆面保持平行。

3）侧位牙列咬合像：①调整椅位，使后背与椅面垂直，患者端坐于椅位上，头部靠在头枕上。②患者一侧用正位拉钩，一侧用侧位拉钩。③拍摄前牙区侧面观时，重点显示前牙的覆殆覆盖关系。④拍摄时镜头的长轴与咬合平面平行。⑤咬合面位于影像正中，聚焦于前牙区域。

4）下颌全牙弓牙殆像：①患者双手将两个正位拉钩分别放入口内偏下唇，再将拉钩向下向前左右拉紧。②同时将加热过的专业反光镜缓慢放入患者口腔至最后的磨牙部位。③嘱患者尽量大张口，舌体后缩，充分暴露下颌全牙列至口腔镜止。④相机物镜内应是下颌全牙弓影像。

5）上颌全牙弓牙殆像：①调整椅位，后背几乎与地面水平。②患者双手将两正位拉钩分别放入口内偏上唇，再将拉钩向上向后左右拉紧。③同时将专业反光镜缓慢放入患者口腔至最后磨牙部位，嘱患者尽量大张口。④要充分将上颌全牙列暴露在口腔镜上。⑤相机物镜内应是上颌全牙弓影像。

6）左、右磨牙关系像：①患者一侧用正位拉钩，一侧用侧位拉钩，拍摄侧位拉钩一侧的牙齿咬合相。②重点显示磨牙关系。③拍摄时镜头长轴与咬合平面平行。④𬌗面位于影像正中，聚焦于尖牙区域。

（6）告知：患者操作结束，调整椅位至半卧位，协助患者下椅位。

（7）用物处置：诊间消毒，整理用物，已用拉钩、反光板送消毒供应室处理。

4. 操作评价

（1）流程：用物准备齐全、放置合理，操作流程流畅。

（2）效果：技术熟练，拍摄片为彩色、高质量、标准化的相片。

【操作重点及难点】

1. 左、右磨牙关系像，需重点显示磨牙关系。

2. 在拍摄时应注意暴露充分，避免口角钩压迫患者牙龈造成疼痛。

【注意事项】

1. 保持照相机镜头的清洁，避免灰尘和指印。

2. 确定用光，提高作品质量。

3. 相机镜头位置正确，避免相机振动。

4. 采用最低的正确曝光量，避免颜色失真。

5. 拍摄颜面像时，采用竖式拍摄，相机与面部中线保持垂直。

6. 上下颌𬌗面照要使用专业反光镜，获取清晰的𬌗面观，避免划痕。

【操作并发症及处理】

1. 疼痛：动作轻柔，避免口角钩压迫患者牙龈造成疼痛。

2. 恶心：立即取出反光镜，休息片刻，放置位置不能靠近咽后壁。

第十章

口腔急诊护理操作技术

第一节 口腔颌面部损伤患者的急救护理操作技术

口腔颌面部损伤患者的急救护理操作技术是指在患者合并出血、感染甚至休克等严重并发症时，采取的一系列观察处理措施，达到减轻患者焦虑、提高患者治愈率、预防患者病情恶化的目的。它可保障患者安全、挽救患者生命，是接收颌面部外伤患者时护士必备的临床技能。

【操作目的及意义】

1. 预防严重并发症：颌面部外伤伤情重、变化快，出现严重并发症时，时间越长，抢救成功的机会越少，因此急救质量的好坏直接关系到患者的预后。

2. 急救配合：积极配合颌面部止血，做好抗休克治疗及护理。

3. 保持呼吸道通畅：窒息是危及患者生命的严重问题之一，维持呼吸通畅是处理口腔颌面部创伤的关键。

4. 早期评估加强病情观察，重视安全转运，可提高颌面部外伤患者的治愈率。

【操作步骤】

1. 评估

（1）环境评估：环境宽敞、明亮、舒适、安全，温湿度适宜。

（2）用物评估：用物准备齐全、排列有序且均在有效期内。

（3）患者评估：①健康状况：评估患者既往病史、用药史、共病史及生命体征状况。②专科检查：在抢救过程中应严密观察患者意识形态，以及是否有窒息先兆症状。

2. 操作准备

（1）护士准备：着装整洁，洗手，戴口罩，戴护目镜或防护面罩。

（2）物品准备：①窒息：纱布、吸痰管、负压吸引器、开口器、通气管。②出血：纱布、纱球、负压吸引器、缝合包、缝线、麻醉药物。③感染：清创换药包、0.9% 氯化钠溶液、聚维酮碘、无菌纱球、无菌纱布、无菌敷料、橡胶手套、胶带。

（3）患者准备：保持情绪平稳，配合安置心电监护仪及建立静脉通道。休克时应立即停止活动，平卧位，配合抬高下肢以增加回心血量。窒息时头偏向一侧，配合清理口内分泌物等。

3. 操作方法

（1）窒息

1）吸引：对于血凝块或分泌物堵塞咽喉部导致的阻塞性窒息应立即清理阻塞物，或用吸痰管吸出阻塞物，同时改变体位，采取头低侧卧位并清除分泌物。

2）牵拉：对舌后坠引起的上气道梗阻应迅速用开口器撬开牙列，将舌前部牵拉至口外。

3）插管：对咽部肿胀压迫呼吸道而引起狭窄性窒息，可经口腔或鼻腔插入通气道，以解除窒息；通气道无法解决梗阻者，可考虑建立人工气道。

（2）出血

1）包扎、压迫、缝合：配合医生迅速止血，可加压包扎止血，出血部位较深者，缝扎止血或填塞止血，上述方法均无效时可临时用手压迫颈动脉或颈外动脉，使用止血药物，必要时结扎血管。

2）补充血容量：对严重失血患者应及时进行抗休克治疗，口腔颌面创伤休克治疗原则与一般创伤性休克基本相同，采用休克体位，立即建立静脉通道，补充血容量，恢复组织灌注，同时可用药物恢复和维持血压。

（3）休克

1）建立静脉通路：立即建立 2 条及以上静脉通路，遵循先晶后胶的原则，迅速补充血容量。

2）维持有效灌注：对合并明显失血及休克者避免使用脱水、利尿药物；根据患者血压、脉搏、尿量、电解质、血浆渗透压及中心静脉压等监测结果，补充生理损失量，维持水、电解质平衡，维护体内环境相对稳定，保证脑组织的有效灌注。

（4）感染

1）减少渗出：根据情况软化结痂、收敛毛细血管，促使渗出尽快停止、结痂早日脱落。

2）清创缝合：口腔颌面部腔窦多且存在一定致病菌，易引起感染，应尽早缝合关闭这些与腔窦相通的创口，减少感染的机会。

4. 操作评价

（1）流程：急救用物准备齐全，操作流程流畅。

（2）效果：有效控制颌面部软组织损伤合并的窒息、出血、休克、感染等并发症，患者未发生器官功能障碍。

【操作重点及难点】

1. 保持呼吸道通畅是处理口腔颌面部创伤的关键。

2. 大量出血时应及时评估患者出血的程度及原因并报告主治医生，针对不同的情况制定相应的止血方案。

3. 休克一旦发生，应及时补充血容量，恢复组织灌注。

4. 积极抗感染治疗对于伤口愈合有重要意义，及时清创并调整用药方案，密切观察，减少并发症。

【注意事项】

1. 护士转运前核对患者身份，由护士和医生共同评估病情，病情稳定方可转运。护送前备齐抢救药品及物品，向家属讲明途中可能发生的危险，征得同意后方可护送；充分吸氧、吸痰，检查静脉留置针，确保有效静脉通道。

2. 躁动不安患儿使用约束带。转运中护士注意观察患者的意识、瞳孔和血压变化，做好各管道的护理。

【操作并发症及处理】

1. 口腔黏膜损伤：操作过程应动作轻柔，避免造成口腔黏膜损伤。一旦发生此类情况应立即停止操作，避免再次损伤，根据损伤情况行相应处理。

2. 水、电解质紊乱：休克患者在补充血容量过程中易发生水、电解质紊乱，应注意密切进行水、电解质监测，一旦发生及时纠正。

第二节 口腔颌面部损伤患者清创缝合术围手术期护理操作技术

口腔颌面部损伤患者清创缝合术围手术期护理操作技术是指对于颌面部清创缝合术的患者术前、术中、术后的一系列护理配合，解决围手术期患者伤口暴露、出血、配合度低及医生操作难度大等问题，保障清创缝合术的顺利进行。它是接诊颌面部外伤患者至关重要的环节。

【操作目的及意义】

1. 及时评估创面：确定治疗方案（如缝合/仅清创）。

2. 清除感染：帮助早期关闭伤口，预防并发症，促进伤口早期愈合。

3. 提高治疗效率：带给患者更好的护理体验，有效加快康复进程。

【操作步骤】

1. 评估

（1）环境评估：环境宽敞、明亮、舒适、安全，温湿度适宜。

（2）用物评估：用物准备齐全、排列有序且均在有效期内。

（3）患者评估：①健康状况：询问患者过敏史、既往病史、用药史、全身系统性疾病及受伤原因，有无明显的血管、神经受损。②专科检查：判断患者意识情况。对头部遭受外伤的患者，询问其是否有头晕头痛、恶心呕吐、一过性失忆等症状。查看患者是否存在其他脏器复合伤，如果患者有面部组织缺损、皮肤撕脱伤以及复合伤等严重损伤，需要经过紧急处理将患者转送到综合医院治疗。③心理－社会状况：是否存在紧张、焦虑心理；对清创缝合术的治疗意义、方法、预后的了解。

2. 操作准备

（1）护士准备：着装整洁，洗手，戴口罩，戴护目镜或防护面罩。测量生命体征，安抚患者及家属焦虑不安情绪，引导患者积极接受治疗。采集患者个人信息，制订患者个人医疗档案，采集创面照片，并迅速为患者匹配主治医生和手术椅位。

（2）物品准备：防护面屏、清创换药包、麻醉药物、0.9%氯化钠溶液、聚维酮碘、冲洗空针、吸引器管、无菌纱球、无菌纱布、无菌敷料、橡胶手套、缝线、相机、宣教资料。

（3）患者准备：①保持情绪平稳，充分了解治疗目的、过程、预后及配合注意事项，签署治疗同意书，术前已完成进食。②体位：根据伤口具体部位采取舒适体位，通常可采取仰卧位。

3. 操作方法

（1）麻醉：协助医生清创，遵医嘱准备麻醉药物，核对信息及药品无误后使用。

（2）协助清创：使用吸引器管、纱布等配合医生冲洗创面。

（3）监测体征：术中监测患者的生命体征。

（4）宣教：告知患者术后注意事项及复诊时间，减少并发症发生。

（5）用物处置。

4. 操作评价

（1）流程：用物准备齐全、放置合理，操作流程流畅。

（2）效果：技术熟练，操作过程规范、安全，患者无不适。

【操作重点及难点】

1. 密切监测患者生命体征变化，包括瞳孔及对光反射、心率、呼吸、血压等生命体征，必要时动态监测患者颅内压的变化。

2. 围手术期严格执行无菌原则，预防术后伤口感染。

【注意事项】

1. 嘱患者定期复诊，根据患者伤口情况动态制定复诊计划。

2. 术后常规抗感染治疗 3～5 天，可采用口服或静脉输注抗生素。

3. 观察创面，换药不仅局限于更换敷料，还要同时观察恢复情况。观察伤口是否有感染、积液等情况。

4. 术后避免剧烈运动及进食刺激性食物，避免紫外线长时间照射。

5. 创面可酌情给予抗生素软膏或（和）表皮生长因子凝胶。

【操作并发症及理】

1. 出血：及时配合医生止血，使用纱球、纱布等压迫，必要时结扎血管止血。

2. 疼痛：监测生命体征，及时进行疼痛评估，采用多元化的方式进行干预，如心理护理和用药护理等。

3. 药物过敏：立即停止注射药物，监测生命体征，观察，必要时建立静脉通道并遵医嘱使用抗过敏药物，或转诊至综合医院进一步治疗。

第三节　口腔颌面部损伤患者清创缝合术后伤口换药操作技术

伤口换药操作技术是指在颌面部清创缝合术后的特定时间节点，对创面进行消毒、清洁、上药等一系列操作，解决伤口渗出液覆盖在伤口表面、痂壳形成、感染等问题，动态评估伤口，维持湿性愈合环境，达到良好的治疗效果。

【操作目的及意义】

1. 评估创面：能够针对创面的不同状况采取相应的处理办法，从而促进伤口早期愈合。

2. 清除分泌物：避免创面结痂，帮助创面正常愈合。

【操作步骤】

1. 评估

（1）环境评估：环境宽敞、明亮、舒适、安全，温湿度适宜。

（2）用物评估：用物准备齐全、排列有序且均在有效期内。

（3）患者评估：①健康状况：评估患者既往病史、用药史、共病史及生命体征状况。②专科检查：观察伤口恢复情况，判断有无感染等并发症。③确定换药方案，进行常规消毒、清洁或配合使用抗生素软膏或表皮生长因子等促进愈合的药物。④心理 - 社会状况：是否存在紧张、焦虑心理；对清创缝合术后换药的意义、方法、预后的了解。

2. 操作准备

（1）护士准备：着装整洁，洗手，戴口罩，戴护目镜或防护面罩。核对患者信息，查看病历并评估创面，采集创口照片，向患者解释操作目的，全程注意人文关怀。

（2）物品准备：清创换药包、0.9% 氯化钠溶液、聚维酮碘、无菌纱球、无菌纱布、无菌敷料、橡胶手套、胶带。

（3）患者准备：①体位：根据伤口具体部位采取舒适体位，通常可采取仰卧位或立位。②心理：换药前充分了解换药的重要性，并完全信任操作者，以提高配合度，保证治疗效果。有不适感举左手示意操作者。

3. 操作方法

（1）暴露：轻轻揭下伤口敷料，确保不损伤伤口。

（2）术区准备：在患者面部覆盖孔巾于合适位置。

（3）清创：使用无菌纱球蘸取聚维酮碘溶液初步清创，双手各持一把镊子，从弯盘中用镊子夹取聚维酮碘棉球，由内向外擦拭。

（4）湿敷：酌情湿敷去除伤口表面的痂壳。

（5）冲洗：如有感染，酌情冲洗清除脓液及渗出物；如果有坏死组织，应使用剪刀将其切除。

（6）清洁：夹取蘸有 0.9% 氯化钠溶液的纱球清理创面残留的消毒液。

（7）覆盖：根据伤口情况选择适宜敷料，包括无纺布敷料、藻酸盐敷料及银离子敷料等覆盖创面。

（8）用物处置。

4. 操作评价

（1）流程：用物准备齐全、放置合理，操作流程流畅。

（2）效果：技术熟练，充分暴露视野，患者无不适。

【操作重点及难点】

1. 清创、擦拭创面时采用无絮状物的纱布/纱球最佳。

2. 撕下敷料时，若敷料与伤口黏合较紧，应使用 0.9% 氯化钠溶液湿润后再揭下。

3. 换药过程中，严格无菌操作，注意区分污染器械与无菌器械，避免混放。

4. 换药时多维度评估创面，评估是否有渗液、感染等，如伴随积液，可以放置引流条引流积液。

【注意事项】

1. 观察伤口是否有感染、积液等情况。

2. 创面可酌情给予抗生素软膏或（和）表皮生长因子凝胶。

3. 创面使用无菌敷料覆盖后模拟湿性愈合环境。

4. 根据创面情况，明确换药频率和具体的换药方案。

【操作并发症及处理】

1. 出血：医护共同评估出血的原因，并结合原因对症处理。

2. 疼痛：监测生命体征，及时进行疼痛评估，采用多元化的方式进行干预，如心理护理和用药护理等。

3. 敷料过敏：一旦发现皮肤过敏的临床表现，及时更换适宜的敷料覆盖，必要时进行抗过敏治疗。

第四节　口腔颌面部损伤患者清创缝合术后伤口拆线操作技术

伤口拆线操作技术是指将愈合良好伤口表皮的缝线拆除的操作，解决异物对于伤口局部产生刺激的问题，达到减轻瘢痕增生的目的。它是对颌面部外伤缝合术后伤口愈合后的常规操作。

【操作目的及意义】

1. 减轻增生：消除缝线对局部组织的刺激。

2. 减轻排异反应：促进伤口愈合。

【操作步骤】

1. 评估

（1）环境评估：环境宽敞、明亮、舒适、安全，温湿度适宜。

（2）用物评估：用物准备齐全、排列有序且均在有效期内。

（3）患者评估：①健康状况：评估患者既往病史、用药史、共病史及生命体征状况。②专科检查：观察伤口恢复情况，判断是否正常愈合。③心理-社会状况：是否存在紧张、焦虑心理；对清创缝合术后效果的接受程度以及拆线后恢复效果的预期。

2. 操作准备

（1）护士准备：着装整洁，洗手，戴口罩，戴护目镜或防护面罩。核对患者信息，查看病历并评估创面，采集创口照片，向患者解释操作目的，全程注意人文关怀。

（2）物品准备：清创换药包、0.9%氯化钠溶液、聚维酮碘、无菌纱球、无菌纱布、无菌敷料、橡胶手套、线剪、显微镊。

（3）患者准备：①体位：根据伤口具体部位采取舒适体位，通常可采取仰卧位或立位。②心理：拆线前充分了解拆线时可能产生的轻微疼痛感，并完全信任操作者，以提高配合度，保证治疗效果。有不适感举左手示意操作者。

3. 操作方法

（1）暴露：轻轻揭下伤口敷料，确保不损伤伤口。

（2）术区选择：在患者面部覆盖孔巾于合适位置。

（3）清创：使用无菌纱球蘸取聚维酮碘溶液初步清创，双手各持一把镊子，从弯盘中用镊子夹取聚维酮碘棉球，由内向外擦拭。

（4）湿敷：酌情湿敷去除伤口表面的痂壳。

（5）拆除缝线：使用组织剪或线剪拆除缝线。

（6）清洁：夹取0.9%氯化钠溶液纱球清理创面残留的消毒液。

（7）采集照片：拆除缝线后采集照片。

（8）覆盖：拆线后酌情使用尺寸合适的无菌敷料覆盖创面。

（9）用物处置。

4. 操作评价

（1）流程：用物准备齐全、放置合理，操作流程流畅。

（2）效果：技术熟练，充分暴露视野，患者无不适。

【操作重点及难点】

1. 清创、擦拭创面时采用无絮状物的纱布/纱球最佳。

2. 撕下敷料时，若敷料与伤口黏合较紧，应使用0.9%氯化钠溶液湿润后再揭下。

3. 拆线过程中，严格无菌操作，操作台应做到清污分区明确，确保伤口无菌。

【注意事项】

1. 观察创面，拆线的同时观察恢复情况。观察伤口是否有愈合不佳的情况。

2. 创面可酌情给予抗生素软膏或（和）表皮生长因子凝胶。

3. 根据创面情况，明确拆线次数，评估是否需要间断拆线。

【操作并发症及处理】

1. 出血：医护共同评估出血的原因，并结合原因对症处理。

2. 疼痛：监测生命体征，及时进行疼痛评估，采用多元化的方式进行干预，如心理护理和用药护理等。

3. 伤口裂开：部分患者缝线拆除后可能出现轻中度伤口裂开，考虑拆线后立即使用减张贴。对于重度伤口裂开，必要时重新缝合。

第五节 口腔颌面部损伤患者清创缝合术后 并发症应急处理的护理操作技术

清创缝合术后并发症应急处理操作技术是指包括压迫止血、冲洗换药等一系列针对缝合术后发生的出血、感染、缝线排异以及瘢痕产生等并发症的措施，以解决此类并发症，达到消除各种影响伤口愈合因素，保证伤口正常愈合的目的。

【操作目的及意义】

1. 促进愈合：动态评估伤口并发症情况，早发现早处理。

2. 减少后遗症：及时评估并处理相应并发症，促进伤口正常愈合。

【操作步骤】

1. 评估

（1）环境评估：环境宽敞、明亮、舒适、安全，温湿度适宜。

（2）用物评估：用物准备齐全、排列有序且均在有效期内。

（3）患者评估：①健康状况：评估患者既往病史、用药史、共病史及生命体征状况。②专科检查：评估伤口恢复情况，观察敷料渗出情况以及渗出物的量、颜色、状态等，同时了解术后抗生素使用情况，评估伤口局部状态，询问患者感受，有无明显疼痛等。③心理 - 社会状况：是否存在紧张、焦虑心理；对并发症产生、处置办法、预后的了解、接受程度。

2. 操作准备

（1）护士准备：着装整洁，洗手，戴口罩及防护面屏。

（2）物品准备：①出血：纱布、纱球、明胶海绵、缝线、清创缝合包等。②感染：清创缝合包、缝线、冲洗空针、0.9% 氯化钠溶液、聚维酮碘等。③缝线排异：线剪、显微镊。

（3）患者准备：情绪平稳，充分了解操作的必要性以及配合要点。

3. 操作方法

（1）出血

1）压迫止血：对于刚缝合的伤口，流血可能是伤口渗血引起的。伤口部位可以适当用力压迫 5 分钟，伤口流血通常会自然停止。

2）嘱患者减少活动：以防止出血再次发作。

3）结扎止血、加压包扎：如果伤口内有大血管损伤，缝合的伤口就会有血液流出。伤口流出的是新鲜血液，流得较快较多，此情况需要加压包扎，使损伤的大血管压迫闭合。若加压包扎无效果，需要配合医生将伤口打开，找到损伤的大血管将其结扎。

4）应用止血药物：有部分人群因为疾病的原因需要应用阿司匹林肠溶片、氯吡格雷片、华法林片等抗凝药物，引起凝血不良。这些人群很大可能会出现伤口流血，这种情况伤口需要加压包扎，减轻出血，并避免应用活血化瘀药物，以免加重出血。如果伤口持续出血，需要请专业医生将缝线拆除，伤口局部应用明胶海绵等止血药物。

（2）感染

1）严格无菌操作：仔细检查使用器械物品，如缝合包、换药碗、镊子、消毒棉球、针线、冲洗液等保证在有效期内使用，以杜绝伤口感染。

2）治疗原发病：增强患者免疫力，积极治疗原发病，同时加强支持疗法，注意改善患者体质，提高机体免疫功能。

3）应用抗菌药物、定期换药：若伤口护理不良，伤口发生感染，感染部位有积血、脓液产生，这些感染物质就会从伤口流出。对于轻度的伤口感染，需要遵医嘱应用抗菌药物治疗，伤口定期换药消毒，保持伤口清洁。

4）彻底清创：对于严重的伤口感染，需要配合医生手术，将感染部位缝线拆除，局部彻底清创，然后填塞无菌纱布引流。

（3）缝线排异：排斥反应属于比较常见的一种正常生理现象，伤口表面能够看到线头，但并不会出现红肿或者化脓等症状，需要使用碘伏进行消毒，拆除线头，保持创面清洁。排线反应是线结的排斥反应，要及时处理，多发生在皮下。排斥反应属于比较常见的一种正常生理现象，伤口表面能够看到线头，但并不会出现红肿或者化脓等症状，需要使用碘伏进行消毒，拆除线头，保持创面清洁。

（4）瘢痕产生

1）使用药物：药物治疗如果瘢痕的体积比较小，而且属于新生的瘢痕，可以遵医嘱使用重组人表皮生长因子凝胶、复方肝素钠尿囊素凝胶等药物进行治疗，可以促进瘢痕的消退，也可以在一定程度上防止瘢痕增生。

2）物理治疗：如果瘢痕的体积比较大，而且已经出现了瘢痕增生的情况，可以通过激光的方式进行治疗，从而促进胶原蛋白的生成，也可以达到去除瘢痕的目的。

3）手术治疗：如果通过上述治疗无法得到改善，而且瘢痕的体积持续增大，也可以通过手术切除增生的瘢痕组织的方式进行治疗。术后还要注意局部的护理，保持局部的清洁与干燥。除此之外，还可以通过饮食调整、作息调整、适当运动等方式进行缓解，从而辅助改善上述现象。在日常生活中，还要注意平时的防护，避免紫外线长时间照射。

4. 操作评价

（1）流程：患者了解颌面外伤清创缝合术后并发症相关知识，随访配合度高。

（2）效果：技术熟练，有效解决出血、感染、缝线排异等并发症，患者无不适。

【操作重点及难点】

1. 缝合伤口感染重点在于熟悉相关因素，注意观察伤口，做好护理，按时换药，换药要严格无菌操作技术和消毒隔离；加强环境管理和微生物监测；合理使用抗生素等。

2. 清创、擦拭创面时采用无絮状物的纱布/纱球最佳。

3. 治疗过程中，严格无菌操作。清创时，操作台应做到清污分区明确，确保伤口无菌。

【注意事项】

1. 操作前后要严格按照七步洗手法洗手，操作中严格遵守无菌原则。

2. 合理使用抗生素：在使用抗生素时，要考虑患者伤口大小、污染程度，遵守合理使用抗生素的原则。

【操作并发症及处理】

1. 疼痛：监测生命体征，及时进行疼痛评估，采用多元化的方式进行干预，如心理护理和用药护理等。

2. 排斥反应明显/脂肪液化/疼痛剧烈：及时彻底清创，切除坏死组织，同时要注意伤口周围的清洁，定期换药，防止感染加重。

第六节　口腔颌面部间隙感染患者切开引流术围手术期的护理操作技术

口腔颌面部间隙感染是指发生在颌骨、肌肉、筋膜、皮肤之间疏松结缔组织的急性弥散性化脓性炎症，临床表现为局部红肿、疼痛及皮温升高、功能障碍等。口腔颌面部间隙感染切开引流术是指局部切开颌面部间隙感染肿胀区域并对感染物进行引流，解决颌面部间隙感染脓肿形成的问题，达到防止感染进一步扩散、缓解局部肿胀以及预防严重并发症的目的，是解决颌面部间隙感染脓肿形成最常用且有效的局部治疗方法。（本节介绍局部麻醉下切开引流术）

【操作目的及意义】

1. 防止感染扩散：清除脓液和坏死组织，防止感染进一步扩散。

2. 预防并发症：防止败血症、脓毒血症、感染性休克等严重并发症发生。

3. 缓解局部症状：缓解因感染导致的局部肿胀、疼痛等症状。

【操作步骤】

1. 评估

（1）环境评估：环境宽敞、明亮、舒适、安全，温湿度适宜。

（2）用物评估：用物准备齐全、排列有序且均在有效期内。

（3）患者评估：①健康状况：评估患者既往病史、用药史、共病史及生命体征状况。②专科检查：肿胀部位、肿胀时间，肿胀区是否发红、是否有波动感，肿胀区皮温相较于周围皮肤的变化。③明确查血结果及影像学检查结果（如螺旋 CT），以确定感染部位及范围。④心理 – 社会状况：是否存在紧张、焦虑心理；对间隙感染切开的治疗意义、方法、预后的了解。

2. 操作准备

（1）护士准备：着装整洁，洗手，戴口罩，戴护目镜或防护面罩。

（2）物品准备：清创包、手术刀、吸引器、无菌手套、无菌纱布、5% 聚维酮碘溶液、0.9% 氯化钠溶液、利多卡因、注射器（5ml、20ml）、冲洗空针、吸引器管、菌培养管、橡胶引流条。

（3）患者准备：了解手术目的、过程以及术中配合方法；术中安置心电监护，密切监护生命体征，必要时遵医嘱建立静脉通道。

3. 操作方法

（1）定位：协助患者取仰卧位，明确手术部位并标记切口位置。

（2）核对：遵医嘱准备利多卡因，核对信息及药品无误后备用。

（3）消毒：将 5% 聚维酮碘溶液倒入弯盘，消毒皮肤后在手术区域铺无菌手术巾。

（4）切开：传递刀片给医生，沿标记线切开皮肤/口内黏膜，深度根据脓肿大小而定。

（5）暴露：脉镊、弯盘、菌培养管备用，分离皮下组织，暴露感染区域后取细菌培养标本。

（6）冲洗：使用吸引器引流脓液，并用冲洗空针抽取 0.9% 氯化钠溶液和 5% 聚维酮碘溶液交替冲洗脓腔，直至流出清亮液体。

（7）引流：放置橡胶引流条，确保脓液持续排出。

（8）包扎：使用无菌纱布或敷料覆盖伤口并包扎固定。

（9）用物处置。

4. 操作评价

（1）流程：患者了解间隙感染相关知识及配合方法，术中配合高。

（2）效果：操作过程中动作轻柔，注重人文关怀，患者满意度高。

【操作重点及难点】

1. 感染可能发生在多间隙，且早期症状不明显，应结合影像学检查，明确感染部位后准确定位。

2. 手术过程中应避开血管、神经等重要结构，避免损伤咀嚼肌、面神经等重要组织后影响患者神经功能。

【注意事项】

1. 术中注意严格无菌操作，避免术区污染。

2. 密切观察患者全身状况及伤口愈合情况，必要时更改治疗计划。

3. 向患者解释手术过程及注意事项，提高其对手术的认知及配合度，避免产生焦虑情绪。

4. 感染控制后及时清除病灶，治疗原发病。

【操作并发症及处理】

1. 感染扩散：密切监测伤口愈合情况，一旦发现感染有扩散迹象（如红肿、发热、脓液增多等），应积极抗感染治疗，并考虑是否需要扩大引流范围。

2. 伤口愈合延迟：对于糖尿病患者而言，伤口愈合相对较延迟，应加强营养支持，保持伤口清洁，遵医嘱定期进行间隙感染切开引流后换药。

第七节　口腔颌面部间隙感染患者切开引流术后伤口换药的护理操作技术

口腔颌面部间隙感染切开引流术后伤口换药是指对切开引流局部切口进行冲洗，解决颌面部间隙感染脓肿扩散的问题，达到加速组织愈合，防止感染扩散，减小组织粘连的发生的目的，是口腔颌面部间隙感染治疗中极为重要的部分，可规范换药流程，可有效缩短病程，降低术后复发概率。

【操作目的及意义】

1. 清除感染：清除伤口表面分泌物、坏死组织及可能存在的细菌，防止感染再次发生。

2. 早期评估：评估伤口愈合情况，早期发现，早期干预。

【操作步骤】

1. 评估

（1）环境评估：环境宽敞、明亮、舒适、安全，温湿度适宜。

（2）用物评估：用物准备齐全、排列有序且均在有效期内。

（3）患者评估：①面部肿胀情况：根据切口和敷料渗出情况以及渗出物的量、颜色、形状等评估愈合情况。②了解术后抗生素使用情况，对于糖尿病患者了解其血糖管理情况。③心理－社会状况：是否存在紧张、焦虑心理；对间隙感染切开术后换药的意义、方法、预后的了解。

2. 操作准备

（1）护士准备：着装整洁，洗手，戴口罩，戴护目镜或防护面罩。

（2）物品准备：清创包、吸引器管、冲洗空针、无菌纱布、橡胶引流条、无菌手套、5% 聚维酮碘溶液、0.9% 氯化钠溶液。

（3）患者准备：了解伤口换药的目的、过程以及配合方法；全身状况及切开局部情况良好。

3. 操作方法

（1）体位：协助患者取坐位，清理伤口敷料。

（2）冲洗：传递弯盘、冲洗空针备用，将弯盘置于皮肤切口下方，用20ml 注射器抽取 0.9% 氯化钠溶液和 5% 聚维酮碘溶液冲洗感染灶，持吸引器管吸引，直至引流口流出液体清亮为止。

（3）包扎：无菌棉球消毒伤口后用无菌敷料覆盖并包扎固定。

（4）用物处置。

4. 操作评价

（1）流程：用物准备齐全、放置合理，操作流程合理，严格执行无菌原则。

（2）效果：动作轻柔，技术熟练，充分暴露视野，患者无不适。

【操作重点及难点】

1. 使用 0.9% 氯化钠溶液、5% 聚维酮碘溶液进行伤口换药，避免用强刺激性消毒液冲洗切口。

2. 换药过程中应分区明确，严格无菌操作。

3. 操作过程中去除分泌物和坏死组织，观察脓液是否冲洗完全，防止感染再次发生。

【注意事项】

1. 根据伤口的渗出量选择合适敷料，如无菌纱布、泡沫敷料等，促进伤口愈合。

2. 应向患者解释换药后注意事项，指导患者正确观察伤口变化，如有异常及时就医，避免延误病情。

【操作并发症及处理】

1. 疼痛：监测生命体征，及时进行疼痛评估，采用多元化的方式进行干预，如心理护理和用药护理等。

2. 伤口感染：加强无菌操作，必要时变更换药方案，密切观察伤口情况。

第八节　牙外伤患者松牙固定术围手术期的护理操作技术

牙外伤是指牙齿受到急剧创伤，特别是打击或撞击所引起的牙体硬组织、牙髓组织和牙周组织的损伤。松牙固定术（又称牙周夹板固定）是指将松动牙与稳固的邻近牙齿连接固定，解决因外伤导致牙松动、牙脱位及根折等问题，保障外伤牙的稳定性，促进患牙的牙髓、牙周组织的恢复，是固定外伤松动牙最常见的方法。

【操作目的及意义】

1. 固定：连接松动牙与健康邻牙，增加外伤牙稳定性，防止进一步损伤。

2. 促进愈合：恢复受损的牙周组织，促进组织愈合。

【操作步骤】

1. 评估

（1）环境评估：环境宽敞、明亮、舒适、安全，温湿度适宜。

（2）用物评估：用物准备齐全、排列有序且均在有效期内。

（3）患者评估：①外伤牙状况：评估外伤牙松动程度，通过影像学检查了解外伤牙以及周围组织的损伤情况，明确是否伴有骨折、牙髓损伤等问题。②心理－社会状况：是否存在紧张、焦虑心理；对松牙固定术后换药的意义、方法、预后的了解。

2. 操作准备

（1）护士准备：着装整洁，洗手，戴口罩，戴护目镜或防护面罩。

（2）物品准备：酸蚀剂、粘接剂、小毛刷、开口器、凡士林、复合树脂、光固化灯、不锈钢结扎丝、瓷粉充填器、钢丝剪、末端切断钳、针持、抛光车针、咬合纸、口腔治疗盘、口镜、镊子、牙周探针、无菌棉签、无菌棉球、碘伏棉签、口杯、三用枪头、高速牙科手机、低速牙科手机、局部麻醉药物。

（3）患者准备：加强术前沟通，患者充分了解松牙固定术的目的、方法、注意事项和配合要点以及其重要性，签署手术同意书；全身状况及口腔局部情况良好，术前已完成进食。

3. 操作方法

（1）核对：术前与医生、患者核对信息及手术牙位。

（2）保护：传递凡士林润滑患者口角，防止术中损伤。

（3）麻醉：碘伏棉签消毒麻醉部位后，再次与医生核对患者基本信息和麻醉药物名称、用法及用量、有效期，无误后将局部麻醉药物备用。

（4）隔湿：协助医生安置开口器后，递无菌干棉球协助隔湿。

（5）酸蚀：酸蚀剂涂于固定区域牙唇面中 1/3 持续 30～40 秒后，传递三用枪，冲洗吹干釉质，防止酸蚀凝胶进入口腔后对黏膜产生刺激。

（6）选材：遵医嘱准备 2～3 根同样长度的钢丝，顺时针旋转至钢丝呈麻花状，根据治疗计划截取所需钢丝长度。

（7）粘接：医、护、患三方戴好护目镜后，将蘸有粘接剂的小毛刷以及光固化灯传递给医生并协助光照 20 秒，同时吸净患者口腔中的唾液。

（8）固定：协助固定钢丝，用瓷粉充填器取适量树脂并按照固定牙位数量分成若干份，依次传递给医生并反复传递光固化灯粘接其余牙位。

（9）抛光：将安装好金刚砂车针的高速牙科手机传递给医生，调骀抛光，持吸引器管吸净患者口腔中唾液及治疗中冷却水，保证术野清晰，保护患者舌体及黏膜。

（10）宣教：处理用物后，根据患者外伤牙损伤程度，完善术后宣教并提示患者复诊时间。

（11）用物处置。

4. 操作评价

（1）流程：用物准备齐全，操作过程安全、规范，操作流程流畅。

（2）效果：技术熟练，充分暴露视野，患者无不适。

【操作重点及难点】

1. 围手术期关注患者心理变化，耐心解答患者疑问，及时开展心理干预。

2. 安置开口器前，注意使用凡士林棉签润滑患者口唇，避免损伤口唇。

3. 操作中冲洗酸蚀剂时注意保护口腔黏膜，确保口腔黏膜无酸蚀剂附着，避免造成黏膜烧伤。

【注意事项】

1. 操作前应做好沟通，详细讲解治疗目的、过程及配合方法，耐心解答患者疑问。

2. 操作过程中应做好防护，佩戴护目镜，避免光固化灯直接照射眼睛。

3. 操作后 2~4 周内应避免外伤牙的机械、温度和味道刺激。

4. 应在术后 2 周、1 个月、3 个月、6 个月、1 年、3 年、5 年定期随访观察。若根折发生在根尖 1/3 处，固定时间为 1~2 个月；发生在根中 1/3 处时为 2~3 个月；发生在根颈 1/3 处时为 3~4 月。

【操作并发症及处理】

1. 麻醉药物/牙科材料过敏：一旦发生过敏反应，应立即停止注射麻醉药物。若出现皮肤红疹、瘙痒等局部症状，应持续观察并安抚患者情绪。若并发头晕、恶心，甚至呼吸困难、血压下降、面色苍白等全身症状，应立即安置心电监护、保持呼吸道通畅，密切监测生命体征，必要时进行人工通气，建立静脉通道并遵医嘱使用抗组胺药物。必要时转诊至综合医院进一步治疗。

2. 颞下颌关节不适：应立即停止操作，安抚患者情绪，避免病情进展。若不慎发生颞下颌关节脱位，应立即行颞下颌关节手法复位术（见本章第十节）。

第九节　急性口腔出血患者围手术期的护理操作技术

急性口腔出血是指拔牙后出血、洁牙后出血、其他口腔手术后出血、牙周出血等，其中拔牙后出血及洁牙后出血最为常见。急性口腔出血患者围手术期护理是指明确活动性出血的位置后，根据出血量、伤口大小以及出血原因，制定正确的治疗方案，解决急性口腔出血的问题，达到防止出血进一步加剧、保障患者生命安全的目的，是口腔急诊最为常见的护理操作之一。

【操作目的及意义】

止血：防止出血进一步加剧，保护患者生命安全。

【操作步骤】

1. 评估

（1）环境评估：环境宽敞、明亮、舒适、安全，温湿度适宜。

（2）用物评估：用物准备齐全、排列有序且均在有效期内。

（3）患者评估：①健康状况：详细询问患者既往病史（如循环系统、血液系统疾病）、过敏史、用药史等，了解出血病因、出血程度及出血时间。②口腔状况：完善专科检查，评估出血部位及可能的损伤范围。③心理 - 社会状况：是否存在紧张、焦虑心理；对口腔止血方法、预后的了解。

2. 操作准备

（1）护士准备：着装整洁，洗手，戴口罩，戴护目镜或防护面罩。

（2）物品准备：口腔治疗盘、口镜、镊子、牙周探针、无菌棉球、无菌纱布、橡胶手套、0.9% 氯化钠溶液、过氧化氢溶液、吸引器管、冲洗空针、明胶海绵、3 - 0 缝线、针持、剪刀、心电监护、输液器、输液敷贴、留置针、液体、麻醉药物。

（3）患者准备：保持情绪平稳，充分了解治疗目的、过程及配合注意事项，签署治疗同意书。患者采取半卧位，安置心电监护仪并密切监测围手术期生命体征，必要时配合建立静脉通道。

3. 操作方法

（1）检查：使用吸引器清除口腔内多余血液及血凝块，保持术野清晰。

（2）定位：采用口镜和牙周探针，详细检查口腔内牙龈出血的部位、牙周袋、牙龈缘有无牙石，牙齿是否松动，是否有残根、残冠等。

（3）止血

1）协助医生进行止血处理。用无菌棉球、无菌纱布持续压迫止血，或将明胶海绵塞于出血部位的牙龈沟、牙间隙或牙槽窝内止血。

2）对于不良修复体或残根锐利边缘等慢性刺激引起的牙龈出血，用冲洗空针抽取 3% 过氧化氢冲洗局部，0.9% 氯化钠液清洁口腔并局部隔湿，再用无菌纱球压迫出血部位。

3）对于拔牙后出血者，若压迫止血无效、拔牙创面较大或牙龈组织撕裂，则协助医生局部麻醉后缝合止血。

4）对于牙周炎或牙龈炎所致出血者，可采用牙周洁治术及时清除牙龈上及龈下牙结石，或局部使用牙周塞制剂，促进止血。

5）用物处置。

4. 操作评价

（1）流程：用物准备齐全，操作过程安全、规范，操作流程流畅。

（2）效果：技术熟练，充分暴露视野，患者无不适。

【操作重点及难点】

1. 术前详细询问病史，明确出血原因，选择针对性方案。

2. 对于拔牙后出血，术后应该加强健康宣教，使患者充分了解拔牙术后禁忌，减少拔牙后出血的发生。

3. 对于牙周炎所致出血，加强患者口腔保健意识，指导患者定期开展牙周治疗。

4. 对于全身性疾病导致的出血倾向，局部止血后，指导患者进一步治疗原发病。

【注意事项】

1. 术中密切关注患者生命体征，如神志、血压、呼吸等变化，避免因出血量大导致误吸及低血容量性休克。

2. 术中注重人文关怀，减少患者不良情绪。

【操作并发症及处理】

1. 误吸：一旦发现患者存在呼吸困难、血氧饱和度下降，应立即启动应急预案。将患者头偏向一侧并快速使用吸引器清除口内多余血液及血凝块，保持气道通畅。

2. 口腔黏膜损伤：操作过程应动作轻柔，避免造成口腔黏膜损伤。一旦发生此类情况应立即停止操作，避免再次损伤，根据损伤情况行相应处理。

第十节　急性颞下颌关节脱位手法复位术围手术期的护理操作技术

急性颞下颌关节脱位手法复位是指采用口内复位法、口外复位法等，对下颌骨髁突超越运动最大限度导致髁突滑出关节窝后无法自行复回原位的关节进行复位，解决下颌运动异常、功能障碍、关节区疼痛等问题，达到促进功能恢复、限制因反复脱位所导致的退行性改变或进展的目的，是急性颞下颌关节脱位后早期首选的治疗方法。本节主要介绍口内复位法。

【操作目的及意义】

1. 关节复位：使颞下颌关节回到正常位置，促进其进食、咀嚼及吞咽功能恢复。

2. 限制疾病进展：限制因反复脱位所导致的退行性改变或进展。

【操作步骤】

1. 评估

（1）环境评估：环境宽敞、明亮、舒适、安全，温湿度适宜。

（2）用物评估：用物准备齐全、排列有序且均在有效期内。

（3）患者评估：①健康状况：了解患者既往病史（外伤病史、癫痫、阿尔茨海默病）、全身状况、脱位原因，以及是否存在大笑、打哈欠或啃咬硬物等不良习惯。②专科评估明确单侧脱位或双侧脱位、上下牙列是否呈开颌状态，是否存在咀嚼、吞咽困难，关节区是否凹陷、髁突是否前移等。③心理－社会状况：是否存在紧张、焦虑心理；对急性颞下颌关节脱位复位方法、预后的了解。

2. 操作准备

（1）护士准备：着装整洁，洗手，戴口罩，戴护目镜或防护面罩。

（2）物品准备：无菌手套、无菌纱布、关节复位椅、弹力绷带。

（3）患者准备：向患者介绍关节手法复位的方法、注意事项并取得患者配合。

3. 操作方法

（1）体位：协助患者端坐于关节复位专用椅，背部、头部倚靠于墙面。

（2）保护：传递无菌手套、无菌纱布于医生，用数层无菌纱布包缠拇指。

（3）复位

1）对于双侧脱位者，将双手拇指伸入患者口内，指尖放在口内两侧下臼齿，其余四指放于口外下颌骨下缘，拇指将患者臼齿向下按压，待下颌骨移动时再向后推，余指将下颌骨向上端送。

2）对于单侧脱位者，一手掌部按住健侧耳前区，将头部抱住固定，另一手拇指按置于患侧下臼齿，其余4指托住下颌斜行上提，同时拇指用力向下推按。

（4）固定：复位后，使用弹力绷带固定并限制下颌运动1~2周。

（5）用物处置。

4. 操作评价

（1）流程：患者了解颞下颌关节复位配合方法，操作过程安全、规范，操作流程流畅。

（2）效果：技术熟练，患者语言、咀嚼、吞咽等功能恢复正常，患者无不适。

【操作重点及难点】

1. 对于无法配合的患者，术中注意避免被患者咬伤手指。

2. 复位后应使用弹力绷带固定，避免再次脱位后形成习惯性、复发性脱位。

【注意事项】

1. 手法复位过程中保护患者头部，避免造成患者不适。

2. 弹力绷带固定时注意松紧适宜，避免影响患者呼吸。

3. 术后积极开展行为指导，避免因不良生活习惯导致颞下颌关节再脱位。

【操作并发症及处理】

1. 疼痛：关节手法复位过程中易导致患者疼痛，此时应注意加强人文关怀，安抚患者情绪，指导患者积极配合治疗，复位后观察疼痛变化。

2. 关节再脱位：复位后避免发生再次脱位，可使用弹性绷带或专用固定器限制下颌活动；对于反复脱位者，需要进一步至颞下颌关节科专科就诊。

3. 关节盘损伤：轻度损伤者可通过局部热敷、物理治疗缓解症状；严重损伤者需至颞下颌关节科进一步评估治疗方案。

第十一章

消毒供应技术操作

第一节　预处理操作技术

预处理是指对使用后的诊疗器械、器具或物品进行的去除明显污物、保湿、锐利及精密器械保护等操作过程，解决了器械上污染物干涸问题，提高了器械后续处理的工作效率。预处理是器械彻底清洗的前提，包括现场预处理和清洗前预处理。

【操作目的及意义】

1. 初步去污：防止污染物干涸，保证清洗质量，减少对器械的腐蚀。

2. 特殊污染无害化处理：对朊病毒、气性坏疽及突发原因不明的传染病病原体污染进行无害化处理，避免污染扩散。

【操作步骤】

1. 评估

（1）环境评估：环境宽敞、明亮、舒适、安全，温湿度适宜。

（2）用物评估：用物准备齐全、排列有序且均在有效期内。

（3）器械评估：①器械结构：形状是否复杂、不规则，有无精细、易损部位，有无管腔、轴节、锐利尖端等。②器械材质：是金属类、橡胶类、玻璃类或是其他特殊材质，该材质是否耐热耐湿。③污染状况：有无肉眼可见的污物，污染物的类别是有机物污染、无机物污染、微生物污染还是微粒污染，微生物污染物有无特殊污染病原体。④回收时间：器械回收时间是否在 1 小时以后。

2. 操作准备

（1）护士准备：着装整洁，洗手，戴圆帽、口罩、手套，根据需要选择防护服/防水围裙、专用鞋及护目镜/面罩。

（2）物品准备：①现场预处理：湿纱布或预处理湿巾、保湿剂、密闭式容器、精密器械保护套等；有条件可配备预处理专用设备。②清洗前预处理：手工清洗池、预处理专用设备、转运车、清洗篮筐、清洗剂、清洗刷、保湿剂。

3. 操作方法

（1）现场预处理

1）去除明显污物：使用者在使用间隙和使用后初步去除器械上的明显污物。器械表面使用湿纱布（预处理湿巾）擦拭去污；管腔器械使用负压吸引、注射器或压力水枪冲洗去污。

2）保湿：使用含酶保湿剂喷洒或浸泡、湿纱布擦拭等保湿方法；管腔器械需将保湿剂灌注管腔内进行保湿预处理。

3）精密器械保护：精密器械应使用固定架或保护套（垫）和带卡槽的器械盒或转运容器装载，与其他器械分开放置，避免挤压碰撞，轻拿轻放。

4）暂存：保湿后的器械在暂存点进行封闭保存（暂存点应保持干燥、清洁、通风并有明显的分区标识），等待回收处理。

（2）清洗前预处理

1）手工预处理：应选择适宜的清洗方法和预处理剂，去除器械上血液（渍）、污渍、锈蚀、水垢、化学药剂残留及医用胶残留等。如污染较重，清洗前可使用含酶保湿剂喷洒或浸泡、冲洗或刷洗，初步去除污染物。

2）机械预处理：采用机械预处理设备对器械进行预清洗，包括超声清洗器、保湿预处理发泡机、清洗消毒器等。超声清洗是最常用的机械预处理方法，操作流程包括：①开机：打开电源，清洗槽内，注入清洗用水，添加医用清洗剂，水温应<45℃。②冲洗：用流动水或高压水枪冲洗器械表面或管腔内，初步去除污染物。③装载：将器械摆放于清洗篮筐内，妥善固定，确保器械各表面都能充分接触水流，不倾倒、不遮挡。④运行：盖好超声清洗机盖，遵循器械和设备生产厂家的使用说明或指导手册，选择超声频率、清洗时间等参数，清洗时间不宜超过10分钟。⑤卸载：清洗程序结束后，取出器械。⑥用物处置：工作结束后，对超声水槽进行清洗、消毒、干燥。

4. 操作评价

（1）流程：用物准备齐全、放置合理，操作流程流畅。

（2）效果：技术熟练，预处理剂选择正确，预处理方法正确，器械表面与管腔无明显可见血液（渍）、污渍等，精密器械无损坏，无职业暴露发生。

【操作重点及难点】

1. 使用者在使用间隙和使用后应及时进行器械预处理，若器械 1 小时内不能进入清洗程序应进行保湿预处理。

2. 精密器械应使用专门的保护套、器械架或器械盒等进行装载和储存，避免损坏。

【注意事项】

1. 机械预处理时，器械应放置稳妥，保护器械功能端，避免器械损坏。

2. 特殊感染患者使用后的器械、器具和物品，应遵循 WS/T367 的相关规定进行处理，避免污染扩散。

第二节　回收操作技术

回收是指收集污染的可重复使用的诊疗器械、器具和物品并转运至器械处理区或消毒供应中心的操作过程。及时、高效的回收工作，有利于提高器械周转效率，满足临床对器械使用的需要。

【操作目的及意义】

集中器械：避免污染扩散。

【操作步骤】

1. 评估

（1）环境评估：环境宽敞、明亮、舒适、安全，温湿度适宜，有无专用的污染器械回收通道。

（2）用物评估：用物准备齐全、排列有序且均在有效期内。

（3）器械评估：①器械结构：有无精细易损部位，有无锐利尖端，精细部位和锐利尖端有无保护措施。②污染状况：微生物污染物有无特殊污染病原体，特殊污染器械是否按要求单独放置。

2. 操作准备

（1）护士准备：着装整洁，洗手，戴圆帽、手套，必要时戴口罩。

（2）物品准备：包括回收车、回收箱、回收记录单或信息化记录设备。

3. 操作方法

（1）收集：按规定的回收时间和线路，通过污染通道到器械使用部门回收器械；设有手术器械专用回收通道的，通过专用通道回收。检查回收器械记录单是否填写正确，如科室/诊室、器械种类和数量等。确认有无特殊回收器械标识，如感染、急用、易损、精密、贵重等器械标识。初步检查精密器械是否完好，与其他器械分开放置，用保护垫或支架的器械盒或转运容器装载。

（2）转运：将污染器械妥善放于回收车内，精密、贵重器械避免挤压碰撞，轻拿轻放。转运过程中，确保回收箱盖子盖紧封闭，车内物品放置稳妥，回收车车门保持关闭状态。

（3）交接：将污染器械转运至回收清洗区/去污区后，回收人员与回收清洗区/去污区工作人员共同清点、交接器械，如有问题及时反馈和处理。

（4）用物处置：回收用具每次使用后清洗、消毒、干燥备用。

1）手工清洗消毒：采用冲洗、消毒液擦拭等方法进行清洗、消毒。冲洗或擦拭时，先处理污染较轻部位，再处理污染较重部位。按照由上到下、由外到内有序进行。清洁消毒后，干燥备用。

2）机械清洗消毒：清洗时，回收车（箱）打开盖子，将箱体和盖分别放在清洗装载架上，固定好车门，防止冲洗时关闭，采用回收车（箱）清洗程序进行清洗、消毒、干燥处理。机械清洗消毒设备的具体操作规程遵循生产厂家产品说明书或指导手册。

4. 操作评价

（1）流程：用物准备齐全、放置合理，操作流程流畅。

（2）效果：技术熟练，回收器械种类和数量等正确无误，转运过程封闭式运输、无交叉污染，回收用具清洗消毒符合要求。

【操作重点及难点】

1. 按照及时回收原则，定时定点地开展回收工作。

2. 精密、贵重器械采取恰当的保护措施。

3. 准确清点和交接器械。

【注意事项】

1. 不应在诊疗场所清点污染器械，避免污染诊疗环境。

2. 被朊毒体、气性坏疽或其他突发原因不明的传染病病原体污染的诊疗器械、器具和物品，使用者应双层封闭包装并标明感染性疾病的名称，单独回收处理，避免污染扩散。

第三节　分类操作技术

分类是指将污染器械、器具及物品在清洗前进行清点核查，并按材质、结构、精密程度、污染物类别及污染程度等分类整理的操作过程，有利于选择正确的清洗方法，以确保清洗效果和避免器械损坏。

【操作目的及意义】

1. 核查：避免器械种类、数量不符。

2. 分类：防止清洗方法错误。

【操作步骤】

1. 评估

（1）环境评估：环境宽敞、明亮、舒适、安全，温湿度适宜，评估环境是否符合 WS310.1《医院消毒供应中心第 1 部分：管理规范》要求。

（2）用物评估：用物准备齐全、排列有序且均在有效期内。

（3）器械评估：①器械结构：形状是否复杂、不规则，有无精细、易损部位，有无管腔、轴节、锐利尖端等。②器械材质：是金属类、橡胶类、玻璃类，或是其他特殊材质，该材质是否耐热耐湿。③污染状况：有无肉眼可见的污染物，污染物的类别是有机物污染、无机物污染、微生物污染或是微粒污染，微生物污染物有无特殊污染病原体。

2. 操作准备

（1）护士准备：着装整洁，洗手，着圆帽、口罩、防护服/防水围裙、专用鞋、手套，必要时可使用护目镜/防护面罩。

（2）物品准备：包括 U 形架、标识牌、密纹筐、清洗篮筐及保护垫等。

3. 操作方法

（1）清点：按照配置清单清点器械数量、规格。

（2）检查：检查器械完好性和功能状态。

（3）拆卸：可拆卸的器械按照厂家说明书拆至最小单位。

（4）分类：耐热耐湿器械、不耐热不耐湿器械、精密器械、重度污染器械、急用器械分开放置，做好标识，标识牌上根据需要注明相关信息。

（5）装载：同一类器械放入同一清洗篮筐内进行清洗，根据器械数量及规格选择不同型号的篮筐，器械不叠放。已拆卸为最小单位的器械，小配件放于密纹筐内，置于同一清洗筐内或同一层清洗架，防止丢失；持针器、剪刀等器械打开轴节放于清洗篮筐内；精密器械用保护垫或保护套，单独放置于清洗篮筐内。

（6）用物处置：每次分类完成后，清洁、整理工作台面。分类用具每次使用后进行清洗、消毒，干燥备用，按要求摆放整齐。

4. 操作评价

（1）流程：用物准备齐全、放置合理，操作流程流畅。

（2）效果：技术熟练，未发生职业暴露，分类准确，用物处理符合要求。

【操作重点及难点】

1. 按标准进行职业防护。

2. 不同类别的器械物品选择相应的清洗架、清洗篮筐等用具。

3. 可拆卸器械在技术手册指导下，拆卸至最小单位，保证器械表面、管腔、缝隙或小孔等处，能够充分地接触清洗介质。

4. 精密器械需进行保护，避免重叠和挤压，与普通器械分开放置。

【注意事项】

1. 标识牌为耐湿耐热材质，妥善放置，勿对器械造成遮挡，避免影响包装人员对筐内器械的识别。

2. 特殊污染的诊疗器械、器具和物品应与其他物品分开处理，避免交叉感染。

第四节 清洗消毒操作技术

清洗是指去除医疗器械、器具和物品上污物的操作过程，流程包括冲洗、洗涤、漂洗和终末漂洗。消毒是指杀灭或清除污染器械上病原微生物，使其达到无害化处理的操作过程。清洗消毒是保障患者、工作人员和环境安全的重要措施。

【操作目的及意义】

1. 去污：降低器械微生物负荷。

2. 消毒：保证患者、工作人员及环境安全。

【操作步骤】

1. 评估

（1）环境评估：环境宽敞、明亮、舒适、安全，温湿度适宜，评估环境是否符合 WS310.1《医院消毒供应中心第 1 部分：管理规范》要求，地面是否有水渍、污渍等。

（2）用物评估：用物准备齐全、排列有序且均在有效期内。

（3）器械评估：①器械结构：形状是否复杂、不规则，有无精细、易损部位，有无管腔、轴节、锐利尖端等。②器械材质：是金属类、橡胶类、玻璃类，还是其他特殊材质，该材质是否耐热耐湿。③污染状况：有无肉眼可见的污物，污染物的类别是有机物污染、无机物污染、微生物污染还是微粒污染，微生物污染物有无特殊污染病原体。

2. 操作准备

（1）护士准备：着装整洁，洗手，着圆帽、口罩、防护服/防水围裙、专用鞋、手套、护目镜/防护面罩。

（2）物品准备：清洗消毒器、手工清洗工作站、医用清洗剂、管道刷、软毛刷、海绵刷、低纤维絮擦布、压力水枪、湿热消毒机、化学消毒剂、器械清洗篮筐、标识牌。

3. 操作方法

（1）手工清洗

1）冲洗：普通器械在流动水下冲洗，管腔器械选择与其管腔直径相匹配的压力水枪接头，冲洗器械管腔内部。

2）洗涤：冲洗后，使用医用清洗剂浸泡后刷洗/擦洗，可根据器械、器具及物品的结构、污染程度等选择不同的洗涤方式。①浸泡：污染较重或者污染物已经干涸的耐湿器械宜先浸泡。打开器械的轴节/门，置于清洗篮内，完全浸没，使管腔内充满清洗液。②刷洗：表面不光滑、结构复杂的耐湿器械可采用刷洗的方式进行洗涤，刷洗时应在液面下进行。对器械的轴节、锁扣、齿牙、螺纹、长管腔或孔等部位，顺齿牙和螺纹的齿缝、纹路方向反复刷洗；管腔器械应选择与管腔直径、长度相适宜的清洗刷，一端开口的管腔器械刷洗后抽出清洗刷，两端开口的管腔器械采用贯通刷洗，去除清洗刷上的污染物后再进行下一次刷洗。③擦洗：适用于表面光滑的不耐湿器械，操作时同样需在液面下进行。使用柔软材质的低纤维絮擦布或含医用清洗剂的擦拭工具进行擦拭，直至无可见污染物，随后用含水的擦拭工具反复擦拭，直至去除清洗剂。

3）漂洗：用流动水冲洗洗涤后的器械、器具和物品上的残留物。

4）终末漂洗：用经纯化的水对漂洗后的器械、器具和物品进行最终的冲洗。

（2）消毒器清洗

1）设备运行前检查：确认水、电、蒸汽、压缩空气等达到设备工作条件，医用清洗剂和医用润滑剂的储量充足，抽吸管通畅、无裂痕。检查设备清洁状况，包括设备的内舱壁、排水网、排水槽、清洗架和清洗旋转臂等。舱门开启应达到设定位置，密封圈完整，清洗旋转臂转动灵活，喷淋孔无堵塞，清洗架进出轨道无阻碍。检查设备打印装置和数据采集系统是否处于正常状态。

2）清洗物品装载：①选择合适的清洗架或清洗篮筐装载器械。管腔器械选择可以对管腔内壁冲洗的清洗架，精密器械和锐利器械的装载使用固定保护装置，锐利器械尖端不滑出篮筐外，打开器械的轴节部位，器皿类开口朝下或倾斜摆放或采用器皿专用清洗架。保证器械、器具和物品妥善固定，各表面都能充分接触水流，不倾倒、不遮挡。有盖篮筐的盖子关闭稳妥。②每次装载结束检查清洗旋转臂是否转动灵活，转动时不应受到器械、器具和物品的阻挡。

3）运行清洗消毒器：遵循生产厂家的使用说明书或指导手册选择清洗程序。基本程序包括预冲洗、洗涤、漂洗、终末漂洗、消毒、润滑、干燥七个阶段。清洗过程中应观察器械是否滑出篮筐，自动加水、排水是否正常。

（3）湿热消毒：湿热消毒采用经纯化的水，电导率 ≤15μs/cm（25℃）。消毒后直接使用的诊疗器械、器具和物品，湿热消毒温度应≥90℃，时间≥5分钟，或 A0 值≥3000；消毒后继续灭菌处理的诊疗器械、器具和物品，湿热消毒温度应≥90℃，时间≥1分钟，或 A0 值≥600。

（4）化学消毒：不能耐受湿热消毒的器械物品，可采用化学消毒方法。

1）75%乙醇：适用于不耐热、不耐腐蚀器械的消毒，如精密器械、橡胶类器械等。采用75%乙醇进行浸泡或擦拭时，保证足够的浸泡时间或擦拭次数。

2）酸性氧化电位水：适用于不耐热、耐腐蚀器械的消毒，如氧气湿化瓶、引流瓶等。手工清洗后的待消毒物品，使用酸性氧化电位水流动冲洗或浸泡消毒2分钟，净水冲洗30秒。

3）其他化学消毒剂：遵循厂家说明书对器械进行消毒。

4. 操作评价

（1）流程：用物准备齐全、放置合理，操作流程流畅。

（2）效果：技术熟练，清洗设备运行正常，器械清洗和消毒质量达标。

【操作重点及难点】

1. 通常情况下需遵循先清洗后消毒的处理程序，避免经化学消毒或湿热消毒后蛋白质凝固，增加清洗难度。

2. 根据器械材质、污染程度、精密程度等选择正确有效的清洗方式。

【注意事项】

1. 手工清洗的注意事项

（1）刷洗操作应在水面下进行，避免产生气溶胶。

（2）不应使用研磨型清洗材料，应选用与器械材质相匹配的清洗用具和用品，避免对器械造成不必要的损伤。

2. 机械清洗的注意事项：清洗消毒设备在新安装、更新、大修、更换医用清洗剂、改变参数或装载方法等时，应遵循生产厂家的使用说明或指导手册进行检测，清洗质量检测合格后方可使用，避免因设备原因造成的器械消毒不合格隐患。

3. 消毒的注意事项

（1）严格执行湿热消毒的操作规程，避免发生烫伤。

（2）酸性氧化电位水对光敏感，有效氯浓度随时间延长而下降，宜现配现用，避免溶液失效，影响消毒效果。

（3）酸性氧化电位水对铜、铝等非不锈钢的金属器械、器具和物品有一定的腐蚀作用，每次排放后应再排放少量碱性还原电位水或自来水，避免长时间排放造成排水管路的腐蚀。

第五节　干燥操作技术

干燥是指将经过清洗、消毒后的器械、器具或物品，进一步去除残留水分的操作过程。器械、器具或物品干燥能防止细菌污染，确保消毒后直接使用器械、器具或物品的消毒质量，提高器械、器具或物品的灭菌质量。

【操作目的及意义】

去除残留水分：防止细菌滋生，减少器械锈蚀，避免影响灭菌效果。

【操作步骤】

1. 评估

（1）环境评估：环境宽敞、明亮、舒适、安全，温湿度适宜，评估环境是否符合 WS310.1《医院消毒供应中心第 1 部分：管理规范》要求。

（2）用物评估：用物准备齐全、排列有序且均在有效期内。

（3）器械评估：①器械结构：形状是否复杂、不规则，有无精细、易损部位，有无管腔、轴节、锐利尖端等。②器械材质：是金属类、橡胶类、玻璃类，还是其他特殊材质，该材质是否耐热耐湿。

2. 操作准备

（1）护士准备：着装整洁，洗手，戴圆帽、口罩、隔热手套。

（2）物品准备：医用干燥柜或医用真空干燥柜、压力气枪、低纤维絮擦布等。

3. 操作方法

（1）医用干燥柜或医用真空干燥柜

1）检查：检查电源及柜舱体内是否清洁，打开主电源和面板上的电源开关。

2）干燥预处理：为保证干燥效果，需将待干燥负载沥水，用压缩气枪进行干燥，对负载表面和管腔器械内部进行处理。

3）器械装载：放入待干燥的物品，不同材质的器械宜分开放置。容器开口朝下或倾斜摆放，间隔排列，不堆叠；管腔器械保持两端都处于开放状态；带有密闭空腔的器械打开空腔；导管类、湿化瓶类物品干燥时使用相应导管架、湿化瓶架。

4）选择温度和时间：根据器械的材质选择适宜的干燥温度和时间，金属类干燥温度为 $70 \sim 90\,℃$，塑胶类干燥温度为 $65 \sim 75\,℃$。金属类器械干燥时间为 20 分钟，塑胶类器械干燥时间为 40 分钟。

5）器械卸载：干燥柜运行结束，戴隔热手套，打开干燥柜门取出物品。

6）用后处理：清洁设备，关好干燥柜门，关闭电源开关。

（2）压力气枪

1）检查：检查压力气枪是否清洁，管线、喷头及操作手柄等部件有无裂隙、漏气、老化、堵塞等现象，打开气源。

2）吹干器械：根据不同规格的管腔器械，选择大小相适宜的气枪喷头，先吹干表面水渍，再吹干管腔。

3）用后处理：每日使用后，关闭气源，清洗消毒管线、喷头及操作手柄等部件。

（3）低纤维絮擦布

1）检查：检查低纤维絮擦布是否清洁。

2）擦拭：擦拭时动作轻柔，重点对器械的表面、关节、锯齿部、锁扣等部位进行擦拭处理。

3）用物处置：重复使用的低纤维絮擦布每次使用后应清洗消毒，干燥后备用；一次性使用的低纤维絮擦布使用后丢弃。

4. 操作评价

（1）流程：用物准备齐全、放置合理，操作流程流畅。

（2）效果：技术熟练，干燥设备参数设置正确，器械上无残留液体，器械无损坏，无烫伤发生。

【操作重点及难点】

1. 清洗消毒后的器械应及时进行干燥。

2. 应根据器械的材质选择不同的干燥温度和时间。

【注意事项】

1. 不应使用自然干燥方法进行干燥，避免器械和物品滋生细菌或被环境污染。

2. 在使用医用高温干燥柜及真空干燥柜时，应加强职业防护，佩戴隔热手套，避免烫伤。

3. 使用中的低纤维絮擦布污染时应及时更换，避免造成器械二次污染。

第六节 检查与保养操作技术

器械检查和保养是指对清洗、消毒和干燥后的器械进行清洗质量、功能检查并进行养护的操作过程。器械清洗质量和功能检查是器械包装前进行的重要操作步骤，是保障灭菌质量和临床正常使用的基础。

【操作目的及意义】

1. 确认清洗质量：避免影响灭菌效果。

2. 确认器械性能：避免影响器械使用。

3. 保养维护：延长器械使用寿命。

【操作步骤】

1. 评估

（1）环境评估：环境宽敞、明亮、舒适、安全，温湿度适宜，评估环境是否符合 WS310.1《医院消毒供应中心第 1 部分：管理规范》要求，着重评估精细检查区域照度。

（2）用物评估：用物准备齐全、排列有序且均在有效期内。

（3）器械评估：①器械结构：形状是否复杂、不规则，有无精细、易损部位，有无管腔、轴节、锐利尖端等。②器械材质：是金属类、橡胶类、玻璃类，或是其他特殊材质。

2. 操作准备

（1）护士准备：着装整洁，洗手，着圆帽、专用鞋，必要时戴口罩。

（2）物品准备：包括带光源放大镜、标识牌、专用润滑剂、低纤维絮擦布、测试材料等。

3. 操作方法

（1）清洗质量检查

1）目测法：肉眼和（或）借助带光源放大镜检查器械表面及其关节、齿牙是否光洁，有无血渍、污渍、水垢、锈斑等残留物质。

2）ATP 生物荧光检测法：ATP 生物荧光法测定原理，是利用荧光素酶在离子、ATP、氧的参与下，催化荧光素氧化脱羧，产生激活态的氧化荧光素，放出光子，产生 560nm 的荧光，在裂解液的作用下，细菌裂解后释放的 ATP 参与上述酶促反应，用光检测仪可定量测定相对光单位值（RLU），从而获知 ATP 的含量，进而得知细菌含量。

3）残留血试验法：使用隐血测试纸通过试纸上的过氧化物和显色剂与血中的血红蛋白、肌红蛋白的作用使显色剂发生色泽变化，可判定微量血污是否存在。

4）蛋白质残留测试法：残留蛋白测试方法特异性强、敏感、使用方便；不受器械处理方式的干扰，如消毒剂、高温等的作用；但价格昂贵，不适合于常规检测。有以下三种测试方法：第一种三酮试验–水合茚三酮试剂进行器械残余蛋白质检测，是一种高灵敏度的蛋白质和氨基酸检测方法；第二种缩二脲反应–缩二脲法可以作为半定量方法，用于确定清洗消毒器中清洗过的医疗器械表面是否存在蛋白质残留物；第三种邻苯二甲醛（OPA）法–改良的邻苯二甲（OPA）法是一种确定蛋白质中游离态原始氨基酸群的量化方法。

（2）器械功能检查

1）完好性检查：①外观：是否有变形、弯曲、裂缝等明显的物理损坏情况。②表面：有无划痕、磨损、腐蚀等；特殊涂层是否完整，有无剥落、起泡等现象。③连接：关节处、可拆卸部件等的连接处是否牢固。④配件：确认器械附带的配件是否齐全，如一些大型医疗设备可能配有专门的电源线、数据线、探头等。

2）切割性能测试：①剪刀：将剪刀刃口垂直于测试材料剪切，在环状手柄上不施加任何侧向压力，测试切割面必须平整，剪刀闭合后不能有材料的拖拽。显微剪刀使用一层医用纱布（21SX21S，S 指英制支数）测试，组织剪选用一层棉布（130g/m²）测试，敷料剪选用两层棉布测试。②咬骨钳：需连续剪切卡纸（120～250g/m²）三次，每次都能将卡纸完整地剪切下来，测试材料切面必须平滑工整。

3）闭合性能的测试：①有齿镊：功能端夹闭时，应弹性良好，从顶端到锯齿侧边至少2/3的部分关闭。头端齿牙无卷钩，无缺失，齿形一致。②持针器：缓慢夹闭持针器，从棘齿接触直至咬合到最后一个齿扣，齿扣完全咬合时，头端至少2/3闭合。③止血钳：将止血钳锁扣固定于第一档位，手持止血钳功能端让锁扣部位在另一手掌心处拍击，锁扣不应自动弹开解锁。

4）轴节性能的测试：①持针器晃动测试：打开持针器，呈45°交叉，分别握持针器的两手柄，并上下晃动，持针器晃动测试时、持针器轴节部位不能有上下摇晃的现象。②持针器平移测试：打开持针器，呈45°交叉，松开一侧手柄，自然下落，该侧手柄应该在任何位置都可以停留，并在外力作用下平滑地移动。

5）夹持性能的测试：①持针器：将持针器的功能端夹住相匹配的缝合针，卡在锁扣的第二档位，并晃动缝合针，缝合针不能有摇晃的现象。②无损伤阻断钳：完整夹闭测试材料，至少维持3秒，打开阻断钳，在测试材料上可以看见清晰的齿印，对光检查测试材料，不能出现任何的孔洞。

6）绝缘性能的检测：①选择：适当的绝缘检测工具附件，如探测刷、探测环等。②启动：打开绝缘检测仪主机，遵循厂家说明书设置和调节电压。③导通性能测试：将探测刷/环末端接触器械金属部位。如设备正常报警提示，则该绝缘检测仪可以正常使用；如没有发生报警提示，则重新检查所有的电线接线的连接是否正确。合格后再进行手术器械的绝缘性能检测。④测试：器械在使用绝缘检测仪检测前，先进行目测检查绝缘层有无破损，再将探测刷/环末端接触器械绝缘层进行检测，当绝缘检测仪发出报警声或有灯光闪烁，则提示该手术器械的绝缘性存在问题。

（3）器械保养

1）机械润滑：机械润滑是通过清洗消毒器完成器械润滑的方法。清洗消毒器在终末漂洗阶段中，由机械自动加入润滑剂。机械润滑的方法效率高，可以降低器械在润滑操作中的污染。需按照产品说明书的稀释比例，设定润滑剂用量。

2）手工润滑：①浸泡方法：清洗后的器械，使用有孔的容器装载浸泡于配制好的润滑剂中。浸泡时间根据润滑剂使用说明书的建议，至少应每天更换润滑剂。②手工喷涂方法：针对器械关节、铰链和移动等部位进行润滑，宜使用专用的气雾喷涂润滑剂，具有速干的效果。

（4）用物处置。

4. 操作评价

（1）流程：用物准备齐全、放置合理，操作流程流畅。

（2）效果：技术熟练，器械清洗质量目测检查、定性或定量检测合格，器械功能状态良好，方便使用者操作。

【操作重点及难点】

1. 器械关节、齿牙、缝隙、管腔等处的清洗质量检查。

2. 定性或定量清洗质量检查。

3. 器械的外观形态及相应的特殊性能检查。

【注意事项】

1. 清洗质量不合格的器械、器具及物品应返回去污区重新进行清洗处理，避免因清洗质量不合格造成灭菌不合格隐患。

2. 性能受损或缺失的器械应及时维修或更换，避免影响操作者正常使用。

第七节　包装操作技术

包装是指将器械、器具和物品用适当的包装材料和包装方式，通过装配、包装、封包、注明标识等步骤进行包装，确保灭菌后无菌屏障功能完好的操作过程。通过包装操作建立无菌屏障，可确保器械物品在灭菌后预期的使用、储存、运输等条件中保持无菌，是维持器械无菌性的重要步骤。

【操作目的及意义】

1. 建立无菌屏障：保证器械在运输、储存过程中维持无菌状态。

2. 保护器械：延长器械使用寿命。

【操作步骤】

1. 评估

（1）环境评估：环境宽敞、明亮、舒适、安全，温湿度适宜，评估环境是否符合 WS310.1《医院消毒供应中心第 1 部分：管理规范》要求。

（2）用物评估：用物准备齐全、排列有序且均在有效期内，包装材料无破损、无污染，医用封口机性能测试合格。

（3）器械评估：①器械结构：形状是否复杂、不规则，有无精细、易损部位，有无管腔、轴节、锐利尖端等。②器械材质：是金属类、橡胶类、玻璃类，或是其他特殊材质，该材质是否耐热耐湿。

2. 操作准备

（1）护士准备：着装整洁，洗手，着圆帽、专用鞋，必要时戴口罩、手套。

（2）物品准备：包装材料、封包胶带、包内化学指示卡、包装标识、待包装器械、器械网篮、灭菌篮等。

3. 操作方法

（1）装配：遵循器械厂家说明书将拆卸的器械进行装配。带内芯器械应拔出内芯，所有的空腔、阀门应打开。

（2）摆放：手术器械应摆放在篮筐或有孔的托盘中，篮筐或托盘底部垫吸水纸（布），按照器械的使用顺序摆放，或根据容器上的图示将器械分别放入固定位置。剪刀和血管等轴节类器械的锁扣打开；精密器械、锐利器械采取保护措施，可采用固定架、保护垫或使用灭菌介质可穿透的保护帽；软质管腔类物品盘绕放置，保持管腔通畅；电源或光源导线盘绕直径 >10cm，无锐角；有盖的容器开盖，器皿间用吸湿布、纱布或医用吸水纸隔开，包内物品朝向一致。

（3）核对：根据器械配置清单核对器械的名称、规格、数量是否正确，特殊器械装配是否正确。手术器械和精密、贵重器械等需双人核对。

（4）放置包内化学指示物：高度危险器械应放置包内化学指示物，将化学指示物放置于包内最难灭菌处。

（5）选择包装材料及包装方式

1）闭合式包装：使用的包装材料有无纺布、皱纹纸、棉布等，通常用于配套器械与敷料的包装。手术器械通常采用闭合式包装方法，应由两层包装材料分二次连续包装，包装时两次包装可使用相同的包装方法，也可以将两种包装方法混合使用（如第一层采用方形折叠法，第二层采用信封折叠法包装）。

2）密闭式包装：使用的包装材料有纸塑袋、纸袋等，通常用于重量较轻的单件器械包装。选择的纸塑袋或纸袋应与灭菌方式及器械体积、重量相适宜，包装容积不超过纸塑袋的 3/4。非预制型纸塑袋先根据需要裁剪适当长度，将其中一端开口进行封口备用。

（6）包装与封包

1）闭合式包装：常用信封折叠法和方形折叠法。①信封折叠法：将正方形包装材料平铺于操作台上，使其一角指向操作台前方，将被包装的器械放在包装材料中央。将包装材料底角向上折盖住器械，然后将超过器械上缘的部分折回形成一个折；将包装材料的左角向右折盖住器械，然后折回形成一个折；将包装材料的右角向左折盖住器械，与先前的折叠交错，然后折回形成一个折翼。将包装的顶角向下折盖住器械，将折翼卷进先前的左右折缝里，留下一个可见的小垂片便在无菌环境中打开。②方形折叠法：将器械放于包装材料中央，且与包装材料边缘线平行。将包装材料下缘向上折覆盖器械，至器械上缘折回（折向操作者）形成折边；将包装材料上缘向下折盖住器械，至器械下缘折回形成折边。将左边包装材料整理平整向右折盖器械，至器械右缘折回形成折边；将右边包装材料整理平整向左折盖住器械，至器械左缘折回形成折边。③封包：使用专用胶带进行封装，取长度适宜的胶带，粘贴于包装材料开口处，封包方式可采用两条平行、井字形或十字形。

2）密封式包装：将器械手持端向下从包装袋开口处放入袋内，高度危险器械放入包内化学指示物，排出袋内多余气体。将包装袋开口端用医用封口机进行封口，检查封口效果，密封宽度应≥6mm，包内器械距包装袋封口处≥2.5cm。

（7）放置包外化学指示物：包外应设有灭菌化学指示物，常用化学指示胶带和（或）化学指示标签粘贴于包装材料上。如果透过包装材料可直接观察包内灭菌化学指示物的颜色变化，则不必放置包外灭菌化学指示物。

（8）注明标识：将灭菌标识粘贴于包外。闭合式包装粘贴于包的正面或侧面，纸塑袋包装袋粘贴于塑面。灭菌物品标识注明物品名称、检查包装者姓名或代号、灭菌器编号、灭菌批次、灭菌日期、失效日期等相关信息。标识应正确、清晰、完整，无涂改，具有可追溯性。

（9）用物处置。

4. 操作评价

（1）流程：用物准备齐全、放置合理，操作流程流畅。

（2）效果：①技术熟练。②包装方式合格：包装材料选择正确、包装方法正确、闭合式包装松紧适度、密封式包装封包严密、闭合性完好。③包内器械合格：器械组装规范、功能完好、特殊器械配有辅助用具、摆放整齐有序。④包内外标识合格：正确放置包内外化学指示物、包外标识信息完整且具有可追溯性。

【操作重点及难点】

1. 根据器械特点正确装配和摆放器械。

2. 按照器械配置清单清点核对器械种类、型号和数量。

3. 闭合式包装松紧适度，封包应严密，保证闭合完好。

4. 灭菌物品包装的标识应齐全、正确、清晰、完整，无涂改，具有可追溯性。

【注意事项】

1. 管道器械不能扭曲或反角，避免器械损伤。

2. 包内化学指示卡应放在包的中央，不应直接放入器械盘内，避免影响判断结果。

第八节　灭菌操作技术

灭菌是指杀灭或清除器械、器具和物品上一切微生物包括芽孢的操作过程。高度危险的医疗器械、器具和用品必须进行灭菌并符合无菌质量标准。灭菌是器械处理流程中的关键环节，也是质量管理的重点部分。

【操作目的及意义】

杀灭微生物；避免交叉感染。

【操作步骤】

1. 评估

（1）环境评估：环境宽敞、明亮、舒适、安全，温湿度适宜，评估环境是否符合 WS310.1《医院消毒供应中心第 1 部分：管理规范》要求。

（2）用物评估：用物准备齐全、排列有序且均在有效期内。

（3）器械评估：①器械结构：有无管腔器械。②器械材质：是金属类、橡胶类、玻璃类，或是其他特殊材质，该材质是否耐热耐湿。

2. 操作准备

（1）护士准备：着装整洁，洗手，着圆帽、专用鞋，必要时戴具有防烫功能的手套。

（2）物品准备：操作台、灭菌器、灭菌器装载车架、器械灭菌篮筐、灭菌记录本和监测用品等。

3. 操作方法

（1）大型压力蒸汽灭菌器灭菌

1）灭菌器安全检查：检查设备基本情况，蒸发器及灭菌器的压力表指针为"0"，开启蒸发器及灭菌器电源，确认待机指示灯亮起。若中央供气，开启连接阀，检查蒸汽管路、阀门有无漏气，检查仪表是否完好。总气源的压力表显示蒸汽指标为 0.30~0.50kPa，灭菌器蒸发器压力表指针在"0"位，内室夹层压力表在 200~300kPa。检查灭菌器门的密封圈是否完好无脱出，灭菌器门是否平直。

2）预热：选择预热程序，观察设备及仪表变化，当夹层压力达到 205.8kPa、温度达到 132~134℃时，预热程序结束。

3）B－D 测试：预热完成后，将 B－D 测试包水平放于灭菌柜内排气口上方。在灭菌器空载情况下，运行并完成 B－D 测试程序。判断 B－D

测试结果，测试纸变色均匀一致，判断 B－D 试验合格，灭菌器可以使用；B－D 测试纸变色不均匀，判断 B－D 试验不合格，可再进行一次 B－D 测试。测试合格可以使用；测试不合格需根据灭菌参数检查 B－D 测试失败原因，必要时联系设备部或相关专业维保人员进行检修，直至 B－D 测试合格后该灭菌器方能使用。B－D 测试结果记录应双人复核并签名。

4）灭菌物品装载：使用专用灭菌架或篮筐装载灭菌物品，灭菌物品包之间应留有空隙，避免接触灭菌器的内壁。宜将同类材质的器械、器具和物品，置于同一批次进行灭菌。材质不相同时，纺织类物品应放置于上层、竖放，金属器械类放置于下层。手术器械包、硬质容器应平放；盆、盘、碗类物品应斜放，玻璃瓶等底部无孔的器皿类物品应倒立或侧放；纸袋、纸塑包装物品应侧放，利于蒸汽进入和冷空气排出。选择下排气压力蒸汽灭菌程序时，大包宜摆放于上层，小包宜摆放于下层。

5）灭菌程序的选择：根据不同灭菌负载的种类和重量进行选择，如常规器械灭菌程序、管腔器械灭菌程序等。

6）卸载：灭菌程序结束，灭菌器发出蜂鸣声，显示器提示灭菌结束，绿色指示灯亮起方可进行卸载。卸载门开启后，戴上防烫手套，将卸载车与灭菌车对接，拉出已灭菌的器械。

7）灭菌有效性确认：双人核对物理监测、化学监测的结果。有生物监测的，卸载后进行生物监测操作。

8）灭菌参数记录：记录灭菌日期、灭菌器编号、批次号、物品名称、灭菌周期、灭菌周期运行起止时间及灭菌阶段的温度、压力、时间等数值。

9）用物处置。

（2）小型压力蒸汽灭菌器灭菌

1）灭菌前准备：对灭菌器进行全面的安全检查，检查密封圈，应清洁，无胶痕、杂质。挤压变形≤2mm。轻压密封圈时，密封圈与门封槽贴合紧密。回弹良好。密封圈无裂纹、缺口及断裂。打印装置检查打印纸充足，打印字迹清晰。清洁灭菌器腔内排水口、柜壁、灭菌托盘等。检查水箱内经纯化的水是否充足。

2）装载：确认温度压力达到备用状态，确认待灭菌物品的灭菌方式及灭菌温度是否正确。遵循灭菌器说明书对单个灭菌物品的最大重量及每个托盘或每层能承载的最大装载总重量进行核查。装载的物品不能触及柜门和腔体内壁。使用专用托盘架，待灭菌物品之间要有间隙。采用纸塑包装袋包装的器械应使用装载架分隔摆放。

3）灭菌周期的选择：小型灭菌周期分为 B 类灭菌周期，N 类灭菌周期和 S 类灭菌周期三种。根据待灭菌物品的危险程度、负载范围选择灭菌周期。

4）灭菌周期的观察：根据使用的小型压力蒸汽灭菌器的类型，观察每个灭菌周期临界点各数值的变化。

5）卸载：灭菌周期运行正常至结束，灭菌器发出蜂鸣声或开门的绿色指示灯亮起可进行卸载。戴防烫手套，打开灭菌器门，将无菌物品从灭菌器腔体取出，进行冷却。

6）灭菌有效性确认：双人核对物理监测、化学监测的结果。有生物监测的，卸载后进行生物监测操作。

7）灭菌数据记录：记录灭菌日期、灭菌器编号、批次号、物品名称、灭菌周期、灭菌周期运行起止时间及灭菌阶段的温度、压力、时间等数值。

8）用物处置。

（3）环氧乙烷灭菌器操作方法

1）灭菌前准备：对灭菌器进行全面的安全检查，检查灭菌设备电源，保持在接通状态。检查压缩空气源的压力值，应达到厂家要求的技术标准。根据所用设备进行特定的设备检查。

2）装载：灭菌物品装载应使用专用篮筐，摆放时物品之间要有空隙。纸塑包装袋包装的物品纸面对塑面侧放，不堆叠。生物监测包在整个装载的中心部位，有两层灭菌筐时生物监测包应放在上层。装载完成，检查篮筐内的物品，不应超过篮筐边缘；篮筐不应紧贴柜门和内壁。

3）灭菌程序的选择：根据灭菌物品的种类、包装等选择 37℃ 或 55℃ 的灭菌程序。

4）灭菌周期的观察：灭菌过程包括预热、预湿、抽真空、通入气化环氧乙烷达到预定浓度、维持灭菌时间、清除灭菌残留的环氧乙烷和干燥。

5）卸载：除金属和玻璃材质以外的灭菌物品，灭菌后应经过解析。解析时间：50℃，12 小时；60℃，8 小时。残留环氧乙烷应符合 GB/T16886.7 的要求。解析过程应在环氧乙烷灭菌柜内继续进行，输入的空气应经过高效过滤，或放入专门的通风柜内，不应采用自然通风法进行解析。灭菌周期结束，屏幕开门锁显示为开锁状态，确认灭菌器内压力等于大气压时方可开门卸载。

6）灭菌有效性确认：双人核对物理监测、化学监测的结果。有生物监测的，卸载后进行生物监测操作。

7）灭菌数据记录：记录灭菌日期、灭菌器编号、批次号、物品名称、灭菌周期、灭菌周期运行起止时间及灭菌阶段的温度、相对湿度、时间等数值。

8）用物处置。

（4）过氧化氢等离子体低温灭菌操作方法

1）灭菌前准备：对灭菌器进行全面的安全检查，确保设备的电气连接正常并遵守厂商的要求。正确连接电源，切勿使消毒灭菌装置拔下插头或关闭的时间超过 24 小时，或按照厂商要求执行。如果关闭消毒灭菌装置长达 24 小时以上，那么请致电厂商获取指导。过氧化氢卡匣或罐装液体检查时，在启动循环前应按照消毒灭菌装置显示器上的信息更换空的或过期的卡匣。如果过氧化氢卡匣外包装上的化学监测指示条是红色的，那么切勿拆除卡匣包装的塑料外包装。红色表示卡匣可能已损坏，为了确认卡匣的质量请致电厂商。切勿从卡匣收集箱上取出用过的卡匣，应根据当地废物处理法规弃置密封的卡匣收集箱。未使用过的过氧化氢卡匣也是危险废物，因此也应依法规弃置。如果需要操作使用过的卡匣，那么应戴乳胶、乙烯基（PVC）或腈纶手套。切勿使手套接触眼部。对于罐装的过氧化氢液体，要保证过氧化氢储存在适合的环境条件下（有些需冷藏保存），并有足够的过氧化氢来保证灭菌成功。

2）装载：参考厂商说明和推荐以确定物品是否可通过过氧化氢低温等离子灭菌。要有间隔地排列物品以确保过氧化氢的充分扩散。不正确的装载可能会导致循环取消。切勿堆叠器械盒。切勿使任何物品接触灭菌舱内壁、门或电极，以及可能会损坏消毒灭菌装置或器械。在电极与装载物之间至少提供 25mm 的空间。

3）灭菌程序的选择：应根据灭菌物品选择相应的灭菌程序，如表面、管腔和软镜灭菌程序。应遵循器械生产厂家及灭菌器生产厂家的使用说明，选择正确的灭菌器型号和灭菌程序。

4）灭菌过程的观察：通过灭菌器屏幕观察灭菌循环的状态。灭菌过程包含两次或若干次灭菌循环周期，每次循环周期包括抽真空、注射、扩散、等离子体和通风五个步骤。灭菌器型号不同、灭菌程序不同、灭菌参数的设定不同，灭菌过程曲线图有所差异。

5）卸载：灭菌周期结束，屏幕显示已完成，确认物理参数符合要求，可进行卸载。

6）灭菌有效性确认：双人核对物理监测、化学监测的结果。有生物监测的，卸载后进行生物监测操作。

7）灭菌数据记录：记录灭菌日期、灭菌器编号、批次号、物品名称、灭菌周期、灭菌周期运行起止时间及灭菌阶段的温度、压力、时间、等离子功率、浓度（如有）等数值。

8）用物处置。

4. 操作评价

（1）流程：用物准备齐全、放置合理，操作流程流畅。

（2）效果：技术熟练，器械灭菌方式正确，物品的物理监测、化学监测及生物监测有效，灭菌数据记录完整、准确、及时，各类灭菌器正常运行，未发生操作人员烫伤、危化品泄漏、水电路短路等不良事件。

【操作重点及难点】

1. 灭菌结束后，应双人核查确认灭菌检测结果，并对灭菌质量进行及时记录。

2. 各类器械、器具或物品应达到不同类别的灭菌检测标准。

【注意事项】

1. 环氧乙烷不能用于粉末状或液体物品的灭菌，避免污染需处理的粉末或液体状物品。

2. 环氧乙烷灭菌运行过程中，灭菌阶段气罐已经刺破，不能强行打开柜门，避免环氧乙烷气体泄漏，造成中毒不良后果。

3. 环氧乙烷灭菌气罐的存储应严格执行国家制定的有关易燃易爆物品的储存要求，应远离火源和静电，通风良好，温度＜40℃，不应存放于冰箱中，避免火灾隐患。

4. 当发生灭菌循环报警、过程中断时，应佩戴乳胶或 PVC 手套进行灭菌器内灭菌物品的针对性处理，避免发生职业损伤。

第九节　储存操作技术

储存是指对消毒、灭菌后重复使用的器械、器具和物品或一次性使用的器械、器具和物品进行储存、保管的操作过程。无菌质量特性决定了无菌物品储存及保管有其特殊的管理要求和控制感染的措施。

【操作目的及意义】

1. 审查灭菌质量：检查无菌物品灭菌质量，避免不合格物品的发出。

2. 物品临时储存：将灭菌后的器械、器具和物品进行临时储存，保证临床科室使用。

【操作步骤】

1. 评估

（1）环境评估：环境宽敞、明亮、舒适、安全，温湿度适宜，评估环境是否符合 WS310.1《医院消毒供应中心第 1 部分：管理规范》要求，评估墙面、地面是有潮湿现象。

（2）用物评估：用物准备齐全、排列有序且均在有效期内。

（3）器械评估：①器械灭菌方式：压力蒸汽灭菌或低温灭菌。②消毒物品或灭菌物品。

2. 操作准备

（1）护士准备：着装整洁，洗手，着圆帽、专用鞋。

（2）物品准备：包括清洁干燥的篮筐、储物架或储存柜、转运车。

3. 操作方法

（1）操作前评估：操作前半小时停止清扫，存放架或搁物柜保持清洁、干燥，无杂物。

（2）灭菌物品卸载：评估灭菌器运行停止，戴防烫手套，避免接触高温车架时烫伤皮肤。从灭菌器中拉出灭菌器柜架，放于无菌储存区进行冷却，冷却时间应＞30 分钟。

（3）确认灭菌质量：从灭菌器柜架上取下已冷却物品时，需进行灭菌质量确认。检查灭菌器的物理参数、包外化学指示物变色情况、包外标识、有无湿包、包装完好性和闭合性。发现存在的灭菌质量问题应及时反馈灭菌人员和相关负责人。

（4）物品储存放置：物品存放架或存放柜应离地面≥20cm，离墙体≥5cm，离天花板≥50cm，按照物品名称、编号、灭菌日期的先后顺序放置在固定位置。

（5）用物处置。

4. 操作评价

（1）流程：用物准备齐全、放置合理，操作流程流畅。

（2）效果：技术熟练，物品分类放置，存取方便，无菌物品未被污染。

【操作重点及难点】

1. 按照无菌物品储存原则进行储存。

2. 确保储存环境达到规范标准。

【注意事项】

1. 工作人员不应佩戴戒指等饰物，避免划破外包装纸，破坏灭菌屏障。

2. 手术器械、敷料包的搬运应使用器械车、器械篮筐或手术器械箱。搬运中应平移，避免器械碰撞和磨损。

第十节　发放操作技术

无菌物品发放是指将储存的无菌物品，发放至使用部门时，进行的无菌物品质量确认检查、装配、运送等操作过程。及时、准确、完好地将无菌物品发送至临床，是医疗、护理工作顺利开展的重要保障。

【操作目的及意义】

1. 审查灭菌质量：检查无菌物品的灭菌质量，避免不合格物品的发出。

2. 保障临床使用：正确合理地发放，保障临床使用及安全。

【操作步骤】

1. 评估

（1）环境评估：环境宽敞、明亮、舒适、安全，温湿度适宜，评估环境是否符合 WS310.1《医院消毒供应中心第 1 部分：管理规范》要求。

（2）用物评估：用物准备齐全、排列有序且均在有效期内。

（3）器械评估：①器械灭菌方式：压力蒸汽灭菌或低温灭菌。②消毒物品或灭菌物品。

2. 操作准备

（1）护士准备：着装整洁，洗手，着圆帽、专用鞋。

（2）物品准备：发放清单、快速手消毒剂、转运车、转运箱等。

3. 操作方法

（1）核查无菌物品：无菌物品发放时应严格执行查对制度，发放准确。基本要求是三查：物品储存时查、发放时查、发放后查。依据领物申请单或发放单核对发放物品，包括六项核对，即物品名称、灭菌效期、灭菌标识、数量、科室、签名。

1）物品名称：核对无菌物品的名称，标识字迹清楚、容易识别。

2）检查包装质量：检查纺织物、无纺布及一次性医用皱纹纸的包装封口胶带长度、变色情况、闭合的良好性；纸塑包装的封口处是否平整，压封是否紧密和连续，化学指示剂变色情况；硬质容器的锁扣是否连接紧密，热敏锁是否弹开等。

3）数量：根据发放清单检查所发物品的数量是否准确，发放前、中、后均需查对，如发送要求及方式等。发放后检查基数是否足够。

4）无菌效期：核对灭菌日期和失效日期。

5）责任人信息：主要包括包装者或编号等。

（2）填写发放记录单：填写项目完整，主要包括日期、灭菌器编号、批次号、物品名称、灭菌效期、主要操作员（包装、灭菌、发放等岗位人员）签名、数量、接收物品科室等。

（3）下送物品：下送人员按照规定路线下送，做到急用优先。运送过程中落实手卫生，防止消毒及无菌物品被污染，安全运输。

（4）科室交接：消毒及无菌物品到达使用科室后，与相关人员进行交接。

（5）用物处置：运送工作完成后，运送工具应清洁消毒，干燥保存。

4. 操作评价

（1）流程：用物准备齐全、放置合理，操作流程流畅。

（2）效果：技术熟练，科室申领清单、回收记录、发放登记信息一致，下送人员按指定路线下送，物品在运送过程中无污染。

【操作重点及难点】

1. 按要求进行无菌物品发放前质量检查。

2. 发放信息核查到位，保证收发一致。

【注意事项】

1. 运送箱装车时不宜叠放太高，避免器械受压损伤。

2. 凡发出的无菌物品，即使未使用过，一律不得返回无菌物品存放区，避免交叉感染。

第十一节　牙科小器械处理操作技术

牙科小器械是指规格较小的牙科器械，如各种型号车针、根管器具等。其种类与规格型号多、材质各异、结构复杂、锐利器械多、精密度高，加之使用后的牙科小器械污染严重，尤其是牙科材料的特殊性，导致牙科小器械处理难度较大。

【操作目的及意义】

1. 清洗、消毒、灭菌：预防交叉感染。

2. 检查、保养：确保牙科小器械性能完好。

【操作步骤】

1. 评估

（1）环境评估：环境宽敞、明亮、舒适、安全，温湿度适宜，评估环境是否符合 WS310.1《医院消毒供应中心第 1 部分：管理规范》要求。

（2）用物评估：用物准备齐全、排列有序且均在有效期内。

（3）器械评估：①器械结构：形状是否复杂、不规则，有无精细、易损部位，有无管腔、轴节、锐利尖端等。②器械材质：是金属类、橡胶类、玻璃类，还是其他特殊材质，该材质是否耐热耐湿。③污染状况：有无肉眼可见的污物，污染物的类别是有机物污染、无机物污染、微生物污染还是微粒污染，微生物污染物有无特殊污染病原体。④危险程度：是高度危险器械、中度危险器械或是低度危险器械。

2. 操作准备

（1）护士准备：着装整洁，器械处理各流程的防护着装符合 WS310.2《医院消毒供应中心第 2 部分：清洗消毒及灭菌技术操作规范》的规定。

（2）物品准备：特殊用物有预处理湿巾或纱布/纱球、75% 乙醇、海绵器皿、小器械专用盛装容器、加盖密纹清洗篮筐；常规用物准备见本章第一节至第十节。

3. 操作方法

（1）预处理

1）现场预处理：使用者在使用牙科小器械后，用预处理湿巾或蘸有75% 乙醇的纱布/纱球擦拭，及时去除器械上的牙科材料和污物；扩锉针类可采用盛有根管冲洗液的海绵器皿，手持扩大针柄用上下提拉的方法去除扩锉针上的污物。然后将牙科小器械分类放置于车针专用架或牙科器械盒内。耐湿的小器械宜保湿放置，保湿液可选择生活饮用水或酶类清洁剂。

2）清洗前预处理：选择适宜的方法和清洗剂去除器械上干涸的血渍、污渍、锈渍、水垢、医用胶残留等污染物。将牙科小器械放入密纹清洗篮筐中，用超声波清洗器清洗约 5 分钟，不宜超过 10 分钟。

（2）清洗消毒与干燥

1）手工清洗消毒与干燥：将器械置于流动水下冲洗，对形状不规则的器械可采用压力蒸汽进行冲洗，必要时用小毛刷刷洗去除器械上的污染物，再进行漂洗和终末漂洗。耐湿热的牙科小器械采用煮沸消毒，不耐湿热的器械采用消毒剂浸泡或擦拭方法消毒。耐热的牙科小器械首选干燥柜干燥，不耐热的牙科小器械或无干燥柜时可选用气枪吹干、低纤维絮布擦拭等方法进行干燥。

2）机械清洗消毒与干燥：根据牙科小器械的种类选择合适的清洗篮筐，无专用容器的小器械放于加盖密纹清洗筐内，精密贵重小器械固定稳妥，遵照清洗消毒器使用说明进行操作，完成器械清洗消毒和干燥。

（3）检查：采用目测或使用带光源放大镜对干燥后的每件牙科小器械进行检查。清洗质量检查特别注意形状不规则器械的凹处、螺纹处有无残留污物。检查牙科小器械外观有无破损或变形，车针针体有无弯曲变形、尖端有无折断等。

（4）保养：手工清洗的器械使用医用润滑剂对牙科小器械的轴节等部位进行润滑保养，全自动机械清洗消毒的牙科小器械利用设备自动程序进行润滑保养。

（5）包装：牙科小器械宜采用专用容器盛装，如专用针架、专用工具盒等，再使用纸塑袋或无纺布等包装材料进行包装。

（6）灭菌、储存与发放：遵循 WS310.2《医院消毒供应中心第 2 部分：清洗消毒及灭菌技术操作规范》和 WS510《病区医院感染管理规范》的相关要求。

（7）用物处置。

4. 操作评价

（1）流程：用物准备齐全、放置合理，操作流程流畅。

（2）效果：技术熟练，预处理方法正确，清洗质量合格，牙科小器械性能良好。

【操作重点及难点】

1. 现场预处理初步去除器械表面和管腔内明显污物。

2. 清洗前预处理去除器械上干涸的污物。

3. 手工清洗尤其是管腔器械、结构复杂器械清洗，要确保清洗质量达到标准要求。

4. 检查清洗质量和性能，清洗质量不合格应重新清洗处理，器械损坏应及时维修或报废。

【注意事项】

1. 牙科小器械使用后应及时进行预处理，避免污染物干涸和腐蚀器械。

2. 牙科小器械处理过程中应注意职业防护和规范操作，避免发生职业暴露。

3. 应选用适合的盛装容器，处理过程中固定稳妥，避免牙科小器械损坏或遗失。

第十二节　牙科手机处理操作技术

牙科手机是用来向牙科工具或器具传递（带转换或不带转换）工作所

需能量的手持工具夹，其结构复杂、精密，属于 A 类空腔负载器械，需根据牙科手机的特点进行特殊的清洗消毒灭菌处理，保障使用安全和预防交叉感染。

【操作目的及意义】

1. 清洗消毒灭菌：预防交叉感染。

2. 检查保养：确保牙科手机性能完好。

【操作步骤】

1. 评估

（1）环境评估：环境宽敞、明亮、舒适、安全，温湿度适宜，评估环境是否符合 WS310.1《医院消毒供应中心第 1 部分：管理规范》要求。

（2）用物评估：用物准备齐全、排列有序且均在有效期内。

（3）器械评估：①器械结构：有无精细、易损部位。②污染状况：有无肉眼可见的污物，污染物的类别是有机物污染、无机物污染、微生物污染还是微粒污染，微生物污染物有无特殊污染病原体。③危险程度：是高度危险器械、中度危险器械或是低度危险器械。

2. 操作准备

（1）护士准备：着装整洁，器械处理各流程的防护着装符合 WS310.2《医院消毒供应中心第 2 部分：清洗消毒及灭菌技术操作规范》的规定。

（2）物品准备：特殊用物包括牙科手机专用罐装清洁剂、润滑油、防锈剂、器械保护垫，有条件可准备机械清洗消毒器、牙科手机注油养护机；常规用物准备见本章第一节至第十节。

3. 操作方法

（1）预处理：牙科手机使用后，先在带车针情况下用牙科综合治疗台水、气系统冲洗牙科手机内部水路、气路 30 秒，然后将牙科手机从快接口或连线上卸下，取下车针。再用 75% 乙醇或湿巾擦拭去除表面污染物，带光纤牙科手机可用气枪吹净光纤表面的颗粒和灰尘，擦净光纤表面污渍。

（2）回收：回收箱内垫放器械保护垫，减少转运过程中的碰撞。将牙科手机放置于干燥回收箱内，封闭式转运至消毒供应中心。

（3）清洗消毒与干燥：①手工清洗消毒与干燥：先在流动水下冲洗或用软毛刷刷洗牙科手机表面；再使用压力罐装清洁剂或压力水枪冲洗牙科手机内部管路。使用压力气枪吹干牙科手机表面和内部管路，用吸水纸擦干表面，必要时放入干燥柜中干燥处理。用 75% 乙醇擦拭消毒。②机械清洗、消毒与干燥：常用全自动热力清洗消毒器或脉动真空清洗消毒器。将牙科手机放入机械清洗设备内，固定稳妥，选择正确的程序，程序包括清洗、消毒和干燥三个处理流程。

（4）检查

1）清洗质量检查：目测观察牙科手机表面，应表面光洁，无血渍、污渍、水垢等残留物和锈斑。内部管路清洗质量可通过冲洗和润滑内部管路时，观察机头部位流出的液体，应清亮、无杂质。

2）性能检查：观察牙科手机外观有无变形、后盖等零件有无松动或脱落，用三用枪头从进气口吹气检查马达转动是否正常。

（5）保养

1）手工保养：每次使用后用压力罐装润滑油连接相匹配的注油适配器或接头，从牙科手机进气孔注入润滑油；每日对牙科手机夹持器械部位（卡盘或三瓣簧）注油；内油路式牙科手机宜采用油脂笔对卡盘或三瓣簧和轴承进行润滑。

2）机械保养：将牙科手机连接相匹配的注油适配器或接头，接到自动注油养护机的注油口上，选择并启动适宜的注油程序。注油完成后，从注油机内取出牙科手机，取下注油适配器或接头。

（6）包装：包装前可采用压力气枪从牙科手机进气孔吹出多余润滑，或竖立静置一段时间让管路内多余润滑油自然流出，采用擦拭的方法去除表面油渍。常用纸塑袋密封式包装，高度危险牙科手机应在包内放置化学指示卡，中度危险牙科手机也可采用器械盒包装。包外标识清楚。

（7）灭菌：牙科手机首选压力蒸汽灭菌方法进行灭菌。使用小型灭菌器应注意选择灭菌周期，B类周期可用于牙科手机灭菌，N类周期不能用于牙科手机灭菌，S类周期应有生产厂家或供应商提供的可灭菌牙科手机或A类空气负载器械及其验证方法的说明书。

（8）储存与发放：遵循WS310.2《医院消毒供应中心第2部分：清洗消毒及灭菌技术操作规范》和WS510《病区医院感染管理规范》的相关要求。

（9）用物处置。

4. 操作评价

（1）流程：用物准备齐全、放置合理，操作流程流畅。

（2）效果：技术熟练，预处理方法正确，表面和内部管路清洗质量合格，牙科手机性能良好，灭菌后包装袋无油渍。

【操作重点及难点】

1. 现场预处理应在带车针情况下用牙科综合治疗台水、气系统冲洗牙科手机内部水路、气路，避免空转损坏牙科手机。

2. 牙科手机手工清洗时，应用压力罐装清洁剂或压力水枪冲洗牙科手机内部管路至机头部位流出的液体清亮、无杂质，确保内部管路达到清洗质量标准。

3. 手工保养每次使用后从牙科手机进气孔注入润滑油，每日对牙科手机夹持器械部位（卡盘或三瓣簧）注油，保证润滑效果。

4. 包装前应先去除牙科手机内部管路多余润滑油和表面油渍，防止灭菌后油性湿包。。

【注意事项】

1. 牙科手机处理应遵循生产厂家提供的使用说明书，以达到最佳的清洗消毒灭菌效果，减少牙科手机损耗。

2. 牙科手机不宜采用超声清洗，电源马达不应使用机械清洗，压力水枪和压力气枪的压力为 200～250kPa，或参考产品说明书标注的适宜压力，避免造成牙科手机损坏。

3. 热力机械清洗设备应配有牙科手机专用接口，确保牙科手机内部管理清洗质量。

4. 牙科手机清洗后应进行彻底干燥，避免残留水分对保养效果和灭菌效果的影响，减少湿包的发生率。

第十三节　硬式内镜处理操作技术

硬式内镜是用于疾病诊断、治疗的不可弯曲的内镜，经人体的天然孔道或手术做的小切口进入器官完成检查和治疗，如关节镜、喉镜、鼻窦镜等。其结构精密复杂，材质多样、手术器械功能端脆弱易损，除遵循常规器械处理原则外，还需根据硬式内镜的特点进行特殊的清洗消毒灭菌处理，保障器械功能完好和预防交叉感染。

【操作目的及意义】

1. 清洗消毒灭菌：预防交叉感染。

2. 检查保养：确保硬式内镜性能良好。

【操作步骤】

1. 评估

（1）环境评估：环境宽敞、明亮、舒适、安全，温湿度适宜，评估环境是否符合 WS310.1《医院消毒供应中心第 1 部分：管理规范》要求。

（2）用物评估：用物准备齐全、排列有序且均在有效期内。

（3）器械评估：①污染状况：有无肉眼可见的污物，污染物的类别是有机物污染、无机物污染、微生物污染还是微粒污染，微生物污染物有无特殊污染病原体。②器械性能：硬式内镜器械外观有无变形或破损，光学目镜成像质量是否清晰、无变形。

2. 操作准备

（1）护士准备：着装整洁，器械处理各流程的防护着装符合 WS310.2《医院消毒供应中心第 2 部分：清洗消毒及灭菌技术操作规范》的规定。

（2）物品准备：特殊用物包括硬式内镜专用容器、内镜清洗刷；常规用物准备见本章第一节至第十节。

3. 操作方法

（1）预处理：硬式内镜使用后立即湿巾擦拭去除器械表面明显污染物，放置在带卡槽的专用篮筐或容器中。可超声清洗的器械及附件使用超声波清洗器进行超声清洗，时间为 3～5 分钟，可根据器械污染情况适当延长清洗时间，不宜超过 10 分钟。

（2）回收：将硬式内镜及专用篮筐或容器放入密闭容器中，转运至消毒供应中心去污区。检查光学目镜外观有无划痕或凹陷，轴杆是否平直，镜面有无裂痕，镜像（目镜端、导光束接口处、物镜端）是否清晰，有无漏光。检查导光束有无折痕、橡胶表面有无破损、连接端镜面有无裂痕。检查器械及附件的配件、垫圈、密封圈是否齐全，有无损坏或缺失。检查轴节、关节是否灵活、无松动，操作钳端闭合是否完全，器械及附件套管有无变形。

（3）分类：将镜体、导光束、器械分类，放置于不同的篮筐中，摆放整齐，避免损坏。

（4）清洗与消毒：①手工清洗与消毒：用流动水冲洗器械表面；用压力水枪冲洗管腔器械；导光束及连接线的中间部分可冲洗，两端用清水擦拭。将器械完全浸没于清洗剂内 5～10 分钟，在液面下进行刷洗或擦洗；光学目镜用海绵或软布擦洗；管腔器械用管腔刷刷洗；导光束及连接线的两端使用含医用清洗剂的海绵或软布擦拭，中间导线部分按标准手工清洗流程进行洗涤。用流动水漂洗，再用软水、纯化水或蒸馏水进行终末漂洗。光学目镜、导光束及连接线可采用 75% 乙醇进行擦拭消毒。②机械清洗与消毒：遵循产品说明书，用全自动清洗消毒器对硬式内镜器械进行冲洗、洗涤、漂洗、终末漂洗和消毒干燥处理。

（5）干燥：耐高温器械首选机械干燥方法，不耐高温器械用低纤维絮布擦干或压力气枪吹干，管腔类器械高温烘干后使用压力气枪进行吹干处理。

（6）检查与保养

1）光学目镜检查：清洗质量检查包括表面、镜面、目镜端、物镜端、导光束接口处等，均应符合清洗质量标准。功能检查包括检查器械的完好性，观察镜体有无缺损或凹陷、轴杆是否平直、镜面有无裂痕、导光束接口处有无损坏等情况；检查镜头成像质量，将镜头对准参照物缓慢旋转360°进行目测，图像应清晰、无变形。

2）导光束检查：对导光束进行表面的清洁度检查，应符合清洗质量标准。功能检查包括检查导光束表面有无破损；将导光束的一端对准室内光源，在导光束一端上下移动大拇指，检查另一端有无漏光区。

3）器械及附件检查与保养：对器械及附件进行全面的清洁度检查，确保器械表面、关节、齿牙处及管腔光洁，无血渍、水垢、锈斑等残留污物，符合清洗质量标准。功能检查包括检查器械零件有无缺失、器械操作钳钳端关闭时有无闭合不全、密封圈有无变形、穿刺器管腔是否通畅，带电源器械应进行绝缘性能检查。保养措施包括采用喷雾或浸泡方法对内镜器械的可活动节点、轴节、螺帽螺纹、阀门等处进行润滑保养，以保证器械的灵活度。耐湿耐热的器械及附件也可采用机械清洗消毒设备进行清洗、消毒和润滑保养。

（7）包装

1）装配：根据器械图示将拆卸的器械进行重新组合、装配。光学目镜宜放置于专用带盖、带卡槽的器械盒内进行单独包装。按照器械的使用顺序摆放器械，导光束及摄像连接线大弧度盘绕，直径应大于10cm、无锐角，锋利的器械应采用固定架固定稳妥或保护套覆盖锐利工作端，所有的空腔、阀门应打开。器械装配完毕后，在包内最难灭菌的位置放置化学指示卡。

2）包装：包装前再次根据器械明细表进行核对。闭合式包装应用两层包装材料分两次包装，封包应严密，保证闭合性完好。密封式包装适用于体积小、重量轻、需要单独包装的器械。包外标识清楚，具有可追溯性。

（8）灭菌

1）压力蒸汽灭菌：一般内镜上标有"autoclave"标识的器械，可选用压力蒸汽灭菌。经过压力蒸汽灭菌的内镜，应自然冷却后使用。禁止使用快速压力蒸汽灭菌程序对硬式内镜、器械及附件进行灭菌。

2）过氧化氢低温等离子体灭菌：灭菌前应充分干燥，选用专用的包装材料（专用器械盒、医用无纺布、低温专用纸塑袋等），装载时灭菌物品不得接触舱壁、舱门和等离子电极网。

（9）储存与发放：硬式内镜灭菌后应固定位置、设置标识和专人管理。发放前检查包装完整性和无菌标识，发放记录应具有可追溯性。

（10）用物处置。

4. 操作评价

（1）流程：用物准备齐全、放置合理，操作流程流畅。

（2）效果：技术熟练，清洗质量合格，功能检查方法正确，灭菌方法正确。

【操作重点及难点】

1. 硬式内镜回收后应进行性能检查，器械有损坏或故障时及时与使用部门沟通。

2. 光学目镜用海绵或软布擦洗，导光束及连接线的两端使用含医用清洗剂的海绵或软布擦拭，中间导线部分按标准手工清洗流程进行洗涤，避免损坏。

3. 光学目镜检查镜头成像质量，将镜头对准参照物缓慢旋转360°进行目测，图像应清晰、无变形，保障性能良好。

4. 所有器械的空腔、阀门应打开，利于灭菌介质的穿透，避免压力改变对器械造成的不必要损坏。

【注意事项】

1. 光学目镜需要单独手工清洗，不应使用超声清洗，处理过程中注意防止刮伤镜面，避免损坏。

2. 小的精密器械应放在专用的加盖密纹清洗筐中防止丢失。

3. 遵循产品说明书选择灭菌方法，不要随意变换灭菌方法，以延长器械使用寿命。

第十四节 软式内镜处理操作技术

软式内镜是用于疾病诊断、治疗的可弯曲的内镜，主要通过进入人体的自然腔道来完成检查、诊断和治疗，如胃镜、肠镜、支气管镜等。软式内镜可以由专门的内镜诊疗中心（室）负责清洗消毒灭菌工作，也可以由消毒供应中心遵循相关标准负责清洗消毒灭菌工作。

【操作目的及意义】

1. 清洗消毒灭菌：预防交叉感染。

2. 检查保养：确保软式内镜性能良好。

【操作步骤】

1. 评估

（1）环境评估：环境宽敞、明亮、舒适、安全，温湿度适宜，评估环境是否符合 WS310.1《医院消毒供应中心第 1 部分：管理规范》要求。

（2）用物评估：用物准备齐全、排列有序且均在有效期内。

（3）器械评估：①污染状况：有无肉眼可见的污物，污染物的类别是有机物污染、无机物污染、微生物污染还是微粒污染，微生物污染物有无特殊污染病原体。②器械性能：软式内镜器械外观有无变形或破损，有无漏气现象。

2. 操作准备

（1）护士准备：着装整洁，器械处理各流程的防护着装符合 WS310.2《医院消毒供应中心第 2 部分：清洗消毒及灭菌技术操作规范》的规定。

（2）物品准备：特殊用物包括内镜专用容器、注射器、测漏装置、内镜清洗刷、无菌水、无菌擦拭布、内镜储存柜；常规用物准备见本章第一节至第十节。

3. 操作方法

（1）预处理：内镜从患者体内取出后，在与光源和视频处理器拆离之前，立即用含有清洗液的湿巾或湿纱布擦去外表面污物，擦拭用品应一次性使用。反复送气与送水至少 10 秒，内镜的先端置入装有清洗液的容器中，启动吸引功能，抽吸清洗液直至其流入吸引管，盖好内镜防水盖，放入运送容器，送至清洗消毒室。

（2）测漏：检查空气阀、测漏接头是否干燥。取下各类按钮和阀门，连接好测漏装置并注入压力，将内镜完全浸没于水中，使用注射器向各个管道注水，以排出管道内气体。首先向各个方向弯曲内镜先端达到最大角度保持 5~10 秒，观察有无气泡冒出；再观察插入部、操作部、连接部等部分是否有气泡冒出。测漏完成后，将内镜从水中取出进行泄压排气，关闭测漏器。如发现渗漏，立即停止测漏，记录测漏情况并及时送修。也可采用其他有效的测漏方法。

（3）清洗

1）手工清洗：在清洗槽内配制清洗液，将内镜、按钮和阀门完全浸没于清洗液中。用擦拭布反复擦洗镜身，重点擦洗插入部和操作部。刷洗软式内镜的所有管道，刷洗时应两头见刷头，并洗净刷头上的污物，反复刷洗至没有可见污染物。连接全管道灌流器，使用动力泵或注射器将各管道内充满清洗液，浸泡时间应遵循产品说明书。刷洗按钮和阀门，适合超声清洗的按钮和阀门应遵循生产厂家的使用说明进行超声清洗。将清洗后的内镜连同全管道灌流器、按钮、阀门移入漂洗槽内，使用动力泵或压力水枪充分冲洗内镜各管道至无清洗液残留。用流动水冲洗内镜的外表面、按钮和阀门。用动力泵或压力气枪向各管道充气至少30秒，去除管道内的水分，用擦拭布擦干内镜外表面、按钮和阀门。复用附件器械的清洗方法遵循 WS310.2《医院消毒供应中心第2部分：清洗消毒及灭菌技术操作规范》和产品说明书。将清洗刷清洗干净，高水平消毒后备用。

2）机械清洗：机洗装载时内镜盘圈直径应大于10cm，将先端部放置于硅胶保护垫上固定稳妥，附件放置于密纹加盖清洗筐中。正确连接清洗管道，并检查在清洗过程中管道有无缠绕的风险。选择相应的清洗程序完成清洗。

（4）消毒与灭菌：将内镜连同全管道灌流器，以及按钮、阀门移入终末漂洗槽，使用动力泵或压力水枪，用纯化水或无菌水冲洗内镜各管道至少2分钟，直至无消毒剂残留。用纯化水或无菌水冲洗内镜的外表面、按钮和阀门。采用浸泡灭菌的内镜应在专用终末漂洗槽内使用无菌水进行终末漂洗。取下全管道灌流器。机械清洗时可选择相应程序进行消毒或灭菌。

（5）干燥：将内镜、按钮和阀门置于铺设无菌巾的专用干燥台，用75%～95%乙醇或异丙醇灌注所有管道。用洁净压缩空气通过压力气枪，向所有管道充气至少30秒，至其完全干燥。用无菌擦拭布、压力气枪干燥内镜外表面、按钮和阀门，安装按钮和阀门。

（6）储存：消毒后的内镜干燥后应储存于内镜与附件储存库（柜）内，镜体应悬挂，弯角固定钮应置于自由位，并将取下的各类按钮和阀门单独储存。内镜与附件储存库（柜）应每周清洁消毒1次，遇污染时应随时清洁消毒。灭菌后的内镜、附件及相关物品应遵循无菌物品储存要求进行储存。

（7）发放：遵循 WS507《软式内镜清洗消毒技术规范》和 WS310.2《医院消毒供应中心第2部分：清洗消毒及灭菌技术操作规范》操作要求。

（8）用物处置。

4. 操作评价

（1）流程：用物准备齐全、放置合理，操作流程流畅。

（2）效果：技术熟练，清洗消毒质量合格，软式内镜性能良好，储存符合要求。

【操作重点及难点】

1. 软式内镜使用后，及时擦拭表面和冲洗管路。

2. 测漏应观察软式内镜先端、插入部、操作部、连接部等部分有无漏气。

3. 清洗时反复擦洗镜身，重点擦洗插入部和操作部，刷洗软式内镜的所有管道时应两头见刷头。

4. 软式内镜镜体储存时应悬挂，弯角固定钮置于自由位。

【注意事项】

1. 内镜使用后，每次清洗前测漏，条件不允许时应至少每天测漏 1 次，避免进水损坏器械。

2. 每清洗 1 条内镜后清洗液应更换，擦洗和漂洗的擦拭布应一用一更换，干燥台上的无菌巾应每 4 小时更换 1 次，避免交叉感染。

3. 每日诊疗工作开始前，应对当日拟使用的消毒类内镜进行再次消毒、终末漂洗、干燥后，方可用于患者诊疗，避免交叉感染。

第十五节 外来医疗器械与植入物处理操作技术

外来器械是指由器械供应商租借给医院可重复使用，主要用于与植入物相关手术的器械。植入物是指放置于外科操作形成的或生理存在的体腔中，留存时间为 30 天或者以上的可植入性医疗器械。本节中的植入物特指非无菌、需要医院进行清洗消毒与灭菌的植入性医疗器械。

【操作目的及意义】

1. 测试处理方法：确保清洗消毒灭菌质量。

2. 清洗消毒灭菌：预防交叉感染。

3. 检查保养：确保外来器械及植入物性能良好。

【操作步骤】

1. 评估

（1）环境评估：环境宽敞、明亮、舒适、安全，温湿度适宜，评估环境是否符合 WS310.1《医院消毒供应中心第 1 部分：管理规范》要求。

（2）用物评估：用物准备齐全、排列有序且均在有效期内。

（3）器械评估：①器械结构：形状是否复杂、不规则，有无精细、易损部位，有无管腔、轴节、锐利尖端等。②器械材质：是金属类、橡胶类、玻璃类，还是其他特殊材质，该材质是否耐热耐湿。③污染状况：有无肉眼可见的污物，污染物的类别是有机物污染、无机物污染、微生物污染还是微粒污染，微生物污染物有无特殊污染病原体。④危险程度：是高度危险器械、中度危险器械或是低度危险器械。

2. 操作准备

(1) 护士准备：着装整洁，器械处理各流程的防护着装符合 WS310.2《医院消毒供应中心第2部分：清洗消毒及灭菌技术操作规范》的规定。

(2) 物品准备：特殊用物包括外来器械与植入物交接单；常规用物准备见本章第一节至第十节。

3. 操作方法

(1) 首次接收测试

1) 清点：根据器械配置清单清点核查外来器械或植入物的名称、型号和数量。

2) 检查：检查器械及盛装容器的清洁度，检查器械的功能完好性，有污渍或损坏应及时与器械供应商沟通。

3) 测试：根据测试方案，对外来医疗器械及植入物进行清洗消毒及灭菌并确认效果。

4) 记录：测试合格的实际参数作为该器械及植入物常规清洗消毒灭菌的执行规程，并将资料存档。

(2) 器械处理：对于外来器械和植入物的常规处理除按照本章第一节至第十节进行外，还需要加强以下处理。

1) 接收：按照器械配置清单，与器械供应商当面交接核对器械与植入物名称、规格和数量。检查器械与植入物的清洁度、完整性和功能情况。双方签名确认，保留记录资料。

2) 分类：根据器械材质与结构特点进行分类。按照器械说明书将可拆卸部分拆卸至最小单位，同一套器械拆分后要标识清楚。器械与植入物分开放置；耐湿热和不耐湿热的器械分开放置；精密器械单独放置；细小零部件放置于密纹清洗筐内。

3) 清洗消毒与干燥：根据器械材质和结构特点选择合适的清洗消毒与干燥方法。外形不规则的器械要彻底刷洗干净，重点部位包括螺纹、孔隙、管腔、关节等。需要保持干燥的电源器械，可使用纱布或棉签进行擦拭。

4) 检查与保养：检查外来器械与植入物的清洗质量和性能。根据器械特点进行润滑保养，植入物不可使用润滑剂。

5) 包装：根据器械材质与大小选择合适的包装方法。在包内最难灭菌位置放置第5类化学指示卡。

6) 灭菌：首选压力蒸汽灭菌方法，植入物灭菌应每批次生物监测。

7) 储存与发放：植入物应在生物监测合格后方可放行。紧急情况灭菌植入物时，使用含第 5 类化学指示物的生物 PCD 进行监测，化学指示物合格方可提前放行，生物监测的结果应及时通报使用部门。

（3）使用后处理

1）预处理：外来器械使用后，使用者立即用低纤维絮布擦拭，清理外来器械上的明显污物，确保预处理后的外来器械上无血液、组织、骨屑等，无一次性医疗废物残留。不能及时送消毒供应中心处理的，应喷洒保湿剂。

2）回收：预处理后外来器械与其他手术器械分开放置，封闭式转运至消毒供应中心。回收后及时清点核对器械名称、数量、规格，检查器械性能。

3）清洗与消毒：同"硬式内镜处理操作技术"。

4）交还器械供应商：检查确认外来器械已经完成清洗消毒。和外来器械供应商共同清点核对器械名称、数量和规格。双方签字确认后，将外来器械交还给器械供应商。

（4）用物处置。

4. 操作评价

（1）流程：用物准备齐全、放置合理，操作流程流畅。

（2）效果：技术熟练，首次接受测试流程正确，记录资料完善。

【操作重点及难点】

1. 首次接收时应根据器械配置清单清点核查外来器械或植入物的名称、型号和数量。

2. 首次接收时根据测试方案对外来医疗器械及植入物进行清洗消毒及灭菌并确认效果。

【注意事项】

1. 接收外来器械与植入物前应签订服务协议，确认供应商及其提供的外来医疗器械及植入物均已获得医院相关职能部门审核许可，根据医院相关制度和流程签订外来器械清洗消毒及灭菌服务协议。

2. 核查外来医疗器械及植入物的使用说明书，器械或植入物说明书应符合 YY/T 0802《医疗器械的灭菌制造商提供的处理可重复灭菌医疗器械的信息》的要求。

3. 评估消毒供应中心对该器械清洗消毒及灭菌的条件和能力，根据说明书制定操作流程和测试方案。

4. 对首次接收的外来医疗器械及植入物，器械供应商应对相关人员进行培训。

5. 首次接收测试应在该院第一次开展此类器械的手术之前完成。

6. 不接收有污渍的、有破损或功能不全的器械与植入物。

7. 使用后应经消毒供应中心清洗消毒后方可交还给器械供应商。

第十六节　被朊病毒、气性坏疽及突发原因不明的传染病病原体污染器械处理操作技术

朊病毒是一种蛋白质，"致病型"朊病毒能杀死神经细胞，导致患者出现神经系统症状甚至死亡。气性坏疽是一种危及生命的软组织感染，通常由厌氧的、有芽孢形成的梭菌亚种引起。朊病毒、气性坏疽病原体抵抗力强，可通过污染的医疗器械传播，疾病的不良预后十分严重，所以应采取特殊的处理措施，防止病原体污染扩散。突发原因不明的传染病因对其病原体尚不清楚，也需进行特殊处理，避免交叉感染。

【操作目的及意义】

1. 特殊消毒：防止朊病毒、气性坏疽和突发不明原因传染病的病原体污染扩散。

2. 清洗消毒灭菌：避免交叉感染。

【操作步骤】

1. 评估

（1）环境评估：环境宽敞、明亮、舒适、安全，温湿度适宜，评估环境是否符合 WS310.1《医院消毒供应中心第 1 部分：管理规范》要求。

（2）用物评估：用物准备齐全、排列有序且均在有效期内。

（3）器械评估：①器械结构：形状是否复杂、不规则，有无精细、易损部位，有无管腔、轴节、锐利尖端等。②器械材质：是金属类、橡胶类、玻璃类，还是其他特殊材质，该材质是否耐热耐湿。③污染状况：有无肉眼可见的污物，污染物的类别是有机物污染、无机物污染、微生物污染还是微粒污染，微生物污染物是哪一种病原体。

2. 操作准备

（1）护士准备：着装整洁，器械处理各流程的防护着装符合 WS310.2《医院消毒供应中心第 2 部分：清洗消毒及灭菌技术操作规范》的规定。

（2）物品准备：特殊用物包括隔离衣、专用鞋、消毒剂（根据不同病原体准备相应的消毒剂）、浸泡容器/水池、医疗废物袋、特殊污染标识；常规用物准备见本章第一节至第十节。

3. 操作方法

（1）回收：使用者用双层分两次封闭包装并注明感染性疾病名称，由

消毒供应中心使用封闭容器单独回收。

（2）消毒清洗与灭菌：被朊病毒、气性坏疽及突发原因不明的传染病病原体污染器械应先消毒，后清洗，再灭菌。为防止环境和一般物体表面污染，消毒与清洗宜采用一次性塑料薄膜覆盖操作台，操作完成后按特殊医疗废物处理。

1）朊病毒病原体污染的器械：①被感染朊病毒患者或疑似感染朊病毒患者的高度危险组织或低度危险组织污染的高度危险和中度危险的器械，选择以下方法之一进行消毒与灭菌。方法一，配制 1mol/L 氢氧化钠溶液，将污染的器械和物品全部浸泡在消毒剂内作用 60 分钟，然后按 WS310.2《医院消毒供应中心第 2 部分：清洗消毒及灭菌技术操作规范》中的方法进行清洗、消毒，压力蒸汽灭菌应采用 134～138℃、18 分钟，或 132℃、30 分钟，或 121℃、60 分钟；方法二，将使用后的物品采用清洗消毒机（宜选用具有杀灭朊病毒活性的清洗剂）或其他安全的方法去除可见污染物，然后浸泡于 1mol/L 氢氧化钠溶液内作用 60 分钟，并置于压力蒸汽灭菌 121℃、30 分钟，然后清洗，并按照一般程序灭菌。②被感染朊病毒患者或疑似感染朊病毒患者的高度危险组织污染的低度危险物品和一般物体表面，应用清洁剂清洗，根据待消毒物品的材质用 1000mg/L 的含氯制剂或 1mol/L 氢氧化钠溶液擦拭或浸泡消毒，作用时间至少 15 分钟，确保消毒剂覆盖所有污染表面。③被感染朊病毒患者或疑似感染朊病毒患者的高度危险组织污染的环境表面，应用清洁剂清洗，根据待消毒物品的材质用 1000mg/L 的含氯制剂消毒，作用时间至少 15 分钟。④被感染朊病毒患者或疑似感染朊病毒患者的低度危险组织污染的低度危险器械的消毒、清洗与灭菌方法参考 WS/T367《医疗机构消毒技术规范》处理。⑤被感染朊病毒患者或疑似感染朊病毒患者的无危险组织污染的中度和高度危险物品，按常规进行清洗消毒灭菌处理；除接触中枢神经系统的神经外科内镜外，其他内镜按常规进行处理；低度危险的物品和环境表面，可采用 500～1000mg/L 的含氯制剂或相当剂量的其他消毒剂处理。

2）气性坏疽病原体污染的器械：配制含氯消毒剂，将污染的器械和物品全部浸泡在消毒剂内，无明显污染物的器械采用含氯 1000～2000mg/L 消毒剂浸泡 30～45 分钟，有明显污染物的器械采用含氯 5000～10000mg/L 消毒剂浸泡≥60 分钟。然后按 WS310.2《医院消毒供应中心第 2 部分：清洗消毒及灭菌技术操作规范》中的方法进行清洗、消毒与灭菌。

3）突发不明原因的传染病病原体污染的器械：符合国家届时发布的规定要求；没有要求时，其消毒原则为：在传播途径不明时，应按照多种传播途径确定消毒的范围和物品；按病原体所属微生物类别中抵抗力最强的微生物，确定消毒的剂量（可按杀芽孢的剂量确定）。

4）回收用具与环境消毒：遵循与污染器械同等消毒剂种类、浓度、消毒时间进行消毒处理，回收用具采用浸泡消毒，不能浸泡的回收车、操作台表面用消毒液覆盖消毒。

（3）包装、储存与发放：遵循 WS310.2《医院消毒供应中心第 2 部分：清洗消毒及灭菌技术操作规范》和 WS510《病区医院感染管理规范》的相关要求。

（4）用物处置。

4. 操作评价

（1）流程：用物准备齐全、放置合理，操作流程流畅。

（2）效果：技术熟练，工作人员防护符合要求，消毒剂浓度、消毒时间正确，无污染扩散。

【操作重点及难点】

1. 使用者用双层分两次封闭包装并注明感染性疾病名称，由消毒供应中心使用封闭容器单独回收。

2. 被朊病毒、气性坏疽及突发原因不明的传染病病原体污染器械应先消毒，后清洗，再灭菌。

3. 被感染朊病毒患者或疑似感染朊病毒患者的高度危险组织或低度危险组织污染的高度危险和中度危险的器械，压力蒸汽灭菌应根据不同设定温度延长灭菌时间。

【注意事项】

1. 特殊感染性疾病患者宜选用一次性诊疗器械、器具和物品。

2. 被感染朊病毒患者或疑似感染朊病毒患者的高度危险组织污染的高度危险和中度危险物品，不能清洗和只能低温灭菌的，宜按特殊医疗废物处理。

3. 特殊污染器械、器具及物品应遵循 WS/T 367《医疗机构消毒技术规范》的规定先消毒，后清洗，再灭菌。

4. 消毒剂、清洁剂应每次更换。

5. 接触污染器械的容器、回收工具、操作台面、地面等，应使用相应的消毒剂浸泡消毒或擦拭。

第十二章

口腔前沿护理操作技术

第一节　口内摄影技术

口内摄影技术是指通过专业的摄影设备和技术对口腔内部进行拍摄，获取高清口腔图像的过程，可解决口腔疾病诊断、治疗计划制定及疗效评估中视觉观察不足的问题，辅助医生直观、准确地观察口腔内部病变情况，保障诊断的准确性和治疗的有效性，是口腔医学影像技术的重要组成部分。

【操作目的及意义】

1. 记录与分析：精确捕捉并记录患者口腔内的实际状况，包括牙齿的形态、颜色变化，牙周组织的健康状况，龋齿的位置与程度等，为医生和技师提供详尽的参考资料。

2. 沟通与教育：通过高质量的图像，医生能够更有效地与患者沟通病情，解释治疗方案，增强患者的理解和信任，促进医患之间的良好合作。同时，这些图像也便于向患者展示治疗前后的对比，直观展现治疗效果。

3. 教学与科研：在口腔医学教育和科研领域，口内摄影技术提供了案例资料，有助于提升教学质量，促进新疗法和新技术的研究与发展。

【操作步骤】

1. 评估

（1）环境评估：环境宽敞、明亮、舒适、安全，温湿度适宜。

（2）用物评估：用物准备齐全、排列有序且均在有效期内，单反相机及其配件功能完好，电池电量充足。

（3）患者评估：①健康状况：全身健康状况，有无感染性疾病等。②口腔状况：口内需摄影部位，口腔局部黏膜情况和患者张口度等。③心理－社会状况：是否存在紧张、焦虑心理；对口内摄影技术的目的、方法、注意事项和配合要点的了解和接受程度等。

2. 操作准备

（1）护士准备：着装整洁，洗手，戴口罩，戴护目镜或防护面罩。

（2）物品准备：单反相机、定焦镜头、环形闪光灯、备用电池、反光镜、黑色背景板、开口器、口角拉钩、口腔治疗盘、吸引器管等。

（3）患者准备：了解口内摄影技术的目的、方法、注意事项和配合要点；清洁口腔，如刷牙或漱口。

3. 操作方法

（1）调整体位：根据拍摄的牙位，将患者调整至合适体位。

（2）清洁口腔：用探针清除残渣和软垢，用三用枪吹去口内的气泡，以免影响拍摄效果。

（3）选择合适的拍摄器材：根据患者口腔情况选择适宜大小的开口器、反光镜和口角拉钩等拍摄器材。

（4）开始拍摄：根据拍摄的牙位，按照如下要求进行拍摄，包括标准化口内摄影和特殊主体口内摄影。

1）标准化口内摄影要求：咬合平面/牙弓与边框平行；上下左右留白均等；对焦在主体。

2）特殊主体口内摄影：展示前牙区侧方照片时，需要使用"3挡4"的拍摄手法；使用平行杆观测种植位置时，需要使用"圆心套圆心"的拍摄手法；展示种植轴向时，拍摄角度需要稍从下往上；记录扭矩时，画面既要看到刻度又要看到牙位；记录比色数据时，需要拍摄到两个色块标号等。

（5）检查照片：建议即拍即查，若照片不符合要求可及时补拍，避免临床资料缺失。

（6）后期处理：导出照片，并根据需求适当裁剪照片和调节亮度等。

（7）用物处置：分类处理用物，可复用器械进行灭菌/消毒，保持备用状态。

4. 操作评价

（1）流程：用物准备齐全、放置合理，操作流程流畅。

（2）效果：技术熟练，采集到的图片符合摄影要求。

【操作重点及难点】

1. 熟悉单反相机的参数意义，包括快门、光圈、感光度等，以及口内摄影常见的参数设置。口内摄影常用数值：光圈22、快门1/125、感光度200。

2. 熟悉口腔标准化摄影的基本要求和特殊主体拍摄的要求，并做到拍摄构图标准化和真实还原临床数据。

【注意事项】

1. 根据拍摄牙位选择合适的反光镜、开口器、拉钩等。如拍摄前牙照片时，常使用黑色背景板、开口器、唇拉钩、形状较粗大的反光镜；而拍摄后牙时，常使用颊拉钩、形状较窄长的反光镜。

2. 使用反光镜时，为避免口内产生的雾气影响拍摄效果，可嘱患者用鼻腔呼吸，并及时用三用枪头吹走雾气。

3. 口角拉钩使用或拍摄角度不当时可能会对口腔黏膜造成轻微的损伤，操作中应注意询问患者感受，可酌情在患者口角涂抹凡士林，避免用力过度损伤黏膜。

【操作并发症及处理】

口腔黏膜受损：操作中应注意询问患者感受，可酌情在患者口角涂抹凡士林，避免用力过度损伤黏膜。

第二节　数字化口内扫描仪使用技术

数字化口内扫描技术是指通过光学信息将口腔内部的软硬组织情况转化为计算机可识别的数字信号，生成高精度的三维图像，从而获取口腔三维数据，解决更全面的诊断以及种植、修复、颌面外科及正畸等数字化治疗方案设计问题，达到口腔治疗的精准性和个性化，是通过应用计算机辅助设计和计算机辅助制造技术（CAD/CAM），进行分析和加工，辅助诊断、制定治疗方案、模拟矫治，辅助完成口腔诊疗。

【操作目的及意义】

1. 记录或重现口腔软硬组织外形及关系。

2. 治疗前后的疗效对照，用于治疗效果的评估。

3. 完整的口内扫描资料可以作为法律依据。

4. 有利于医患之间直接交流。

5. 可将口内扫描资料制作成多种形式用于临床教学，提供更为直观的教学资料。

6. 精准地获取患者牙齿数据，提高临床工作效率。

【操作步骤】

1. 评估

（1）环境评估：环境宽敞、明亮、舒适、安全，温湿度适宜。

（2）用物评估：用物准备齐全、排列有序且均在有效期内。

（3）患者评估：①健康状况：全身健康情况。既往史：是否安装心脏起搏器，有无肝病、鼻炎、鼻窦炎、扁桃体肥大、腺样体肥大、有无过敏史。②口腔状况：评估口腔清洁状态，患者有无牙齿萌出异常、牙齿脱矿、龋坏、变色、牙龈出血、口腔异味、夜磨牙、咀嚼或张口困难、颞下颌关节弹响或杂音、口腔不良习惯。③心理－社会状况：是否存在紧张、焦虑心理；患者主诉与正畸治疗目标匹配度；对数字化口内扫描仪使用技术的治疗意义、方法的了解。

2. 操作准备

（1）护士准备：着装整洁，洗手，戴口罩。

（2）物品准备：口内扫描仪、凡士林棉签、一次性口扫头、口腔治疗盘、口杯、治疗巾、三用枪头、一次性乳胶手套、消毒湿巾纸、护目镜。

（3）患者准备：评估患者全身有无系统性疾病，口腔黏膜有无破损，告知患者治疗项目。

3. 操作方法

（1）核对：提前开机预热，打开口内扫描系统，登录扫描仪，选择医生账户并填写密码，输入患者信息并核对患者姓名、年龄，解释口内扫描的目的、作用及注意事项。

（2）引导：患者坐上牙科椅，戴上胸巾，协助患者漱口，佩戴护目镜，调整椅位于治疗位，调节光源后关闭光源。

（3）检查口扫头：展开治疗巾，核对一次性口扫头名称、有效期，检查包装有无破损，拆除外包装放置于治疗巾内。

（4）保护口角：护士洗手，戴一次性乳胶手套，坐于相应的四手操作时钟位置；打开光源，用涂抹凡士林的棉签给患者行口唇及唇角保护。

（5）检查牙齿：持口镜检查患者牙釉质清洁状态、有无龋坏。

（6）吹干牙面：左手持口镜牵拉患者口角，右手取下三用枪吹干牙面，关闭光源。

（7）安置口扫头：护士取下口扫枪头，轻压保护套两端，将保护套缓缓取出，安置一次性口扫头，发出"咔"的一声，滑动到位。

（8）扫描患者的牙面及软组织：①𬌗面：将扫描探头置于咬合面，打开扫描枪，从一侧磨牙远端开始向另一侧磨牙远端平行于𬌗面连续移动；当扫描探头到达尖牙时，继续滑过前牙并微微倾向舌侧直至扫描探头触及对侧尖牙。②舌侧面：扫完𬌗面后将镜头转向舌侧，扫描枪尽量垂直于牙弓，适当摇摆扭转移动镜头扫描近远中邻面结构。③颊侧面：从一侧磨牙以45°水平夹角向颊侧翻转，扫描至前牙区，为获取前牙区切端信息，镜头从舌侧向颊侧翻转摇摆移动镜头；越过中线后，从对侧磨牙末端牙齿开始扫描，沿颊侧从后牙向前牙移动可减少颊部干扰。④扫描上腭：完成扫描舌侧牙齿结构后，从紧靠中切牙后侧的中线开始；朝向软腭沿直线扫描，在每一侧从牙齿中线开始扫描上腭。⑤扫描咬合：扫描前嘱患者张口，将扫描镜头放入颊部，嘱患者咬于牙尖交错𬌗，检查咬合关系是否正确，将扫描镜头处于上下颌中间轻轻抵住牙齿结构；从后牙向前牙波浪式向前移动，获取6~4号牙的咬合，然后使用相同的技巧扫描对侧咬合关系。自动拼接后检查两侧咬合。

（9）检查数字模型：检查及评估数字模型。

（10）导出：数据审核后导出或上传牙模数据。

（11）告知：患者操作结束，调整椅位至半卧位，协助患者下椅位。

（12）用物处置：诊间消毒，丢弃一次性口扫头，用消毒湿巾纸擦拭口扫机触摸屏及扫描棒，归置口内扫描系统。

4. 操作评价

（1）流程：用物准备齐全、放置合理，操作流程流畅。

（2）效果：技术熟练，牙列清晰，切缘连续、无缺损；前牙切端、磨牙近中和远中（颊侧、舌侧）邻面完整；咬合关系与口内一致。

【操作重点及难点】

1. 扫描镜头与扫描面始终保持平行。

2. 在前牙区使镜头从舌侧向颊侧翻转，以扫全切端信息。

3. 扫描枪垂直于牙弓，与牙长轴平行，始终保持切端在镜头中间。

【注意事项】

1. 由于微电流影响，安装心脏起搏器患者慎用口内扫描仪。

2. 保持扫描头清洁，避免灰尘和指印，使用专用试镜纸擦拭，切勿触摸光学表面，避免影响采集效果。

3. 消毒扫描头套管时镜头表面覆盖纱布，有利于吸收消毒时形成的水渍，确保套管上的镜面清洁、干燥，如出现破损，应立即更换。

4. 保持牙面干燥，避免唾液反光影响扫描效果。

5. 扫描前牙区时镜头适当舌倾，并注意牵拉唇部软组织。

6. 对准需要补扫的位置或者使用"填充"功能，避免对某个区域的反复扫描，导致数据过大。

7. 及时整理数据线，避免数据连接线缠绕、打结、拉伸或者踩踏。

【操作并发症及处理】

1. 疼痛：操作时应动作轻柔，避免口内扫描探头撞击患者牙龈或擦伤黏膜。

2. 眼睛不适：操作前佩戴护目镜，避免扫描镜头闪烁引起眼睛不适。

3. 颞下颌关节不适：暂停休息片刻，避免操作时间过长导致机器卡顿从而延长患者张口时间。

第三节　数字化三维面部扫描仪使用技术

数字化三维面部扫描仪使用技术是指通过非接触方式，利用光学技术对人脸进行扫描，从而生成相应的三维数据模型，解决利用面相和二维的X线片评估患者软组织局限性问题，衔接口内三维数据和口腔锥形束扫描（CBCT）数据，达到全数字化虚拟患者。虚拟患者数据可以让医生、技师在数字层面零距离接触患者，以做出最符合患者个体的治疗计划和方案。目前适用于儿牙、正畸、颌面外科、修复等临床应用场景，协助医生为患者制定可视、可靠、高效的治疗方案。

【操作目的及意义】

1. 获取人面部的三维数据信息。

2. 提供重建的、可视化的三维几何形态模型。

3. 采集并分析患者面部 3D 数据，搭配口内扫描、CBCT 等，高效精准地设计方案。

4. 辅助医生对儿童快速生长发育的颜面进行监测，提供更可靠的诊断分析。

5. 治疗前后的疗效对照，用于治疗效果的评估。

6. 面部 + 口内效果模拟，直观可视化操作有利于医患沟通。

【操作步骤】

本部分内容以 DS FSCAN + 三维面部扫描仪的使用为例介绍操作步骤。

1. 评估

（1）环境评估：环境宽敞、明亮、舒适、安全，温湿度适宜，避免阳光直射。

（2）用物评估：用物准备齐全、排列有序且均在有效期内。

（3）患者评估：①健康状况：全身健康情况。②面部状况：患者有无面部不对称、凹陷、肿胀、瘢痕；面部、颈部区域有无装饰物遮挡。③心理 - 社会状况：是否存在紧张、焦虑心理；对数字化三维面部扫描仪使用技术的治疗意义、方法的了解。

2. 操作准备

（1）护士准备：着装整洁，洗手，戴口罩。

（2）物品准备：三维扫描仪 DS FSCAN + 。

（3）患者准备：了解数字化三维面部扫描仪使用技术的目的、方法、作用、注意事项和配合要点，全身情况，充分暴露患者面部、颈部区域。摘除可能遮挡该区域饰物，如眼镜、耳环、项链、围巾等。注意暴露发际线、双侧耳屏区域。

3. 操作方法

（1）核对：开机，开启应用程序，校准标定，启动 3D 数据采集应用程序，打开面扫软件，登录账号，创建订单，输入患者信息并核对，选择看诊类型和病例类型。

（2）引导：患者坐于摄像采集装置前方，面部居中，人脸识别框显示为绿色。

（3）放置：将扫描仪摆放在稳定平面上，镜头和患者面部保持同一高度，为获取眼部数据，确保扫描对象在扫描开始时，扫描正脸的几秒内盯着相机镜头。

（4）扫描：嘱患者按从右脸到左脸的顺序匀速转动头部，或者护士手持面部扫描仪保持与患者面部的距离（500mm）匀速对准需要扫描的位置进行 360°全方位扫描，护士应注意观察软件内的实时预览窗口，避免数据缺失。

（5）查看：查看数据，漏缺再进行复扫补充数据。

（6）导出：完成扫描，上传或导出扫描数据。

（7）告知：患者操作结束。

（8）用物处置。

4. 操作评价

（1）流程：用物准备齐全、放置合理，操作流程流畅。

（2）效果：技术熟练，操作规范。

【操作重点及难点】

1. 扫描速度应适宜，过快过慢均会影响数据采集。

2. 扫描者应注意观察软件内的实时预览窗口，避免数据缺失。

【注意事项】

1. 勿在多尘、潮湿的环境以及极端温度区域或阳光直射的环境中安装、放置和使用扫描，避免损坏扫描仪。

2. 为扫描仪和支架准备一个平面，避免将其放在倾斜的表面上。

3. 扫描时间不宜过长，以免导致机器卡顿，影响扫描精度。

4. 确保计算机上安装了所提供的软件程序，使用三维面部扫描仪提供的电源适配器、电源线和 USB 数据线。

5. 请勿手指直接触摸镜头，避免留下指纹，影响数据采集。

6. 定期对扫描仪进行校准标定，以确保扫描数据的准确性。

第四节　椅旁 CAD/CAM 修复护理技术

计算机辅助设计与计算机辅助制作（CAD/CAM）技术是将光电子、计算机信息处理及自动控制机械加工技术用于制作嵌体、全冠等修复体的修复工艺，可分为技工室 CAD/CAM 和椅旁 CAD/CAM。椅旁 CAD/CAM 技术是指利用口内扫描获取数字印模，使用计算机辅助设计软件进行修复体设计，并通过数控切削技术制作修复体，通常在门诊完成，可实现一次就诊完成修复治疗。该技术具有快速、准确、质量稳定等优点，已成为现代口腔修复的重要技术之一。

【操作目的及意义】

1. 实现即刻修复：提高医疗服务效率。

2. 提升修复体美学效果：满足患者个性化需求。

3. 降低医疗成本：促进医疗资源共享。

4. 提高修复体质量：延长其使用寿命。

【操作步骤】

1. 评估

（1）环境评估：环境宽敞、明亮、舒适、安全，温湿度适宜。

（2）用物评估：用物准备齐全、排列有序且均在有效期内，CAD/CAM 设备、烧结炉功能良好、安全稳定。

（3）患者评估：①健康状况：全身健康状况。既往史：有无系统性疾病，重点评估有无血液病、传染病及过敏史，有无长期使用激素或抗代谢药物。②口腔状况：牙齿排列、患龋及牙周情况、咬合状态。③心理 – 社会状况：配合程度，是否存在紧张、焦虑心理，对椅旁 CAD/CAM 修复的治疗方法、意义及预后的了解，对修复效果的期望值与美观要求。

2. 操作准备

（1）护士准备：着装整洁，洗手，戴口罩，戴护目镜或防护面罩。

（2）物品准备：口腔诊疗常规用物（口腔治疗盘、吸引器管、三用枪头、口杯、护目镜等）、橡皮障隔湿用物、CAD/CAM 修复用物（CAD/CAM 设备、烧结炉、瓷块、上釉上色材料、高速牙科手机、各型金刚砂车针、低速牙科手机、抛光车针、抛光膏、充填器械、对比度增强剂、比色板、咬合纸、排龈器、排龈线等）、其他用物（小毛刷、全冠/嵌体粘接套装、光固化机、牙线、棉球、纱球、75%乙醇、拉钩、反光板、登记表、面镜等）。

（3）患者准备：①了解CAD/CAM修复的目的、方法、注意事项和配合要点。②签署知情同意书。

3. 操作方法

（1）核对：与医生、患者核对操作牙位。

（2）口周保护：用凡士林棉签润滑患者口角，防止嘴唇干裂及长时间牵拉受损。

（3）牙体预备：安装高速牙科手机及金刚砂车针，及时吸唾、吹干口镜，保持视野清晰。

（4）比色：准备与瓷块匹配的比色板。

（5）预备体制取光学印模：协助医生牵拉患者口角或舌部，并及时吸唾，保持视野清晰。①扫描前按厂家要求进行定期校准；扫描启动后，扫描头需按照厂家要求进行预热准备；②口内预备体应保持干燥，边缘暴露清晰，无渗出和遮挡，必要时协助医生使用橡皮障或排龈线排龈，使边缘暴露清楚。

（6）修复体外形的计算机辅助设计及切割：①根据修复体类型进行修复体设计。②准备CAD/CAM设备，安装适宜大小及硬度的瓷块；协助患者填写登记表。

（7）上釉、烧结瓷块（必要时）：①待修复体切割完成，去除铸道后，进行上釉。②烧结炉提前预热待用。③烧结完成后将修复体取出，自然冷却后放入75%乙醇内浸泡消毒待用。

（8）试戴修复体：准备牙线、咬合纸等。

（9）橡皮障隔湿：根据患者牙位准备橡皮障、橡皮障夹、橡皮障夹钳及其他辅助工具，并协助医生进行安装。

（10）粘接、固化（以嵌体为例）：①将75%乙醇棉球递予医生，吹干嵌体，在嵌体的粘接面上均匀涂一层氢氟酸，1分钟后用三用枪加压、冲净15秒后吹干。②使用硅烷偶联剂或含硅烷的瓷处理剂对修复体组织面进行硅烷化处理。反复涂擦偶联剂2~3次，每次涂擦后需待溶剂挥发。③手调双重固化粘接剂，均匀涂抹在嵌体粘接面传递给医生。④待修复体就位后将小毛刷递予医生以去除边缘多余粘接剂。⑤传递光固化机光照固化。⑥递牙线予医生清除邻面多余粘接材料。

（11）拆除橡皮障：传递橡皮障夹钳，协助医生拆除橡皮障。

（12）调𬌗、抛光：①用气枪吹干牙面，传递咬合纸，协助医生吸唾，保持术野清晰。②传递低速牙科手机、系列抛光车针和抛光膏予医生。

（13）健康教育：①24 小时内勿用患牙，24 小时后材料彻底凝固后方可使用。②勿用患牙咬太硬的食物，以免牙齿崩裂。③注意口腔卫生，定期洁牙。④如有不适，随时复诊。

（14）用物处置：分类处理治疗后器械，消毒、灭菌备用。

4. 操作评价

（1）流程：用物准备齐全，操作过程流畅，粘接过程个人防护规范，操作后用物处置及时。

（2）效果：印模过程中隔湿有效，口内预备体保持干燥、边缘暴露清晰，患者无不适。

【操作重点及难点】

1. 医生行牙体预备时，要及时吸唾，保证术野清晰。

2. 口内光学印模时应协助医生做好隔湿，确保口内预备体干燥、边缘暴露清晰，无渗出、遮挡。

3. 粘接过程中，使用强吸引器管及时吸净水、酸蚀剂，避免灼伤患者黏膜。

4. 氢氟酸是一种强酸，使用时要避免接触嵌体的非组织面以免影响色泽，同时要避免接触患者及医护人员的皮肤、衣物，冲洗后的废液要集中收集并放入中和粉剂后再常规处理。

5. 粘接过程中注意防护，光照过程医护患佩戴护目镜，避免可见光线对眼睛的损害。

【注意事项】

1. 扫描前需按厂家要求进行定期校准。系统启动后，扫描头按照厂家要求做防雾化准备（如预热）。

2. 每次使用后，均需遵循《口腔器械消毒灭菌技术操作标准（WS 506—2024）》对扫描头进行清洁和消毒。

3. 保养与维护：用 75% 乙醇纱布擦拭口扫仪；用湿纸巾将研磨仪内粉末擦拭干净，晾干后再关闭舱门。

【操作并发症及处理】

1. 修复体局部破损：①破损表面粗化：可用氧化铝喷砂或金刚砂车针研磨。②硅烷化偶联处理 60 秒。③涂布树脂粘接剂。④含有氧化锆成分的复合材料，建议使用含有 10 - 甲基丙烯酰氧葵基二羟基磷酸酯（MDP）的树脂粘接剂。⑤复合树脂修补。

2. 修复体脱落：如能重新粘接可采取上述 4 个步骤处理修复体组织面后粘接。

第五节　浓缩生长因子制备技术

浓缩生长因子制备技术是指通过抽取患者自体静脉血液，并经自动变速离心机处理后分离并制备出富含生长因子、纤维蛋白及 CD34$^+$ 细胞的凝胶态和液态的浓缩生长因子（concentrated growth factors，CGF）的技术，是解决严重骨缺损问题的方式之一，达到保障种植修复的稳定性、提高种植的理想植入和长期稳定性的目的。

【操作目的及意义】

1. 提高愈合质量：CGF 富含的生长因子和纤维蛋白能够改善并增强组织再生能力，加速局部创伤的愈合，减少肿胀和疼痛，提高愈合质量。

2. 减少排斥反应：由于 CGF 来源于患者自体血液，因此不存在免疫排斥反应，相比人工合成材料具有更好的生物相容性和安全性。

3. 促进组织再生：CGF 中的高浓度生长因子和纤维蛋白网络为细胞的黏附和增殖提供了三维空间，促进了软组织及骨组织的再生能力。

【操作步骤】

1. 评估

（1）环境评估：环境宽敞、明亮、舒适、安全，温湿度适宜。

（2）用物评估：用物准备齐全、排列有序且均在有效期内，自动变速离心机性能完好。

（3）患者评估：①健康状况：全身健康状况及拟采血处局部皮肤及血管情况，有无感染性疾病等。②口腔状况：口内骨缺损区域大小及植骨方式等。③心理-社会状况：对静脉采血及手术是否存在紧张、焦虑心理；对浓缩生长因子制备技术治疗的意义和方法的了解。

2. 操作准备

（1）护士准备：着装整洁，洗手，戴口罩，戴护目镜或防护面罩。

（2）物品准备：静脉采血用物、自动变速离心机及 CGF 工具盒（含血纤维蛋白分离器皿、血纤维蛋白分离漏板、微粒器皿、2 件血纤维蛋白注射器、薄膜压制钳、薄膜应用板、碾压器、血管钳和剪刀）等。

（3）患者准备：了解浓缩生长因子制备技术的目的、方法、注意事项和配合要点；了解抽取自体静脉血液需求及相关注意事项。

3. 操作方法

（1）连接电源：护士连接自动变速离心机电源，开启电源开关。

（2）仪器消毒：护士需对自动变速离心机进行紫外线消毒。

（3）选择采血管：目前临床常使用红色采血管和白色采血管。

（4）静脉采血：护士准备采血用物，遵循静脉采血操作原则，为患者进行静脉采血，采血量至试管刻度处为佳。

（5）消毒擦拭采血管针孔：采血结束后，若发现采血管针孔处有残留血渍，护士应及时使用75%乙醇棉签，将采血管针孔处残留的血渍擦拭干净。避免离心机在工作时由于旋转，将残留血渍喷溅到盖子或特氟纶试管架上。

（6）放置采血管：护士将采血管放入自动变速离心机，对称放置于特氟纶试管架内。

（7）离心：自动变速离心机工作结束后，机盖会自行打开。

（8）取出采血管：离心完成后，取出采血管，注意勿摇晃采血管。红色采血管分离后呈上黄下红的分层：上层为液态血清层；中间层为凝胶态CGF层；下层为红细胞层。白色采血管经自动变速离心机分离，分离成功呈上黄下红的分层：上层为液态血清层；中间层为液态CGF层；下层为红细胞层。

（9）分离产物：红色采血管最上层血清可收集在器皿中，用于缝合创口后涂抹创面，其具有抗感染的功效；将采血管中余留的凝胶倒入血纤维蛋白分离漏板中，便于后期处理。白色采血管离心液为液态，护士打开采血管盖，使用注射器提取白色采血管内红 – 黄交界处的液态物质（此区富含 $CD34^+$ 细胞），便于制作骨饼。

（10）用物处置：整理用物并进行分类处理，规范处置锐器。

4. 操作评价

（1）流程：用物准备齐全、放置合理，操作流程流畅。

（2）效果：红色采血管和白色采血管的离心状态达到制备要求。

【操作重点及难点】

1. 放置采血管于自动变速离心机时，需要遵循配平原则，合力为零，最简单的方法即保证每个采血管质量相当且所放位置形成矩形，避免因不平衡影响离心效果。如果采血管数量为单数时，可使用平衡管液体进行配平离心，确保离心机在运行中保持平衡。

2. 取出采血管过程中，请勿摇晃采血管，以免影响已分层的管内容物。

3. 由于 CGF 红色采血管不含抗凝剂，离心后的产物推荐在 30 分钟内进行提取使用。

【注意事项】

1. 为了确保使用安全和离心效果，应将自动变速离心机放置在稳定的桌面上，以免桌面不稳定，影响离心参数。

2. 采血前，医护人员检查采血管是否有裂纹、腐蚀痕迹及老化等现象，如有应立即更换。

3. 医护人员在采血过程中，严格按照无菌操作，避免污染血液制品和采血管。

4. 离心机在工作期间不能用任何方式强行开启机盖，否则会对操作人员造成危害，工作结束后机盖会自行打开；如想中途中断操作可按"STOP"按钮，当离心机停止转动后，机盖会自动打开。

【操作并发症及处理】

1. 晕针和晕血：立即停止操作，安抚患者情绪，将患者移至安静、通风良好处，让患者平卧，头偏向一侧并取头低足高位，松解衣扣，注意保暖，并观察生命体征。

2. 皮下出血或局部血肿：早期冷敷，减轻局部充血和出血；48小时后改为热敷。改善局部血液循环，减轻炎性水肿，加速吸收和消肿。

3. 感染：严格无菌操作；使用抗生素进行抗感染治疗。

第六节 显微根尖手术的护理技术

显微根尖手术是指在牙科显微镜的放大和照明条件下，使用显微手术器械，通过外科手术翻瓣方式暴露患牙根尖，刮除根尖周坏死和感染组织，切除根尖并对根管进行逆向预备和充填，以严密封闭根管系统，促进软硬组织再生，以治疗根尖周病的方法。

【操作目的及意义】

1. 消除根尖周病变：促进根尖周组织愈合。

2. 保留患牙：延长牙齿使用寿命。

3. 修复根管：恢复牙齿功能。

4. 为牙体修复提供良好基础：提高治疗效果。

【操作步骤】

1. 评估

（1）环境评估：环境宽敞、明亮、舒适、安全，温湿度适宜；诊室已做好空气及物品表面消毒。

（2）用物评估：用物准备齐全、排列有序且均在有效期内；生物活性材料干燥、无潮解。

（3）患者评估：①健康状况：全身健康状况，是否处于妊娠期。既往史：有无严重高血压、冠心病、糖尿病等系统性疾病，有无血液病、传染病及过敏史，有无长期使用激素或抗代谢药物，颌面部有无肿胀。②口腔状况：开口度、口腔卫生状况、咬合关系、前庭深度、肌肉附着等；患牙牙体情况，包括牙冠形态、有无修复体等；牙周组织情况，包括牙周袋位置和深度、附着龈宽度、所涉及术区牙齿的根分叉情况及牙间乳头的结构和健康状况等；是否处于根尖周炎的急性期。③心理 – 社会状况：配合程度，是否存在紧张、焦虑心理，对显微根尖手术的治疗方法、意义及预后的了解。

2. 操作准备

（1）护士准备：①四手护士：着洗手衣，戴口罩、帽子、防护面罩，外科洗手，穿无菌手术衣，戴无菌手套。②巡回护士：着装整洁，洗手，戴口罩、帽子。

（2）物品准备：口腔诊疗常规用物（口腔治疗盘、吸引器管、三用枪头、口杯、护目镜等）、局部麻醉用物、显微根尖手术用物（牙科显微镜、显微口镜、手术刀片、骨膜剥离器、骨膜牵引器、组织镊、显微刮治器、微型充填器和磨光器、微型根管倒充填器、超声器械、直角高速牙科手机、去骨钻针、超声治疗仪、超声手柄、超声预备工作尖、组织钳、20ml冲洗空针、缝合线、瓶镊罐等）、药物及材料（麻醉药物、生物活性材料、血管收缩剂、染色剂、0.9%氯化钠溶液、75%乙醇棉球、0.12%复方氯己定溶液等）、其他用物（光固化机、纱球、棉球、化验单、手术登记本、病理登记本、冰袋等）。

（3）患者准备：①了解显微根尖手术的目的、方法、注意事项和配合要点。②全身健康状况、口腔局部状况及心理 – 社会状况良好。③已完成常规血液检查和牙周基础治疗；手术当日女性患者尽量避开月经期、不化妆，男性患者需剃须；必要时可口服抗炎镇痛类药物，存在感染风险时可预防性使用抗生素。④签署知情同意书。

3. 操作方法

（1）核对：与医生、患者核对操作牙位。

（2）设置显微镜：协助医生设置显微镜，调节各关节、目镜及瞳距等至合适位置。

（3）口腔及口周消毒：嘱患者用0.12%复方氯己定溶液含漱3分钟（1次/分钟）；将爱尔碘消毒液倒入装有纱球的无菌杯内，用无菌持物钳夹取碘伏纱球递予医生，协助其消毒口腔周围皮肤，消毒范围上至眶下，侧至耳前，下至颈上 1/3。消毒 3 遍待干。

（4）铺巾：依次为患者包头巾（松紧以放入 2 指为宜，遮住眼）、铺胸巾（铺至颈上 1/3）、孔巾。

（5）铺手术台：安装手机尾管保护套、吸引器尾管保护套、显微镜把手保护套，准备 0.9% 氯化钠溶液。

（6）吸引器管连接：连接外科吸引器管，巾钳固定连接管于胸巾；巡回护士将吸引器连接管另一端安装于椅位吸引器上，打开吸引器开关，使其处于备用状态。

（7）口周保护：用凡士林棉签润滑患者口角，防止嘴唇干裂及长时间牵拉受损。

（8）局部麻醉：安装、传递卡局式注射器，协助医生进行局部麻醉。

（9）切开：用持针器将手术刀片安装于手术刀柄后递予医生，及时吸引，保持术野清晰。

（10）翻瓣：待医生切透牙龈、黏膜和骨膜至骨面后，传递骨膜剥离器，协助医生无张力牵拉瓣膜和唇颊部，充分暴露术野；用纱布协助止血，及时用吸引器管吸净口内渗血，保持器械清洁和术野清晰。

（11）去骨：将去骨钻针安装于直角高速牙科手机后递予医生，协助医生去骨开窗；用吸引器管及时吸净口内的血液及唾液，及时冲洗、吹干显微口镜，保持术野清晰。

（12）根尖周刮治：传递显微刮治器，协助医生去除根尖区域的病变组织、异物、牙根残片等，随时保持器械清洁。如需留取病理组织，协助医生保存好病理组织。

（13）根尖切除：待医生刮除根尖周病变组织后，根据根尖不同长度选择钻针递予医生行根尖切除（一般为 3mm）；根尖切除后再次传递显微刮治器，协助医生刮除残余病变组织，平整牙根截面；及时吸走骨腔中的血液，保持术野清晰；传递染色剂，协助医生染色；传递 0.9% 氯化钠溶液，协助医生冲洗，干燥后显微镜高倍放大下进行观察，明确有无根裂、微渗漏、峡部、遗漏根管、侧支根管、穿孔等。

（14）根管倒预备：安装合适直径的超声倒预备工作尖，传递超声手柄予医生，协助医生沿根管走行方向，持续水流冲洗冷却下行根管倒预备（至少 3mm）；及时吸净血液和唾液，保持术野清晰。

（15）根管倒充填：①将无菌棉球递予医生，协助将其放置于骨腔内，彻底止血并干燥术区；准备生物活性材料。如使用三氧矿化物凝聚体

（MTA）：取适量 MTA 粉末，将蒸馏水滴入，用调拌刀调拌均匀，至湿沙状，将 MTA 放置在 MTA 输送器中，将垂直加压器递送给医生，供医生取用；如使用生物陶瓷材料：取用适量材料，将其塑形呈锥形长条，用垂直加压器递予医生。②准备 0.9% 氯化钠溶液湿润小棉球，随时保持器械的清洁。

（16）复位与缝合：传递 0.9% 氯化钠溶液，协助医生冲洗术区，检查有无异物残留；传递组织钳，协助医生复位黏骨膜瓣，准确对位，无张力缝合。

（17）术后处理：协助患者清洁口内、外血渍。

（18）健康宣教：①24 小时内歇用冰袋冷敷术区，其后仍肿胀者改为间断性热敷。②遵医嘱服用消炎止痛药。③术后 24 小时内以进食偏冷的流食或软食为主，忌食刺激性或热的食物，禁烟酒。④术后 3 天内术区出现轻度肿痛、体温升高（低于 38℃）为正常术后反应，可不予处理，若有其他不适随时就诊。⑤术后 1 天内勿用患侧咬硬物，饭后用漱口液漱口以保持清洁防止感染。⑥有上颌窦穿孔者，术后采用头高位睡觉、勿用力擤鼻涕、避免游泳等，服用抗生素预防感染 5~7 天。⑦术后 5~7 天拆线，定期复查。

（19）用物处置：撤去患者头部手术铺巾，撤离手术用物，分类处理治疗后器械，消毒、灭菌备用。

4. 操作评价

（1）流程：操作全程严格执行无菌操作。术前用物准备齐全，术中操作流畅、与医生配合默契，术后用物处置及时、规范，健康教育详尽。

（2）效果：术区视野清晰，传递和交换器械及时、准确，操作过程中患者无不适。

【操作重点及难点】

1. 及时用无菌纱布擦净器械上的血液及炎性组织并及时用吸引器管吸净手术部位的血液，保持术野清晰。

2. MTA 调和后易干、易散、不易放入，应现用现调，将调好的 MTA 堆成细长条以方便医生取用。

3. 骨粉为生物制品，须现用现开，多余骨粉严禁再次使用。

【注意事项】

1. 操作全过程严格遵循无菌原则。

2. 传递器械方式与方位应准确，所有锐器需放弯盘传递。

3. 术中严密观察患者反应。

4. 根尖病变组织需送病理检查。

5. 疼痛和肿胀是显微根尖手术最常见的术后反应，术前需与患者进行沟通。术前预防性口服防止水肿的药物，术后采用冰敷可以减少肿胀的程度。

【操作并发症及处理】

1. 术区感染：参考外科感染处理原则进行处置。

2. 邻牙损伤：立即采用无菌棉球保护创面，避免污染，瓣复位前去除棉球，无须特殊处理，定期复查。

3. 上颌窦穿孔：可采用系线棉球阻挡穿孔处，避免异物进入窦腔而导致感染，继续完成手术；穿孔较大时，根管倒充填后应用可吸收胶原膜修补上颌窦穿孔。

4. 神经损伤：神经损伤多发生于颏神经，其次为下牙槽神经，为比较严重的并发症。术前应准确定位、术中有效保护神经血管束，避免造成不可逆损伤。

第七节　意向性牙再植的护理技术

意向性牙再植是指为保存天然牙，将无法通过常规方法治愈的牙髓根尖周病患牙完整拔出，在体外对牙根检查并评估后，进行根管处理与充填，去除病变感染组织和阻断感染源，再将患牙植入原牙槽窝内，从而达到控制感染、保存患牙和恢复咀嚼功能目的的技术。

【操作目的及意义】

1. 控制感染，保存患牙：控制牙髓根尖周疾病的感染，通过牙再植保留患者自身天然牙。

2. 恢复咀嚼功能：恢复牙齿咀嚼功能，提高患者生活质量。

【操作步骤】

1. 评估

（1）环境评估：环境宽敞、明亮、舒适、安全，温湿度适宜；诊室已做好空气及物品表面消毒。

（2）用物评估：用物准备齐全、排列有序且均在有效期内；生物活性材料干燥、无潮解。

（3）患者评估：①健康状况：有无严重系统性疾病、血液病、传染病、骨代谢疾病、免疫性疾病及过敏史；是否服用双膦酸盐、抗凝药物或大量激素；是否存在人工植体包括心脏瓣膜及人工关节等。②口腔状况：

评估开口度、口腔卫生状况、咬合关系、牙冠、牙根、牙周、根尖周病变等情况。为全面、准确地评估牙齿及牙根的数目、分布及弯曲情况，避免拔牙引起牙根折断，术前应常规进行锥形束 CT 检查。③心理 – 社会状况：配合程度，是否存在紧张、焦虑心理；对意向性牙再植的治疗方法、意义及预后的了解。

2. 操作准备

（1）护士准备：①四手护士：着洗手衣，戴口罩、帽子、防护面罩，外科洗手，穿无菌手术衣，戴无菌手套。②巡回护士：着装整洁，洗手，戴口罩、帽子。

（2）物品准备：口腔诊疗常规用物（口腔治疗盘、吸引器管、三用枪头、口杯、护目镜等）、局部麻醉用物、意向性牙再植用物［牙科显微镜、显微口镜、手术刀片、微创拔牙器械、牙再植手术器械、精细缝合套装、上颌窦底提升器械（需要提升上颌窦时）、手术敷料、树脂粘接器械及材料、固定材料、挖匙、微型充填器和磨光器、微型根管倒充填器、超声治疗仪、超声手柄、超声倒预备工作尖、20ml 冲洗空针、吸收性明胶海绵、纸尖、纤维夹板、根尖倒充填生物活性材料、0.12% 复方氯己定溶液、0.9% 氯化钠溶液、75% 乙醇棉球、爱尔碘消毒液、局部麻醉药物、染色剂等］、其他用物（相机、光固化机、纱球、棉球、手术登记本、冰袋等）。

（3）患者准备：①了解意向性牙再植的目的、方法、注意事项和配合要点。②已完成常规血液检查；术前 1 周行全口龈上洁治和龈下刮治术；手术当日女性患者尽量避开月经期、不化妆，男性患者需剃须。③签署知情同意书。

3. 操作方法

（1）核对：与医生、患者核对操作牙位。

（2）口腔及口周消毒：嘱患者用 0.12% 复方氯己定溶液含漱 3 分钟（1 次/分钟），含漱液应遍布口腔前庭、固有口腔和口咽部等处，以保证达到消毒效果；将爱尔碘消毒液倒入装有纱球的无菌杯内，用无菌持物钳夹取碘伏纱球递予医生，协助其消毒口腔周围皮肤，消毒范围上至眶下，侧至耳前，下至颈上 1/3。消毒 3 遍待干。

（3）铺巾：依次为患者包头巾（松紧以放入 2 指为宜，遮住眼）、铺胸巾（铺至颈上 1/3）、孔巾。

（4）铺手术台：安装手机尾管保护套、吸引器尾管保护套、显微镜把手保护套，准备 0.9% 氯化钠溶液。

（5）吸引器管连接：连接外科吸引器管，巾钳固定连接管于胸巾；巡回护士将吸引器连接管另一端安装于椅位吸引器上，打开吸引器开关，使其处于备用状态。

（6）口周保护：用凡士林棉签润滑患者口角，防止嘴唇干裂及长时间牵拉受损。

（7）局部麻醉：安装、传递卡局式注射器，协助医生进行局部麻醉。

（8）切开：用持针器将手术刀片安装于手术刀柄后递予医生，及时吸引，保持术野清晰。

（9）微创拔牙：拔牙前护士再次和医生核对患者信息及手术牙位。术中配合器械传递、牵拉口角及吸唾，遇到较难拔出患牙时双手使用合适力度稳定患者头部，同时嘱咐患者与医生拔牙用力方向稍作对抗，减少头部晃动，提醒患者嘴巴张大充分暴露术野，医生缓慢扭转晃动患牙，稍作停顿待牙周充血后重复以上动作至患牙拔出；患牙拔出后护士立即将离体牙完全浸泡于0.9%氯化钠溶液中。

（10）设置显微镜：调整显微镜及各关节、目镜及瞳距等至合适位置。

（11）显微镜下处理离体牙：用0.9%氯化钠溶液湿纱布包裹牙冠，用牙钳的喙夹持牙冠，为避免损伤牙周膜和牙骨质，在手术过程中牙钳需保持恒定的压力并防止牙齿移位或掉落；也可用0.9%氯化钠溶液浸湿纱布包裹牙冠后手持。后者不易对牙齿造成损伤；缺点为容易打滑，不易固定，影响整个牙体的全面暴露及采集图像有失规范。

（12）根管倒预备：关闭牙椅水路，用0.9%氯化钠溶液持续冲淋离体牙根面以保持牙根湿润，维持牙周膜细胞活性。安装合适直径的超声倒预备工作尖，传递超声手柄予医生，协助医生沿根管走行方向持续水流冲洗冷却下行根管倒预备，避免侧穿；及时吸净血液和唾液，保持术野清晰。

（13）根管倒充填：①传递纸尖，待根管内水分完全被吸干后开始根管倒充填；准备生物活性材料。如使用三氧矿化物凝聚体（MTA）：取适量MTA粉末，将蒸馏水滴入，用调拌刀调拌均匀，至湿沙状，将MTA放至MTA输送器中，将垂直加压器递送给医生，供医生取用；如使用生物陶瓷材料：取用适量材料，将其塑形呈锥形长条，用垂直加压器递予医生。②准备0.9%氯化钠溶液湿润小棉球，随时保持器械清洁，保持充填材料干燥。患牙处理完毕后放于0.9%氯化钠溶液中浸泡保存。

（14）搔刮牙槽窝：协助医生充分暴露牙槽窝，根据炎性组织大小及深度传递刮匙将其取出，避免损伤牙槽窝表面覆盖的牙周膜细胞，保持骨壁及窦底黏膜完整性，再用0.9%氯化钠溶液冲洗牙槽窝，若窦底黏膜已经穿透则不要直接冲洗窦底；及时吸除液体。

（15）牙再植：嘱患者轻咬棉球，将患牙完全就位。若患牙松动度在Ⅱ°及以上需用纤维夹板固定患牙，将患牙及邻牙颊面酸蚀隔湿后，于牙面涂抹少量粘接剂，标记夹板在牙面固位点，协助医生将夹板按压紧贴牙面，在牙面与夹板接触点补加足量粘接剂并光照固化，调𬌗。

（16）术后处理：协助患者清洁口内、外血渍，嘱患者轻咬纱球30分钟。

（17）健康宣教：①嘱患者1~2天内用冰袋间歇冷敷术区，以减轻术后组织水肿。②告知患者术后可能出现疼痛反应，遵医嘱服用止痛药。③坚持用0.12%氯己定含漱液漱口，每天2~3次；除术区外，口腔其他区域常规清洁。术后24小时内禁止牙刷刷头触碰术区，避免引起伤口出血。④术后1周内患牙不能咀嚼食物。⑤术后2周、1个月、3个月、半年和1年复查，必要时可延长复查追踪时间。

（18）用物处置：撤去患者头部手术铺巾，撤离手术用物，分类处理治疗后器械，消毒、灭菌备用。

4. 操作评价

（1）流程：操作全程严格执行无菌操作。术前用物准备齐全，术中操作流畅、与医生配合默契，术后用物处置及时、规范，健康教育详尽。

（2）效果：术区视野清晰，传递和交换器械及时、准确，操作过程中患者无不适；离体牙保持湿润，体外操作时间小于15分钟。

【操作重点及难点】

1. 传递器械方式与方位应准确，所有锐器均放弯盘传递。

2. 再植时告知患者不要闭嘴或头部晃动，以防牙齿掉入口中造成误吞误吸。

3. 熟悉离体牙再植术治疗方法和步骤，及时配合医生治疗，减少并发症的发生。

4. 保持术野清晰，离体牙植入时，避免吸引管直接接触，以免移位。

【注意事项】

1. 手术全过程严格遵循无菌操作，确保手术区域无污染，降低术后感染风险。

2. 术前告知患者拔牙过程中牙根有折断的可能，从而导致患牙无法保留。

3. 体外操作时间必须在15分钟内，医护团队需默契配合，尽快完成操作。

4. 手术较复杂、创伤较大，且手术时间较长，必要时可在心电监护下进行手术。

5. 术中密切观察患者，如有不适，及时停止操作并行相应处理。

【操作并发症及处理】

1. 疼痛：根据患者疼痛情况进行麻醉药物的补充，同时可行音乐疗法等转移注意力。

2. 感染：应用抗生素进行抗感染治疗，加强口腔卫生，必要时切开引流。

3. 牙齿松动或脱落：使用牙周夹板等对松动牙进行固定；如牙齿脱落，需及时行再植或种植修复。

4. 根外吸收：体外操作时间越短，发生牙根粘连和根外吸收的概率越低，应控制体外操作时间于 15 分钟以内，维护牙根表面牙周膜细胞的活力。

第八节　自体牙移植的护理技术

自体牙移植术是指将牙从一个位置移植到同一个体的另一位置的手术过程，常见的是将埋伏、阻生、错位或异位萌出牙转移到其他需要拔牙、缺牙或手术制备的牙槽窝内。作为生物相容性最好的修复方式，该技术可以利用天然牙恢复牙列缺失，维持牙槽骨骨量，恢复受牙区正常的牙周组织和牙本体感受。

【操作目的及意义】

1. 恢复功能：恢复牙齿咀嚼和发音功能，提高患者生活质量。

2. 改善美观：保持口腔自然美观，避免因缺牙导致面部塌陷或不对称。

3. 促进颌面发育：尤其是对于年轻患者，保留牙齿有助于颌面部正常发育。

4. 减少治疗成本：与后期修复治疗相比，自体牙移植术可以减少长期治疗费用。

【操作步骤】

1. 评估

（1）环境评估：环境宽敞、明亮、舒适、安全，温湿度适宜；诊室已做好空气及物品表面消毒。

（2）用物评估：用物准备齐全、排列有序且均在有效期内。

（3）患者评估：①健康状况：全身健康状况。既往史：有无系统性疾病，重点评估有无血液病、骨代谢疾病、免疫性疾病、传染病及过敏史；是否服用双膦酸盐、抗凝药物或大量激素；是否存在人工植体包括心脏瓣膜及人工关节等。②口腔状况：开口度、口腔卫生状况、咬合关系、患牙及受牙区情况、供牙及供牙区状况等；为全面、准确地评估牙齿及牙根的数目、分布及弯曲情况，避免拔牙引起牙根折断，术前应常规进行锥形束CT检查。③心理-社会状况：配合程度，是否存在紧张、焦虑心理，对自体牙移植术的治疗方法、意义及预后的了解。

2. 操作准备

（1）护士准备：①四手护士：着洗手衣，戴口罩、帽子、防护面罩，外科洗手，穿无菌手术衣，戴无菌手套。②巡回护士：着装整洁，洗手，戴口罩、帽子。

（2）物品准备：口腔诊疗常规用物（口腔治疗盘、吸引器管、三用枪头、口杯、护目镜等）；局部麻醉用物；自体牙移植用物〔牙科显微镜、显微口镜、手术刀片、微创拔牙器械、牙槽窝预备器械、上颌窦底提升器械（需要提升上颌窦时）、手术敷料、树脂粘接器械及材料、固定材料、超声骨刀、挖匙、20ml冲洗空针、吸收性明胶海绵、纤维夹板、0.12%复方氯己定溶液、0.9%氯化钠溶液、75%乙醇棉球、爱尔碘消毒液、局部麻醉药物等〕；需要实施供牙体外根管治疗和（或）根尖手术所需用物（微型充填器和磨光器、微型根管倒充填器、超声治疗仪、超声手柄、超声倒预备工作尖、纸尖、染色剂、根尖倒充填生物活性材料等）；其他用物（相机、直尺、光固化机、纱球、棉球、手术登记本、冰袋等）。

（3）患者准备：①了解自体牙移植术的目的、方法、注意事项和配合要点。②已完成常规血液检查；术前1周行全口龈上洁治和龈下刮治术；手术当日女性患者尽量避开月经期、不化妆，男性患者需剃须。③签署知情同意书。

3. 操作方法

（1）核对：与医生、患者核对操作牙位。

（2）口腔及口周消毒：嘱患者用0.12%复方氯己定溶液含漱3分钟（1次/分钟）；将爱尔碘消毒液倒入装有纱球的无菌杯内，用无菌持物钳夹取碘伏纱球递予医生，协助其消毒口腔周围皮肤，消毒范围上至眶下，侧至耳前，下至颈上1/3。消毒3遍待干。

（3）铺巾：依次为患者包头巾（松紧以放入2指为宜，遮住眼），铺胸巾（铺至颈上1/3）、孔巾。

（4）铺手术台：安装手机尾管保护套、吸引器尾管保护套、显微镜把手保护套，准备 0.9% 氯化钠溶液。

（5）吸引器管连接：连接外科吸引器管，巾钳固定连接管于胸巾；巡回护士将吸引器连接管另一端安装于椅位吸引器上，打开吸引器开关，使其处于备用状态。

（6）口周保护：用凡士林棉签润滑患者口角，防止嘴唇干裂及长时间牵拉受损。

（7）局部麻醉：安装、传递卡局式注射器，协助医生进行局部麻醉。根据患牙和供牙的位置，选择与拔牙相同的麻醉剂和麻醉方法。

（8）切开：用持针器将手术刀片安装于手术刀柄后递予医生，及时吸引，保持术野清晰。

（9）拔除患牙：协助医生采用标准化手术器械和规范化微创操作拔除患牙。

（10）拔出供牙：协助医生拔出供牙，即刻复位牙槽窝和黏骨膜瓣，必要时传递与创口大小适宜的吸收性明胶海绵及缝线予医生，协助填塞及缝合止血。

（11）测量、评估供牙：协助医生在体外用直尺或牙周探针等工具测量供牙牙冠近远中径和颊舌径宽度以及牙根长度，同时拍照、记录牙根形态、牙根发育情况以及牙周膜保存情况。

（12）预备供牙：根据是否需要实施供牙体外根管治疗和（或）根尖手术，准备相应器械及材料，完成根尖搔刮、截根术、根尖倒预备及倒充填术。

（13）试植供牙：将供牙试植入受牙区牙槽窝内，观察其固位、稳定、邻接和咬合等情况，观察两者匹配程度，并做好预备受牙区牙槽窝的评估和准备。试植时，将其从 0.9% 氯化钠溶液中取出，放入受牙区牙槽窝内。试植后，用微创牙钳夹持供牙牙冠，继续将其放回 0.9% 氯化钠溶液中，而不能用器械直接夹持牙根，以免损伤牙周膜。如果有供牙模型或导板备用，可依据模型或导板先预备受区牙槽窝，满意后再用供牙试植，以减少供牙试植次数和离体时间。如需离体治疗供牙，需用 0.9% 氯化钠溶液湿纱布包裹其牙根或牙冠，防止牙周膜干燥和污染。操作时尽可能轻柔，避免损伤牙周膜。

（14）预备受牙区牙槽窝：在完整拔出供牙以及评估移植可行性后，再进行受牙区预备。预备时，宜采用低速动力系统或超声骨刀，并全程水冷却降温，避免高温对窝洞周围骨质造成热损伤。术中可以通过拍摄 X 线根尖片来调整预备的位点和深度。需要特别注意的是，理想的预备深度是以供牙植入后，其釉－牙骨质界位于牙槽骨的上方不超过1mm或使牙槽嵴顶上方有1mm宽的牙周膜为宜。对于未完全发育的供牙，牙槽窝预备的深度应明显超过牙根长度，以满足牙根继续发育的需要。

（15）移植供牙：根据牙的固位、稳定、邻接和咬合等情况，水平方向旋转供牙（90°、180°，甚至任意角度），以获得满意的植入位置。植入后，可通过颊舌向减径，以尽量避免对刃或反𬌗，使移植牙处于良好的功能位。对于未完全发育的供牙，保护好牙乳头，并尽量在低𬌗位置植入，以预留牙根继续发育和牙萌出的空间。

（16）修整并缝合黏骨膜瓣：植入供牙后，需要检查周围牙龈组织是否密合。在修整多余黏骨膜瓣时，要确保有足够的角化龈严密包绕供牙。如果受牙区的角化龈量很少，必须做龈沟内和斜角形切口，以保留足够的角化龈，并使黏骨膜瓣与移植牙相适合。

（17）调𬌗固定：移植牙固定前、后要反复检查和调整咬合关系，确保没有咬合高点和（或）𬌗干扰。固定的材料、方式和时间取决于多种因素。推荐使用缝线或（和）非刚性材料如牙科固位纤维或个性化预成牙弓夹板，固定4~8周。

（18）影像学评估：供牙固定后，拍摄X线根尖片或CBCT，观察供牙牙根和受牙区的匹配情况、供牙与邻牙的邻接情况以及咬合曲线的协调程度。

（19）照相：术中对患牙、供牙以及必要的手术步骤分别进行照相；术后对前牙正中咬合、受牙区侧方咬合以及𬌗面情况分别进行照相。

（20）术后健康教育：①牙齿再植术后2周内进食软食。②术后保持口腔清洁，用漱口水漱口3次/日。③定期复查，观察局部创口愈合、再植牙预后情况，必要时拍X线根尖片检查牙根情况，并决定对牙髓未加处理者是否需要进行根管治疗。④术后遵医嘱应用抗生素预防感染。⑤2~4周后拆除固定装置。

（21）用物处置：撤去患者头部手术铺巾，撤离手术用物，分类处理治疗后器械，消毒、灭菌备用。

4. 操作评价

（1）流程：操作全程严格执行无菌操作。术前用物准备齐全，术中操作流畅、与医生配合默契，术后用物处置及时、规范，健康教育详尽。

（2）效果：术中有效吸唾，保证术野清晰，传递和交换器械及时、准确，患者无不适；离体牙牙根表面全程用0.9%氯化钠溶液浸润，体外操作时间小于15分钟。

【操作重点及难点】

1. 传递器械方式与方位应准确,所有锐器均放弯盘传递。

2. 患者就诊时,立即将离体牙完全浸入 0.9% 氯化钠溶液中保存,避免因干燥等原因加重脱出牙的牙周膜损伤。传递时连同容器一起递予医生,防止掉落污染。

3. 再植时告知患者不要闭嘴或头部晃动,以防牙齿掉入口中造成误吞误吸。

4. 熟悉离体牙再植术治疗方法和步骤,及时配合医生治疗,减少并发症的发生。

5. 保持术野清晰,离体牙植入时,避免吸引管直接接触,以免移位。

【注意事项】

1. 手术全过程严格遵循无菌操作,确保手术区域无污染,降低术后感染风险。

2. 术前告知患者拔牙过程中牙根有折断的可能,从而导致患牙无法保留。

3. 避免微创牙钳钳喙接触釉牙骨质界根方区域,防止操作者紧握拔牙钳而对牙冠施加过大压力。

4. 体外操作时间必须在 15 分钟内,医护团队需默契配合,尽快完成操作。

5. 体外操作时始终避免接触患牙牙根表面及牙槽窝壁,保持牙根表面始终有 0.9% 氯化钠溶液浸润。

【操作并发症及处理】

1. 感染:应用抗生素进行抗感染治疗,加强口腔卫生,必要时切开引流。

2. 牙齿松动或脱落:使用牙周夹板等对松动牙进行固定;如牙齿脱落,需及时行再植或种植修复。

3. 牙周附着丧失:术后定期复查,及时进行牙周治疗,必要时进行牙周手术。

4. 牙髓坏死:及时行根管治疗,如根管治疗失败或牙齿变色严重,可考虑进行牙齿漂白、冠修复或拔除。

5. 牙根吸收:早期发现需及时采取措施,如进行根管治疗,严重时可能需拔除。

6. 牙槽骨骨折:避免剧烈运动,必要时进行骨移植手术或骨修复治疗。

第九节　牙髓血运重建术的护理技术

牙髓血运重建术是一种治疗年轻恒牙牙髓疾病的方法，在消除髓腔根管系统中牙髓组织炎症后，在尽可能保护根尖周牙乳头干细胞等种子细胞的前提下，刺激根尖周组织出血至根管腔内，形成富含生长因子的血凝块作为再生天然支架，募集根尖周组织内多种干细胞及细胞因子随血液进入根管内，实现牙髓组织再生、牙根继续发育的目的。

【操作目的及意义】

1. 促进牙根发育：对于年轻恒牙，牙髓血运重建术有助于促进牙根发育完成，避免根尖发育不全。

2. 保留牙齿功能：通过重建牙髓血液循环，促进牙髓组织的再生和修复，恢复牙齿的正常功能。

【操作步骤】

1. 评估

（1）环境评估：环境宽敞、明亮、舒适、安全，温湿度适宜。

（2）用物评估：用物准备齐全、排列有序且均在有效期内。

（3）患者评估：①健康史：全身健康状况；既往史：既往病史、传染病史、对三联抗生素药物过敏史。②口腔状况：患牙是否有疼痛；牙龈局部是否肿胀、有无瘘管。③心理－社会状况：患者的治疗配合程度，是否存在紧张、焦虑心理，以及对操作方法与意义的了解。

2. 操作准备

（1）护士准备：着装整洁，洗手，戴口罩，戴护目镜或防护面罩。

（2）物品准备：口腔诊疗常规用物（口腔治疗盘、口杯、吸引器、三用枪头、咬合块、纱球、护目镜等）、局部麻醉用物、橡皮障隔湿用物、根管预备用物（牙科手机、各型车针、K形根管锉、挖匙、5ml冲洗器、1%～3%次氯酸钠溶液、0.9%氯化钠溶液、17% EDTA溶液、灭菌注射用水、超声根管荡洗物品等）、根管消毒用物（消毒棉捻、抗生素糊剂、暂封材料）、垫底及修复用物（充填器、MTA、玻璃离子水门汀、树脂材料、粘接剂、光固化机等）、其他用物（超声治疗仪及手柄工作尖）。

（3）患者准备：①了解牙髓血运重建术的目的、方法、注意事项和配合要点。②术前拍摄X线片以便了解牙根发育程度、根尖周病变情况。③签署知情同意书。

3. 操作方法

（1）核对信息：核对患者信息，引导患者至椅位，戴上胸巾，指导患者漱口，佩戴遮光镜，调节舒适椅位及光源。

（2）术前告知：向患者做好解释工作，并告知术中注意事项。

（3）局部麻醉、安装橡皮障：遵医嘱安装注射器或计算机局部麻醉程控系统，准备碘伏棉签及麻醉药，协助安装橡皮障，及时吸唾，调整灯光。

（4）开髓：安装牙科手机及车针，及时吸唾，调整灯光，三用枪吹干口镜，保持视野清晰。

（5）根管预备：以化学预备为主，一般不做或仅做少量机械预备。

（6）根管封药：传递纸尖，干燥根管，遵医嘱选择抗生素合剂进行根管封药，封药2~4周，直到临床症状消失为止。

（7）刺激根尖周组织引血：根管消毒2~4周后复诊，协助医生局部麻醉下对已封药的根管进行再次清洗，传递纸尖干燥根管，传递已消毒的扩锉针刺破根尖血管，待血液充满根管至釉牙骨质界，传递0.9%氯化钠溶液浸湿的小棉球轻压止血，待根管内血液形成血凝块。

（8）冠方封闭：遵医嘱传递MTA封闭根管口，调拌玻璃离子水门汀严密封闭冠方洞口。

（9）树脂修复：传递粘接剂、树脂进行修复。

（10）术后宣教：治疗完毕，协助患者下椅位，向患者交待注意事项。

（11）用物处置：分类处理治疗后器械，消毒、灭菌备用。

4. 操作评价

（1）流程：严格执行无菌操作，操作规范。术前用物准备齐全，术中操作流畅、与医生配合默契，术后用物处置及时、规范。

（2）效果：术中有效吸唾，保证术野清晰，传递和交换器械及时、准确，患者无不适。

【操作重点及难点】

1. 由于需要开放牙髓腔进行操作，因此从环境准备、物品准备、治疗过程都必须严格遵守无菌操作，以防止感染，这是此项操作技术成功的关键。

2. 橡皮障隔湿，显微镜下去除感染牙髓，不进行或尽量减少机械预备，尽可能保留残存的牙髓和根尖乳头。

3. 诱导根尖组织出血形成血凝块作为蛋白组织支架是目前牙髓血运重建中的主要方法。

4. 严密的冠方封闭主要是防止细菌从冠方侵入，避免根管内再次感染。

5. 应使用不含血管收缩剂（肾上腺素）的局部麻醉药物，如2%盐酸利多卡因等，因后续步骤需引导根尖出血，应避免血管收缩剂的使用。

【注意事项】

1. 医生打开髓腔到封闭髓腔放置垫底材料之前，要求严格无菌操作。

2. 使用超声荡洗器进行根管冲洗时，应先确认功率大小再进行使用。

3. 有效隔湿，避免污染术区，同时减少次氯酸钠对口腔黏膜的刺激作用。

4. 根管严重感染者，可酌情增加根管封药次数和时间。

5. 定期随访。术后 3 ~ 6 个月复查，随访 18 ~ 24 个月，监测牙齿的活力和牙根的发育情况，及时发现牙髓或牙根的病理改变并调整治疗方案。

【操作并发症及处理】

1. 根管持续或再次感染：可以尝试其他治疗方法，如根尖诱导成形术、根尖屏障术、根管治疗，或者再次进行再生性牙髓治疗。

2. 牙齿变色：使用某些根管封闭材料（如 MTA）可能导致牙齿变色。对于 MTA 导致的牙齿变色，可以尝试通过内漂白改善。

3. 髓腔钙化：需根据具体情况采取进一步的治疗措施，如手术去除钙化组织。

第十节　激光多普勒皮瓣血流监测技术

激光多普勒血流监测仪是一种能够实时监测组织内微循环血流灌注的仪器，其主要特点是能够连续监测，并能反映微循环的瞬间改变情况，对修复口腔颌面部缺损游离皮瓣的血运变化监测起到重要作用，提高皮瓣成活率。

【操作目的及意义】

1. 持续监测：实现持续、灵敏的游离皮瓣血运监测。

2. 数据分析：通过对皮瓣血运变化规律分析，可达到及时预警、及早干预的作用。

【操作步骤】

1. 评估

（1）环境评估：环境宽敞、明亮、舒适、安全，温湿度适宜。

（2）用物评估：用物准备齐全、排列有序且均在有效期内。

（3）患者评估：①健康史：全身健康状况，有无过敏史，手术部位、手术类型、伤口情况，移植皮瓣情况是否适宜进行激光多普勒皮瓣血流监测。②口腔状况：评估患者口腔卫生情况。③心理 – 社会状况：是否存在紧张、焦虑心理。

2. 操作准备

（1）护士准备：着装整洁，洗手，戴口罩。

（2）物品准备：激光多普勒皮瓣血流监测仪、组织氧监测器、激光多普勒血流仪电缆、激光多普勒血流仪探头、探头胶粘盘、探头粘胶、激光眼镜、棉签、无菌盐水、无菌手套、速干洗手液、医嘱单。

（3）患者准备：患者了解激光多普勒皮瓣血流监测的目的、方法和注意事项。

3. 操作方法

（1）核对：患者信息与医嘱单一致。

（2）连接：①正确连接设备电源，打开开关，检查激光多普勒皮瓣血流监测仪、组织氧监测器、激光多普勒血流仪探头、探头胶粘盘、探头粘胶连接正确。②打开 VMS 主机电源，运行 MoorVMS ~ trend 软件，点击 MONITOR，进入设置界面。③在患者信息界面中，填入患者姓名、年龄、皮瓣位置等相关信息。④在通道设置界面中，选择探头不同参数以及监测皮瓣的位置。

（3）清洁：用无菌棉签蘸取无菌盐水后，清洁游离皮瓣区域及周围皮肤，待干。

（4）固定：将激光多普勒皮瓣血流监测仪探头固定于皮瓣中心，保证固定稳妥，避免滑脱。

（5）测量：在工具栏上点击"开始"按钮，软件开始采集数据，采集时，设置报警参数；在必要时，可标记相关点位的数据。监测过程中，每30分钟巡视1次，注意探头有无滑脱、粘胶与皮瓣贴合度，若被汗液浸湿，及时更换；巡视数据有无异常。

（6）结束：监测完毕后，点击"停止"按钮停止采集数据。

（7）保存：停止采集数据后，点击"保存"按钮，弹出数据保存对话框，按要求以指定的方式命名数据文件并保存。

（8）数据分析：①点击"回顾"按钮，选择要分析的数据文件，打开后进入数据分析界面。②通过压缩、拉伸曲线，显示监测的全部曲线状态。③点击"报表预览"，再点击"打印"，即可打印出患者的数据分析报告。

（9）处理：从患者身上取下血流监测仪探头，关闭软件，关闭主机电源，洗手。

（10）核对：再次核对患者信息，记录。

（11）用物处置。

4. 操作评价

（1）流程：用物准备齐全、放置合理，操作流程流畅。

（2）效果：操作规范、熟练，仪器连接正确，顺利完成检测及数据分析，注意保护患者隐私，关爱患者。

【操作重点及难点】

1. 激光多普勒皮瓣血流仪使用操作者必须是经过培训的专业医护人员。

2. 确保激光多普勒血流监测仪探头固定良好，定时巡视，避免监测探头脱落。

3. 激光多普勒血流监测技术提供的数据需要专业人员进行解读和评估。

【注意事项】

1. 操作过程中将电缆线整理放置整齐，避免电缆线被置于患者身下，对患者造成不必要的伤害或者不适。

2. 监测过程中每日进行回顾、保存患者监测情况，防止数据丢失。

3. 激光多普勒血流仪、组织氧监测器应使用75%乙醇消毒物品表面，血流仪探头送消毒供应中心进行消毒灭菌，注意应使用冷灭菌法处置。

【操作并发症及处理】

皮肤过敏：患者对激光多普勒皮瓣监测探头固定用粘胶过敏，立即停止监测；使用0.9%氯化钠溶液局部轻轻擦拭，以除去附着在皮肤上的粘胶；密切观察患者病情及局部皮肤反应，遵医嘱使用药物治疗。

第十三章

突发情况应急护理技术

第一节 误吞应急护理技术

误吞应急护理技术是指患者在治疗、护理过程中，患者意外吞入诊疗器械、药物或其他物质时，所采取的紧急护理措施。误吞可能导致窒息、消化道损伤等严重后果。该项应急护理技术旨在提高医护人员应对吞服异物事件的应急处置能力，减少医疗事故的发生，降低患者伤害风险，保障患者生命安全。它是目前对于误吞患者进行快速、有效处置至关重要的应急护理技术。

【操作目的及意义】

1. 保障患者安全：迅速采取措施，防止误吞异物导致的窒息、呼吸困难等危及生命的情况发生。

2. 减少身体伤害：及时清除异物或采取相应措施，避免异物对消化道、呼吸道等造成进一步的损伤。

【操作步骤】

1. 评估

（1）环境评估：环境宽敞、明亮、舒适、安全，温湿度适宜。

（2）用物评估：用物准备齐全、排列有序且均在有效期内。

（3）患者评估：①健康状况：全身健康状况。既往史：有无吞咽肌肉无力、神经功能障碍、反射迟钝等。②口腔状况：评估患者口内是否有活动性义齿，评估口内异物的性质、大小、形状等信息，通过观察患者的呼吸、咳嗽、说话等情况，初步判断异物误吞对患者的危害程度。③心理－社会状况：是否存在紧张、焦虑心理；对误吞的治疗意义、方法、预后的了解。

2. 操作准备

（1）护士准备：着装整洁，洗手，戴口罩。

（2）物品准备：负压吸引器、吸痰管、0.9%氯化钠溶液、开口器、喉镜、气管插管、气管切开包、呼吸机、监护仪、抢救车、阿托品、肾上腺素、利多卡因、抗生素等。

（3）患者准备：保持冷静，了解异物取出的配合要点，全身状况及口腔局部情况良好。

3. 操作方法

（1）清醒患者异物排出：取站立身体前倾位，医护人员一手抱住上腹部，另一手拍背；或者立即将右手放入患者的口腔中，使其不能闭口，以阻断患者将异物咽下，并随即用左手托住患者头部使之向前倾，指导患者向治疗椅扶手处弯腰并低头，器械或异物可滑到口腔前部，用管钳或吸引器取出异物。也可给予患者高热量、易消化的食物，如粥、面条等，促进异物排出。

（2）昏迷患者异物排出：可让患者处于仰卧位，头偏向一侧，医护人员按压腹部，同时用负压吸引器进行吸引；也可让患者处于俯卧位，医护人员进行拍背。给予患者口腔护理，如吸痰、雾化吸入等，减轻症状。若为完全梗阻性异物：立即进行紧急气管插管，必要时进行气管切开，确保呼吸道通畅。

（3）儿童异物排出：对于儿童患者用手托住腹部，头放低，呈倒立位，用手拍打儿童背部，同时手指伸入咽喉寻找异物并及时取出，或用手指按舌根部使之产生呕吐反射，让异物呕出。

（4）观察：在抢救过程中要观察误吞患者面色、呼吸、神志等情况，并请旁边的患者或家属帮助呼叫其他医务人员。

（5）负压吸引：其他医护人员应迅速备好负压吸引用品（负压吸引器、吸痰管、0.9%氯化钠溶液、开口器、喉镜等），遵医嘱给误吞患者行负压吸引，快速吸出口腔内吞入的异物。

（6）抢救：备好抢救仪器和物品，当患者出现神志不清、呼吸心跳骤停时，应立即进行胸外心脏按压、气管插管、人工呼吸、加压给氧、心电监护等心肺复苏抢救措施，遵医嘱给予抢救用药。

（7）报告：在处理的同时及时通知上级医生、科主任、护士长。

（8）会诊：必要时请麻醉医生会诊，并行 X 线片检查。

（9）记录：据实、准确地记录处理抢救过程。

（10）用物处置。

4. 操作评价

（1）流程：能迅速判断患者的病情，准确采取抢救措施，抢救过程中配合默契。

（2）效果：操作熟练，注意人文关怀，取出或排出患者误吞的异物。

【操作重点及难点】

1. 迅速了解异物的位置和大小。

2. 对于部分较小且位置较浅的异物，可尝试自行咳出或取出。

3. 确保患者呼吸道通畅，及时清理口腔分泌物和异物。

4. 密切观察患者呼吸频率、节律和深度等变化，及时发现并处理呼吸困难的情况，采取急救措施。

5. 若患者出现严重呼吸困难，医护人员应立即采取急救措施，如吸氧、建立人工气道等，以保障患者生命安全。

【注意事项】

1. 误吞发生时，医护人员应立即停止操作，确认患者是否误吞。

2. 操作过程中，为确保患者安全，应避免造成二次伤害。

3. 应安抚患者情绪，避免患者过度紧张和挣扎，加重消化道损伤。

4. 患者若出现呕吐、腹痛、发烧或排黑色稀便等症状，说明可能有严重的消化道损伤。

5. 避免催吐和导泻，催吐可能会使异物误吸入气管发生窒息，而导泻可能会使尖锐异物钩到肠壁上，引起肠穿孔。

【操作并发症及处理】

1. 出血：在操作过程中，医护人员需细心、轻柔，避免损伤患者口腔黏膜，减少出血风险。若患者发生口腔出血，医护人员应立即采取止血措施，如局部压迫、缝合止血、使用止血药物等，并密切观察患者病情变化。

2. 呼吸困难：根据患者的情况，采取相应的处理方式，如协助患者采取合适体位、解开衣领、头偏向一侧、及时清除口腔分泌物、保持呼吸道通畅、吸氧等。

第二节　误吸应急护理技术

误吸应急护理技术是指在医疗护理过程中，患者意外吸入食物、液体或口腔诊疗器械等异物进入气道或肺部，所采取的紧急护理措施。误吸严重时可导致呼吸道阻塞、吸入性肺炎等严重并发症。该项应急护理技术旨在迅速应对误吸事件，以减少对患者的伤害。它是目前对于误吸患者进行快速、有效处置至关重要的应急护理技术。

【操作目的及意义】

1. 防止患者窒息：在口腔诊疗过程中，小异物掉入口腔后部进入喉腔的可能性较高，易发生窒息，该项操作能够迅速解除患者窒息状态。

2. 提高抢救效率：在短时间内迅速启动确保能取出异物的急救程序，以免发生肺炎或肺部感染的严重后果。

【操作步骤】

1. 评估

（1）环境评估：环境宽敞、明亮、舒适、安全，温湿度适宜。

（2）用物评估：用物准备齐全、排列有序且均在有效期内。

（3）患者评估：①健康状况：全身健康状况。既往史：有无吞咽肌肉无力、神经功能障碍、反射迟钝等。②口腔状况：评估患者口内是否有活动性义齿；评估误吸异物的性质、大小、形状等信息；观察患者口唇颜色，是否出现发绀现象。③心理 - 社会状况：是否存在紧张、焦虑心理；对误吸的治疗意义、方法、预后的了解。

2. 操作准备

（1）护士准备：着装整洁，洗手，戴口罩。

（2）物品准备：负压吸引器、吸痰管、0.9% 氯化钠溶液、开口器、喉镜、气管插管、气管切开包、呼吸机、监护仪、抢救车、阿托品、利多卡因、抗生素等。

（3）患者准备：保持冷静，积极配合。

3. 操作方法

（1）停止操作：当患者发生误吸时，立即停止正在进行的操作。

（2）成人误吸处理方法

1）患者意识清醒时，取站立前倾位，护士站在患者身后，两臂绕至患者腹前抱紧，一手握拳以拇指顶住患者腹部，可略高于脐上、肋缘下，另一手与握拳的手紧握，并以突然的快速向上冲力向患者腹部加压，可反复多次，直至异物从口腔冲出。

2）当患者处于昏迷状态时，可让患者处于仰卧位，头偏向一侧，护士以跪姿跨于患者胯部，以一手置于另一手之上，下面手掌根部放在患者腹部，以快速向上冲力挤压患者腹部，同时进行负压吸引。

（3）婴幼儿误吸处理方法

1）推压腹部法：将患儿仰卧于桌子上，用手放在其腹部脐与剑突之间，紧贴腹部向上适当加压，另一只手柔和地放在胸壁上，向上和向胸腔内适当加压，以增加腹腔和胸腔内压力，反复多次，可使异物咳出。

2）拍打背法：将患儿处于立位，抢救者站在儿童侧后方，一手臂置于儿童胸部，围扶儿童，另一手掌根在肩胛间区脊柱上给予连续、急促而有力地拍击，以利异物排出。

3）倒立拍背法：适用于婴幼儿，倒提其两腿，使头向下垂，同时轻拍其背部，通过异物的自身重力和呛咳时胸腔内气体的冲力，迫使异物向外咳出。

（4）保持呼吸道通畅：在清除异物的过程中，应确保患者呼吸道通畅。可将患者头偏向一侧，避免异物阻塞气道。同时，可遵医嘱给予患者吸氧，提高血氧饱和度。

（5）监测生命体征和血氧饱和度：如果出现严重发绀、意识障碍及呼吸异常，应立即报告医生，再采用简易呼吸器维持呼吸、胸外心脏按压等急救措施。

（6）记录与抢救：做好应急护理记录，必要时遵医嘱开放静脉通道，备好抢救仪器和物品。

（7）用物处置。

4. 操作评价

（1）流程：操作迅速，准确鉴别成人和婴幼儿的急救方式，操作流程流畅。

（2）效果：技术熟练，动作迅速、轻柔，准确、有效地取出患者误吸的异物。

【操作重点及难点】

1. 准确判断：在实施前需准确判断患者是否为气道异物梗阻，观察其是否出现无法言语、呼吸困难、喉咙发出刺激声音等症状。

2. 正确站位：施救者应站在患者背后，双脚前后分开，前脚置于患者双脚之间，呈弓步状，保持身体稳定。

3. 手部位置：一手握拳，拇指侧对准患者腹部，位置在肚脐上方约 2 横指处（即胸骨与肚脐之间的正中位置），另一只手握住握拳之手。

4. 冲击动作：手臂伸直，利用身体重量和肩部力量，快速而有力地向内、向上冲击，每次冲击应独立、有力，方向朝向患者头部。

5. 力度控制：需根据患者年龄、体型和身体状况合理调整力度。对于儿童和老年人等身体较为脆弱的人群，力度不能过大，以免造成肋骨骨折、内脏损伤等严重后果；但也不能过小，否则无法产生足够的气流冲击异物。

【注意事项】

1. 发生误吸后，医务人员首先要停止操作，清理患者口腔。

2. 对于肥胖和怀孕晚期的女性，不能挤压腹部进行急救。应挤压胸部，以避免对腹部造成过大的压力，影响安全。对于身体有特殊情况，如胸部外伤、脊柱损伤等，也不能实施常规的急救法，应根据具体情况采取其他合适的急救措施。

3. 异物排出后，应及时前往医院进行进一步检查。因为异物可能对气道、食管等造成损伤，需要医生进行评估和治疗。如果在实施海姆立克急救法的过程中情况没有改善，应立即送往综合医院进一步抢救。

【操作并发症及处理】

1. 刺激性干咳：立即停止操作，嘱患者深呼吸调整。

2. 呼吸困难：在抢救过程中应注意观察患者面色、呼吸、神志等，同时采取其他抢救措施。

3. 肋骨骨折：按压应平稳、有规律、不间断地进行，不能冲击式猛压，放松时掌根不要离开胸骨定位点，根据患者的年龄和胸部弹性施加按压力量。

4. 内脏受伤：在进行腹部冲击时，要注意力度和频率，切勿过度用力，避免损伤脾、胃等。

第三节　上气道梗阻应急护理技术

上气道梗阻应急护理技术是指在患者出现上气道梗阻时，为迅速解除呼吸道阻塞、维持有效呼吸所采取的一系列紧急护理措施。该项护理技术旨在正确识别相关症状、准确评估病情、采取及时的急救护理措施，保障患者生命安全。它是目前对于上气道梗阻患者进行快速、有效处置至关重要的应急护理技术。

【操作目的及意义】

1. 迅速解除梗阻：尽快解除气道内的阻塞物或缓解梗阻状态。

2. 保持呼吸道畅通：维持患者的呼吸和循环功能，避免造成患者呼吸困难甚至窒息。

【操作步骤】

1. 评估

（1）环境评估：环境宽敞、明亮、舒适、安全，温湿度适宜。

（2）用物评估：用物准备齐全、排列有序且均在有效期内。

（3）患者评估：①健康状况：全身健康状况。既往史：有无上气道炎症、损伤史，特别是气管插管和气管切开史，有无过敏史。②口腔状况：评估患者口内是否有活动性义齿、异物、分泌物；观察患者是否能够发声或者咳嗽，正确识别患者梗阻程度为完全梗阻或不完全梗阻。③心理－社会状况：是否存在紧张、焦虑心理；对上气道梗阻的治疗意义、方法、预后的了解。

2. 操作准备

（1）护士准备：着装整洁，洗手，戴口罩。

（2）物品准备：负压吸引器、吸痰管、0.9% 氯化钠溶液、开口器、喉镜、气管插管、气管切开包、呼吸机、监护仪、抢救车、阿托品、利多卡因、抗生素等。

（3）患者准备：保持冷静，积极配合。

3. 操作方法

（1）判断梗阻类型：若患者能说话、呼吸则为不完全气道梗阻，鼓励患者用力咳嗽以尝试自行解除气道阻塞，同时密切关注患者病情变化。

（2）急救

1）应用于成人：对意识尚清醒患者可以用立位腹部冲击法。共有以下4个步骤：①护士站在患者背后，两臂环绕患者腰部，使其弯腰，头部前倾。②一手握空心拳，拇指拳眼顶住患者腹部正中线脐上方两横指处。③另一手紧握此拳，快速向内、向上冲击，嘱患者上身前倾，抬头张口，以便异物排出。④重复直到异物排出。

2）应用于婴儿：①抢救者将婴儿的身体骑跨仰卧在一侧的前臂上，同时手掌将后头颈部固定，头部低于躯干；②用另一手固定婴儿下颌角，并使婴儿头部轻度后仰，打开气道；③两手的前臂将婴儿固定，翻转成俯卧位；④用手掌根叩击婴儿背部肩胛区5次；⑤两手的前臂将婴儿固定，翻转成仰卧位；⑥快速冲击性按压婴儿两乳头连线下一横指处5次；⑦检查口腔，如异物排出，迅速使用手取异物法处理；⑧若异物未能排出，重复背部叩击和胸部冲击动作多次。

3）应用于儿童：①卧位：使患者平卧、面向上，躺在坚硬的地面或床板上，抢救者跪下或立在其足侧。②坐位：使患儿背靠骑坐在抢救者的两大腿上。施救者用两手的中指和示指，放在患儿胸廓下和脐上的腹部，快速向上重击压迫，但需轻柔，重复直到异物排出。

4）应用于无意识患者：使患者仰卧位，护士面对患者，骑跨在患者的髋部，一手置于另一手上，将下面一手的掌根放在胸廓下脐上的腹部，借用身体的重量，快速向上冲击压迫患者的腹部，重复直至异物排出。

（3）心肺复苏：在急救过程中，患者意识丧失，呼吸停止，应立即对其进行心肺复苏。

（4）用物处置。

4. 操作评价

（1）流程：准确鉴别异物梗阻的程度、部位、性质，操作流程熟练。

（2）效果：保持呼吸道畅通，注意人文关怀，有效解除患者梗阻症状。

【操作重点及难点】

1. 快速评估：迅速判断患者是否存在上气道梗阻，观察患者是否有呼吸困难、面色青紫、无法说话或咳嗽等症状。同时，要评估患者的意识状态、呼吸频率和深度等，以便及时采取相应的急救措施。

2. 个体差异大：上气道的解剖结构因人而异，部分患者可能存在气道不规则、结构变异或位移等情况。例如，肥胖患者、孕妇、颈部受伤或有特殊解剖特征（如短颈、小下颌等）的患者，其气道暴露和操作难度会大大增加。

3. 实施腹部冲击，定位要准确，不要将手放在胸骨剑突上或肋缘下，需要准确找到冲击部位，并掌握好力度和节奏；对于婴儿，需要采用背部拍击和胸部按压的方式，动作要轻柔而有力，避免造成二次伤害。

【注意事项】

1. 应保护患者，避免大力拍打背部，可能加重患者窒息症状并造成其他伤害。

2. 腹部冲击应注意胃反流，避免造成误吸。

3. 孕妇等特殊人群不可用力按压腹部。

4. 注意不要把手放在胸骨的剑突上或肋缘下，以免造成肝、脾、胃等内脏损伤。

【操作并发症及处理】

1. 胃食管反流：立即停止操作，使患者头偏向一侧，保持呼吸道畅通。

2. 头晕：长时间头低足高位，静脉回流血液增加，脑供血量增多，应视患者个体情况采取合适体位，必要时在保障安全的前提下更换体位。

3. 腹部或胸腔脏器损伤：如腹部冲击法可能导致腹部脏器如肝脏、脾脏破裂，胸部冲击法可能造成肋骨骨折、气胸等。

第四节　过度换气应急护理技术

过度换气应急护理技术是指在患者出现过度换气综合征时，为了迅速缓解症状、维持有效呼吸所采取的一系列紧急护理技术。过度换气是口腔诊疗常见的急症，几乎均为过度焦虑所致。及时有效的应急护理技术对缓解患者症状、提供心理支持以及进行适当的后续护理至关重要。

【操作目的及意义】

1. 缓解症状：通过调整呼吸频率和深度，减少二氧化碳的过度排出，从而缓解因过度换气引起的头晕、口唇麻木、手足抽搐等症状。

2. 恢复正常呼吸节律：帮助患者从浅快的异常呼吸模式转变为正常的呼吸节律，避免因过度换气导致的呼吸性碱中毒。

3. 减轻焦虑和紧张情绪：安抚患者情绪，使其保持平静，避免因情绪激动而加剧过度换气。

【操作步骤】

1. 评估

（1）环境评估：环境宽敞、明亮、舒适、安全，温湿度适宜。

（2）用物评估：用物准备齐全、排列有序且均在有效期内。

（3）患者评估：①健康状况：全身健康状况。既往史：有无过度劳累、应激、精神紧张等心理诱因，有无心血管病史、支气管哮喘、过敏史等。②口腔状况：评估患者口内是否有活动性义齿、异物、分泌物；评估患者呼吸道是否通畅。③心理–社会状况：是否存在紧张、焦虑心理；对过度换气的治疗意义、方法、预后的了解。

2. 操作准备

（1）护士准备：着装整洁，洗手，戴口罩。

（2）物品准备：面罩、呼吸机、抢救车、监护仪、气管插管、支气管镜、碳酸钙、酒石酸美托洛尔、盐酸普萘洛尔等。

（3）患者准备：调节紧张情绪，平稳呼吸。

3. 操作方法

（1）停止操作：停止口腔治疗，应将可能导致恐惧的各种诱因（如注射器、牙科手机、拔牙钳等）移出患者的视野，使患者处于端坐位。

（2）纠正呼吸：纠正患者呼吸问题，指导患者深呼吸或者腹式呼吸，使血 pH 值降低至正常范围，消除呼吸性碱中毒，降低其焦虑程度。

（3）清除异物：清除各种口内异物，包括橡皮障、固定夹、活动义齿等，并松解过紧的领口、领带、上衣等，使患者放松呼吸。

（4）安抚患者：保持平静放松的交流方式，通过交谈或使用心理放松训练使患者处于平静状态。

（5）增加二氧化碳分压：指导患者用双手呈杯状捂住口鼻，重复吸入自己呼出的含有二氧化碳的气体。同时，呼出的温暖气体还可以对双手加温，从而降低紧张情绪。

（6）药物缓解：如果以上措施无效，可以考虑遵医嘱使用药物缓解患者焦虑，降低呼吸频率，可选择的药物包括苯二氮䓬类、地西泮、咪达唑仑等。

（7）用物处置。

4. 操作评价

（1）流程：操作流程熟练并有序，实施缓慢而规律的呼吸控制。

（2）效果：注意人文关怀与心理护理，有效缓解患者过度换气。

【操作重点及难点】

1. 快速识别症状：及时发现患者是否有呼吸急促（每分钟呼吸次数超过 24 次）、手足抽搐、大口喘气、胸闷、胸痛、心慌、头痛、头晕，伴四肢末端及口唇麻木、肌肉痉挛等情况。

2. 保持呼吸道通畅：及时清理口腔和鼻腔内的异物，确保患者平躺，头部偏向一侧，以防止呕吐物或分泌物阻塞气道而引起窒息。

3. 调节呼吸频率：安抚患者情绪，让患者尝试自行减慢呼吸频率，将呼吸频率控制到正常水平（12～20 次/分）。

4. 吸氧：遵医嘱为患者提供高浓度的氧气，以缓解过度换气引起的低氧血症。

5. 心理疏导：对患者进行心理疏导，缓解其焦虑和紧张情绪，避免精神过度紧张而加重病情。

【注意事项】

1. 避免强行干预患者呼吸深度，应让患者按照自我舒适的方式进行呼吸，可进行适当引导。

2. 加强人文关怀，鼓励患者平时有规律地生活，参加适合的有氧锻炼，在社会生活交往中培养自己豁达开朗的性格，改善心境，提高心理调控能力，增加沟通，避免负面情绪带来的不良影响。

【操作并发症及处理】

1. 窒息：可用海姆立克法清除因过度换气引起呼吸道内异物阻塞，或进行插管治疗及环甲膜穿刺。

2. 氧中毒：立即停止吸入高浓度氧气，并逐渐降低吸氧浓度。

3. 焦虑：给予心理疏导或放松训练，解除患者精神负担，消除恐惧心理，找出病因，必要时遵医嘱给予改善焦虑症状的药物及调节自主神经的药物（如谷维素等）。

第五节　哮喘应急护理技术

哮喘应急护理技术是指在哮喘急性发作时采取的一系列应急护理措施。口腔诊疗过程容易诱发哮喘发作，导致呼吸困难甚至循环障碍、脱水及酸碱平衡失调。该项护理技术有助于在哮喘发作时迅速采取应急护理以缓解症状和预防进一步恶化，减少潜在的生命危险，确保患者能够获得及时的护理。它是哮喘急性发作时一项至关重要的应急护理技术。

【操作目的及意义】

1. 缓解症状：快速扩张支气管，解除气道痉挛，减轻患者的呼吸困难、咳嗽等症状，缓解哮喘持续发作。

2. 保持呼吸道通畅：尽早解除患者憋喘症状，恢复正常呼吸。

【操作步骤】

1. 评估

（1）环境评估：环境宽敞、明亮、舒适、安全，温湿度适宜。

（2）用物评估：用物准备齐全、排列有序且均在有效期内。

（3）患者评估：①健康状况：全身健康状况。既往史：有无胸闷、气促、咳嗽、过敏史、家族史及诱发因素等。②口腔状况：评估患者口内是否有活动性义齿、异物、分泌物；评估患者呼吸道是否通畅。③心理–社会状况：是否存在紧张、焦虑心理；对哮喘的治疗意义、方法、预后的了解。

2. 操作准备

（1）护士准备：着装整洁，洗手，戴口罩。

（2）物品准备：氧气面罩、湿化瓶、呼吸机、抢救车、监护仪、气管插管、支气管扩张剂、β受体激动剂等、吸入类固醇、氨茶碱。

（3）患者准备：迅速脱离诱发环境，端坐卧位，保持冷静。

3. 操作方法

（1）停止操作：立即停止操作，给予心电监护，严密观察病情。

（2）体位选择：使患者处于舒适体位，建议采取端坐位，安抚患者使其保持冷静。

（3）脱离过敏原：询问患者周围是否有过敏原，应立即脱离过敏原环境。

（4）吸氧：面罩、鼻罩或鼻导管吸氧，使用鼻导管时遵医嘱调节氧气流量为 5～7L/min。

（5）用药：遵医嘱使用短效 β_2 受体激动剂（如沙丁胺醇气雾剂）进行吸入治疗，以迅速扩张呼吸道，缓解呼吸困难。若无明显缓解，每隔20分钟可以再吸1～2次，直至症状缓解。上述处理无效时可遵医嘱使用糖皮质激素，口服糖皮质激素如泼尼松 40～60mg/天，连用 5～7 天。

（6）气管插管：如果患者出现严重支气管痉挛，血氧降低，甚至出现昏迷、全身发绀等症状，为缺氧严重。在吸氧不能缓解的情况下，必要时可给予气管插管，呼吸机辅助通气。

（7）用物处置。

4. 操作评价

（1）流程：用物准备齐全，操作流程流畅。

（2）效果：操作熟练，减少患者活动和引发哮喘发作的刺激，有效解除患者哮喘状态。

【操作重点及难点】

1. 迅速识别症状：及时发现哮喘发作的征兆，如咳嗽加重、胸闷、呼吸不畅等。准确判断哮喘急性发作的严重程度至关重要，需尽快识别出重度、危重度哮喘患者，以便及时采取适当的治疗措施。

2. 保持呼吸道通畅：协助患者取舒适座位或半卧位，避免平躺，以减少呼吸困难。

3. 提供氧气支持：对于低氧血症患者，采用鼻导管或面罩吸氧，以维持血氧饱和度在94%以上。

4. 避免过度换气：患者在发作时可能会因紧张而过度换气，导致呼吸性碱中毒，进一步加重症状。应指导患者进行深呼吸，避免过度换气。

【注意事项】

1. 应立即使患者处于端坐卧位或半坐卧位，解开领口，有利于减轻患者呼吸困难的症状。

2. 氧气需要加温湿化，以免干燥、过冷刺激气道。

3. 糖皮质激素是有效的解痉止喘药物，但须严格掌握用药速度，并遵医嘱监测血氧饱和度。

【操作并发症及处理】

1. 气压伤：哮喘危重症发作时，使用器械辅助通气会导致气压伤、循环障碍等发生的风险。对于症状轻微的患者，加强观察即可；症状严重的患者需遵医嘱进行药物治疗或配合手术治疗。

2. 氧中毒：立即停止吸入高浓度氧气，并逐渐降低吸氧浓度。

3. 过敏反应：在进行药物治疗时发生过敏反应，应立即停止用药，可局部使用软膏涂抹，或遵医嘱口服抗组胺药物如西替利嗪或氯雷他定。

第六节　癫痫应急护理技术

癫痫应急护理技术是指在癫痫发作时迅速采取有效措施，以减轻患者症状，避免并发症的一项护理措施。癫痫发作突然，必须采取紧急有效的措施进行处理，若错过时机或处理不当，常可危及生命。该项技术旨在保护患者安全，减少对患者的伤害，并为后续医疗救治获得宝贵时间。它是护理应急操作中一项重要的急救技术。

【操作目的及意义】

1. 减轻伤害：有效的干预能极大程度降低癫痫发作过程中对患者的伤害，如舌咬伤、头部肢体外伤。

2. 预防并发症：避免发作持续时间过长或反复发作，导致脑损伤或其他并发症。

【操作步骤】

1. 评估

（1）环境评估：环境宽敞、明亮、舒适、安全，温湿度适宜。

（2）用物评估：用物准备齐全、排列有序且均在有效期内。

（3）患者评估：①健康状况：全身健康状况。既往史：有无神经系统疾病、有无记忆力减退、药物不良反应和焦虑、抑郁、精神障碍等共患病，有无家族史、过敏史等。②口腔状况：评估患者口内是否有活动性义齿、异物、分泌物；评估患者呼吸道是否通畅。③心理 – 社会状况：是否存在紧张、焦虑心理；对癫痫的治疗意义、方法、预后的了解。

2. 操作准备

（1）护士准备：着装整洁，洗手，戴口罩。

（2）物品准备：氧气面罩、吸痰器、镇静剂、抗癫痫药物、抢救车、监护仪。

（3）患者准备：保持平卧位，头偏向一侧。

3. 操作方法

（1）停止操作：立即停止口腔诊疗，协助医生取出患者口腔内的治疗器械、义齿等。取下患者身上眼镜等尖锐物品，松解患者衣领，使患者保持呼吸通畅。

（2）改变体位：将患者侧卧或者平躺头偏向一侧，清理患者口鼻分泌物，避免呛咳或者引起吸入性肺炎。

（3）保护患者：保护患者的头部、颈部及四肢。

（4）用药治疗：若患者意识恢复，遵医嘱给予患者吸氧及生命体征监测；若患者为癫痫持续状态，给予基础生命支持，遵医嘱使用药物治疗，如地西泮，成人 10～20mg，按 1～5mg/min 缓慢静脉注射。

（5）记录：记录患者癫痫发作的开始时间、结束时间、症状及急救过程。

（6）用物处置。

4. 操作评价

（1）流程：医护人员紧密配合，操作流程快速、准确。

（2）效果：操作熟练，保持患者呼吸道通畅，患者癫痫症状有效缓解。

【操作重点及难点】

1. 保护患者舌体：在癫痫发作之前，将缠有纱布的压舌板放在患者上、下磨牙之间，以免咬伤舌体。若发作之前未能放入，待患者强直期张口后再放入；阵挛期不要强行放入，以免伤害患者。

2. 确保环境安全：癫痫患者在发作的时候，往往意识暂时丧失、全身抽搐，此时需要注意防止摔倒、碰撞到尖锐物品，使用柔软的物品垫在头下，减少头部碰撞地面的冲击力。避免在患者四肢上施加过大的力量，以免造成骨折或关节脱位。

3. 保持呼吸道通畅：癫痫患者发作时，需要保持呼吸道畅通，以免异物、分泌物掉入气管导致窒息发生。

【注意事项】

1. 诊疗中的患者有癫痫先兆症状时，需立即停止操作，尽快取出口腔治疗小器械及所有口腔内活动物体，将患者仰卧于椅位上，调整头部，形成良好呼吸通道，并迅速移走患者可能触及的尖锐物体。非诊疗中的患者有癫痫先兆症状时，将患者及时扶至平坦区域，或顺势使其平卧，防止患者意识突然丧失而跌伤，迅速移开周围硬物、锐器，减少发作时对身体的伤害。

2. 强直阶段和阵挛阶段，需要进行基础生命支持，吸出口腔分泌物，吸引器应放在口腔前庭沟处，勿放在牙齿之间。

3. 由两名急救人员保护患者，一人靠近患者胸部，保护头部和上肢，一人轻按患者双腿保护下肢，防止患者过大过强运动，以免脱臼；在癫痫发作期间，患者的身体会出现抽搐和僵直等症状，此时不要试图强行控制患者的身体。这样做可能会加重患者的伤害，并增加自己的风险，相反可以通过保护周围环境和提供支持来帮助患者度过发作期。

4. 禁止在患者口腔中放置任何物体，否则易造成软组织损伤及牙损伤，甚至误吞误吸，严禁医务人员将手指放在发作患者的牙齿之间。在患者癫痫发作过程中，不能将任何液体或固体物质灌食患者。特别不要试图将牙咬合器或其他物体放入患者的口腔中，否则会造成气道堵塞，增加窒息的危险。

5. 发作后阶段可出现明显的全身性抑制，危及患者生命安全甚至导致死亡，救治全程必须保持气道通畅和充足的通气，严密监测患者生命体征。

6. 发作结束后，应再次评估患者生命体征，如生命体征平稳但缺少对时间和空间的方向感，建议患者转入综合医院进一步救治；如患者完全恢复，应在家属陪同下离开诊室。

7. 癫痫发作时间持续超过 5 分钟，遵医嘱使用抗惊厥药物终止发作。

【操作并发症及处理】

1. 窒息：可用海姆立克法清除因过度换气引起呼吸道内异物阻塞，或进行插管治疗及环甲膜穿刺。

2. 外伤：及时清除伤口污物和异物，使用 0.9% 氯化钠溶液或碘伏进行消毒，进行止血或包扎；若发生骨折，症状轻微静养即可，严重时需进行手术治疗。

3. 药物不良反应：在癫痫持续状态的处理中，地西泮虽为首选药物，但需注意避免对患者呼吸功能等产生不良影响。出现药物不良反应严重时需停止用药，观察症状变化，可遵医嘱进行物理治疗、对症治疗。

第七节 晕厥应急护理技术

晕厥应急护理技术是对导致患者晕厥的发生原因和危险性进行初步判断和处理，涵盖了从评估、心肺复苏、病情监测到后续处理的急救护理措施。它解决患者因各种原因所致的脑组织缺血缺氧、脑细胞功能紊乱或缺失等问题，保障患者安全，是目前对晕厥患者现场急救作用至关重要的护理技术。

【操作目的及意义】

1. 保护患者安全：确保患者头部不受伤害，避免摔伤等二次损伤。

2. 快速恢复意识：增加脑部血液供应，脑部供氧，快速恢复脑细胞功能。

【操作步骤】

1. 评估

（1）环境评估：环境宽敞、明亮、舒适、安全，温湿度适宜。

（2）用物评估：用物准备齐全、排列有序且均在有效期内。

（3）患者评估：①健康状况：全身健康状况。既往史：有无心血管疾病、神经系统疾病、内分泌疾病、过敏史。②口腔状况：有无活动义齿、分泌物，气道是否通畅。③心理－社会状况：是否存在紧张、焦虑心理；对晕厥的治疗意义、方法、预后的了解。

2. 操作准备

（1）护士准备：着装整洁，洗手，戴口罩。

（2）物品准备：抢救车、心电监护仪、口腔治疗盘、氧气、吸引器、除颤仪等。

（3）患者准备：患者保持平卧位，抬高腿部。

3. 操作方法

（1）评估：评估患者意识状态、自主呼吸、颈动脉搏动等生命体征情况。

（2）体位：调整患者至平卧位，头偏向一侧，保持呼吸道通畅，并将双腿略抬高。

（3）吸氧：遵医嘱调节氧流量进行吸氧。

（4）呼救：呼叫麻醉医生。

（5）心肺复苏：按压与通气比为30∶2进行心肺复苏术。

（6）除颤：根据医嘱必要时进行除颤。

（7）液体复苏：建立静脉通道，遵医嘱使用抢救药物，并记录。

（8）监测：连接心电监护仪导联，监测生命体征，据病因分类进一步对症处理。

（9）用物处置。

4. 操作评价

（1）流程：用物准备齐全、放置合理，操作流程流畅。

（2）效果：技术熟练，对患者的评估准确、全面，记录准确、规范，患者快速地恢复意识。

【操作重点及难点】

1. 保持呼吸道通畅：确保患者平卧，头偏向一侧，清除口腔分泌物，防止窒息。

2. 生命体征监测：正确连接心电监护仪，持续监测呼吸、脉搏、血压等生命体征。

3. 除颤：快速、准确使用除颤仪。

4. 液体复苏：在紧急情况下，一次性静脉穿刺成功是急救的难点。

【注意事项】

1. 吸氧时应遵医嘱调节氧流量，避免因氧流量过低或过高造成无效吸氧或氧中毒。

2. 在进行心肺复苏术时，按压用力均匀且不可过猛，按压和放松所需时间应相等，以确保胸廓能够充分回弹，人工呼吸时应注意通气量不能过大，避免引起胃扩张。

3. 在进行除颤时，正确安置电极贴片位置，需保持患者和周围环境干燥，以避免触电。

4. 静脉穿刺时，避免对同一部位反复穿刺导致血管损伤。

【操作并发症及处理】

1. 窒息：迅速采取措施解除引起窒息的阻塞物，如轻拍后背或使用海姆立克法。

2. 氧中毒：立即停止吸入高浓度氧气，并逐渐降低吸氧浓度。

3. 皮肤损伤：过敏体质患者可能对心电监护仪电极贴片过敏，或电极片长时间粘贴导致局部皮肤发红瘙痒，应首先进行局部消毒，可使用碘伏进行擦拭，及时更换电极片，抗过敏治疗，遵医嘱使用氯雷他定、盐酸西替利嗪等药物，如出现感染应使用红霉素软膏进行抗感染治疗。

4. 静脉炎：在液体复苏时高浓度或刺激性药物可能诱发静脉炎，导致输液部位肿胀、疼痛。可抬高局部，以缓解静脉压力，外敷 50% 硫酸镁使炎症消退。

第八节 低血糖应急护理技术

低血糖应急护理技术是旨在快速纠正低血糖状态，减轻患者症状，预防并发症发生的急救护理技术。它可解决患者心悸、多汗、饥饿感、头晕等问题，保证患者安全，是目前低血糖患者的有效应急护理技术。

【操作目的及意义】

1. 快速纠正低血糖状态：防止低血糖对大脑神经造成严重损伤。

2. 预防并发症：预防昏迷、窦性心动过速、脑损伤等发生。

【操作步骤】

1. 评估

（1）环境评估：环境宽敞、明亮、舒适、安全，温湿度适宜。

（2）用物评估：用物准备齐全、排列有序且均在有效期内。

（3）患者评估：①健康状况：全身健康状况是否有出汗、饥饿感、心慌、手抖、头晕、乏力等低血糖典型症状。既往史：有无内分泌疾病、过敏史。②口腔状况：有无活动义齿、分泌物，气道是否通畅。③心理 – 社会状况：是否存在紧张、焦虑心理；对低血糖的治疗意义、方法、预后的了解。

2. 操作准备

（1）护士准备：着装整洁，洗手，戴口罩，戴护目镜或防护面罩。

（2）物品准备：高糖食物、葡萄糖注射液、抢救车、心电监护仪、氧气、除颤仪。

（3）患者准备：随身携带含糖食物。

3. 操作方法

（1）评估：评估患者意识状态、自主呼吸、颈动脉搏动等生命体征情况。

（2）体位：将意识清醒患者置于自觉舒适体位；昏迷患者应保持侧卧位，保证呼吸道通畅。

（3）纠正低血糖：患者出现低血糖症状时，先口服可快速吸收的碳水化合物（如葡萄糖、蜂蜜、白糖水），然后再进食慢作用的碳水化合物（如巧克力、饼干、冰激凌、糖果等），以迅速补充血糖，缓解低血糖症状。

（4）卧床休息：患者应卧床休息，避免剧烈运动和过度劳累，以降低血糖的消耗。

（5）补充葡萄糖：若进食后症状未缓解，可在医生指导下使用葡萄糖注射液等药物进行治疗，以补充葡萄糖，使血糖回升。

（6）吸氧治疗：出现呼吸困难症状，可遵医嘱进行吸氧，以改善缺氧状况。

（7）心脏复苏术：若患者病情严重，按压与通气比为 30：2 进行心肺复苏术，以恢复血液循环和呼吸功能。

（8）除颤：根据医嘱必要时进行除颤。

（9）液体复苏：建立静脉通道，遵医嘱使用抢救药物，并记录。

（10）监测：连接心电监护仪导联，监测生命体征，在患者清醒后，持续静脉滴注葡萄糖溶液，并每隔 1 ~ 2 小时检测血糖水平，根据血糖水平调整葡萄糖用量，至少监测 24 ~ 48 小时。

（11）用物处置。

4. 操作评价

（1）流程：用物准备齐全、放置合理，操作流程流畅。

（2）效果：技术熟练，记录准确、规范，患者血糖恢复正常。

【操作重点及难点】

1. 快速补充糖分：首要任务是迅速提升血糖水平，通过摄入含糖食物或饮料来缓解症状。

2. 持续监测血糖：在症状缓解后，仍需持续监测血糖，确保血糖稳定。

3. 除颤：快速、准确使用除颤仪。

4. 液体复苏：在紧急情况下，一次性静脉穿刺成功是急救的难点。

【注意事项】

1. 症状轻者应及时补充糖分，若患者意识清楚，应给予含糖量高的食物和饮料，如葡萄糖水、蜂蜜水、糖果、点心、饼干等，以升高血糖水平，避免不适症状。

2. 若患者处于昏迷状态，意识不清，应避免给予任何含糖食物或饮料，以免发生呛咳而危及患者生命，应保持呼吸道通畅，给予 50% 葡萄糖注射液静脉注射，继以 5% ~ 10% 葡萄糖液静脉滴注。

【操作并发症及处理】

1. 高血糖：遵医嘱口服降糖药，定时监测血糖水平，根据血糖情况调整治疗方案。

2. 窒息：迅速采取措施解除引起窒息的阻塞物，如轻拍后背或使用海姆立克法。

3. 氧中毒：立即停止吸入高浓度氧气，并逐渐降低吸氧浓度。

4. 皮肤损伤：过敏体质患者可能对心电监护仪电极贴片过敏，或电极片长时间粘贴导致局部皮肤发红瘙痒，应首先进行局部消毒，可使用碘伏进行擦拭，及时更换电极片，抗过敏治疗，遵医嘱使用氯雷他定、盐酸西替利嗪等药物，如出现感染应使用红霉素软膏进行抗感染治疗。

5. 静脉炎：在液体复苏时高浓度或刺激性药物可能诱发静脉炎，导致输液部位肿胀、疼痛。可抬高局部，以缓解静脉压力，外敷 50% 硫酸镁使炎症消退。

第九节　过敏性休克应急护理技术

过敏性休克应急护理技术是指患者在发生过敏性休克时，采取的紧急护理措施和技术手段。这些措施旨在迅速缓解患者的过敏症状，防止病情进一步恶化，确保患者的生命安全。它是目前对于提高过敏性休克患者生存率至关重要的应急护理技术。

【操作目的及意义】

1. 缓解症状：通过及时识别和干预，减轻或消除过敏性休克带来的严重症状，如呼吸困难、低血压等。

2. 保障患者安全：防止病情恶化，减少并发症的发生，确保患者在紧急情况下得到最有效的救治。

【操作步骤】

1. 评估

（1）环境评估：环境宽敞、明亮、舒适、安全，温湿度适宜。

（2）用物评估：用物准备齐全、排列有序且均在有效期内。

（3）患者评估：①健康状况：全身健康状况、循环功能。既往史：有无药物过敏史、食物过敏史、哮喘、荨麻疹、湿疹等。②口腔状况：有无活动义齿、分泌物，评估气道是否通畅，有无喉头水肿等。③心理－社会状况：是否存在紧张、焦虑心理；对过敏性休克的治疗意义、方法、预后的了解。

2. 操作准备

（1）护士准备：着装整洁，洗手，戴口罩。

（2）物品准备：抢救车、心电监护仪、口腔治疗盘、氧气、吸引器、除颤仪等。

（3）患者准备：平躺，抬高双腿。

3. 操作方法

（1）评估：评估患者意识状态、自主呼吸、颈动脉搏动等生命体征情况。

（2）消除过敏原：识别并立即停止接触或摄入过敏原，脱敏治疗。

（3）体位：调整患者至休克体位（头和躯干抬高 15～20°，下肢抬高 20～30°左右），保持呼吸道通畅。

（4）心电监测：连接心电监护仪导联，监测生命体征。

（5）吸氧：遵医嘱进行 4～6L/分钟吸氧。

（6）心肺复苏：如呼吸心跳骤停，按压与通气比为 30∶2 进行心肺复苏术，以恢复血液循环和呼吸功能。

（7）除颤：根据医嘱必要时进行除颤。

（8）药物治疗：遵医嘱扩容（0.5～1 小时内静脉滴注晶体液 750～1500ml），如果血压仍然较低则静脉滴注多巴胺 20mg＋250ml% 葡萄糖［2～5μg／（kg·分钟）］，重复肾上腺素静脉滴注 0.3～0.5mg；0.1% 肾上腺素 0.3～0.5ml 肌内注射（儿童 0.02～0.025ml/kg，必要时 15～20 分钟重复一次）；地塞米松 5～10mg＋5% 葡萄糖注射液静脉滴注或琥珀酸钠氢化可的松 200～400mg＋5% 葡萄糖注射液静脉滴注。

（9）消除水肿：配合医生及时处理喉头水肿、肺水肿、脑水肿等。

（10）用物处置。

4. 操作评价

（1）流程：用物准备齐全、放置合理，操作流程流畅。

（2）效果：技术熟练、规范，符合操作原则，患者过敏性休克症状缓解。

【操作重点及难点】

1. 迅速脱离过敏原：首要任务是识别并立即停止接触或摄入过敏原。

2. 保持呼吸道通畅：确保患者呼吸道畅通，必要时进行气管插管或切开。

3. 除颤：快速、准确使用除颤仪。

4. 药物治疗：在紧急情况下，一次性静脉穿刺成功，及时、迅速给予肾上腺素等急救药物，以缓解过敏反应。

【注意事项】

1. 患者应保持休克体位（头和躯干抬高 15～20°，下肢抬高 20～30°左右），维持呼吸道通畅。喉梗阻严重者，应做气管切开，避免呼吸道阻塞。

2. 吸氧时应遵医嘱调节氧流量，避免因氧流量过低或过高造成无效吸氧或氧中毒。

3. 在进行心肺复苏术时，按压用力均匀且不可过猛，按压和放松所需时间应相等，以确保胸廓能够充分回弹，人工呼吸时应注意通气量不能过大，避免引起胃扩张。

4. 在进行除颤时，正确安置电极贴片位置，需保持患者和周围环境干燥，以避免触电。

5. 静脉穿刺时，避免对同一部位反复穿刺而导致血管损伤。

【操作并发症及处理】

1. 恶心、呕吐、腹泻：在脱敏治疗过程中发生胃肠道反应，反应严重时应立即停止脱敏治疗,并遵医嘱调整脱敏治疗方案。

2. 呼吸困难:将头偏向一侧,防止呕吐物、分泌物误吸入呼吸道,必要时使用呼吸机辅助呼吸,以确保患者通气功能正常。

3. 电解质紊乱:在进行药物治疗时,如出现水和电解质紊乱,需监测血电解质水平,及时调整药物治疗方案,纠正电解质紊乱。

4. 静脉炎:在进行药物治疗时可能诱发静脉炎,导致输液部位肿胀、疼痛。可抬高局部,以缓解静脉压力,外敷50%硫酸镁使炎症消退。

第十节 呼吸心跳骤停应急护理技术

呼吸心跳骤停应急护理技术是指患者在急救情况发生时通过人工胸外按压、开放气道、人工呼吸以及应用辅助设备、特殊技术等建立更为有效的通气和血运循环,以对由于外伤、疾病、中毒、意外低温、淹溺或电击等各种原因,导致呼吸心跳骤停患者进行及时的重建和促进心脏、呼吸有效功能恢复的一系列抢救措施,以提高救治患者的成功率,显著改善呼吸心跳骤停患者的生存率与长期预后,是急救流程中必备的最基本急救技术。心肺复苏的培训频率建议每3个月1次,培训的内容包括单人成人心肺复苏术、单人婴幼儿心肺复苏术、2~3人急救团队心肺复苏术。

【操作目的及意义】

1. 建立有效的通气和血运循环:重建和促进心脏、呼吸有效功能恢复,维持有效的氧气供应和血液循环。

2. 维持生命体征:为危重患者提供必要的生命支持,争取救治时间。

3. 提高生存率:显著提高心搏骤停患者的生存率,可将生存机会提高2~3倍。

4. 减少后遗症:可减少因缺氧导致的脑部损伤和长期后遗症。

【操作步骤】

1. 评估

(1) 环境评估:环境宽敞、明亮、舒适、安全,温湿度适宜。

(2) 用物评估:用物准备齐全、排列有序且均在有效期内。

(3) 患者评估:①健康状况:全身健康状况。既往史:有无心脏病、呼吸系统相关疾病、过敏史等。②口腔状况:有无活动义齿、分泌物等。③意识评估:通过轻拍患者并大声呼唤,判断患者是否有意识反应;呼吸评估:观察患者胸腹部起伏情况,判断呼吸是否正常;循环评估:触摸患者颈动脉,判断大动脉搏动是否存在。

2. 操作准备

（1）护士准备：服装整洁，修剪指甲，去除腕表，洗手。

（2）物品准备：纱布、开口器、口咽通气管、弯盘、电筒、舌钳、压舌板。

（3）患者准备：平躺于坚硬平面上，头颈躯干在同一轴线上。

3. 操作方法

（1）单人成人心肺复苏术

1）评估环境：发现患者突然倒地，应立即评估患者周边环境，确保急救操作环境安全。

2）识别患者意识：在患者双侧耳边大声呼唤："喂！您怎么啦？喂！您怎么啦？"同时双手轻拍患者肩部，如患者对于呼唤、轻拍均无反应，可判断其无意识，应立即开展急救，并呼叫他人帮助携带急救物品，记录抢救时间。

3）调整患者体位：评估有无颈椎损伤，将患者去枕仰卧位放置在坚硬、固定、平坦的地面或物体表面上，保持头、颈、躯干在同一轴线上，解开患者衣扣、裤带，暴露胸部。

4）判断患者有无自主呼吸及大动脉搏动：将右手示指与中指并拢，沿患者右侧下颌角摸到颏部正中向下滑到喉结部，再向左或右旁开两横指，检查颈动脉搏动情况；同时，脸部靠近患者面部判断其有无自主呼吸，时间不超过10秒，如患者无颈动脉搏动、自主呼吸或叹息样呼吸，应立即进行胸外按压。

5）胸外按压：将左手掌根部放在按压区（患者两乳头连线中点与胸骨交叉处或剑突上两横指位置），右手重叠在左手手背上，两手手指扣在一起并翘起离开胸壁，按压时双臂伸直，利用上身的重量，垂直向下用力、有节奏地按压，按压幅度成人5~6cm，按压频率每分钟100~120次。

6）开放气道：30次胸外按压后，清除患者口腔内分泌物，通过仰头抬颏法、双手提颌法打开患者呼吸道。仰头抬颏法：将一只手放在患者前额，另一只手放在其颏部，使患者头部后仰，颏部抬高；双手提颌法：当仰头抬颏法不能解决气道梗阻或怀疑有颈部外伤时，可采用双手提颌法，施救者双手手指位于患者下颌升支的后缘，推下颌骨向前。

7）人工呼吸：呼吸道开放后，将简易呼吸器的面罩扣在患者口鼻处，面罩应与患者面部紧密贴合，避免漏气；用拇指和示指紧紧按住面罩，其他手指则紧按住下颌的骨性部分，形成"EC"手法固定面罩；另一只手挤压球体，将气体送入肺中，吸气与呼气时间比应为1:1；2次人工呼吸后，继续 30 次的胸外按压（即按压与通气比为 30∶2）。

8）效果判断：5 个循环的心肺复苏后，检查患者的主动脉搏动及自主呼吸是否恢复，如仍未恢复应继续给予 5 个循环的心肺复苏术。

9）用物处置。

（2）单人婴幼儿心肺复苏术

1）评估环境：首先确保现场环境安全，避免对婴幼儿造成二次伤害。

2）识别婴幼儿意识：通过呼喊并轻拍足底来判断婴幼儿是否有意识。如果发现婴幼儿无意识且无生命体征，应立即呼救携带抢救物品，并指定一名现场人员负责联系，记录抢救时间。

3）调整婴幼儿体位：评估婴幼儿有无颈椎损伤，将婴幼儿去枕仰卧位放置在坚硬、固定、平坦的地面或物体表面上，保持头、颈、躯干在同一轴线上，解开其衣扣、裤带，暴露胸部。

4）胸外按压：对于婴幼儿，使用示、中两指或手掌根部放在胸骨中下段（两乳头连线中点正下方约 2 cm 处）进行按压。按压深度约为胸腔的 1/3，频率保持在 100 ～ 120 次/分钟。注意胸廓回弹情况，避免过度按压造成损伤。

5）开放气道：将婴幼儿头部偏向一侧，检查并清理口腔内的分泌物或异物。使用适当的手法（如头部后仰）使口腔、咽喉轴呈直线，以保持气道通畅。

6）人工呼吸：在进行人工呼吸前，应确保呼吸道通畅且无异物。使用口对口或口对鼻的方法进行人工呼吸，每次吹气持续 1 秒以上，并观察婴幼儿胸部起伏情况。吹气频率应与胸外按压相协调，通常为 30 次胸外按压后进行 2 次人工呼吸。

7）效果判断：按照 30 次胸外按压和 2 次人工呼吸的比例进行循环操作。每 5 个循环后检查一次婴幼儿的呼吸及心跳是否恢复。如果婴幼儿仍未恢复自主呼吸和心跳，应继续重复上述步骤。

8）持续观察与后续治疗：如果婴幼儿恢复自主呼吸和心跳，应继续观察其生命体征至少 12 小时。

9）用物处置。

（3）2 ～ 3 人急救团队心肺复苏术

1）急救小组 1 号成员职责：一般由医生担任，是主要施救者和团队领导者，其主要职责是实施基础生命支持，包括评估环境，识别患者意识，调整患者体位，判断大动脉搏动及自主呼吸，胸外按压，除颤仪送达时的电除颤操作。

2）急救小组 2 号成员职责：可由护士或医生担任，负责将简易呼吸器和氧气瓶等急救仪器和设备带到急救现场，立即为患者清理呼吸道后开放气道，并使用简易呼吸器为患者进行人工呼吸、连接氧源等急救操作。

3）急救小组 3 号成员职责：一般由护士担任，主要职责是携带除颤仪到达急救现场并协助安装，遵医嘱开放静脉通道，准备急救药物，拨打急救医疗电话，监测患者生命体征（血压、心律、心率、呼吸），记录抢救时间及内容等。

4. 操作评价

（1）流程：用物准备齐全，动作迅速，操作流程流畅。

（2）效果：技术熟练，按压位置、深度、频率、力度正确，自主呼吸及大动脉搏动恢复，面色、口唇、甲床、皮肤色泽转红，散大的瞳孔缩小，对光反射出现，急救团队配合默契。

【操作重点及难点】

1. 保持呼吸道通畅：迅速清理其口腔内的异物，如义齿、分泌物等，确保患者的气道开放。

2. 按压深度与频率的把控：胸外按压的深度应为 5～6cm，频率为每分钟 100～120 次。这既需要足够的力量，又需要良好的节奏感。过浅或过深的按压，以及过快或过慢的频率，都可能影响复苏效果。

3. 避免中断：在心肺复苏过程中，应尽可能减少中断。每一次中断都可能意味着患者失去了宝贵的抢救时间。因此，需要保持高度的专注力和耐力。

4. 婴幼儿心肺复苏术操作精细：婴幼儿身体脆弱，按压位置和深度需精确控制，避免造成伤害。

【注意事项】

1. 及时清除口腔内的异物或呕吐物，应并确保头颈部位于正确的位置以便开放气道，避免呼吸道阻塞。

2. 施救时应注意环境安全，如果现场存在危险环境，如火灾、有毒气体等，应先撤离，确保周围环境安全后再进行操作，避免造成二次伤害。

3. 人工呼吸时应注意通气量不能过大，避免引起胃扩张。

4. 进行心脏按压时，用力均匀且不可过猛，按压和放松所需时间应相等，以确保胸廓能够充分回弹，婴幼儿按压的位置、深度和力度要精确，避免用力过大导致损伤。

5. 注意按压的频率，每分钟需按压 100～120 次，保持 30∶2 的频率。

6. 团队成员之间需紧密协作，明确分工，确保急救措施有序进行。

【操作并发症及处理】

1. 肋骨骨折：由于按压时用力过猛、按压部位不正确或老龄患者骨质脆弱引起，可采用局部热敷、理疗、石膏固定或外科手术等方法治疗。

2. 气胸或血胸：当发生少量气胸或血胸时可保守观察，让其自然吸收；量多时可通过胸腔穿刺、胸腔闭式引流手术等方法处理。

3. 内脏损伤：可能涉及肝脏、脾脏或肾脏，严重时需外科手术。

4. 吸入性肺炎：通气量过大或时间过长，可能导致胃内容物反流入气管，造成吸入性肺炎，应立即将患者侧卧、头低位，轻压上腹部排气，或插入胃管抽吸胃内气体和内容物。

5. 气压伤：通气量过大使肺内压过高，严重时导致气胸。对于少量气胸，通常不需要特殊治疗，采取保守观察即可，让其自然吸收。气胸量较多时需行胸腔闭式引流或局部微创手术治疗。

第十一节　胸痛应急护理技术

胸痛应急护理技术是指患者突发胸痛时，为了减轻患者痛苦、稳定病情并争取救治时间而采取的紧急护理措施。它是目前对于胸痛患者进行快速、有效处置至关重要的应急护理技术。

【操作目的及意义】

1. 减轻疼痛：胸痛是一组可能危及生命的症状，及时有效的应急处理能够有效缓解胸痛症状。

2. 预防疾病：通过早期诊断和治疗可以有效预防因胸痛引发的心肌梗死、肺动脉栓塞。

【操作步骤】

1. 评估

（1）环境评估：环境宽敞、明亮、舒适、安全，温湿度适宜。

（2）用物评估：用物准备齐全、排列有序且均在有效期内。

（3）患者评估：①健康状况：全身健康状况。既往史：有无心血管疾病史、呼吸系统疾病史、消化道疾病史、过敏史。②口腔状况：牙龈是否红肿、出血、萎缩，黏膜是否有溃疡、白斑等。③心理 – 社会状况：是否存在紧张、焦虑心理；对胸痛的治疗意义、方法、预后的了解。

2. 操作准备

（1）护士准备：着装整洁，洗手，戴口罩，戴护目镜或防护面罩。

（2）物品准备：氧气、抢救车、心电监护仪、除颤仪。

（3）患者准备：保持冷静，采取半卧位或坐位。

3. 操作方法

（1）评估：评估生命体征、意识状态、呼吸及循环情况。

（2）判断：判断胸痛性质，如果是外伤性胸痛，如撞击等引起的，应立即通知外科医生进行清创缝合。如果是非外伤性胸痛，如心绞痛，其特点是与情绪激动或活动明确相关，引起胸部闷、胀、酸、痛或单纯出汗，持续时间可能是几分钟甚至数秒钟，应配合心血管内科医生为患者做冠脉造影。

（3）体位：嘱患者采取自由体位，可减轻疼痛。

（4）热敷：对胸部疼痛处进行热敷。

（5）吸氧：根据患者不同原因引起的胸痛病情和遵医嘱调整氧浓度，避免过高或过低的氧浓度，过高的氧浓度可能引起氧中毒，过低的氧浓度则可能无法满足治疗需要。

（6）药物缓解：如果是由于冠心病引起的胸痛，可以舌下含服硝酸甘油缓解。服用药物时可取坐位，避免站立或过度劳累，同时放松心情，防止增加心脏负担。

（7）持续观察与决策：如果经过简单处理后，胸痛持续 5 分钟以上没有缓解，先做心电图、心肌酶谱等各项评估，结果异常者应进入胸痛中心进行高效救治。

（8）用物处置。

4. 操作评价

（1）流程：用物准备齐全、放置合理，操作流程流畅。

（2）效果：技术熟练、规范，符合操作原则，患者胸痛缓解。

【操作重点及难点】

1. 快速、准确判断胸痛性质：胸痛病因复杂多样，包括心脏疾病、肺部疾病、胸壁疾病等，快速、准确判断病因是应急处理的难点。

2. 及时、有效施救：在紧急情况下，如何迅速采取正确的急救措施，如吸氧、热敷、心肺复苏、除颤等，是挽救患者生命的重点。

【注意事项】

1. 操作时判断胸痛性质及严重程度，应详细询问胸痛的具体部位，疼痛性质为剧烈疼痛还是放射痛，是否伴随其他症状。

2. 热敷时注意温度，避免过热造成烫伤。

3. 吸氧时应遵医嘱调节氧流量，避免因氧流量过低或过高造成无效吸氧或氧中毒。

【操作并发症及处理】

1. 烫伤：使用碘伏消毒烫伤创面，用无菌纱布轻轻包扎。

2. 氧中毒：立即停止吸入高浓度氧气，并逐渐降低吸氧浓度。

3. 过敏反应：使用抗过敏药物如抗组胺药物或外用抗过敏药膏，以缓解瘙痒和红肿。

4. 心肌坏死：在操作过程中动作缓慢，有可能会导致心肌大面积坏死，应遵医嘱进行药物治疗；出现心律失常、心脏增大以及心力衰竭，还有可能会导致心室传导阻滞，应进行手术治疗。

参 考 文 献

［1］赵佛容，刘帆．口腔护理基本知识与技能［M］．北京：人民卫生出版社，2018.

［2］蒋红，顾妙娟，赵琦．临床实用护理技术操作规范［M］．北京：人民卫生出版社，2019.

［3］赵信义．口腔材料学［M］．北京：人民卫生出版社，2020.

［4］赵铱民．口腔修复学［M］．北京：人民卫生出版社，2020.

［5］赵佛容．口腔护理学［M］．上海：复旦大学出版社，2022.

［6］吴宣．口腔专科临床护理常规及操作流程［M］．北京：中国协和医科大学出版社，2022.

［7］刘帆，李秀娥．口腔专业护理工作指引［M］．北京：中国医药科技出版社，2022.

［8］周学东．牙体牙髓病学［M］．5版．北京：人民卫生出版社，2020.

［9］葛立宏．儿童口腔医学［M］．5版．北京：人民卫生出版社，2020.

［10］邹静．儿童口腔医学实验教程［M］．北京：人民卫生出版社，2023.

［11］孟焕新．牙周病学［M］．5版．北京：人民卫生出版社，2020.

［12］刘帆．实用口腔器械图谱教程［M］．成都：四川大学出版社，2022.

［13］潘亚萍．牙周手术临床操作图谱［M］．北京：人民卫生出版社，2023.

［14］陈谦明，曾昕．案析口腔黏膜病学［M］．2版．北京：人民卫生出版社，2019.

［15］周红梅，周刚，周威，等．口腔黏膜病药物治疗精解［M］．2版．北京：人民卫生出版社，2024.

［16］李秀娥，毛靖．口腔保健与护理［M］．北京：人民卫生出版社，2022.

［17］熊芳．口腔赝复体修复治疗规范［M］．北京：中国医药科技出版社，2023.

［18］宫苹．口腔种植学［M］．北京：人民卫生出版社，2020.

［19］满毅，林洁. 种植医护一体化指引清单［M］. 北京：人民卫生出版社，2023.

［20］赖文莉. 口腔正畸学实验教程［M］. 北京：人民卫生出版社，2023.

［21］赵志河. 口腔正畸学［M］. 7版. 北京：人民卫生出版社，2022.

［22］刘显. 口腔急诊200问［M］. 成都：四川大学出版社，2022.

［23］张先庚，黄浩. 医疗消毒供应概论［M］. 北京：人民卫生出版社，2021.

［24］侯黎莉，王悦平. 口腔颌面头颈肿瘤护理学［M］. 上海：上海交通大学出版社，2024.